H.-M. Straßburg, W. Dacheneder, W. Kreß

Entwicklungsstörungen bei Kindern

„Das Wahrzeichen der Intelligenz ist das Fühlhorn der Schnecke mit dem tastenden Gesicht … das Fühlhorn wird vor dem Hindernis sogleich in die schützende Hut des Körpers zurückgezogen, es wird mit dem Ganzen wieder eins und wagt als Selbständiges erst zaghaft sich wieder hervor. Wenn die Gefahr noch da ist, verschwindet es aufs neue und der Abstand bis zur Wiederholung des Versuchs vergrößert sich. Das geistige Leben ist in den Anfängen unendlich zart … ."
(M. Horkheimer, T. W. Adorno, Dialektik der Aufklärung 1944)

Entwicklungsstörungen bei Kindern

Grundlagen der interdisziplinären Betreuung

Herausgegeben von
Hans-Michael Straßburg,
Winfried Dacheneder und Wolfram Kreß

2., neubearbeitete und erweiterte Auflage

URBAN & FISCHER
München · Jena

Zuschriften und Kritik an:
Urban & Fischer, Lektorat Medizin, Karlstraße 45, 80333 München

Herausgeber:

Prof. Dr. med. H.-M. Straßburg,
Universitäts-Kinderklinik und Frühdiagnosezentrum Würzburg,
Josef-Schneider-Straße 2, 97080 Würzburg

Dipl.-Psych. W. Dacheneder,
Zentrum für Körperbehinderte,
Berner Straße 10, 97084 Würzburg

Dr. med. W. Kreß,
Institut für Humangenetik der Universität Würzburg,
Am Hubland, 97074 Würzburg

Wichtiger Hinweis für den Benutzer
Die Erkenntnisse in der Medizin unterliegen laufendem Wandel durch Forschung und klinische Erfahrungen. Herausgeber und Autoren dieses Werkes haben große Sorgfalt darauf verwendet, daß die in diesem Werk gemachten therapeutischen Angaben (insbesondere hinsichtlich Indikation, Dosierung und unerwünschten Wirkungen) dem derzeitigen Wissensstand entsprechen. Das entbindet den Nutzer dieses Werkes aber nicht von der Verpflichtung, anhand der Beipackzettel zu verschreibender Präparate zu überprüfen, ob die dort gemachten Angaben von denen in diesem Buch abweichen und seine Verordnung in eigener Verantwortung zu treffen.

Die Deutsche Bibliothek – CIP-Einheitsaufnahme
Ein Titeldatensatz für diese Publikation ist bei Der Deutschen Bibliothek erhältlich.

2. Auflage 2000

ISBN 3-437-22220-1

00 01 02 03 04 5 4 3 2 1

Um den Textfluß nicht zu stören, wurde bei Patienten und Berufsbezeichnungen die grammatikalisch maskuline Form gewählt. Selbstverständlich sind in diesen Fällen immer Frauen und Männer gemeint.

Planung: Dr. med. Thomas Hopfe, München
Lektorat: Dr. med. Gisela Heim, München
Redaktion: Susanne C. Bogner, Dachau
Herstellung: Sibylle Hartl, Valley
Satz: Laupp & Göbel, Nehren
Gesetzt aus der 9/10,5 pt Times und Frutiger Condensed in QuarkXPress 3.32 auf MacOS 8.51
Druck und Bindung: Franz Spiegel Buch GmbH, Ulm
Umschlaggestaltung: prepress|ulm GmbH, Ulm

Aktuelle Informationen finden Sie im Internet unter der Adresse:
http://www.urbanfischer.de

Geleitwort

Die Akzeptanz behinderten Lebens stellt nicht nur eine aus christlich-humanistischen Wertmaßstäben resultierende gesellschaftliche Verpflichtung dar, sie ist vielmehr zugleich ein Katalysator für den Erhalt und die Entfaltung sozialer Tugenden, wie Hilfsbereitschaft, Fürsorge, Mitleid, des Engagements für den vom Schicksal benachteiligten Nächsten. Behindertes Leben ist deshalb nicht nur – grundgesetzlich garantiert – als dem „Normalen" ebenbürtig anzuerkennen, ihm kommt vielmehr eine wichtige Funktion für die Prägung eines menschlichen Antlitzes unserer Gesellschaft zu. Zahlreiche Berufsgruppen, so Mediziner, medizinische Hilfsberufe, Psychologen, Sonderpädagogen, Sozialarbeiter, um nur einige zu nennen, engagieren sich in dem gemeinsamen Bestreben, entwicklungsgestörten und behinderten Mitmenschen durch Führung und umfassende Förderung ein ihren jeweiligen Fähigkeiten entsprechendes, weitestmöglich selbstbestimmtes Leben und gesellschaftliche Integration zu gewährleisten. Im Idealfall resultiert aus diesem Zusammenwirken ein umfassendes, differenziertes, aber harmonisches Konzept zur individuellen Diagnostik, Förderung und Führung. Mangelt es aber an dem nötigen fachlichen Verständnis füreinander, mag es anstatt zu integrierender Kooperation zu Konkurrenz, ja Konfrontation unterschiedlicher Sichtweisen kommen.

Es ist das Anliegen der Autoren, das gegenseitige fachliche Verständnis in der täglichen Zusammenarbeit zu fördern. In dem in 2. Auflage vorliegenden Buch werden deshalb die medizinischen und psychologischen Grundlagen für die Erkennung und Betreuung von Kindern mit Entwicklungsstörungen in für nichtärztliche Berufsgruppen – und für Eltern – verständlicher Form dargestellt.

Die Notwendigkeit einer Neuauflage schon nach relativ kurzer Zeit macht deutlich, daß die Autoren eine „Marktlücke" erkannt haben und mit der Qualität ihrer Darstellung dem tatsächlichen Bedarf gerecht geworden sind. So bedurfte es auch gegenüber der 1. Auflage nur weniger Korrekturen und Ergänzungen. Das Buch fördert das Verständnis von Ärzten, Psychologen und nichtärztlichen Berufsgruppen in dem gemeinsamen Bemühen um die bestmögliche Betreuung entwicklungsgestörter und behinderter Kinder. Ich wünsche der 2. Auflage deshalb wieder eine weite Verbreitung.

Würzburg, im Frühjahr 2000

Prof. Dr. med. Helmut Bartels

Zielsetzung des Buches

Die Entwicklung der körperlichen und geistigen Eigenschaften eines Menschen ist eines der faszinierendsten Phänomene des Lebens überhaupt. Bei vielen Kindern werden zu unterschiedlichen Gelegenheiten Auffälligkeiten der Entwicklung festgestellt, die seit Menschengedenken entweder zu einem beruhigenden „das wird sich schon geben" oder aber zu unter Umständen massiven Aktionen zur „Normalisierung des Kindes" Anlaß geben. Mit zunehmendem Wissen über die komplizierten Zusammenhänge wollen Eltern von verschiedenen Fachleuten möglichst frühzeitig präzise Auskunft darüber, ob ihr Kind normal entwickelt sei bzw. was man zur Verbesserung seiner Entwicklung unternehmen könne. Auf jeden Fall soll verhindert werden, „daß das Kind einmal behindert ist". Zu diesem Zweck werden äußerst unterschiedliche Erklärungen geäußert und Konzepte eingesetzt, die viel mit der Einstellung zum Kind und den Strukturen unserer Gesellschaft zu tun haben. Dabei spielen die Medien mit ihrem teils aufklärenden, oftmals aber auch verunsichernden Einfluß eine wesentliche Rolle, was nicht selten zu einem Widerspruch zwischen Phantasie und Realität führt.

Mittlerweile beschäftigen sich eine Vielzahl verschiedener Berufsgruppen mit entwicklungsauffälligen Kindern, z. B. Kinderärzte, Erzieher, Lehrer, Mitarbeiter von Frühförderstellen, Therapeuten in Institutionen und Praxen, Sonderpädagogen, Psychologen, Ämter usw. Alle haben ihre spezifischen Erfahrungen und Betrachtungsweisen zum Thema der kindlichen Entwicklung und ihrer Störungen, verlieren aber immer mehr die Möglichkeit, den Kenntnisstand anderer Berufsgruppen aufzunehmen und zu integrieren.

Das vorliegende Buch versucht, Grundlagen für die Erkennung und Betreuung von Kindern mit Entwicklungsstörungen möglichst verständlich zusammenzustellen, wobei medizinische und psychologische Betrachtungsweisen im Vordergrund stehen. Aspekte der Sonderpädagogik können im Rahmen dieses Buches nur gestreift werden.

Die Erfahrungen der Autoren beruhen auf langjähriger Tätigkeit an zwei Universitäts-Kinderkliniken, vor allem im Bereich der Neuropädiatrie, in einer großen sozialpädiatrischen Einrichtung und beim Aufbau eines lokalen sozialpädiatrischen Zentrums, auf langjähriger Mitarbeit in der Leitung eines Betreuungszentrums für körperbehinderte Kinder und Jugendliche sowie auf humangenetischer Tätigkeit in der praktischen Beratung und im molekulargenetischen Labor.

Uns geht es um eine Darstellung der Komplexität bei der Beurteilung von Entwicklungsauffälligkeiten, bei dem schwierigen Weg, ursächliche Faktoren festzustellen und der Problematik, frühzeitig fundierte Aussagen über die Prognose abzugeben. Wir möchten aber auch versuchen, die heute bestehenden Möglichkeiten der Diagnose, Therapie und Betreuung in allen wesentlichen Bereichen differenziert darzustellen. Im Vordergrund steht dabei nicht die umfassende Beschreibung einzelner Krankheitsbilder oder die Vorstellung eindrucksvoller klinischer Befunde, auch nicht die wissenschaftliche Diskussion von Einzelaspekten. Vielmehr wird versucht, die nahezu unübersehbare Flut von Informationen zu bündeln und wesentliche Aspekte für den täglichen Umgang mit den betroffenen Kindern und ihren Eltern herauszuarbeiten.

Wir haben dieses Buch in großem Respekt vor den vielen Eltern und Familien geschrieben, die Kinder mit Entwicklungsstörungen und Behinderungen betreuen, und in Anerkennung für viele engagierte Therapeuten, Pädagogen, Psychologen, Ärzte und Wissenschaftler, die „im Stillen" arbeiten, vor allem aber in Achtung vor den betroffenen Menschen mit ihren Entwicklungsstörungen und Behinderungen.

Darüber hinaus stammen viele Erkenntnisse der immer wichtiger werdenden molekularen Medizin aus der Untersuchung von Tier„modellen" (Maus, Drosophila-Fliege, Hefe). Die Gene und deren Wirkungsweise sind zum Teil in der Evolution „hochkonserviert“ und werden auch noch beim Menschen gefunden. Auf diese Weise sind wir mit den Wurzeln unserer Existenz verbunden und müssen voll Bescheidenheit erkennen, daß wir nur ein kleiner Teil der gesamten Schöpfung sind. Der englische Philosoph Jeremy Bentham (1780) hat es visionär formuliert: „Es wird soweit kommen, daß der Mantel der Menschlichkeit alles umfängt, was lebt.“

Das Buch ist gedacht für alle, die sich intensiver und umfassend mit der Situation von Kindern mit Entwicklungsstörungen, insbesondere solchen mit mentalen Entwicklungsstörungen und Mehrfachbehinderungen auseinandersetzen, vor allem für nicht-ärztliche Mitarbeiter Sozialpädiatrischer Zentren, von Frühförderstellen, von Spezialeinrichtungen für verschiedene Behindertengruppen, aber auch für interessierte Laien.

Es ist unser Anliegen, das Verständnis für die gemeinsame Arbeit zu erweitern im Hinblick auf das Ziel, alle Kinder mit Entwicklungsstörungen annehmen zu können und ihnen ein würdiges, möglichst „normales“ Leben entsprechend den realen Lebensperspektiven zu ermöglichen.

In der Literaturauswahl wurden überwiegend Monographien berücksichtigt, auch sog. klassische Beiträge älteren Datums oder wichtige Einzelaufsätze, zumeist in deutscher Sprache.

Viele haben uns geholfen, dieses Buch zusammenzustellen. Unser besonderer Dank gilt für viele Anregungen und Durchsicht von Teilen des Manuskriptes den Mitarbeitern des Frühdiagnosezentrums Würzburg, insbesondere Herrn Dr. Martin Häussler, Frau Barbara Berger, Frau Almut Ringler, Frau Ulrike Ebinger, Frau Hildegard Hebeke-Horwitz, Frau Karin Laumberg und Frau Sonja Osswald sowie Frau Dr. Maria Büsse, Herrn Prof. Dr. H. Bartels, Herrn Prof. Dr. H. B. von Stockhausen und Herrn PD Dr. L. Schrod aus der Universitäts-Kinderklinik Würzburg.

Herrn Prof. Dr. M. Brandis danken wir für die Überlassung eines großen Teils der klinischen Abbildungen aus dem Foto-Archiv der Universitäts-Kinderklinik Freiburg. Für die Bereitstellung der Abbildungen zum Kapitel Humangenetik danken wir herzlich Herrn Prof. Dr. Tiemo Grimm, Frau Dr. Martina Gutenbach und Frau Noemi Reissmann. Für photographische Hilfen danken wir Frau Gitta Hesse und Herrn O. Schmidt.

Ganz besonders danken wir Frau Inge Dufey, die den überwiegenden Teil des Manuskriptes geschrieben und immer wieder geduldig verbessert hat.

Frau Dr. Maren Koop danken wir sehr für das einfühlsame Lektorat, das viel zur Verständlichkeit und Übersichtlichkeit dieses Buches beigetragen hat.

Hinweise zum Gebrauch des Buches

- Auf der Titelseite eines jeden Kapitels findet sich eine Inhaltsübersicht.
- Querverweise sind mit einer Hand (☞) gekennzeichnet.
- Verweise auf das Literaturverzeichnis stehen in eckigen Klammern – ebenso wie die Quellennummern der Abbildungen am Schluß der Legendentexte; letztere bestehen aus einer Buchstaben-Zahl-Kombination und werden im Abbildungsnachweis der jeweiligen Quelle zugeordnet.

Inhalt

1	Einführung	1
2	Biologische Grundlagen der Entwicklung	31
3	Beurteilung der normalen Entwicklung	45
4	Apparative Zusatzuntersuchungen bei Kindern mit Entwicklungsauffälligkeiten	63
5	Entwicklungsauffälligkeiten im 1. Lebensjahr	73
6	Störungen von Wachstum und Reifung	77
7	Überwiegend motorische Entwicklungsstörungen	83
8	Ursachen und Formen mentaler Entwicklungsstörungen	95
9	Häufige Erkrankungen und Probleme im Zusammenhang mit Entwicklungsstörungen	137
10	Zytogenetische und molekulargenetische Methoden in der Differentialdiagnose von Entwicklungsstörungen	155
11	Grundsätzliche Therapiemaßnahmen bei Entwicklungsstörungen	173
12	Psychologische Beurteilung und Grundsätze der Betreuung	175
13	Physiotherapie und Orthopädie	249
14	Logopädische Beurteilung und Therapie	263
15	Ergotherapeutische Beurteilung und Therapie	271
16	Heilpädagogische Beurteilung und Betreuung	277

17 **Alternative Therapiemethoden** 281

18 **Rechts- und Sozialberatung** 287

19 **Ethische und rechtliche Probleme** 295

20 **Anhang:**
Adressen der Sozialpädiatrischen Zentren in Deutschland 301
Adressen wichtiger Selbsthilfegruppen und zentraler Kontaktstellen 304
Abbildungsnachweis 305
Literatur 306
Sachregister 313

1 Einführung

H.-M. STRASSBURG

Inhalt

1.1	**Geschichtlicher Überblick**	2
1.1.1	Das Schicksal behinderter Kinder bis zur Neuzeit	2
1.1.2	Betreuungskonzepte für Behinderte seit dem 19. Jahrhundert	2
1.1.3	Sozialdarwinismus	3
1.1.4	Vernichtung „lebensunwerten Lebens"	3
1.1.5	Moderner Utilitarismus	4
1.2	**Grundbegriffe der normalen Entwicklung**	4
1.2.1	Definitionen von Entwicklung	4
1.2.2	Grundbegriffe der körperlichen Entwicklung	5
1.2.3	Geistig-seelische Entwicklung	7
1.2.4	Prinzipien der Entwicklungsmessung	7
1.2.5	Entwicklungsbeeinflussende Faktoren	7
1.2.6	Die Sonderrolle des Säuglings	9
1.3	**Soziale Einflüsse auf die kindliche Entwicklung**	9
1.3.1	Positive Entwicklung des deutschen Gesundheitssystems	9
1.3.2	Negative Entwicklungen der Gesellschaft	9
1.3.3	Soziale Faktoren als Erklärung für Entwicklungsstörungen	10
1.4	**Grundlagen zur Beurteilung von Entwicklungsstörungen**	10
1.4.1	Definition von Gesundheit und Krankheit	10
1.4.2	Definition von Behinderung	11
1.4.3	Entwicklungsauffälligkeit, Entwicklungsstörung, Intelligenzminderung und Behinderung	12
1.4.4	Entwicklungs- und Verhaltensauffälligkeiten im sozialen Zusammenhang	13
1.4.5	Die Erkennung von Entwicklungsstörungen	13
1.4.6	Begriffsbestimmungen in der Diagnostik	14
1.4.7	Diagnoseklassifikationen in der Pädiatrie	15
1.5	**Prävention und Betreuungsmöglichkeiten**	16
1.5.1	Grundlagen der Prävention	16
1.5.2	Schwangerschaftsbetreuung und vorgeburtliche Diagnostik	16
1.5.3	Prävention in der Kinderheilkunde	17
1.5.4	Betreuungskonzepte für Kinder mit Entwicklungsstörungen	18
1.5.5	Sozialpädiatrische Zentren	19
1.5.6	Beispiel: Erfahrungen im Frühdiagnose-Zentrum Würzburg	20
1.5.7	Probleme der Zuständigkeiten bei Entwicklungsstörungen	22
1.5.8	Verschiedene Konzepte in der Frühtherapie	22

1.6	**Folgeprobleme und Bewältigung von Behinderungen**	**24**
1.6.1	Bedeutung der Mehrfachbehinderung	24
1.6.2	Probleme der Einstufung geistiger Entwicklungsstörungen	24
1.6.3	Vermittlung von Diagnose und Prognose	25
1.6.4	Anmerkungen zur Nomenklatur	26
1.6.5	Verarbeitungsmöglichkeiten	26
1.6.6	Situation der Familie	27
1.7	**Epidemiologie von chronischen Krankheiten und Behinderungen**	**28**

1.1 Geschichtlicher Überblick

1.1.1 Das Schicksal behinderter Kinder bis zur Neuzeit

Seit Menschengedenken besteht bei allen Eltern der Wunsch, daß ihr Kind „normal" sei und keine wesentlichen äußeren Auffälligkeiten zeige. Von „Fachleuten" wollen sie frühzeitig wissen, ob und wann es „laufen" könne, wann es sprechen werde und ob es eine normale Schule besuchen könne. In der Antike und bei vielen Naturvölkern noch bis zur Neuzeit war es üblich, Kinder mit deutlichen äußeren Anomalien meist direkt nach der Geburt z. B. durch Aussetzen in der freien Natur zu töten. PLATO, ARISTOTELES und SENECA haben sich für die Tötung schwerkranker und fehlgebildeter Kinder ausgesprochen *(Infantizid)*. Im Gegensatz dazu wurden Menschen, die durch äußere Einwirkung, z. B. durch Kriegsverletzungen Behinderte wurden, in den meisten Kulturen mit mehr Respekt behandelt und unterstützt. Es gab aber auch immer Beispiele für Annahme und Integration entwicklungsauffälliger und behinderter Menschen, denen man z. T. auch besondere Fähigkeiten nachsagte; so wurden einige Menschen mit epileptischen Anfällen besonders verehrt und ihre Aussagen oder Verhaltensweisen eventuell als Orakelspruch gedeutet. Schon immer hat es viele vordergründige Erklärungen für Entwicklungsstörungen bei Kindern gegeben, die heute praktisch ausnahmslos nicht mehr akzeptiert werden können, z. B. der „böse Blick", widrige Lebensumstände, Zahnen u. v. m. Schon HIPPOKRATES stellte sich mit seinen ethischen Prinzipien, die in seinem Eid zusammengefaßt wurden, grundsätzlich gegen die bewußte Tötung Ungeborener, Behinderter und chronisch Kranker.

Dennoch bestand unverändert die Vorstellung, daß Kinder mit Fehlbildungen „verhext" seien, daß sie eine Strafe Gottes für die Sünden der Eltern darstellten, was häufig durch die Kirche mit dem Exorzismus „behandelt" wurde. Selbst M. LUTHER behauptete in seinen Tischreden, daß der Teufel „Wechselbälge und Kielkröpfe" anstelle der wahren Kinder unterschiebe oder daß dies durch Zauberei geschehe, und riet dazu, ein derartiges Kind zu ertränken. Noch bis vor wenigen Jahrzehnten wurden in vielen Regionen Kinder mit schwerwiegenden Entwicklungsstörungen vor der Öffentlichkeit versteckt, sie galten als nicht bildbar. Andererseits wurden einige Kinder mit Fehlbildungen in Klöstern aufgenommen und haben dort z. T. große Kulturleistungen vollbracht (z. B. als Äbte des Klosters Reichenau).

Erst mit Beginn der Aufklärung wurde zunehmend auf die Förderung von Menschen mit Entwicklungsstörungen hingewiesen.

1.1.2 Betreuungskonzepte für Behinderte seit dem 19. Jahrhundert

Die Begründung der Heilpädagogik wird in Frankreich mit dem Taubstummenarzt J. M. ITARD (1775–1838) in Verbindung gebracht, der sich u. a. intensiv um die Erziehung des sog. Wolfskindes von Ayveron bemühte (☞ 12.1). Ein wichtiger Schüler von ihm war der Pädagoge E. SEGUIN (1812–1880), der Schwachsinn u. a. als Willensschwäche erklärte und mit unterschiedlichen Materialangeboten und Versu-

chen der körperlichen Ertüchtigung die Trägheit der Kinder überwinden wollte.
1836 errichtete der Arzt J. GUCKENBÜHL eine bald berühmt werdende Anstalt zur Erziehung von schwachsinnigen Kindern bei Interlaken, die aber wegen zu großer Versprechungen einige Jahre später wieder schließen mußte. Ab Mitte des 19. Jahrhunderts kam es zur Gründung von Anstalten durch Geistliche, Ärzte und Lehrer, so u. a. zur ersten „Nachhilfsschule" 1859 durch den Pädagogen HAUPT in Halle an der Saale. 1883 wurde in Deutschland erstmals eine Anstalt zur Erziehung und Bildung „krüppelhafter" Kinder durch J. N. VON KURTZ gegründet. Erkenntnisse über die medizinischen Ursachen von Entwicklungsstörungen und Behinderungen bei Kindern sind u. a. verbunden mit den Namen L. DOWN und W. J. LITTLE in England sowie S. FREUD in Wien, der sich ausführlich mit den Zerebralparesen im Kindesalter beschäftigte.
1906 wurden in Deutschland ca. 100000 „Krüppelkinder" unter 15 Jahren gezählt, 1910 gab es ca. 400 Hilfsschulen für 25000 geistig unterentwickelte Kinder.

1.1.3 Sozialdarwinismus

J. BENTHAM und J. S. MILL entwickelten Anfang des 19. Jahrhunderts eine *utilitaristische Ethik* nach dem Grundsatz, daß alle Handlungen einzig nach dem Nützlichkeitsprinzip beurteilt werden sollen. Sie seien moralisch richtig, wenn sie die Tendenz haben, Glück (happiness) zu bewirken. Dies gelte für den einzelnen ebenso wie für den Staat. Ziel sei es, daß für möglichst viele Mitglieder der Gemeinschaft möglichst viel Glück entstehe. Ungünstige Umstände, die die Empfindung von Glück herabsetzen, sind hiernach Krankheiten oder körperliche Unzulänglichkeiten.
Seit C. DARWIN's Buch über den „Ursprung der Arten durch natürliche Auslese" kam es zur Ausbildung der Vorstellung des „Kampfes ums Dasein" und des „Survival of the fittest". F. GALTON, J. A. DE GOBINEAU und E. HAECKEL entwickelten und verbreiteten die Gedanken von „Rassenhygiene und Eugenik", was zunehmend als *Sozialdarwinismus* bezeichnet wurde. Hiernach bestand die Vorstellung, daß der Mensch in seiner Entwicklung verschiedene Tierstadien zu durchlaufen habe, um die höchste Stufe, den Homo sapiens, zu erreichen.
Seit Ende des 19. Jahrhunderts wurden die Vorstellungen des Utilitarismus und Sozialdarwinismus konkret auf die Situation entwicklungsgestörter und behinderter Menschen übertragen, indem immer mehr in Kategorien der ökonomischen Nützlichkeit gedacht wurde. So schrieb 1899 A. PLOETZ: „Stellt es sich trotz aller Vorsorge heraus, daß das Neugeborene ein schwächliches oder mißgestaltetes Kind ist, so wird ihm von dem Ärztekollegium, das über den Bürgerbrief der Gesellschaft entscheidet, ein sanfter Tod bereitet, sagen wir durch eine kleine Dosis Morphium ... Dieses Ausmerzen der Neugeborenen würde, bei Zwillingen so gut wie immer und prinzipiell bei allen Kindern vollzogen werden, die nach der sechsten Geburt und nach dem 45. Jahr der Mutter bzw. dem 50. Jahr des Vaters überhaupt noch – entgegen einem gesetzlichen Verbot – geboren werden."

1.1.4 Vernichtung „lebensunwerten Lebens"

1920 wurde von dem Juristen K. BINDING und dem Psychiater A. HOCHE das „Memorandum zugunsten der Vernichtung des lebensunwerten Lebens – ihr Maß und ihre Form" veröffentlicht. Zunehmend wurden Menschen mit Entwicklungsstörungen und Behinderungen als „Ballastexistenzen, Parasiten und Minderwertige, die nie gelebt haben, und folglich auch nicht sterben können", oder als „leere Menschenhülsen" bezeichnet. „Wo kein Leiden ist, gibt es auch kein Mitleiden!"
Am 14. 7. 1933 traten in Deutschland die Erbgesundheitsgesetze in Kraft. Demnach bestand für erblich erklärte Krankheiten, z. B. psychiatrische Erkrankungen, Epilepsien und geistige Entwicklungsstörungen eine Meldepflicht. Dies führte in den darauffolgenden Jahren zur Sterilisation von ca. 400000 Menschen zur Vermeidung „wertlosen Lebens". Ab 1934 wurden zunehmend sozialpädiatrische Einrichtungen, z. B. an großen Kinderkliniken und Gesundheitsämtern, die oft von engagierten jüdischen Ärzten gegründet worden waren, aufgelöst. Im Oktober 1939 wurde von Hitler der sog. „Gnadentoderlaß als Euthansieermächtigung" unterzeichnet und zynischerweise auf den 1. September 1939 rückdatiert. Dies war der Beginn einer systematischen Ermordung von mindestens 70000 behinderten Menschen durch Vergasen oder Giftinjektionen, z. B. in Hadamar und Grafeneck. Die Zahl der Menschen, die durch Nahrungsentzug oder unterlassene Behandlung zu Tode kamen, ist nicht bekannt.

Im August 1941 nannte Bischof Graf GALEN aus Münster, der als Vertreter des Widerstandes gegen den Nationalsozialismus nicht unumstritten ist, in Predigten und Flugblättern die Tötung von Kranken öffentlich Mord. Dies führte zur Einstellung der Tötung von kranken Kindern in Deutschland, obwohl der Mord an Millionen Menschen in den großen Vernichtungslagern fortgesetzt wurde. T. ADORNO sagte: „Pädagogik heute bedeutet, daß es Hadamar nie mehr geben darf."

Statistische Zusammenstellungen der 70er und 80er Jahre zeigen, daß in Deutschland wesentlich weniger Menschen über 40 Jahre mit primärer Behinderung leben als in vergleichbaren anderen Ländern, z. B. in Skandinavien.

Die Inhumanität einer unzureichenden Versorgung chronisch kranker, behinderter und alter Menschen hat sich auch nach dem Dritten Reich immer wieder gezeigt, z. B. in den totalitären Regimen des Ostblocks und den Ländern, die unter Krieg, Armut und Gewalt leiden.

1.1.5 Moderner Utilitarismus

Die Vorstellung des Nützlichkeitsprinzips wird gerade auch in den sog. zivilisierten Ländern des ausgehenden 20. Jahrhunderts wieder verstärkt propagiert, u. a. mit Konzepten zur konsequenten Prävention von chronischen Krankheiten und Behinderungen. Dies geschieht z. T. durch Aufstellen von Kosten-Nutzen-Analysen und unter relativ geringer Berücksichtigung der Interessen von Minderheiten. Der australische Philosoph P. SINGER vertritt seit 1979 einen konsequenten Utilitarismus. Seiner Ansicht nach besteht kein Unterschied zwischen der Abtreibung eines Ungeborenen und dem aktiven Töten eines Neugeborenen, da letzteres noch kein „vollständiger Mensch" sei. Dies werde das Kind erst durch die Investition von Sorge und Liebe und durch seine aktive Rolle in der Gesellschaft. Weiterhin besteht seiner Auffassung nach kein Unterschied zwischen passiver Sterbehilfe und aktivem Töten. So sollten Neugeborene mit schweren Fehlbildungen aktiv getötet werden, um Leiden zu ersparen – dies besonders dann, wenn die Eltern nicht wünschen, daß das Kind weiterlebe. Beispiele hierfür sind seiner Ansicht nach Kinder mit DOWN-Syndrom, Meningomyelozele und Haemophilie. Die Diskussion dieser Thesen führte in den vergangenen Jahren zu erheblichen Irritationen, die u. a. von verschiedenen Behindertenverbänden artikuliert wurden. Darüber hinaus ergeben sich aufgrund mangelnder Auseinandersetzung und unzureichender Informationen schwerwiegende Probleme in der Einstellung der Öffentlichkeit zur Vermeidung von Behinderungen. Manche Kreise, u. a. Politiker des Europäischen Parlamentes, stehen den utilitaristischen Vorstellungen positiv gegenüber, während andere Gruppen alle diesbezüglichen Gedanken kategorisch ablehnen [16, 31, 42, 46, 105].

1.2 Grundbegriffe der normalen Entwicklung

1.2.1 Definitionen von Entwicklung

> Als Entwicklung bezeichnet man alle Veränderungen, die innerhalb eines bestimmten Zeitraumes zu struktureller und funktioneller Differenzierung führen. Formen, Ordnungen oder Zustände gehen mit innerer Notwendigkeit auseinander hervor. Die Abfolge der kindlichen Entwicklung führt zur Vervollkommnung, d.h. zur stetigen Annäherung an ein der Entwicklung innewohnendes Ziel. Entwicklung beinhaltet somit Reifung, deren Richtung bestimmt ist, aber auch Entfaltung von Fähigkeiten, die durch Anlagen vorgegeben sind und von Umwelteinflüssen modifiziert werden. Entwicklung vollzieht sich im Wachstum als quantitative Veränderung körperlicher und seelischer Merkmale. Die Entwicklung beginnt beim Menschen mit der Vereinigung von Ei- und Samenzelle, erstreckt sich über das gesamte Leben und endet für das Individuum mit dem Tod.
> Somit ist Entwicklung die Umbildung eines vorgebildeten, aber offenen Systems.

Zu keinem Zeitpunkt ist das Kind ein Teil der Mutter, sondern es hat immer ein Eigenleben. Aus der Zygote entwickeln sich alle späteren körperlichen und seelischen Eigenschaften des Menschen. Die Abfolge einzelner Entwicklungsschritte ist verschieden und ihre Geschwindigkeit ist uneinheitlich, auch die Richtung mitunter wechselnd, dennoch ist das Leben des Menschen von Beginn bis zu seinem Tod eine unteilbare Ganzheit.

Entwicklungstheorien versuchen, jeweils bestimmte Aspekte in den Vordergrund zu stellen. Faßt man Entwicklung als Wachstum auf, sind vor allem quantitative Zuwachsraten bedeutsam. Sieht man mehr die qualitativen Veränderungen, vollzieht sich Entwicklung oft in Schüben, Phasen oder Stufen und führt spiralenförmig zu höheren Ausdrucksformen, oder sie ist bestimmt von einer Überlagerung tieferer Schichten durch höhere.

Nach der Definition von M. v. PFAUNDLER versteht man unter Entwicklung Wachstum mit morphologischer und funktioneller Differenzierung. Wachstum bedeutet Zunahme von Größe und Leistungsfähigkeit, z. B. durch *Hyperplasie* (Zellvermehrung) und *Hypertrophie* (Zellvergrößerung). Als *morphologische Differenzierung* bezeichnet man die sichtbare Spezialisierung von Zellen und Geweben mit dem Ziel einer *funktionellen Differenzierung*, d. h. der Erfüllung verschiedener Anforderungen. *Reifung* führt, bezogen auf bestimmte Fähigkeiten, zu funktioneller Verbesserung und optimaler Verfügbarkeit.

1.2.2 Grundbegriffe der körperlichen Entwicklung

Aufgrund des genetisch festgelegten Bauplans und in Abhängigkeit von exogenen Faktoren entwickeln sich die Strukturen und Funktionen des Menschen.

Wichtige Grundlage für die Beurteilung des körperlichen Wachstums sind die Arbeiten von J. M. TANNER, in denen auf die Bedeutung der *Wachstumsdiagramme* hingewiesen und die *Pubertätsstadien* definiert werden.

Bei Kindern und Jugendlichen werden folgende postnatale Entwicklungs- und Altersstufen unterschieden:

Neugeborenenperiode: 1.–4. Lebenswoche
Säuglingsalter: 1. Lebensjahr (1. Trimenon = die ersten drei Lebensmonate)
Kleinkindalter: 2.–6. Lebensjahr
Schulalter: 7. Lebensjahr bis zum Eintritt der Pubertät
Pubertät: Zeitspanne vom Auftreten der ersten sekundären Geschlechtsmerkmale bis zum Eintritt der körperlichen Geschlechtsreife
Adoleszenz: Zeitspanne vom Eintritt der Geschlechtsreife bis zum Abschluß des Körperwachstums (beim Mädchen 16.–18. Lebensjahr, beim Jungen 18.–20. Lebensjahr)

Das Geburtsgewicht eines gesunden reifen Neugeborenen beträgt im Mittel 3400 g (**3.–97.** Perzentile = **2500–4600 g**).

Das Geburtsgewicht wird
- bis zum 5. Lebensmonat etwa verdoppelt
- bis zum Ende des 1. Lebensjahrs verdreifacht (etwa 10 kg)
- bis zum 6. Lebensjahr versechsfacht (etwa 20 kg)
- bis zum 12. Lebensjahr verzwölffacht (etwa 40 kg).

Im Säuglingsalter ist das **Körpergewicht**, jenseits des Säuglingsalters die **Körperlänge** einer der wichtigsten Parameter für normales Gedeihen und Gesundheit (Abb. 1.1). Eine Verminderung weist auf chronische Erkrankungen hin.

Das **Schädelwachstum** wird vor allem durch das Gehirnwachstum bestimmt. Der maximale fronto-occipitale (d. h. um Stirn und Hinterhaupt gemessene) Kopfumfang stellt für die Beurteilung von Störungen der Gehirnentwicklung besonders in den ersten Lebensjahren eine äußerst wichtige Meßgröße dar.

Der Kopfumfang beträgt
- bei einem gesunden männlichen Neugeborenen im Durchschnitt 35 cm
- bei einem einjährigen Knaben etwa 47 cm
- bei einem fünfjährigen Knaben etwa 52 cm
- bei einem sechzehnjährigen Adoleszenten etwa 56 cm.

  Beim Mädchen liegen die Werte etwa 1–2 cm niedriger.

Für die Beurteilung der körperlichen Entwicklung des Kindes sind standardisierte *Diagramme für Körpergewicht, Körperlänge und Kopfumfang* in Abhängigkeit vom Lebensalter unerläßlich (Abb. 1.1). Die 50. Perzentile bedeutet dabei den Scheitelpunkt der sog. GAUSSschen Verteilungskurve, die 3. und 97. Perzentile die Begrenzung von zwei Standardabweichungen nach oben und unten. Werte außerhalb dieses Bereiches sind primär nicht pathologisch; von besonderer Bedeutung bei der Erkennung von Krankheiten ist vor allem die Entwicklung in andere Perzentilenbereiche bzw. das Verlassen der „Perzentilenschneise“.

Während des Wachstums kommt es zu erheblichen Veränderungen der **Körperproportionen**, insbesondere im Verhältnis von Kopf und Beinen (Abb. 1.2).

Das **biologische Alter** eines Kindes kann u. a. durch die Bestimmung der **Knochenreifung** und die Anlage der Zähne festgestellt werden. Ersteres kann am

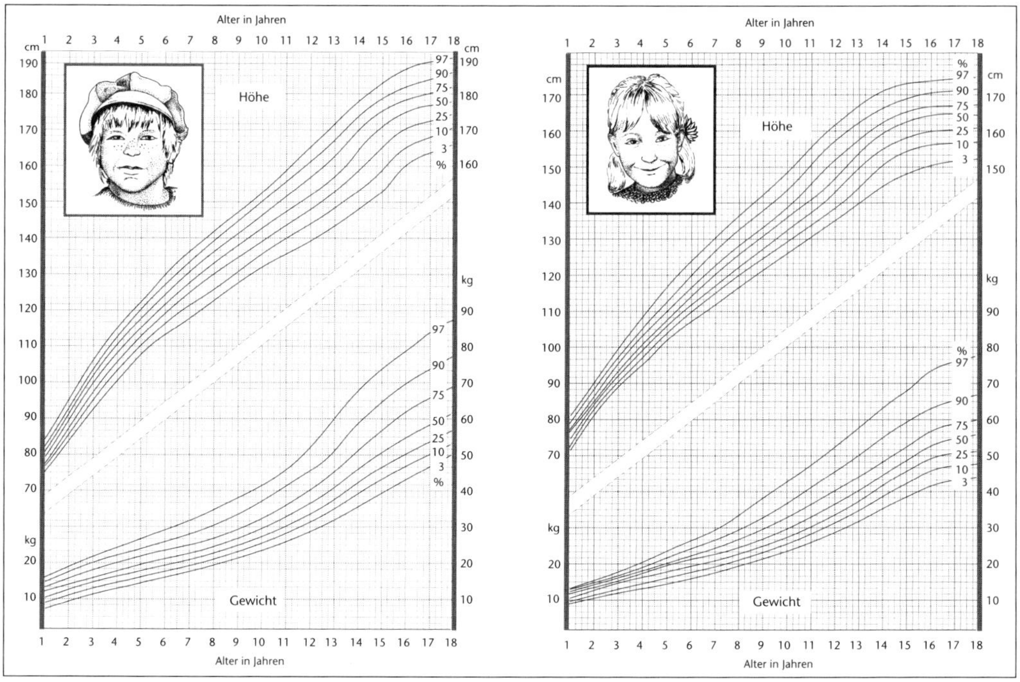

Abb. 1.1: Normales Längen- und Gewichtswachstum bei Jungen und Mädchen. [L 157]

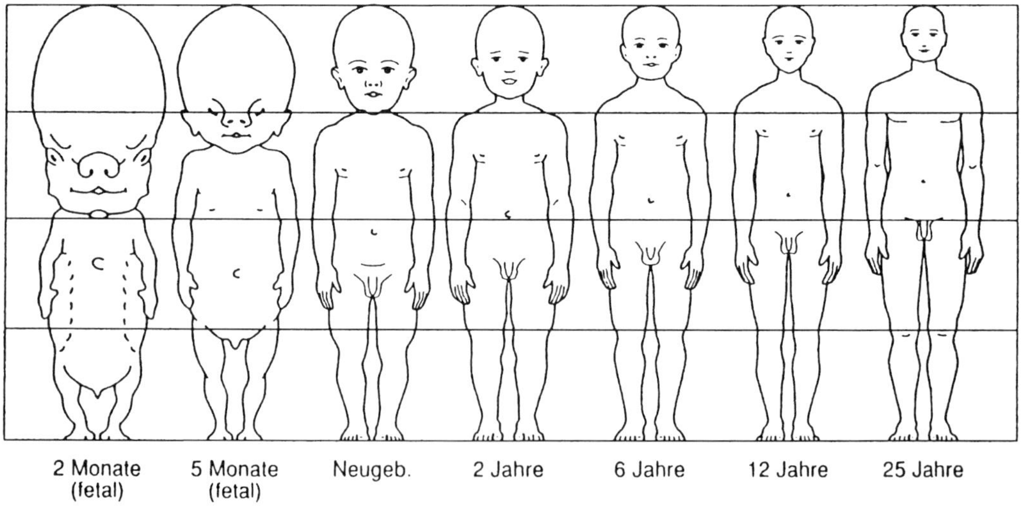

Abb. 1.2: Veränderung der menschlichen Körperproportionen in Abhängigkeit vom Lebensalter. [E 124]

besten mit Hilfe einer Röntgenaufnahme der linken Hand und einer Auswertung nach dem Standardwerk von GREULICH und PYLE stattfinden [4, 19, 26].

1.2.3 Geistig-seelische Entwicklung

Während für Körperparameter wie Länge, Gewicht, Kopfumfang usw. in Abhängigkeit von Alter, Geschlecht und ethnologischer Zugehörigkeit Normdaten bestehen, innerhalb derer sich 97% aller Kinder entwickeln, ist die Frage nach der **Normalität der psychomentalen, psychosozialen und emotionalen, der sprachlichen, aber auch der motorischen Entwicklung** wesentlich komplexer. Demnach kann man Normalität nur in einem hierarchisch-deterministischen, überwiegend genetisch gesteuerten Entwicklungsmodell festlegen. Die Erfahrung zeigt, daß die Sequenzen vor allem der psychomentalen Entwicklung des Kindes ausgesprochen variabel sind; *„es ist normal, verschieden zu sein"*. Das ganze Leben ist ein Entwicklungsprozeß, nur Anfang und Ende sind festgelegt. Diese Erkenntnis begründet auch Zweifel an der *Fiktion der Vorhersehbarkeit* der kindlichen Entwicklung.

Das Kind ist ein *soziales Wesen*; je jünger es ist, um so mehr braucht es Hilfe zur Ernährung und zur Pflege.

Sicher ist, daß die vorgeburtliche Zeit sowohl als positiv formbare Periode, aber auch als anhaltend verletzliche Phase von Bedeutung ist. Ähnliches gilt auch für die Säuglingszeit. Hier haben verschiedene Studien eindrucksvoll gezeigt, daß sich Kinder trotz erheblicher psycho-sozio-emotionaler Belastungen zu stabilen Persönlichkeiten entwickeln können, wofür vor allem eine gute Bindung zwischen dem Kind und seinen direkten Kontaktpersonen im 1. Lebensjahr eine Grundvoraussetzung bildet (☞ 1.2.6).

Wie eng die Wechselbeziehung zwischen den genetischen Vorgaben und dem Umwelteinfluß ist, läßt sich an der *Zwillingsforschung* belegen. Einmalige psychosoziale und psychoemotionale Belastungen sind für die Entwickung des Kindes offensichtlich weniger bedeutsam als das Grundklima, in dem es aufwächst und das im positiven Fall das „Urvertrauen" vermittelt.

Mit zunehmendem Alter erfolgt eine Ablösung des Kindes von seinen Eltern, es macht sich selbständig und ist in wesentlich höherem Maße für seine eigene weitere Entwicklung verantwortlich. Offensichtlich besteht aber während des gesamten Lebens eine Tendenz, daß der Mensch versucht, sich wieder zum *„Kindähnlichen"* hin zu entwickeln. Kindsein bedeutet ja Hoffnung und Heiterkeit, aber auch neues Fühlen, Sorgen und Auseinandersetzen, es begründet den Optimismus als Lebensprinzip.

In konsequenter Weiterentwicklung spricht man mittlerweile auch von der „pädiatrischen Geriatrie", die sich mit älteren Erwachsenen beschäftigt, die als Kinder besondere Erkrankungen oder Behinderungen hatten.

1.2.4 Prinzipien der Entwicklungsmessung

Die Beurteilung der kindlichen Entwicklung ist besonders in den ersten Lebensjahren nach wie vor schwierig und umstritten, da die eingesetzten Methoden wesentlich vom Ausbildungsstand und der Betrachtungsweise verschiedener Berufsgruppen abhängig sind.

Im Rahmen von **Längsschnittuntersuchungen** können bei *einem* Individuum über einen längeren Zeitraum Fortschritte, aber auch ein Stillstand oder sogar vorübergehende Rückschritte in bestimmten Entwicklungsbereichen festgestellt werden.

Querschnittuntersuchungen erlauben den Vergleich der Entwicklung bei *verschiedenen* Kindern im selben Alter.

Problematisch ist wegen der großen Variabilität der kindlichen Entwicklung die Orientierung an standardisierten **„Meilensteinen" der Entwicklung**: Durch die Bestimmung sog. **„Grenzsteine"**, d.h. die Angabe eines Alters, bis zu dem definierte Fähigkeiten spätestens nachweisbar sein sollten, wird evtl. die frühzeitige Erkennung von Auffälligkeiten verpaßt. Wesentlich ist in jedem Fall die genaue Beobachtung und Dokumentation der **Qualität** verschiedener Entwicklungsbereiche.

1.2.5 Entwicklungsbeeinflussende Faktoren

Verschiedene ungünstige Faktoren aus der Vorgeschichte eines Kindes, z.B. familiäre Krankheiten, negative Einflüsse während der Schwangerschaft, der Geburt und der Neugeborenenperiode sowie bestimmte ärztliche Untersuchungsbefunde werden als **Risikofaktoren** bezeichnet. Hierunter werden Einflußgrößen verstanden, die mit großer Wahrscheinlichkeit durch ihre Folgen die Entwicklung eines Kindes beeinträchtigen können.

Zu den Problemen bei der Feststellung von Risikofaktoren gehören die Fragen:

- Was ist Normalität?
- Was ist ein ursächlicher Faktor?
- Was liegt innerhalb des hinzunehmenden Grundrisikos?

Tab. 1.1: Risikofaktoren für die kindliche Entwicklung

a) Mütterliche Risikofaktoren
Zustand nach längerdauernder Sterilität bzw. Sterilitätsbehandlung
Frühere Fehlgeburten
Frühere Frühgeburten
Blutungen in der Frühschwangerschaft
Behandlungsbedürftige Frühgeburtsbestrebungen
Gestose
Schwere Erkrankungen, Schock, Trauma und Narkose während der Schwangerschaft
Infektionen in der Schwangerschaft
Medikamente, Drogen und Toxine (vor allem Rauchen und Alkohol)
Abnorme Ernährung (z. B. strikte Vegetarier wie Veganer)
Schlechte sozio-ökonomische Situation (Arbeitslosigkeit, unzureichende Wohnung und/oder Ernährung)
Schlechte psychosoziale Situation (alleinstehende Mutter, psychische Belastungen)
b) Kindliche Risikofaktoren
Frühgeburt vor der 34. Schwangerschaftswoche
Geburtsgewicht unter 2000 g
Übertragung, Geburt nach der 42. Schwangerschaftswoche
Mehrlingsgeburt
Hinweise für pränatale Sauerstoffmangelzustände, z. B. grünes Fruchtwasser, abnorme CTG[1]-Befunde, abnorme fetale Dopplersonographie
Perinatale Asphyxie[2], Apgarwert nach mehr als 5 Minuten <7 (☞ 2.10)
Postnatale Komplikationen, z. B. Atemnotsyndrom, maschinelle Beatmung, Pneumothorax, Sepsis, Operation, Austauschtransfusion
Zerebrale Krampfanfälle in der Neugeborenenperiode

1 CTG = Cardiotokogramm = Messung von kindlicher Herzaktion und Wehentätigkeit während der Geburt.
2 Atemstillstand bzw. hochgradiger Sauerstoffmangel im Zusammenhang mit der Geburt.

- Erhöht die Summierung von Risiken die Sicherheit der Vorhersage?

Weder das Ausmaß eines solchen Faktors noch eine Summierung erlauben eine sichere Aussage über die weitere Entwicklung des Kindes. Hiermit wird lediglich festgestellt, daß vor allem im 1. Lebensjahr eine besonders genaue Entwicklungsbeurteilung notwendig ist. Nach epidemiologischen Erhebungen gelten bis 20% (!) aller Kinder in Deutschland als „Risiko"-Kinder. In der Tabelle 1.1 sind anamnestische Risikofaktoren der Mutter sowie Risikobefunde beim Säugling zusammengestellt.

H. F. Prechtl hat neben den Risikofaktoren den Begriff der geburtshilflich-neonatologischen Optimalität bzw. der reduzierten **Optimalität** eingeführt. Die Feststellung optimaler Bedingungen ist einfacher als die Feststellung von „Normalität", auch können so eher einzelne Faktoren addiert werden. Die Methode ist jedoch relativ umständlich und hat sich im wesentlichen nur im Rahmen wissenschaftlicher Studien bewährt [9, 26, 51].

Tab. 1.2: Kriterien für einen „normalen Säugling"

Schwangerschaftsdauer >38 Wochen
Unauffälliger Schwangerschaftsverlauf
Normales CTG (☞ Tab. 1.1)
Normale Geburt
Normale Austreibungsphase (<30 min)
pH >7,20
Apgar 5 Minuten ≥8
Apgar 10 Minuten ≥9
Gewicht >2600 g
Bilirubin <12 mg%
Kopfumfang im 2s-Bereich
Fontanellengröße ca. 1,5 cm diagonal
Alle Reifezeichen vorhanden
Kein Hinweis für Aspiration
Kein Kephalhämatom[1]
U_1 normal[2]
U_2 normal[2]
Normaler Klinikaufenthalt
Normales Trinken (Lebenstag × 25 ml/kg KG)
Gewichtsverlust <10% in der ersten Woche

1 Kephalhämatom = während der Geburt entstandener Bluterguß am Kopf zwischen Knochenhaut und Schädelknochen.
2 U_1, U_2 = erste Vorsorgeuntersuchungen des Neugeborenen.

1.2.6 Die Sonderrolle des Säuglings

Aufgrund von pathologisch-anatomischen und tierexperimentellen Studien wurde seit der Mitte des 19. Jahrhunderts der Säugling als „Reflexwesen" und das Neugeborene als „Rückenmarkswesen" angesehen (R. Virchow, R. Magnus). Tatsächlich zeigt der Mensch im Vergleich mit anderen Lebewesen eine sehr langsame Ausreifung seiner Funktionen, die im wesentlichen vom zentralen Nervensystem geprägt werden. Er wird deshalb auch als „physiologische Frühgeburt" und das erste Lebensjahr als „sozialer Uterus" bezeichnet. Seit Ende des 19. Jahrhunderts konnten jedoch in einer Vielzahl von Studien beim jungen Säugling Verhaltensweisen beobachtet werden, die auf die differenzierte Ausbildung der Großhirnfunktionen hinwiesen, was durch die Beobachtungen des intrauterinen Verhaltens des Feten durch H. F. R. Prechtl bestätigt wurde. Das Neugeborene ist für seine Bedürfnisse perfekt ausgestattet, fühlend, aufmerksam, mit wachen Sinnen und Erinnerungsvermögen begabt. Deshalb ist es auch von Anfang an auf menschliche Kontakte angewiesen.

Seit dem Altertum gibt es Beispiele dafür, daß durch das Fehlen menschlicher Zuwendung vor allem im Säuglingsalter schwere Entwicklungsstörungen entstehen können (z. B. bei den Kindern von Kaiser Friedrich II. von Hohenstaufen oder den sog. Wolfskindern, die ohne sprachlichen Kontakt aufwuchsen). Besonders Th. Hellbrügge und J. Pechstein haben mit ihren Arbeiten über die massiven Störungen der kindlichen Entwicklung durch einen Entzug der mütterlichen Zuwendung in den ersten Lebensmonaten (Deprivation) wesentlich die Beurteilung der Säuglingsentwicklung und die Förderungsmöglichkeiten in Deutschland beeinflußt. Durch moderne Erkenntnisse der Embryologie, Neurophysiologie, Biochemie, Genetik sowie durch die differenzierten psychologischen Säuglingsbeobachtungen kann heute Entwicklung als komplexes Zusammenwirken von genetischer Bestimmung, Organreifung, vielfältigen exogenen Einflüssen und selbständiger Aktivierung der eigenen Funktionen verstanden werden; durch verschiedene Krankheiten und Beziehungsstörungen zur Umwelt kann sie negativ beeinflußt werden [4, 16, 19, 22, 37, 44].

1.3 Soziale Einflüsse auf die kindliche Entwicklung

1.3.1 Positive Entwicklung des deutschen Gesundheitssystems

Die derzeitige Gesundheitsversorgung in Deutschland ist auch im internationalen Vergleich auf einem sehr hohen Stand. Die Säuglingssterblichkeit gilt allgemein als einer der wichtigsten Anhaltspunkte für die Qualität des Gesundheitssystems in einer Gesellschaft. 1900 betrug die Säuglingssterblichkeit 25% (!), d. h. jedes vierte lebendgeborene Kind starb innerhalb des ersten Lebensjahres. Ende der 70er Jahre lag die Säuglingssterblichkeit in Deutschland überwiegend über 10‰, 1992 betrug sie 6,2‰! und nimmt damit einen Spitzenplatz im internationalen Vergleich ein. Wesentliche Gründe hierfür sind die verbesserte Schwangerenvorsorge, die hohe Qualität der Geburtshilfe, die Vorsorgeuntersuchungen im Säuglingsalter, die hohe Durchimpfungsrate sowie das umfassende Krankenversicherungssystem. Die wichtigsten Voraussetzungen für einen hohen Gesundheitsstandard sind aber zweifellos

- die verbesserte Ernährung,
- das gesündere Wohnen
- und die verbesserte, vor allem sinnvollere Hygiene.

Auch in vielen Entwicklungs- und Schwellenländern konnten durch medizinische Maßnahmen innerhalb der letzten Jahre Millionen von Kindern schwere Behinderungen und Tod erspart werden, dennoch liegt die Säuglingssterblichkeit in vielen armen Ländern Afrikas, Asiens und Südamerikas noch über 10%.

1.3.2 Negative Entwicklungen der Gesellschaft

Die Zahl der Kinder pro Familie ist in den hochzivilisierten Ländern, aber auch in vielen Ländern mit Sozialproblemen, deutlich zurückgegangen; 50% aller Kinder in Deutschland sind Erstgeborene. Die Mütter sind bei der ersten Geburt bereits relativ alt; wird bei einem Kind eine Störung der Entwicklung festgestellt, besteht meist kein weiterer Kinderwunsch mehr. Die Bindungen in den Familien sind wesentlich lockerer als früher, es kommt viel häufiger zu Scheidungen, ca. 25% aller Kinder wachsen nur mit einem Elternteil auf. Arbeitslosigkeit oder aber Berufsstress, Zeitmangel u. ä. sind Gründe für die „kühle Gesellschaft". Zunehmend wird auch von der „Ego- und Erlebnisgesellschaft" gesprochen, in der Leiden gleich welcher Art keinen Platz mehr hat.

Eltern haben, u. a. bedingt durch die Medien, bereits vor der Zeugung ihres Kindes die Phantasie vom „perfekten Kind". Zu häufig wird eine heile Welt, die für jeden machbar und erreichbar ist, vorgegaukelt. Schwangerschaft, Geburt und frühkindliche Entwicklung finden nicht mehr im Rahmen der Großfamilie statt, sondern in isolierten Kleinfamilien, denen Erfahrung und Sicherheit, oft auch religiöse Bindung fehlen. Entwicklungsstörungen, Behinderungen und Unheilbarkeit sind nach den Kriterien der modernen Machbarkeitsideologie ein Ärgernis.

1.3.3 Soziale Faktoren als Erklärung für Entwicklungsstörungen

Neben organischen Ursachen von Störungen der Entwicklung spielen zweifelsohne soziale, sozio-ökonomische und psycho-soziale Bedingungen eine wesentliche Rolle. Nicht immer werden soziale Variable bei der Beurteilung von Entwicklungsstörungen ausreichend berücksichtigt.

Ungünstige psycho-soziale Parameter bei Entwicklungsstörungen nach dem 1. Lebensjahr sind:

- Beziehungsstörungen der Eltern nach der Geburt
- Depressivität und Resignation der Mutter
- Eine „vernachlässigende Expansivität" des Vaters
- Eine relativ kurze Zeit des Zusammenlebens der Eltern vor der Geburt des Kindes
- Ein höheres Alter der Eltern (> 35 Jahre)
- Niedriger Bildungsstand der Mutter
- Armut der Eltern.

Günstig wird die kindliche Entwicklung durch folgende Faktoren beeinflußt:

- Eine stabile Partnerschaft
- Ausreichende soziale und ökonomische Ressourcen
- Eine Orientierung der Eltern an festgelegten Normen
- Eine konsequente Erziehungshaltung.

Die Förderung der körperlichen Beziehungen (z. B. mit Streicheln, Schmusen etc.) ab dem Säuglingsalter gilt als wichtige Grundlage für die Entwicklung eines Geborgenheitsgefühls. Mangel an Zuwendung führt zu den vielfältigen Symptomen der **Deprivation**.

Bei ausgeprägteren Entwicklungsstörungen der Kinder sind die Mütter erstaunlicherweise oft weniger resigniert als bei medizinisch leichter erscheinenden Formen.

Die Problematik der geringen Vorhersagemöglichkeit bei der Beurteilung von Risikofaktoren kann an einem drastischen Beispiel erläutert werden:

Zwei Ärzte unterhalten sich. Der eine fragt: „Ich hätte gerne Ihre Meinung über eine Schwangerschaftsunterbrechung gehört. Der Vater ist Alkoholiker und hat Syphilis, die Mutter hat aktive Tuberkulose. Von den vier Geschwistern ist das erste blind, das zweite tot, das dritte taubstumm und das vierte hat ebenfalls Tuberkulose. Was würden Sie empfehlen?" „Ich würde nicht zögern, eine Unterbrechung vorzuschlagen."

„Dann wäre Beethoven nicht geboren worden." [16, 20, 21, 42]

1.4 Grundlagen zur Beurteilung von Entwicklungsstörungen

1.4.1 Definition von Gesundheit und Krankheit

Nach der Definition der WHO ist Gesundheit ein Zustand völligen körperlichen, geistigen und sozialen Wohlbefindens und nicht nur das Freisein von Krankheit oder Gebrechen. Die Kernaussage lautet: **„Gesundheit bedeutet Wohlbefinden, und dieses ist kein medizinischer Begriff, sondern Ausdruck einer individuell-subjektiven Befindlichkeitsqualität." Krankheit ist demnach das Nichtvorhandensein von Gesundheit.**

Nach der Versicherungsordnung werden Krankheit und Behandlungsbedürftigkeit gleichgesetzt.

Zur Definition von Krankheit gehört auch die Feststellung ihrer Ursachen (**Ätiologie**) und ihrer Entstehung (**Pathogenese**). Gleiche Ursachen führen in der Regel zu gleichen Symptomen – aber nicht jede Lebenserschwernis, jede Normabweichung ist eine Krankheit.

1.4.2 Definition von Behinderung

Eine **Behinderung ist eine besondere, eingeschränkte Art von Gesundheit**. Das bedeutet, daß ein behinderter Mensch nicht fortwährend krank ist, sehr wohl aber einen unverzichtbaren Anspruch auf die Wiederherstellung eines normalen Zustandes (**Rehabilitation**) hat. **Behinderung ist somit primär kein medizinischer Begriff, sondern die Beschreibung einer Normabweichung.**

Die WHO unterscheidet dabei zwischen
- **impairment** = den primären organischen oder funktionellen Schädigungen
- **disability** = der sich daraus ergebenden funktionellen Beeinträchtigung der Person und ⇩
- dem **handicap** = der sozialen Benachteiligung, wodurch die Ausübung eines für das Alter, das Geschlecht sowie die sozialen und kulturellen Bedingungen des Menschen normalen Lebens beeinträchtigt oder verhindert wird.

Die Herkunft des Wortes „handicap“ weist sehr deutlich auf das schicksalhafte Los der Betroffenen in Abhängigkeit von den gesellschaftlichen Strukturen hin: Im 17. Jahrhundert war es Müttern aus sozial schwachen Kreisen möglich, ihr Kind anonym, z. B. durch eine Drehtür, in einem Waisenhaus abzugeben. Hier konnte das Kind eher eine ausreichende Ernährung und eine Ausbildung erlangen. Mit zunehmender Überfüllung der Waisenhäuser wurde ein Selektionsverfahren notwendig, nach welchem die Kinder aufgenommen wurden. Hierzu mußten die Mütter in London z. B. mit ihrer Hand ein Los aus einer Kappe

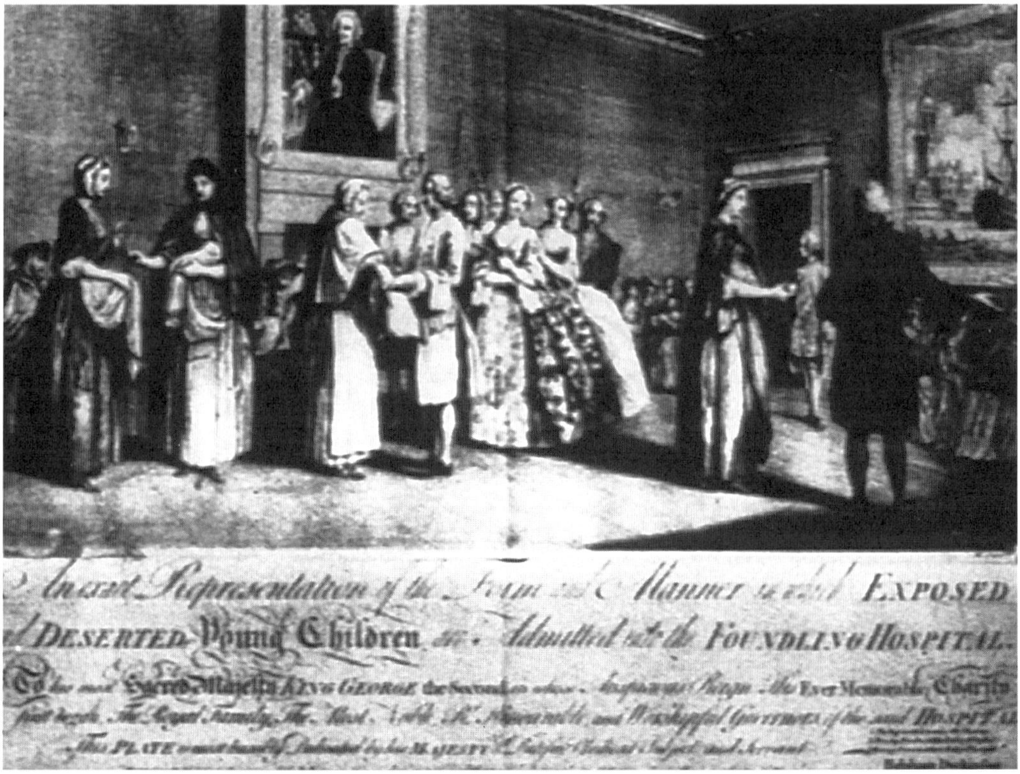

Abb. 1.3: Mütter beim Losverfahren zur Aufnahme ihrer Kinder in das Waisenhaus Coram's Field in London. Kupferstich von ca. 1750 aus dem Wolfson-Center, London. [F 125]

nehmen („hand in the cap"), das dann über die Aufnahme und damit über das weitere Schicksal des Kindes entschied.
Demnach kann man auch sagen, daß impairment überwiegend die somatische Ebene, disability mehr die persönliche und handicap vor allem die soziale Ebene der Behinderung bezeichnet.
Aufgrund der Besonderheiten der kindlichen Entwicklung ist die Definition einer Behinderung in der frühen Kindheit besonders schwierig, zumal eine endgültige Aussage über die Entwicklungsprognose eines Kindes in der ersten Lebenszeit nur sehr bedingt möglich ist.

1.4.3 Entwicklungsauffälligkeit, Entwicklungsstörung, Intelligenzminderung und Behinderung

Als übergeordneter Begriff, der keine Aussage zur späteren Prognose macht, wird die Bezeichnung **Entwicklungsauffälligkeit** verwendet.
Von einer **Entwicklungsgefährdung** kann gesprochen werden, wenn deutliche Hinweise auf eine bleibende Abweichung bestehen.
Eine **Entwicklungsverzögerung** bzw. **Retardierung** liegt dann vor, wenn die Entwicklung von der einer Normalgruppe abweicht, potentiell aber wieder aufgeholt werden kann.
Jede bleibende Beeinträchtigung der Entwicklung kann als Entwicklungsstörung bezeichnet werden, dabei sollte jedoch der Bereich der Störung genauer festgelegt werden, z. B. motorisch, sprachlich, mental-kognitiv oder sozial. Sind mehrere Bereiche, wenn auch in unterschiedlicher Form betroffen, spricht man von einer allgemeinen oder **globalen Entwicklungsstörung**.
In der Klassifikation der Krankheiten und Störungen des Kindes- und Jugendalters (ICD-10) der WHO werden **umschriebene Entwicklungsstörungen** von einer Beschreibung des **allgemeinen Intelligenzniveaus unterschieden**.
Unter ersterem Begriff werden Störungen zusammengefaßt,

- die ausnahmslos im Kleinkindalter beginnen,
- die Funktionen betreffen, welche eng mit der biologischen Reifung des ZNS verknüpft sind und
- die einen stetigen Verlauf ohne Remissionen oder Rezidive zeigen.

Im einzelnen werden hierunter

- Entwicklungsstörungen des Sprechens und der Sprache,
- umschriebene Entwicklungsstörungen schulischer Fähigkeiten,
- umschriebene Entwicklungsstörungen der motorischen Funktionen und
- kombinierte umschriebene Entwicklungsstörungen verstanden.

Eine **Intelligenzminderung** wird als ein Zustand von insgesamt verzögerter oder unvollständiger Entwicklung der geistigen Fähigkeiten definiert. Besonders beeinträchtigt sind dabei Fertigkeiten, die sich in der Entwicklungsperiode manifestieren und die zum Intelligenzniveau beitragen wie Auffassungsgabe, Sprache, motorische und soziale Fähigkeiten. Eine Intelligenzminderung kann isoliert vorkommen, ist aber sehr häufig mit anderen körperlichen oder psychischen Störungen kombiniert.
Eine Entwicklungsstörung führt dann zu einer **Behinderung**, wenn der/die Betroffene im täglichen Leben Beeinträchtigungen erfährt und/oder durch die Umwelt sozial benachteiligt wird. So lange dies noch nicht der Fall ist, spricht man von einer **drohenden Behinderung**.
Dieser nicht sehr glückliche Begriff einer **„drohenden Behinderung"** kann z. B. in den ersten Lebensjahren bei einem Kind verwendet werden, dessen Entwicklung voraussichtlich permanent gestört bleiben wird, das aber aufgrund seines Entwicklungsstandes noch nicht gegenüber anderen Kindern seines Alters wesentlich benachteiligt ist.
Im Gegensatz dazu steht der Begriff der **manifesten Behinderung** (☞ 1.4.2), wobei hier auch aus sozialrechtlichen Gründen eine genauere Definition, z. B. **Körperbehinderung, geistige Behinderung, Sehbehinderung, Blindheit, Taubheit** usw. notwendig ist. Dennoch muß immer bewußt sein, daß praktisch jede Behinderung als **Mehrfachbehinderung** anzusehen ist, da sich Beeinträchtigungen in den Entwicklungsmöglichkeiten eines Bereiches sehr häufig auch in anderen Bereichen bemerkbar machen. Auch eine monokausale Erklärung für ein Behinderungsbild, d.h. die Zuordnung zu einer einzelnen Ursache, ist nur selten möglich.

1.4.4 Entwicklungs- und Verhaltensauffälligkeiten im sozialen Zusammenhang

R. LARGO hat sich intensiv mit Modellen zur Erklärung von Entwicklungsauffälligkeiten auseinandergesetzt. Grundlage seiner Erfahrungen ist die kontrollierte Langzeitstudie über Wachstum und Entwicklung, die sog. ZÜRICHER-Längsschnittstudie. Demnach wird der Verdacht auf eine Entwicklungsauffälligkeit wesentlich durch die Erwartungen der Eltern und anderer Bezugspersonen mitbestimmt.

- Was ist für die Eltern eine normale Entwicklung?
- Welche Erwartungen haben sie an ihr Kind?
- Was stört die Eltern am Verhalten ihres Kindes?

Nach den Vorstellungen von LARGO orientieren sich die Normvorstellungen der Gesellschaft oft weniger an der biologischen Vielfalt, sondern sind Ausdruck existentieller Ängste und sozialen Prestigedenkens, was besonders auch bei dem Bestreben nach akademischen Leistungen zum Ausdruck kommt. Seiner Ansicht nach sind die Erwartungen der Eltern, die durch eigene Kindheitserfahrungen, berufliche Stellung und soziales Milieu geprägt sind, ebenso vielfältig wie die kindliche Entwicklung. Angst vor zukünftigen möglichen Auswirkungen von Entwicklungsstörungen und deren Wertung durch die Gesellschaft führt häufig zu Verhaltensauffälligkeiten. Die meisten Verhaltens- und viele Entwicklungsstörungen können auf eine unzureichende Übereinstimmung zwischen den Fähigkeiten und Bedürfnissen des Kindes und den Anforderungen und Erwartungen seiner Umwelt zurückgeführt werden. Jedes Kind hat seine ihm eigenen Schwachstellen, oftmals aber auch individuelle Fähigkeiten, die bei den üblichen Entwicklungsbeurteilungen nur unzureichend berücksichtigt werden. So ist es für das schulische Fortkommen ein großer Unterschied, ob das Kind unmusikalisch und ein schlechter Zeichner ist oder ob es Probleme beim Lesen und Rechnen hat.

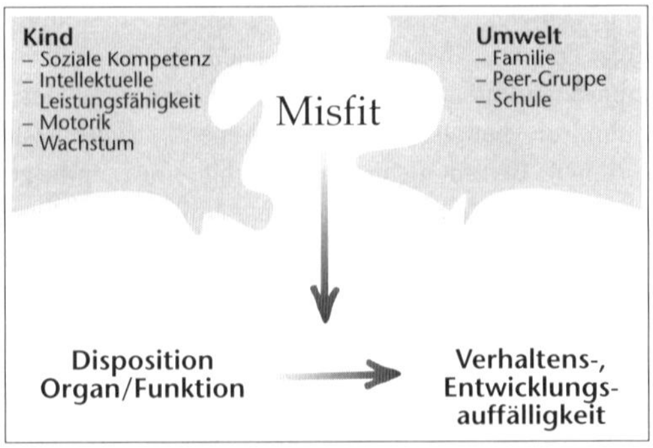

Abb. 1.5: Pathogenese von Verhaltens- bzw. Entwicklungsauffälligkeiten (nach LARGO) (Peers = Gleichgestellte; Misfit = mangelnde Übereinstimmung). [F 120]

Nicht nur Defizite des Kindes, auch überdurchschnittliche Begabung kann Ursache von Verhaltensstörungen sein (☞ 9.13). Ebenso kann eine langsame Entwicklung mehr Sicherheit vermitteln und eine hastige, zu schnelle Entwicklung mit vielen anderen Problemen verbunden sein. Abb. 1.5 versucht die verschiedenen Aspekte zusammenzufassen.

Leider fehlen in Deutschland valide Feldstudien und kontrollierte Langzeitstudien an größeren Kollektiven, um genauere Aussagen über die Bedeutung von Entwicklungsauffälligkeiten wie muskuläre Hypotonie und Schreien im Säuglingsalter, Einnässen, expressive Sprachstörung, Schlafstörungen, Schreib-Lese-Schwäche usw. zu treffen [22, 23, 153, 154].

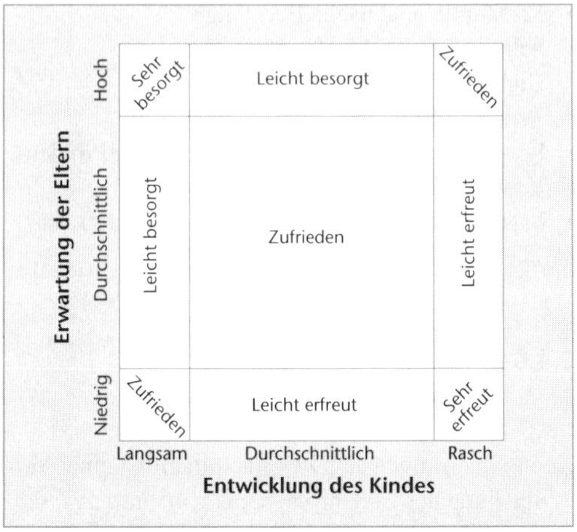

Abb. 1.4: Beurteilung der Entwicklung eines Kindes in Abhängigkeit von der Erwartung der Eltern (nach R. LARGO). [F 120]

1.4.5 Die Erkennung von Entwicklungsstörungen

Bei jedem Verdacht auf eine Entwicklungsstörung hat der Arzt die Möglichkeit und die Pflicht, weitere Diagnostik zur Erkennung von Ursache und Ausmaß zu veranlassen. Aufgrund der Komplexität und der unterschiedlichen Betrachtungsweise bei jeder Form von Entwicklungssauffälligkeit ist die Erstellung einer Diagnose in diesem Bereich jedoch praktisch nie eine abgeschlossene Handlung, sondern ein Kontinuum, das hauptsächlich dazu dienen soll, die bestmögliche Betreuung für das Kind und seine Familie zu ermöglichen. Nicht selten besteht nämlich die Gefahr, daß durch das Überstülpen einer Diagnose weitere Verhaltensweisen in ungerechtfertigter Form festgelegt werden. Auch verstehen verschiedene Berufsgruppen unter einer Diagnose etwas sehr Unterschiedliches: So gilt aus medizinischer Sicht der Begriff der „geistigen Behinderung" eher als Symptom, während er im pädagogisch-psychologischen Bereich als Diagnose benutzt wird. Demzufolge wird der Mediziner den Begriff eher als eine Aufforderung ansehen, nach erklärenden genetischen, organischen oder stoffwechsel-bedingten Ursachen zu suchen, während der Psychologe mehr den Entwicklungsstand im Vergleich mit gleichaltrigen Kindern sieht, der Pädagoge eine verstehende Beschreibung des Ist-Zustandes vornimmt und der Therapeut Kriterien hervorhebt, die bestimmte Behandlungen erforderlich machen.

Die Stellung einer medizinischen Diagnose ist notwendig, wenn hierdurch eine kausale Therapie ermöglicht wird, z. B. bei Stoffwechselerkrankungen, bei der Erkennung von Epilepsien, Tumoren usw. Auch bei genetischen Erkrankungen ist eine Diagnosestellung für die Beratung der gesamten Familie unerläßlich. Schließlich ermöglichen Diagnosen bessere Vergleichbarkeit und sind wesentlich für eine Weiterentwicklung medizinisch-therapeutischer Erkenntnisse. Andererseits wird sowohl von Eltern als auch von mehr pädagogisch orientierten Betreuern die z. T. aufwendige Suche nach einer genauen Diagnose abgelehnt bzw. zurückhaltend betrachtet, da sich hieraus für das Kind oftmals keine wesentlichen Konsequenzen ergeben würden.

Neben der alleinigen Beurteilung der Entwicklung nach bestimmten Meilensteinen ist vor allem die Qualität der einzelnen Entwicklungsschritte von wesentlicher Bedeutung. Auch ein Kind mit einer spastischen Diparese beispielsweise kann zur gleichen Zeit wie ein gesundes Kind das freie Gehen erreichen, es bestehen jedoch eindeutige Unterschiede in der Bewegungsqualität.

Es gibt eine Vielzahl von Faktoren, die den Entwicklungsverlauf gerade auch beim mehrfachbehinderten Kind beeinflussen können, z. B.

- der Verlauf der primären Grunderkrankung („natural history"),
- die Reifung des zentralen Nervensystems,
- frühzeitiges Erreichen der maximalen Entwicklungsmöglichkeiten,
- komplizierende Krankheiten, z. B. eine Epilepsie,
- zunehmende Deformitäten, z. B. Kontrakturen oder eine Skoliose,
- Ernährungsstörungen,
- die psychosozialen Umstände,
- Erfahrung in der Auseinandersetzung mit der Umwelt (Lernen),
- Medikamentengabe,
- Therapie- und Fördermaßnahmen und
- sekundäre psychische Veränderungen.

M. Häussler hat eine ausführliche Analyse der Gründe für die Entstehung von Fehldiagnosen bei mehrfachbehinderten Kindern vorgenommen. Er konnte dabei folgende Punkte feststellen:

- Überbewertung von Risikofaktoren
- Falsche Interpretation von Befunden
- Nichtbeachtung charakteristischer Befunde
- Unkenntnis von charakteristischen Befunden
- Das Aufkommen „neuer" Krankheiten
- Krankheiten, die spezifische diagnostische Methoden erfordern
- Zu frühzeitige Spezialuntersuchungen, z. B. Biopsien
- Fehlende Verlaufskontrollen.

Die Analyse, warum eine falsche Diagnose gestellt wurde, kann auch im nachhinein oft sehr lehrreich sein und sollte dazu dienen, den eigenen Standpunkt zu überprüfen. Falsche oder nicht gestellte Diagnosen können gerade bei mehrfachbehinderten Kindern eine Reihe von Folgen haben:

- Versäumte genetische Beratung
- Falsche genetische Beratung
- Unnötige Untersuchungen
- Versäumte gezielte ärztliche Behandlung
- Forensische und versicherungsrechtliche Probleme
- Verunsicherung der Eltern
- Falsche Einschätzung der Prognose durch Ärzte, Therapeuten und Pädagogen [14].

1.4.6 Begriffsbestimmungen in der Diagnostik

Noch vor wenigen Jahren sprach man bei einer Verdreifachung des 21. Chromosoms von einer *„mongoloiden Idiotie"*. Im medizinischen Sprachgebrauch von Entwicklungsstörungen im Kindesalter wimmelt es nur so von oft unbewußt abschätzigen Beschrei-

bungen und Benennungen. Andererseits ist es sehr wichtig, Auffälligkeiten objektiv nachvollziehbar zu beschreiben und Diagnosen zu benennen. Deshalb bieten sich bestimmte sprachliche Normierungen zum besseren gegenseitigen Verständnis an. So erscheint es angebracht, bei angeborenen Anomalien nicht mehr von Mißbildungen, sondern von **Fehlbildungen** zu sprechen. Bei genauerer Differenzierung unterscheidet man
Norm – Variation – Extremvariante – Anomalie – Fehlbildung – Letalform.

Beispielsweise gibt es bestimmte Normangaben für den Kopfumfang eines Kindes – auch ein Kopfumfang auf der 97. oder 3. Perzentile ist noch im Bereich des Normalen. Anormal ist es hingegen, wenn der Kopfumfang nicht oder übermäßig stark wächst, evtl. auch innerhalb der Normwert-Perzentilen. Eine Fehlbildung des Schädels kann z. B. durch vorzeitigen Nahtverschluß der Schädelknochen oder durch mangelndes Gehirnwachstum entstehen, ohne daß dies am Wert des Kopfumfangs festgestellt werden könnte. Von einer Letalform spricht man z. B. bei einem Anenzephalus (= dem Fehlen von Schädelknochen und Großhirn).

Fehlbildungen können in sehr unterschiedlicher Form vorliegen; man unterscheidet zwischen **isolierten** und **multiplen Fehlbildungen.**
Isolierte Fehlbildungen können z. B.
- **singulär** bei einer Dysmelie (= Extremitätenfehlbildung) oder Lippenspalte,
- **komplex** bei einem hypoplastischen (= unterentwickelten) Linksherz oder
- **polytop** bei einer Meningomyelozele mit CHIARI-II-Malformation sein (☞ 7.2).

Multiple Fehlbildungen können erklärt werden entweder
- als **Assoziation** durch Störung eines Entwicklungsfeldes (z. B. unterschiedliche Mittelliniendefektbildungen wie Holoprosenzephalie (☞ 8.7) und Lippen-Kiefer-Gaumenspalte (☞ 9.3),
- als **Sequenz** oder **Anomalade**, z. B. Arthrogrypose („Krummgelenkigkeit" ☞ 7.3), bei intrauterinen Bewegungsstörungen,
- als **Syndrom**, d. h. typische Fehlbildungskombination aufgrund eines gemeinsamen Mechanismus, z. B. einer chromosomalen oder monogenetischen Abweichung (☞ Kap. 10).

Ein Drittel aller Fehlbildungen sind monokausal, zwei Drittel nur durch das Zusammenwirken mehrerer Faktoren (z. B. genetisch plus exogen) zu erklären. Weiterhin unterscheidet man **primäre Fehlbildungen** durch abnorme Organanlage, die meist genetisch bedingt ist, von **sekundären Fehlentwicklungen (Disruptionen)**. Diese Defekte sind exogen bedingt, wobei die primäre Organanlage normal war. Hierbei können Erkrankungen der Mutter oder toxische Substanzen Auslöser sein.
Dysplasien sind Gewebsdefekte, die durch abnorme zelluläre Organisation bedingt sind. Generalisierte Dysplasien sind häufig Ausdruck angeborener Stoffwechseldefekte.

1.4.7 Diagnoseklassifikationen in der Pädiatrie

In Deutschland ist ab dem 01.01.2000 für alle kassenärztlich versorgten Patienten die Einführung der Diagnosenverschlüsselung nach der International Classification of Diseases (ICD) in ihrer 10. Fassung gesetzlich vorgeschrieben. Besonders bei der Eingruppierung von Kindern mit Entwicklungsauffälligkeiten ergeben sich hiermit erhebliche Probleme:
Gerade in den ersten Lebensjahren ist eine abschließende Diagnose oft nicht zu stellen, auch müssen bei vielen Entwicklungsstörungen sehr unterschiedliche Einflußgrößen, z. B. organische, psychomentale und psycho-soziale Faktoren berücksichtigt werden.
Deshalb wurde in der Kinder- und Jugendpsychiatrie ein multiaxiales Klassifikationsschema für psychische Störungen des Kindes- und Jugendalters mit der ICD-10 der WHO und der amerikanischen Klassifikation DSM-N eingeführt. Hiermit sollen nicht nur Krankheiten, sondern auch „verwandte Gesundheitsprobleme" klassifiziert werden.

Dabei werden verschiedene Beurteilungsebenen (Achsen) bezeichnet und vergleichbar definiert.
1. Achse: Klinisch-psychiatrische Symptomatik
2. Achse: Umschriebene Entwicklungsstörungen
3. Achse: Intelligenzniveau
4. Achse: Körperliche Symptomatik (ICD 10)
5. Achse: Assoziierte aktuelle abnorme psychosoziale Umstände
6. Achse: Globalbeurteilung der psychosozialen Anpassung.

Leider werden viele Entwicklungsauffälligkeiten auch mit diesem komplexen Schema nur unzureichend erfaßt. Eine wesentliche Erklärung hierfür ist sicher das Problem der unterschiedlichen Zuständigkeiten und Betrachtungsweisen. Medizinische Aspekte sind nur ein Teilbereich von vielen Betrachtungsmöglichkeiten, und eine Behinderung kann nicht einfach als Krankheit eingestuft werden. Es ist noch eine wichtige Aufgabe der Zukunft, eine praktikable und gut vergleichbare Diagnoseverschlüsselung für Kinder mit Entwicklungsstörungen zu erarbeiten [4, 14, 20, 23, 24, 38, 42].

1.5 Prävention und Betreuungsmöglichkeiten

1.5.1 Grundlagen der Prävention

Aus den Definitionen von Behinderung nach der WHO (☞ 1.4.2) kann man ein **Dreistufenkonzept zur Prävention von Behinderungen** ableiten.

1. Vermeidung und Verhinderung von Krankheiten, die zu Funktionsstörungen führen
2. Vermeidung und Verhinderung, daß eine Funktionsstörung zu einer Einschränkung der persönlichen Entfaltungsmöglichkeiten führt, z. B. durch Maßnahmen zur Funktionsverbesserung und durch soziale Hilfen
3. Vermeidung und Verhinderung sozialer Benachteiligungen durch umfangreiche Betreuungsangebote und die Eingliederung der Behinderten in die Gemeinschaft der Nichtbehinderten.

Es gibt verschiedene Zuständigkeitsbereiche zur Vermeidung von Entwicklungsstörungen:

- Die individuelle Verantwortung eines jeden Menschen in Form einer gesundheitsbewußten Lebensführung.
- Die Fremdverantwortung, die z. B. am Arbeitsplatz, in der Gemeinde und auf Landesebene besteht, um humane Lebensbedingungen zu schaffen, Gefahren aller Art (z. B. Belastungen durch Giftstoffe) zu vermindern und eine gesunde Umwelt zu erhalten.
- Die krankheitszentrierte Prävention als Versuch der Reduktion bestimmter Erkrankungen, z. B. durch bindende Impfvorschriften.

In Familien mit vererbbaren Erkrankungen sowie Verwandtenehen sollten vor Eintritt einer Schwangerschaft vermehrt genetische Beratungen stattfinden (☞ 10.6); dabei sind die Betroffenen möglichst fachkundig, umfassend und ohne Zeitdruck zu informieren.

1.5.2 Schwangerschaftsbetreuung und vorgeburtliche Diagnostik

Allen Schwangeren werden in festgelegten Phasen der Gravidität Vorsorge-Untersuchungen angeboten, die im Mutterpaß dokumentiert werden.

Anerkannte Präventionsmaßnahmen bei Schwangeren sind:

- Verminderung von Mutationen und teratogenen Schädigungen durch Vermeidung oder zumindest Reduktion von ionisierenden Strahlen, Alkohol, Medikamenten und anderen Drogen einschl. des Rauchens
- Vorbeugung intrauteriner Infektionen, z. B. durch konsequente Rötelnimpfung, durch Toxoplasmosetiter-Bestimmungen in der Schwangerschaft, durch Vermeidung von rohem Schweinefleisch und Kontakt mit Katzen sowie mit Zytomegalie-Virus-Ausscheidern
- Konsequente, psycho-soziale Schwangerenvorsorge zur Verminderung von Frühgeburten, z. B. durch sozio-ökonomische Verbesserungen der Situation von Schwangeren und durch größeren Schutz am Arbeitsplatz
- Im 3. Trimenon regelmäßige Untersuchungen zur Vermeidung fetaler Versorgungsstörungen bei Risikoschwangerschaften, ggf. rechtzeitige Entbindung, Transport in ein perinatales Zentrum.

In zunehmendem Maße stehen von geburtshilflicher und humangenetischer Seite Möglichkeiten zur frühzeitigen Erkennung von Entwicklungsstörungen beim Kind zur Verfügung. Hierzu gehören:

- Die embryofetale **Ultraschalldiagnostik** (zu jedem Zeitpunkt der Gravidität)
- Der **Tripletest** = Untersuchung auf die Marker Alpha-Fetoprotein, Beta HCG und Östriol im mütterlichen Blut in der 8. Schwangerschaftswoche (SSW) als Screening für Meningomyelozele (☞ 7.2) und DOWN-Syndrom (☞ 8.2)
- Die **Chorionzottenbiopsie** der kindlichen Plazenta in der 9.–11. SSW zur Gewinnung von Chorionzellkulturen. Diese Zellkulturen werden gentechnisch und biochemisch untersucht mit dem Ziel einer

vorgeburtlichen Diagnose vor allem von Chromosomenanomalien und Stoffwechselstörungen

- Die **Amniozentese**, d.h. die Abpunktion von Fruchtwasser in der 15.–20. SSW zur Gewinnung von Amnionzellkulturen (entsprechend den Chorionzellkulturen) und zu verschiedenen klinisch-chemischen Fruchtwasseruntersuchungen
- Die **Isolierung von Embryofetalzellen** im mütterlichen Blut.

Inzwischen können mehr als 100 Enzymdefekte, die zu mentalen Entwicklungsstörungen führen, pränatal diagnostiziert werden. Weitere Einzelheiten, insbesondere auch über die zunehmenden Möglichkeiten der pränatalen molekulargenetischen Diagnostik finden sich im Kapitel 10.

Bei zu erwartender schwerer Behinderung können sich Eltern nach ausführlicher Beratung zu einem Schwangerschaftsabbruch entscheiden. Allerdings besteht nach der derzeitigen Fassung des § 218 eine Unsicherheit hinsichtlich der hierfür geltenden Fristen.

Trotz der zunehmenden diagnostischen Möglichkeiten wird eine große Zahl von Entwicklungsstörungen, vor allem auch der mentalen Fähigkeiten, in absehbarer Zeit einer Früherkennung in der Schwangerschaft nicht zugänglich sein. Außerdem gibt es nur begrenzte Möglichkeiten, das Ausmaß einer Erkrankung bzw. Entwicklungsstörung vor der Geburt zu erkennen: Menschen mit Trisomie 21 beispielsweise können sehr unterschiedlich ausgeprägte Störungen haben; das Lähmungsniveau bei Meningomyelozelen ist sehr verschieden; ein in der Schwangerschaft angestiegener Toxoplasmosetiter ist nur in ca. 10% der Fälle mit einer gravierenden Entwicklungsstörung verbunden (☞ 8.9.2).

Zahlreiche Krankheiten und Störungen können sehr wohl mit einem befriedigenden Leben einhergehen. Letztlich muß die Entscheidung, ob das werdende Leben trotz möglicher Beeinträchtigungen akzeptiert wird, von den Eltern, insbesondere der Mutter getroffen werden.

Der verbesserten vorgeburtlichen Diagnostik auf der einen Seite stehen andererseits neue Gefahren und Probleme entgegen: So kam es beispielsweise nach der atomaren Katastrophe von Tschernobyl zu einer erheblichen Verunsicherung der Bevölkerung auch in den radioaktiv kaum betroffenen Regionen. Allein in Mitteleuropa sind schätzungsweise 40000 Abtreibungen zusätzlich aus Angst vor einer Schädigung des Kindes durchgeführt worden, obwohl hier auch Jahre nach dem Ereignis statistisch keine Häufung von Fehlbildungen oder höhere Säuglingssterblichkeit nachweisbar sind.

Ein wesentlicher Risikofaktor für Entwicklungsstörungen ist die **Frühgeburt**. Trotz vielfältiger Programme ist es in Deutschland in den vergangenen 20 Jahren nicht zu einer wesentlichen Verminderung der Frühgeborenenrate gekommen. Demgegenüber konnte im Rahmen eines großangelegten Projektes in Frankreich gezeigt werden, daß durch konsequente Verbesserung der psychosozialen und sozio-ökonomischen Situation werdender Mütter signifikant die Frühgeborenenrate zu reduzieren war.

Es besteht bei werdenden Eltern ein erhebliches Bedürfnis an Sicherheit, aber auch die Suche nach Natürlichkeit, was sich z. B. in dem Einfluß von Vertretern einer „sanften Geburt" (J. LEBOYER, M. ODENT) ausdrückt. Über die Bedeutung einer Rücksichtnahme auf die psychische Situation von Mutter und Kind bei der Geburt braucht nicht mehr diskutiert zu werden, wohl aber über die Frage, ob eine Geburt in einem Perinatalzentrum mit moderner apparativer und personeller Geburtshilfe sowie ständiger Präsenz eines Pädiaters oder, bei günstigen Bedingungen, wie in den Niederlanden, auch in der Geborgenheit der eigenen Wohnung als Hausgeburt stattfinden kann [55, 65, 68].

1.5.3 Prävention in der Kinderheilkunde

Unter dem Begriff **prophylaktische oder präventive Pädiatrie** können alle Maßnahmen verstanden werden, die das Ziel haben, dem Kind eine gesunde Entwicklung und eine Entfaltung seiner Fähigkeiten zu ermöglichen. Hierzu zählt auch die **Psychohygiene**, die sich mit der Optimierung der psycho-emotionalen und psycho-sozialen Lebensbedingungen beschäftigt.

Es werden drei Arten von Prävention unterschieden:

1. **Primäre Prävention** = Krankheitsverhütung durch Gesundheitsaufklärung und vorbeugende Maßnahmen, z. B. Impfungen
2. **Sekundäre Prävention** = Krankheitsfrüherkennung, z. B. durch Vorsorge- und Screening-Untersuchungen
3. **Tertiäre Prävention** = Beseitigung von Krankheitsfolgen, z. B. durch Rehabilitation.

Maßnahmen der primären Prävention können vor allem bei der Betreuung von Schwangeren und von Familien nach der Geburt, in Kindergärten und Schulen, aber auch durch Erwachsenenbildung und in den Medien eingesetzt werden. Es ist eine ständige Herausforderung, die zunehmend effektiven, sicheren und umfassenden Impfmöglichkeiten der Bevölkerung zu vermitteln. Besonders günstig sind dabei Ausbildungen von Multiplikatoren, z. B. von Erzieherinnen und Lehrern. Hier besteht in Deutschland ein großer Bedarf, der nicht immer befriedigend gedeckt ist.
Eine weitere wichtige Aufgabe der präventiven Medizin ist der Versuch der frühzeitigen Identifizierung von bisher unerkannten Krankheiten oder Defekten durch **Screening-Teste**. In der Regel wird hiermit keine spezifische Diagnose gestellt, sondern es ergibt sich zunächst der **Verdacht auf eine Normabweichung**. Der Verdacht muß durch weitere Untersuchungen erhärtet und eine sinnvolle Therapie oder sonstige Beratung eingeleitet werden können.

Man unterscheidet

- ein **Massen-Screening**, bei dem alle Kinder eines Jahrgangs erfaßt werden sollen (z. B. der früher übliche GUTHRIE-Test auf die Stoffwechselstörung Phenylketonurie, heute die Tandem-Massenspektrometrie für mehr als 30 Erkrankungen in den ersten Lebenstagen),
- ein **selektives Screening**, bei dem nur eine Risikogruppe mit aufwendigeren Untersuchungsmethoden erfaßt wird (z. B. Hör-Screening mit otoakustischen Emissionen bei Frühgeborenen),
- ein **multiples Screening**, z. B. mit Hilfe des DENVER-Entwicklungs-Screening (☞ 12.4.2) im Rahmen von kinderärztlichen Vorsorgeuntersuchungen und
- ein **periodisches Screening**, z. B. wiederholte Urinuntersuchungen bei erhöhter Gefährdung für Harnwegsinfekte.

Eine Screening-Untersuchung ist nur sinnvoll, wenn

- die zu **suchende Krankheit** behandelbar ist **(Therapierbarkeit)**,
- die verwendete Methode mit großer Sicherheit alle potentiell auffälligen Personen erfaßt **(hohe Sensitivität)**,
- die Untersuchung von allen beteiligten Personen akzeptiert wird **(Akzeptanz)** und
- wenn sie wirtschaftlich ist **(Effizienz)**.

Beispiele für problematische Screening-Untersuchungen sind z. B. solche auf das Vorliegen nicht behandelbarer Erkrankungen wie einer Muskeldystrophie oder klinisch überwiegend nicht relevanter Veränderungen wie das Ultraschall-Screening der Niere bei Neugeborenen. Besondere Probleme bestehen bei molekulargenetischen Screening-Untersuchungen auf Erkrankungen, die sich erst im späteren Leben manifestieren, wie beispielsweise Fettstoffwechselstörungen oder neurologische Erkrankungen (z. B. Chorea HUNTINGTON, Morbus ALZHEIMER). Hierbei stehen sich das Bestreben nach der frühestmöglichen Erkennung von Krankheiten und die Freiheit des Patienten zur eigenen unbelasteten Lebensgestaltung in deutlichem Widerspruch gegenüber. Die Respektierung der persönlichen Intimität ist auch mit erheblichen Problemen des Datenschutzes, z. B. gegenüber Versicherungen und Behörden, verbunden.
Der Kinderarzt spielt insgesamt eine wichtige Rolle bei folgenden Maßnahmen zur Prävention von Behinderungen im Kindesalter:

- Neugeborenenversorgung und deren Qualitätskontrolle
- Adäquate Ernährung, möglichst Stillen
- Konsequente Impfung nach den aktuellen Empfehlungen der STIKO (ständige Impfkommission)
- Regelmäßige kinderärztliche Vorsorgeuntersuchungen (U_1–U_{10}, J1)
- Frühestmögliche Behandlung schwerer infektiöser Erkrankungen, insbesondere bakterieller Meningitiden (= Hirnhautentzündungen) und viraler Enzephalitiden (= Gehirnentzündungen)
- Konsequente Unfallverhütung im Haushalt und Verkehr [16, 18, 21, 43].

1.5.4 Betreuungskonzepte für Kinder mit Entwicklungsstörungen

Bis in die 60er Jahre dieses Jahrhunderts wurden viele Kinder mit unterschiedlichen Formen von Entwicklungsstörungen in Säuglings- und Kinderheimen und anderen Gemeinschaftseinrichtungen betreut. Hierbei standen primär Fragen der Ernährung und der Hygiene im Vordergrund. Wesentliche Aktivitäten zur konsequenten Förderung von allgemein entwicklungsgestörten bzw. geistig-behinderten Kindern gingen seit den 50er Jahren vor allem von Eltern und Pädagogen aus, z.B. durch Gründung des Vereins „Lebenshilfe für Geistig Behinderte". Wichtig waren u.a. die Einführung der *allgemeinen Schulpflicht* für Kinder mit Entwicklungsstörungen, die zuvor als

„nicht bildungsfähig" angesehen wurden, und der Aufbau von interdisziplinären, heilpädagogisch orientierten *Frühförderstellen* für Vorschulkinder. Die Entwicklung krankengymnastischer Techniken bei der Behandlung der Zerebralparese durch das Ehepaar Bobath, E. Köng und V. Vojta haben das Interesse und die Aktivitäten der Kinderärzte ab den 60er Jahren wesentlich stimuliert. Nach 1960 kam es zum Aufbau von kinderärztlich geleiteten Einrichtungen zur Betreuung entwicklungsgestörter Kinder, z.B. *sozialpädiatrischen und kinderneurologischen* Abteilungen. Seit 1971 wurde durch Th. Hellbrügge das *Vorsorgeuntersuchungsprogramm* zur Früherkennung von Entwicklungsauffälligkeiten und Krankheiten durch festgelegte kinderärztliche Untersuchungen eingeführt.

Leider gibt es in Deutschland noch relativ wenig umfassende Untersuchungen und Daten über Häufigkeitsverteilung und Verlauf verschiedener Behinderungsformen. Regionale Studien über die Prävalenz z.B. von Zerebralparesen und Mehrfachbehinderungen haben auch für den internationalen Vergleich wichtige Ergebnisse erbracht. Die konsequente Auswertung der perinatalen Erhebungsbögen in Kombination mit definierten Nachuntersuchungen ist in der Zukunft zur besseren Beurteilung besonders wichtig.

Bei der Betreuung von Kindern mit Entwicklungsstörungen gibt es heutzutage trotz deutlicher regionaler Unterschiede eine Vielzahl qualifizierter Berufsgruppen und Institutionen. Es besteht ein großes Angebot an Fortbildung und Informationsaustausch. Die Aufgabenverteilung zwischen den verschiedenen Bereichen ist in der Regel gut begründet, dennoch gibt es immer wieder Überschneidungen, besonders bei den nicht-ärztlichen Therapien. Der Anspruch auf „ganzheitliche Behandlung" durch möglichst eine Person ist oft nicht zu erfüllen – wichtiger ist aber die Bereitschaft zur interdisziplinären Zusammenarbeit.

Die Aufgaben der Sozialpädiatrie können also folgendermaßen zusammengefaßt werden:

- Epidemiologie der Kinderkrankheiten
- Gesundheitserziehung
- Kinder- und Jugendsport
- Betreuung von Kindern in Kollektiveinrichtungen
- Schul- und Unterrichtshygiene
- Aufdeckung und Bekämpfung der Kindesmißhandlung
- Unfallverhütung, Betreuung von Unfallopfern
- Rehabilitation bei und nach chronischen Krankheiten [9, 21, 42, 168].

1.5.5 Sozialpädiatrische Zentren

Ausgehend von Modellprojekten z. B. in München, Mainz, Hamburg und Bonn wurden Einrichtungen zur ambulanten **Behandlung, Förderung und Rehabilitation behinderter und von Behinderung bedrohter Kinder** geschaffen, in denen neben der medizinischen und therapeutischen Beurteilung auch eine psychosoziale Betreuung stattfinden soll. Grundlage dieses Konzeptes ist die Forderung nach

- **früher Diagnostik von Entwicklungsauffälligkeiten**
- **früher Therapieeinleitung und**
- **früher sozialer Integration.**

Hierfür wurde von Th. Hellbrügge der Begriff der **pädiatrischen (Re-)Habilitation** geprägt.

In dem am 1.1.1989 in Kraft getretenen **Gesundheits-Reformgesetz** des Sozialen Gesetzbuches V werden **Sozialpädiatrische Zentren** definiert:

§ 119:

„1. Sozialpädiatrische Zentren, die fachlich-medizinisch unter ständiger ärztlicher Leitung stehen und die Gewähr für eine leistungsfähige und wirtschaftliche sozialpädiatrische Behandlung bieten, können vom Zulassungsausschuß (§ 96) zur ambulanten sozialpädiatrischen Behandlung von Kindern ermächtigt werden. Die Ermächtigung ist zu erteilen, soweit und solange sie notwendig ist, um eine ausreichende sozialpädiatrische Behandlung sicherzustellen.

2. Die sozialpädiatrische Behandlung umfaßt die ärztlichen und nichtärztlichen Leistungen, insbesondere auch psychologische Leistungen sowie ergänzende Leistungen zur Rehabilitation (§ 43), die erforderlich sind, um insbesondere auch mit der in § 11 Abs. 2 genannten Zielsetzung eine Krankheit zum frühest möglichen Zeitpunkt zu erkennen, zu verhindern, zu heilen oder in ihren Auswirkungen zu mildern.

3. Die Behandlung durch sozialpädiatrische Zentren ist auf diejenigen Kinder auszurichten, die wegen der Art, Schwere oder Dauer ihrer Krankheit oder einer drohenden Krankheit nicht von geeigneten Ärzten oder in geeigneten Frühförderstellen behandelt werden können. Die Zentren sollen mit den Ärzten und den Frühförderstellen eng zusammenarbeiten."

Am 1.1.1992 kam es im Rahmen der Revision des Gesundheits-Reformgesetzes zu einer Änderung: Der zweite Absatz von § 119 wurde gestrichen, Abs. 3 wird Abs. 2.

Zusätzlich wurde mit Wirkung vom 1.1.1992 § 43a eingeführt:

§ 43a:

„Versicherte Kinder haben Anspruch auf nichtärztliche sozialpädiatrische Leistungen, insbesondere auf psychologische, heilpädagogische und psychosoziale Leistungen, wenn sie unter ärztlicher Verantwortung erbracht werden und erforderlich sind, um eine Krankheit zum frühest möglichen Zeitpunkt zu erkennen und einen Behandlungsplan aufzustellen. Sozialpädiatrische Zentren werden als ärztlich geleitete, interdisziplinär arbeitende Einrichtungen zur ambulanten Versorgung von Kindern mit Entwicklungsstörungen und Behinderungen definiert. Sie stehen unter der Leitung eines hauptamtlich tätigen Kinderarztes mit besonderer Qualifikation; er hat die Zusammenarbeit medizinischer, psychologischer, pädagogischer und sozialer Dienste zu koordinieren und zu leiten.

Die Sozialpädiatrischen Zentren nehmen schwierige Aufgaben in Diagnostik und Therapie wahr, welche die in Praxen und Frühförderstellen gegebenen Möglichkeiten übersteigen. Für die Wahrnehmung dieser konsultativen Funktion ist ein hoher Standard von fachlicher Qualifikation und Differenzierung erforderlich. In einem Sozialpädiatrischen Zentrum muß daher die Verfügbarkeit qualifizierter neuropädiatrischer (insbesondere entwicklungsneurologischer), psychodiagnostischer und psychotherapeutischer sowie funktionstherapeutischer und heilpädagogischer Kompetenz gewährleistet sein."

Seit 1989 ist es flächendeckend in der gesamten Bundesrepublik zur Neugründung von über 100 Sozialpädiatrischen Zentren gekommen, die mehr als 100000 Kinder pro Jahr betreuen (Adressen siehe Anhang). Die Organisationsstrukturen der Sozialpädiatrischen Zentren sind recht unterschiedlich; z. T. sind sie eigenständig, z. T. an Kinderkliniken assoziiert, z. T. in sie integriert, wobei neben den Krankenhausträgern unterschiedliche karitative Organisationen, evtl. auch eigene Vereine Träger sein können. Die Finanzierung erfolgt entweder durch Abrechnung von Einzelleistungen oder durch Pauschalverträge nach Überweisung durch den zuvor betreuenden Haus- bzw. Kinderarzt. Besonders über die Finanzierung heilpädagogischer, sozialpädagogischer und psychosozialer Behandlungen an den Sozialpädiatrischen Zentren durch die Gesetzlichen Krankenkassen wird eine intensive Diskussion geführt. Die Deutsche Gesellschaft für Sozialpädiatrie fordert die ersatzlose Streichung des § 43a, da dieser lediglich die Diagnostik, nicht aber die längerfristige therapeutische Betreuung in einem Sozialpädiatrischen Zentrum ermöglicht.

Es wird gefordert, daß zur Aufrechterhaltung einer kontinuierlichen Versorgung im Sozialpädiatrischen Zentrum in jedem Bereich, d. h. ärztlich, psychologisch und therapeutisch, mindestens je zwei Mitarbeiter vorhanden sind [42].

1.5.6 Beispiel: Erfahrungen im Frühdiagnose-Zentrum Würzburg

Das **Frühdiagnose-Zentrum Würzburg** wurde im Januar 1992 als Sozialpädiatrisches Zentrum für eine Region von ca. 1 Mio. Einwohner eröffnet. Es ist eine unabhängige Einrichtung in der Trägerschaft eines gemeinnützigen Vereins. Neben dem ärztlichen Leiter arbeiten hier drei ausgebildete Kinderärzte mit Zusatzkenntnissen in Ultraschall- und EEG-Diagnostik, zwei Psychologinnen, zwei Physiotherapeutinnen, eine Logopädin und eine Sozialpädagogin, die im Rahmen der Krankenkassenverhandlungen als „Rehabilitationsfachkraft" bezeichnet wird.

Es werden, mit steigender Tendenz, pro Jahr ca. 1400 Patienten (350 pro Quartal) betreut, wobei es sich in 70% um Erstuntersuchungen handelt.

Nach erster Kontaktaufnahme wird den Eltern ein Fragebogen zugeschickt, in dem wesentliche Daten zur Vorgeschichte, insbesondere aber auch die Fragestellung der Eltern bzw. des überweisenden Arztes angegeben werden sollen. Dementsprechend wird bei der Erstvorstellung versucht, neben der obligatorischen kinderärztlichen Eingangsuntersuchung gleichzeitig Untersuchungen bei anderen Mitarbeitern (Psychologin, Logopädin, Physiotherapeutin) zu organisieren. Es hat sich als sinnvoll erwiesen, daß bereits die Anamneseerhebung gemeinsam durchgeführt wird. Anschließend erfolgen die spezifischen Untersuchungen der einzelnen Berufsgruppen. Je nach Bedarf werden dann weitere Termine in den einzelnen Bereichen vereinbart. Meist werden in einem gemeinsamen Abschlußgespräch mit den Eltern die Ergebnisse und das weitere Vorgehen besprochen.

Medizinische Untersuchungsmöglichkeiten sind u. a.:

- Wiegen, Messen
- Foto- und Video-Dokumentation
- Sehtests (Tafeln, Pupillen-Fotografie)
- Tympanometrie, Audiometrie mit Kopfhörer (☞ 4.5.1)
- Ultraschall (☞ 4.1),
- EEG (☞ 4.2) mit Video-Doppelbildregistrierung, evozierte Potentiale
- Blutentnahmen sowie
- durch Überweisung auch Röntgen, EKG usw.

Umfangreichere diagnostische Maßnahmen (z. B. Kernspin-Tomographie, Schlaf-EEG) werden in der Regel im Rahmen eines stationären Aufenthaltes in einer Kinderklinik veranlaßt.

Von besonderer Bedeutung ist die enge Zusammenarbeit mit verschiedenen Spezialeinrichtungen, vor allem

- Augenklinik – Sehschule
- HNO-Klinik – Phonaudiologische Ambulanz
- Neuroradiologie
- Kinder-Orthopädie
- Kinder-Kardiologie
- Zahn-Mund-Kieferklinik
- Humangenetik
- Neurophysiologie (evozierte Potentiale, NLG, EMG, ☞ 4.4)
- Urologie.

Mit einem erfahrenen Kinderorthopäden sowie einem versierten Humangenetiker werden regelmäßig gemeinsame Sprechstunden durchgeführt.

Zu jedem Kind wird ein ausführlicher Brief mit Zusammenstellung aller Befunde und abschließender Bewertung verfaßt, der nicht nur dem überweisenden Arzt, sondern auf Wunsch auch den Eltern zugeschickt wird. Nach schriftlicher Einverständniserklärung durch die Eltern wird der Brief auch an andere betreuende Einrichtungen, z. B. Frühförderstellen, Sonderkindergärten und -schulen, Therapiepraxen und Beratungsstellen weitergeleitet. Kompliziertere Fälle werden in regelmäßigen Teamsitzungen interdisziplinär besprochen. Nur bei relativ wenigen Kindern findet eine längerdauernde kontinuierliche therapeutische Betreuung durch die Mitarbeiter des Frühdiagnose-Zentrums statt.

Verschiedene Diagnosegruppen von Kindern im Frühdiagnose-Zentrum Würzburg sind in Tab. 1.3 zusammengefaßt. Bei 20% der Kinder wurden klinisch-psychiatrische Diagnosen gestellt, am häufigsten Störungen des Sozialverhaltens, bei 41% der Kinder umschriebene Entwicklungsstörungen, am häufigsten expressive Sprachstörungen und motorische Störungen,

bei 35% der Kinder Störungen des Intelligenzniveaus, am häufigsten leichte geistige Behinderungen, allgemeine Entwicklungsstörungen und Lernbehinderungen und

bei 4% aktuelle abnorme psychosoziale Umstände.

Zwei typische Beispiele für Vorstellungen im Sozialpädiatrischen Zentrum:

1. Zwillingsfrühgeborene mit 27 Gestationswochen (Geburtsgewicht 720 g und 930 g), erste Vorstellung mit 12 Wochen, d. h. 3 Wochen nach der Entlassung aus der Kinderklinik. Die Anamneseerhebung erfolgt gemeinsam durch den Arzt, die Krankengymnastin und die Sozialpädagogin. Besprechung über die Situation zu Hause, insbesondere die Ernährung und die Schlafenszeiten. Entwicklungsneurologische Untersuchung gemeinsam durch Arzt und Krankengymnastin. Bei einem Kind Beratung im Sinne von Handling-Maßnahmen, beim anderen Einleitung einer krankengymnastischen Therapie nach VOJTA wegen fixierter Rumpfasymmetrie mit Strecktendenz der Beine. Vereinbarung kurzfristiger Wiedervorstellungstermine und Kontaktaufnahme mit einer krankengymnastischen Praxis in Heimatnähe, die das Therapiekonzept nach drei Monaten übernimmt und weiterführt. Seither Wiedervorstellung im Abstand von 4–6 Monaten. Zur Verbesserung der häuslichen Versorgung wird über den Sozialen Dienst eine Familienhilfe organisiert.

Tab. 1.3: Relative Häufigkeit verschiedener Diagnosen im Frühdiagnose-Zentrum Würzburg (1993–1994)

Diagnose	Prozent
Multiple Entwicklungsstörung	21%
Geistige Behinderung	17%
Störungen der expressiven Sprache	15%
Störungen des Sozialverhaltens	15%
Motorische Entwicklungsverzögerung	14%
Angeborene ZNS-Erkrankungen	11%
Epilepsien	6%
Syndrome	4%
Systemerkrankungen des ZNS	2%
Chromosomenanomalien	2%
Hyperkinetisches Syndrom	2%
Neuromuskuläre Erkrankungen	1%
Häufigkeitsverteilung nach der ICD-10	
Frühgeborene	14%
Mikrozephalie (☞ 8.7.1)	5%
Zwillinge	4%
Spastische Tetraparese (☞ 7.1.1)	3%
Entwicklungsverzögerung mit Gedeihstörung	3%
Hypotone Retardierung[1]	3%
Intranatale Asphyxie (☞ 8.10.2)	3%
Spastische Diparese[2]	3%
Neugeborenendystrophie	2%
Zentrale Sehstörung	2%

1 Entwicklungsverzögerung mit verringerter Muskelgrundspannung.
2 Lähmung von 2 Extremitäten, in der Regel der Beine.

2. Vorstellung eines Knaben von 5 Jahren und 10 Monaten wegen „Sprachentwicklungsverzögerung“ und „Wahrnehmungsstörungen“. Bisher ab dem 2. Lebensjahr in unregelmäßigen Abständen Betreuung durch Physiotherapeuten, Ergotherapeuten und Logopäden sowie vorübergehender Besuch eines Regelkindergartens, was wegen erheblicher Probleme abgebrochen werden mußte. Bei der kinderärztlichen Untersuchung fallen diskrete Dysplasiezeichen an Gesicht und Händen auf, bei der psychologischen Entwicklungsuntersuchung wird eine Störung in allen Bereichen mit einem Entwicklungsalter zwischen 3,6 und 4 Jahren diagnostiziert. In der veranlaßten molekulargenetischen Analyse wird ein FRA-X-Syndrom nachgewiesen (☞ 8.3, 10.5.2, 12.6.3). Im weiteren Verlauf erfolgt eine umfangreiche Betreuung mit Familie einschl. einer humangenetischen Beratung, familientherapeutische Gespräche mit den Eltern, die Beantragung eines Behindertenausweises, Kontaktaufnahmen mit anderen betroffenen Eltern, die Anmeldung in einer Sonderschule für individuelle Lernförderung und die Vermittlung einer Psychotherapie für die Mutter.

Auffallend ist, daß nicht überwiegend Säuglinge mit Risikosymptomen vorgestellt werden, da diese zum großen Teil bei den niedergelassenen Kinderärzten

betreut werden. Hingegen ist die Zahl von Kindern ohne primäre Risikosymptome mit Sprachentwicklungsauffälligkeiten und Verhaltensproblemen im Kleinkindesalter sowie mit allgemeinen Entwicklungsauffälligkeiten und Verhaltensproblemen in der Übergangszeit vom Kindergarten zum frühen Schulalter besonders hoch. Offensichtlich ist besonders hier ein großer Bedarf an interdisziplinärer Betreuung vorhanden. Schulkinder und Jugendliche mit überwiegenden Verhaltensstörungen und Lernproblemen werden in der Regel an die Kinder- und Jugendpsychiatrie weitergeleitet.
Ein wesentliches organisatorisches Problem ist, daß in praktisch allen Einrichtungen, die sich mit entwicklungsauffälligen Kindern beschäftigen, in Spezialambulanzen, Therapiepraxen vor allem für Ergotherapie und Logopädie, Beratungsstellen, Frühförderstellen usw. lange Wartezeiten bestehen bzw. die Betreuungskapazitäten erschöpft sind.

1.5.7 Probleme der Zuständigkeiten bei Entwicklungsstörungen

Für die Diagnostik und Betreuung bei Kindern mit Entwicklungsproblemen bestehen allein im medizinischen Bereich unterschiedliche Möglichkeiten: Der Allgemeinarzt fühlt sich als Hausarzt für die medizinische Betreuung der gesamten Familie zuständig, obwohl er keinen Nachweis für eine kinderärztliche Qualifikation erbringen muß. Der Kinderarzt hat sich bei seiner primären Ausbildung kaum mit leichteren Entwicklungsauffälligkeiten auseinandersetzen müssen; der Neuropädiater betrachtet Kinder mit Entwicklungsanomalien überwiegend vom Standpunkt der ätiologischen Abklärung. Die Sozialpädiatrie ist als eigenständige Fachrichtung relativ schlecht definiert, ihr primäres Aufgabengebiet liegt nicht in der patientenbezogenen Betreuung, sondern im Bereich der Prävention. Die Kinder- und Jugendpsychiatrie ist in Deutschland nicht überall vertreten, und sie beschäftigt sich überwiegend mit psychischen Störungen ab dem Schulalter. Zunehmend kommen, vor allem aus dem Ausland, Ärzte mit einer Zusatzbezeichnung in physikalischer und rehabilitativer Medizin mit Angeboten, auch im Kindesalter Entwicklungsstörungen zu behandeln. Darüber hinaus gibt es in anderen Fachbereichen, die sich mit Entwicklungsanomalien beschäftigen, z. B. der Psychologie, der Pädagogik und den verschiedenen Therapiebereichen, sehr unterschiedliche Auffassungen über Erkennungs- und Betreuungskonzepte. Auch im Ausland bestehen diese Unterschiede, z. B. in Form verschiedener Bezeichnungen allein für den ärztlichen Personenkreis, der sich mit Entwicklungsstörungen beschäftigt (z. B. in den USA: Neuropediatrics – Child Neurology – Behavioural Neurology – Child Development – Developmental Pediatrics – Infant Psychiatry etc.).

1.5.8 Verschiedene Konzepte in der Frühtherapie

Bei Entwicklungsauffälligkeiten stehen in den ersten Lebensjahren vor allem Physiotherapie und Heilpädagogik, später auch Ergotherapie und Logopädie als symptomatische Therapiemaßnahmen zur Verfügung. Die Wirksamkeit dieser Methoden ist von sehr vielen individuellen Einflüssen abhängig. Während zum Beispiel bei manifesten Zerebralparesen zunehmend von einer therapeutischen Begleitung zur Verminderung der Behinderung gesprochen wird, sehen andere in einer frühzeitigen Therapie unter günstigen Umständen die Chance zur Heilung. Dies muß zunehmend in Frage gestellt werden.
Meist lassen sich nur Störungen behandeln, die mit einer Behinderung assoziiert sind (z. B. spastische Bewegungsstörungen, Kontrakturen, mangelnde Kraft). Deshalb spricht man z. B. bei einer infantilen Zerebralparese besser von einer **Kompensation der Behinderung**.

In der englischen Sprache unterscheidet man zwischen „cure" (Wiederherstellung der körperlichen Integrität) und „healing", was die persönlichen, psychischen und sozialen Konsequenzen von Gesundheitsstörungen beinhaltet und z. B. auch die Aussöhnung mit einem Lebensschicksal bedeuten kann. In diesem Sinne kann auch eine Behinderung „heilbar" sein, und es gibt Berührungspunkte zum Prinzip der „Normalisierung".

Jede medizinische Behandlung vermittelt dem Kind und seinen Eltern, daß es behandlungsbedürftig ist und somit nicht normal „funktioniert". Deshalb ist es unerläßlich, sich immer die Frage der Indikation für eine Behandlung zu stellen. Dabei gibt es unterschiedliche Prinzipien des Umgangs des Patienten mit seiner Familie:

1. Eltern als Co-Therapeuten
Hierbei wird aufgrund einer „wissenschaftlichen Erklärung" von Fachleuten den Eltern eine Methode vermittelt, die diese am Kind anwenden. Ein Beispiel

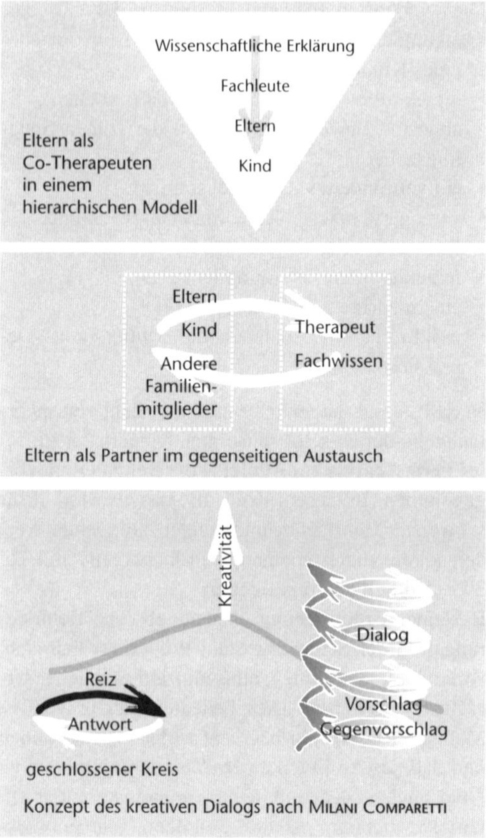

Abb. 1.6: *Verschiedene Prinzipien des Umgangs mit einem Kind und seiner Familie in der Frühtherapie. [M 143, V 229]*
a) *Eltern als Co-Therapeuten in einem hierarchischen Modell.*
b) *Eltern als Partner im gegenseitigen Austausch.*
c) *Konzept des „kreativen Dialogs" nach MILANI COMPARETTI. [M 143, V 229]*

für dieses Prinzip ist die krankengymnastische Behandlung nach VOJTA (☞ 13.5).
Vorteile dieses Konzeptes sind

- eine strukturierte, wissenschaftlich (angeblich) begründbare Hilfe,
- eine Entlastung vor allem der Eltern durch klar festgelegte Anweisungen,
- der Aufbau von Hoffnung, daß sich die Entwicklung normalisieren wird und
- die Vermittlung von Vertrauen, daß die eingesetzte Methode die richtige sei.

Es besteht aber die Gefahr, daß

- die Eltern ihre primäre natürliche Rolle verlieren und für das Kind zu Therapeuten werden,
- eine Konzentration auf die Behinderung stattfindet,
- Spontaneität verlorengeht,
- Eltern und Kind unter einen Erfolgsdruck gesetzt werden und sich für den weiteren Verlauf verantwortlich fühlen und
- es zur Abnahme der Eigeninitiative und der Kompetenz des Kindes kommt.

2. Eltern als Partner

Hierbei werden Eltern, Kind und andere Familienmitglieder sowie die besondere Lebenssituation der Familie als Gesamtheit betrachtet, mit der sich der Therapeut als Persönlichkeit und mit seinem Fachwissen individuell und auf Gegenseitigkeit beruhend auseinanderzusetzen hat. Demnach sind die Fördermaßnahmen nicht von vornherein festgelegt und können immer wieder aufs Neue durch die individuelle Situation beeinflußt werden.

In konsequent weiterentwickelter Form entspricht dies dem Konzept von A. MILANI COMPARETTI, der sich die Interaktion zwischen Eltern, Betreuern, Therapeuten einerseits und dem Patienten andererseits als „kreativen Dialog" im Sinne einer aufsteigenden Spirale vorgestellt hat (Abb. 1.6c).

Entscheidend ist die Erkennung des nächsten sinnvollen Entwicklungsschrittes aus der spezifischen Situation des Kindes, die Formulierung realistischer Ziele und die Aufdeckung unsinniger Maßnahmen.

Nur bedingt entspricht diesem Prinzip z. B. eine krankengymnastische Anleitung nach BOBATH (☞ 13.4), da auch hierbei bestimmte, wissenschaftlich begründete Vorschriften für den Umgang mit dem Kind bestehen.

Vorteile dieses Konzeptes sind

- die Förderung von Eigeninitiative,
- die Unterstützung der Kompetenzen des Kindes,
- die Eigenverantwortlichkeit der Familie und
- die Trennung von Eltern- und Therapeutenrolle.

Nachteile sind

- Enttäuschungen der Eltern bei unbefriedigender Entwicklung,
- Enttäuschungen der Fachleute und
- die Gefahr eines falsch verstandenen Verzichts auf klare Strukturen und eines Alles-Gewähren-Lassens.

So unterschiedlich im Ansatz die verschiedenen Rehabilitationsmethoden auch sein mögen, so sehr bestehen gerade im Bereich der krankengymnastischen Konzepte auch auffallende Übereinstimmungen. Es ist ganz wesentlich die starke Persönlichkeit der Begründer von Therapiemethoden, die ihren Einsatz bestimmt. Offensichtlich – für viele Betroffene auch bedauerlicherweise – braucht ein Konzept die Abgrenzung von anderen Methoden, um sich zu etablieren [14, 16, 20, 22, 25, 29, 42, 105].

1.6 Folgeprobleme und Bewältigung von Behinderungen

1.6.1 Bedeutung der Mehrfachbehinderung

Die meisten Entwicklungsstörungen eines Bereiches sind mit unterschiedlich ausgeprägten Störungen anderer Bereiche verbunden. Nur selten besteht eine umschriebene Körperbehinderung ohne wesentliche andere Beeinträchtigungen, z. B. bei einigen Knochenerkrankungen oder Extremitätenfehlbildungen (Osteogenesis imperfecta, Dysmelien). Typischerweise sind auch mentale Entwicklungsstörungen sowie Hör- und Sehstörungen mit zusätzlichen Problemen verbunden. Tabelle 1.4 zeigt einige Erkrankungen, die bei schweren und bei mäßigen mentalen Entwicklungsstörungen gleichzeitig auftreten (nach Rasmussen).

Tab. 1.4: Erkrankungen, die häufig in Kombination mit geistigen Entwicklungsstörungen auftreten

Assoziierte Erkrankung	Mentale Entwicklungsstörung	
	schwer	mäßig
Zerebralparese	21%	9%
Epilepsie	37%	12%
Schwere Hörstörung	8%	7%
Schwere Sehstörung	15%	1%
Hydrozephalus	5%	2%
Eine oder mehrere der o. g. Störungen	40%	24%
Frühkindlicher Autismus	8%	4%
Andere schwere psychische Anomalien	56%	53%

Beispielhafte Erläuterung der Prozentangaben: 9% der Kinder mit einer mäßigen und 21% der Kinder mit einer schweren mentalen Entwicklungsstörung zeigen gleichzeitig eine Zerebralparese.

Die wichtigsten Faktoren, die neben der Grunderkrankung eine Aussage über die langfristige Prognose eines Kindes erlauben, sind

- die Unreife (< 32 Schwangerschaftswochen),
- abnorme Bewegungsmuster in der frühen Säuglingszeit,
- ein vermindertes Kopfwachstum,
- verzögerte bzw. fehlende Sprachentwicklung,
- keine erkennbaren gezielten Handlungsabläufe,
- fehlende Interaktionsmöglichkeiten,
- eine niedrige soziale Schicht und
- psychische Erkrankungen der Mutter (z. B. Depression).

M. Häussler hat an einer größeren Zahl von mehrfachbehinderten-sehgeschädigten Kindern eine differenzierte Analyse zur Ätiologie der Behinderung vorgenommen. In diesem Kollektiv, das als Modell für schwerste Mehrfachbehinderungen angesehen werden kann, waren ehemalige Frühgeborene mit ca. 29% deutlich überrepräsentiert.

Bei einer Untersuchung über angeborene Behinderungen in der Schweizer Stadt Winterthur ließ sich, wie in anderen Studien, eine Vielzahl möglicher Ursachen nachweisen. Dies bedeutet, daß präventive Maßnahmen nur sehr begrenzt wirksam sein können und daß das Auftreten einer Behinderung bei einem Kind auch in Zukunft nicht vorherbestimmbar ist. Um so wichtiger ist das Bemühen, alle entwicklungsauffälligen Menschen bestmöglich in unserer Gesellschaft zu integrieren [14].

1.6.2 Probleme der Einstufung geistiger Entwicklungsstörungen

Vor allem bei der Festlegung, ob bei einem Kind eine geistige Behinderung besteht, müssen sehr unterschiedliche Aspekte berücksichtigt werden. Dies liegt u. a. auch an dem breiten Übergangsbereich des Intelligenzniveaus zwischen „noch normal“, „Lernbehinderung“ und „geistiger Behinderung“ (☞ 12.6.1). Hierbei ist es unbedingt erforderlich, sich nicht nur sehr genau die verwendeten psychologischen Testmethoden, sondern auch die Ergebnisse einzelner Teilbereiche anzusehen. So werden einerseits Menschen mit numerischer Chromosomenanomalie, z. B. einer Trisomie 21, oft von vornherein als geistig behindert eingestuft. Durch differenzierte psychologische Untersuchungen konnte aber festgestellt werden, daß ein Teil von ihnen in wesentlichen

Bereichen lediglich als lernbehindert einzuordnen ist. Es besteht also die Gefahr, daß durch eine medizinische Diagnose eine Festlegung der zukünftigen Entwicklungsmöglichkeiten im Sinne einer „self-fulfilling-prophecy“ entsteht. Vielfältige Erfahrungen auch mit integrativen Schulmodellen beweisen im Einzelfall oft das Gegenteil. Andererseits besteht bei vielen Beteiligten eine große Zurückhaltung, die Tatsache einer geistigen Behinderung auszusprechen. Man spricht dann von „Wahrnehmungsstörung“, „Seelenpflegebedürftigkeit“ oder „lebenspraktischer Bildbarkeit“ und vermeidet somit unter Umständen lange die Auseinandersetzung mit der Realität. Auf die Probleme der Definition einer geistigen Entwicklungsstörung wird ausführlicher in Kapitel 12 eingegangen.

Es ist deshalb auch schwierig, genaue Häufigkeitsangaben über die Zahl von Menschen mit geistiger Behinderung in Deutschland zu erhalten. Exakt feststellbar ist nur die Zahl von Menschen, die sich an einem definierten Stichtag in einer pädagogischen Sonderbetreuung befinden. Demnach gibt es ca. 400000 Menschen in Deutschland mit einer geistigen Behinderung (0,4–0,6%), die in der Überzahl unter 30 Jahre alt sind. Einige Befunde sprechen dafür, daß die Zahl ansteigt. Hierfür sind u. a. sicherlich die bessere medizinische Versorgung und die höhere Erfassungsquote verantwortlich zu machen. So steigt in Deutschland die Zahl der sozialrechtlich anerkannten Behinderungen zwischen dem 5. und 7. Lebensjahr stark an, da in diesem Alter viele Eltern akzeptieren müssen, daß ihr Kind den Entwicklungsrückstand nicht mehr aufholen wird und nicht in einer Regelschule eingeschult werden kann (☞ 12.6).

1.6.3 Vermittlung von Diagnose und Prognose

Ein wesentliches Problem gerade in der ersten Lebensphase eines entwicklungsauffälligen Kindes ist die Frage, wie die Eltern über die Situation aufgeklärt werden sollen und können: Die alleinige Nennung eines medizinischen Fachausdrucks, z. B. DOWN-Syndrom, Hydrozephalus oder Zerebralparese, kann auf keinen Fall befriedigen. Eltern beklagen oft noch viele Jahre später die abrupte und wenig einfühlsame Art, in der ihnen die Diagnose einer Entwicklungsstörung ihres Kindes von Ärzten mitgeteilt wurde. Andererseits leiden aber zahlreiche Eltern auch darunter, daß ihnen lange Zeit nur ungenaue Angaben über die Entwicklungsgefährdung gemacht werden und sie das Gefühl haben, es werde ihnen etwas verheimlicht.

Wichtige Ursachen für solche oftmals lang anhaltenden Irritationen sind die zu geringe Zeit, die häufig für die Übermittlung weitreichender Aussagen zur Verfügung steht, sowie die mangelnde Ausbildung in der Gesprächsführung bei Ärzten: Manche Ärzte scheuen sich, ihre Kenntnisse zu bestimmten Erkrankungen auszusprechen. Unter Umständen können sie auch von sehr speziellen Fragen der Eltern überfordert sein. Verheerend wirken sich meistens sehr pessimistische oder gar unterschwellig abfällige Äußerungen aus (☞ 1.6.4): Viele Eltern von entwicklungsauffälligen Kindern reagieren äußerst empfindlich auch auf Nuancen der Gesprächsführung und die dabei zum Ausdruck kommende Grundhaltung. Andererseits kann aber auch bei der einfühlsamsten Gesprächsführung eine Kränkung der Eltern unvermeidlich sein, wenn sie sich zum ersten Mal mit einer Diagnose, z. B. der bleibenden geistigen Entwicklungsstörung ihres Kindes, auseinandersetzen müssen (☞ 12.8).

Grundsätzlich ist ein sehr differenzierter Umgang mit den Eltern entwicklungsauffälliger Kinder erforderlich: Es ist heutzutage sicher besonders wichtig, den Eltern offene und verständliche Angaben über die Situation ihres Kindes zu machen und sie in den Prozeß der Entscheidungsfindung einzubeziehen. Viele Eltern möchten ihrem Kind umfangreichere, evtl. nur stationär durchführbare Untersuchungen ersparen, besonders wenn sich ihrer Ansicht nach daraus keine direkten therapeutischen Konsequenzen ableiten lassen. Oftmals werden sie auch dadurch abgeschreckt, daß sie in medizinischen Veröffentlichungen nur „Monsterdarstellungen“ über ein bei ihrem Kind vermutetes oder festgestelltes Krankheitsbild finden. Dann ist geduldige Überzeugungsarbeit zum Abbau von Ängsten wichtig. Zunehmend wird es üblich, Briefe und Berichte über den Entwicklungsstand und Überlegungen zur weiteren Diagnostik und Therapie nachrichtlich auch den Eltern zukommen zu lassen. Der behandelnde Arzt sollte dabei nicht allein zu allen offenen Fragen Stellung nehmen, sondern die anderen beteiligten Berufsgruppen, z. B. Psychologen, Heil- und Sonderpädagogen, Physiotherapeuten, Ergotherapeuten usw. mit einbeziehen. Die verschiedenen Befunde sollten an einer Stelle zusammengetragen und koordiniert werden; dies gelingt oft am besten im eingespielten Team eines Sozialpädiatrischen Zentrums (☞ 1.5.5).

Neben der Benennung von Grenzen und Problemen in der Entwicklung eines Kindes ist es von entscheidender Bedeutung, die positiven Fähigkeiten auch eines schwerstbehinderten Kindes zu betonen sowie ehrliche Angaben über Möglichkeiten und Grenzen der verschiedenen Therapien zu machen.

Einschätzungen zur Prognose können u. U. Sicherheit geben und einen natürlichen Umgang mit dem Kind fördern; sie müssen aber immer mit großer Vorsicht formuliert werden: Langfristige Voraussagen über den Entwicklungsverlauf sind in der Regel unsicher, insbesondere während der ersten Lebensmonate von extrem Frühgeborenen oder Kindern mit einem Hydrozephalus (☞ 8.7.2). Dabei ist auch zu berücksichtigen, daß z. B. die Eltern von Frühgeborenen noch über viele Jahre an eine späte Normalisierung glauben (wollen). Besondere Zurückhaltung ist bei der Beantwortung von Fragen nach der voraussichtlichen Lebenserwartung bei bestimmten Erkrankungen geboten.

Im Fall des Todes eines Kindes ist es gerade bei ursächlich ungeklärten Entwicklungsstörungen sehr sinnvoll, eine paidopathologische Obduktion vornehmen zu lassen, auch wenn den Eltern die Entscheidung hierzu schwerfällt. In jedem Fall sollte den Eltern nach einigen Wochen nochmals ein abschließendes Gespräch angeboten werden.

1.6.4 Anmerkungen zur Nomenklatur

In der medizinischen Fachsprache werden immer wieder Begriffe verwendet, die einerseits zwar der Anschaulichkeit dienen sollen, andererseits aber die Betroffenen despektierlich herabwürdigen. Hierzu gehören Bezeichnungen wie z. B. Boxergesicht, Steckkontaktnase, Fischmund, Spinnenfinger, Tatzenhände, Wasserspeiergesicht, Champagnerflaschenbeine oder Dackelhaut. Es ist sicher leicht möglich, auf solche beleidigenden Vergleiche zu verzichten. Darüber hinaus gibt es aber eine Vielzahl von Begriffen, die sich im deutschen und im internationalen Schrifttum eingebürgert haben und die nicht korrekt und/oder zumindest unterschwellig despektierlich für die Betroffenen sind (☞ Tab. 1.5).

Auch in verschiedenen Fachtexten, z. B. zur Prävention oder zur genetischen Diagnostik wird oft eine potentiell aggressive Sprache verwendet; z. B. „Verdachtsfälle feststellen", „gefährdete Personen identifizieren", „Meldungen durchführen". Derartige Formulierungen lassen an ein Konzept des Aussortierens, nicht der Hilfestellung denken! (☞ 1.1.4).

Die Verwendung nicht-disqualifizierender Ausdrücke ist nicht nur eine Frage der Semantik, sondern des gesamten Konzeptes: Wie man spricht, so denkt man, und wie man denkt, so handelt man häufig auch.

1.6.5 Verarbeitungsmöglichkeiten

Von Robertson, Klaus und Kennell wurden typische Phasen in der Auseinandersetzung mit einer schweren Krankheit bzw. Behinderung beschrieben. E. Schuchardt hat einzelne Faktoren davon im Sinne einer Verarbeitungsspirale zusammengefaßt. Hierzu gehören

- Ungewißheit
- Gewißheit
- Aggression
- Verleumdung
- Depression – Trauerarbeit
- Annahme
- Aktivität
- Solidarität.

Letztlich ist jeder einzelne Fall, jede Familie, eine individuelle Situation, bei der das persönliche Lebensschicksal, das Gefühl von Kränkungen und unterschiedliche Möglichkeiten der Aufarbeitung berücksichtigt werden sollten.

Tab. 1.5: Vermeidung einer herabsetzenden Nomenklatur bei Entwicklungsstörungen

Häufig verwendet	Besser
Mißbildung	Fehlbildung
Primitivreflex	Frühkindliche Reaktion
Aufzucht	Gedeihen
Von Fehlentwicklung bedroht	Entwicklungsauffällig
Entwicklungsverzögerung/ Retardierung	Entwicklungsstörung
Mongol(o)ismus, mongoloide Idiotie	Trisomie 21, Down-Syndrom
Legasthenie	Schreib-Leseschwäche
Krampfanfall	Zerebraler Anfall
Grobmotorik	Großmotorik
Idiotie, Imbezillität	Geistige Behinderung, Intelligenzminderung
Minimale Hirnschädigung Minimale zerebrale Dysfunktion	Teilleistungsstörung in definierten Bereichen, leichte Zerebralparese u. v. m.

Tab. 1.6: Verschiedene Einstellungen zur Tatsache einer Behinderung

Negativ-Einstellung	Ambivalenz	Realitätsbewußtsein
Schock	Schuldzuweisung	Akzeptanz des Andersartigen
Ablehnung	Reparaturvorstellung	Akzeptanz der Realität
Fatalismus	Therapie am Defekt	Trauerarbeit
Gleichmacherei	„Helfersyndrom"	Integration im sozialen Umfeld
Institutionalisierung	Anspruchsdenken	Gemeinsame Verantwortung
	Schadensersatzforderung	

In Anlehnung an A. Milani Comparetti können grundsätzliche Einstellungen zur Behinderung unterschieden werden, die sowohl vom einzelnen als auch von Gemeinschaften ausgehen können.

Jeder Mensch hat Anspruch auf Leben, Bildung, Therapie und (Re-)habilitation. Ein erschwerter Zugang zum Patienten ist dabei kein Grund, sinnvolle Behandlungen zu unterlassen. Ein häufiges Problem jeder Therapie bei Entwicklungsstörungen ist die Tendenz, *zuviel machen* zu wollen. Ein Überangebot an Therapien ist ein sich selbst verstärkender Prozeß, **Übertherapie** beschwört ein Krankheitsgefühl und das Gefühl der Inkompetenz herauf. Dies führt entweder zu übertriebener Therapiegläubigkeit oder früher oder später zur Therapiemüdigkeit.

Ein eindrucksvolles, abschreckendes Beispiel stellen die vielen Methoden dar, mit denen die bei der Geburt erworbene Armlähmung des Kronprinzen Wilhelm von Preußen (des späteren Kaisers Wilhelm II) behandelt wurde – u. a. erhielt der Junge regelmäßige Elektroreizungen, wurde in ein Streckgestell gespannt und mußte den Arm täglich in ein frisch geschlachtetes Kaninchen legen. Auswirkungen auf die psychische Entwicklung des Kindes durch übertriebene Therapiemaßnahmen sind nicht zu vermeiden und können, wie auch in diesem Fall belegbar ist, weitreichende Folgen haben.

Es ist eine besondere Aufgabe im Umgang mit jedem entwicklungsgestörten Kind und seiner Familie, die primären, natürlichen Phasen der Trauerarbeit zu erkennen und zu akzeptieren und zu einer realitätsbewußten Annahme und konstruktiven Aktivität zu führen. Hierzu sind u. U. besondere Angebote für Eltern sinnvoll, neben verbaler Aufarbeitung auch Tanz, Musik und Malen. Trotz aller schweren Belastungen und Sorgen ist es ein wichtiges Ziel, auch das behinderte Kind als befriedigende Lebensaufgabe anzunehmen. Nach E. Schuchardt ist „jede Krise ein neuer Anfang". Zunehmend wird versucht, die Verbesserung der **Lebensqualität** von Kind und Eltern in den Mittelpunkt der therapeutischen Bemühungen zu stellen (coping Strategien).

Zusammenfassend kann man also sagen, daß Gesundheit, Krankheit und Behinderung relative Begriffe sind, daß sie eine Aufgabe darstellen und keine Festlegung sein dürfen. Die unterschiedlichen Verarbeitungsweisen führen zwar einerseits zu vielen Problemen, bieten andererseits aber auch Chancen. Dies kann vielleicht in der Selbstbeschreibung eines schwer körperbehinderten Mannes (Fredi Saal) verdeutlicht werden: „Ich vermochte meinen Zustand nie so negativ ... (zu) sehen, wie er mit den Attributen ‚schwer, schrecklich, grausam', charakterisiert werden soll. Mit meinem Verstand weiß ich zwar, daß ich im Sinne meiner körperlichen Einschränkung behindert bin. Aber was sagt das schon, wenn ich mir in meinem Lebensgefühl ganz und gar nicht behindert vorkomme? Schon gar nicht erlebe ich meine Behinderung als etwas, das mich als Menschen disqualifiziert ... Zu meiner Existenz gehört notwendigerweise meine Behinderung ... Es ist also normal, verschieden zu sein."

1.6.6 Situation der Familie

Bedingt durch die ausgeprägten gesellschaftlichen Veränderungen hat sich die Situation der einzelnen Familienmitglieder im Falle eines behinderten oder chronisch kranken Kindes sicherlich gewandelt: Die Kleinfamilien führen im Vergleich mit früheren Zeiten zu einer verstärkten Belastung der Eltern; durch die wesentlich größere Offenheit unserer Gesellschaft ergeben sich aber auch neue Möglichkeiten.

Am meisten belastet ist zweifelsohne die **Mutter** eines behinderten Kindes: Oft bestehen bei ihr Schuldgefühle, Versagensängste und Resignation –, es kann sich aber auch eine zunehmende Sicherheit und Stärke entwickeln. **Vätern** wird immer wieder eine ambivalente Haltung gegenüber dem behinderten Kind nachgesagt, in den letzten Jahren übernehmen sie aber zunehmend einen aktiven Part in der Mitbetreu-

ung. Dennoch besteht die Gefahr der „emotionalen Scheidung", der Flucht in Arbeit oder Alkohol. Ob eine Ehe mit einem behinderten Kind zerbricht, hängt nicht so sehr von der Schwere der Erkrankung des Kindes, sondern von den früheren Erfahrungen mit dem Partner, dem Gelingen eines konstruktiv-positiven Meinungs- und Informationsaustauschs und „leider" von den sozio-ökonomischen Verhältnissen ab.
Besondere Beachtung verdienen die **Geschwister** behinderter und chronisch kranker Kinder: Oft bestehen bei ihnen Verhaltens- und Schulprobleme, die primär nicht beachtet werden; andererseits kann sich aber auch frühe Selbständigkeit, Hilfsbereitschaft und Einsicht entwickeln. Wichtig ist, daß das behinderte Kind nicht ständig im Mittelpunkt steht, daß gesunde Geschwister ihre Gefühle nicht zu verstecken brauchen und daß sie eigenes Selbstbewußtsein aufbauen können. Besonders gefährdet sind ältere Schwestern und jüngere Brüder wegen vermehrter Aufgaben und erhöhter Erwartungen. Auch heute ist es wichtig, im Rahmen der Betreuung die Großfamilie zu berücksichtigen: **Großeltern** können die Behinderung eines Enkels oft gut akzeptieren, eignen sich aber in der Regel nicht für eine konkrete Therapie und neigen dazu, dem Kind Beschwerlichkeiten abzunehmen.
Sehr komplizierte Probleme bestehen, wenn bei einem bereits behinderten Kind in der Familie weiterer **Kinderwunsch** vorhanden ist; dies ist jedoch eher die Ausnahme. Dann ist eine frühzeitige humangenetische Beratung, aber auch der Abbau von zusätzlichen Ängsten und Schuldgefühlen notwendig. Dies gilt in besonderem Maße, wenn die Ursache der Behinderung nicht eindeutig festliegt oder wenn bekannte Ursachen nicht ausreichend an die Eltern weitergegeben werden können, z. B. aus Sprachverständnisproblemen.
Familienhilfen, wie sie über den Sozialdienst vermittelt werden können, sind gerade bei Familien mit behinderten Kindern zur Vorbeugung bleibender Schäden der Familienstruktur und der Persönlichkeiten oft sehr hilfreich. Die Eltern brauchen nicht nur das immer angeführte „Verständnis", medizinische Erklärungen und Therapien, sondern Zeit und Ruhe, Ferien, angemessene Wohnverhältnisse, einen sicheren Arbeitsplatz und einen finanziellen Ausgleich. Sie sollten sich auch nicht schämen müssen, wenn sie Phasen der Ablehnung, des Ekels und der Abgrenzung von ihrem behinderten Kind durchleben. Dann müssen evtl. unkonventionelle Maßnahmen, z. B. ein Absetzen von Therapien oder aber eine Psychotherapie bzw. Familientherapie eingeleitet werden. Gegebenenfalls kann durch die akute Aufnahme in einer Kinderklinik oder durch den Aufenthalt in einer sozialpädiatrisch-kinderneurologischen Fachklinik eine Stabilisierung erreicht und eine Heimunterbringung vermieden werden.
Mit zunehmendem Lebensalter der Betroffenen treten Sorgen um die Zukunft und Probleme der Erbregelung gegenüber medizinisch-therapeutischen Maßnahmen in den Vordergrund.
Das **betroffene Kind** erlebt die Beeinträchtigungen, z. B. eine Körperbehinderung, als Mangel an Fähigkeiten, die bei anderen vorhanden sind, so daß das Gefühl einer Minderwertigkeit vor allem durch die Interaktion mit der Umwelt entsteht. Betroffene verspüren sehr deutlich versteckte Ablehnung und reagieren empfindsam auf unnatürliche Verhaltensweisen. Äußere Fröhlichkeit kann Enttäuschung, Resignation, Depressivität und Isolierungstendenzen verdecken. Oft haften die Kinder vor allem an der Mutter und entwickeln irreale Wunschphantasien bis hin zu psychotischen Verhaltensweisen. Möglichst früh sollte deshalb eine realistische Auseinandersetzung angestrebt werden, am besten in der Familie mit Geschwistern, im Kindergarten und in der Schule unter Beibehaltung des natürlichen Umfeldes.
Sexualität und **Partnerschaft** sollten für Menschen mit Behinderungen kein Tabuthema sein; allerdings muß dies sehr differenziert betrachtet werden, evtl. im Rahmen einer ausführlichen Beratung der Betroffenen. In Frage kommen u. a. betreutes Wohnen und Wohngemeinschaften [12, 42, 75, 86, 142, 153, 155].

1.7 Epidemiologie von chronischen Krankheiten und Behinderungen

Unter Epidemiologie versteht man die Lehre von der Verbreitung von Krankheiten in der Bevölkerung. Für die Gesundheitspolitik, aber auch zur Aufdeckung unterschiedlicher Zusammenhänge bei der Entstehung von Krankheiten sind epidemiologische Daten von sehr großer Bedeutung. Infolge einer nicht konsequenten Erfassung, meist aufgrund von Datenschutzbestimmungen und Dezentralisierung, liegen in Deutschland vergleichsweise wenig differenzierte Angaben vor.
Wichtigstes Kriterium der Gesundheitssituation der Bevölkerung ist die Sterberate (**Mortalität**), wobei man z. B. die Neugeborenen- und Säuglingsmorta-

lität gesondert angeben kann. Unter **Letalität** versteht man die Sterberate an einer definierten Erkrankung (z. B. extreme Frühgeburtlichkeit, perinatale Asphyxie), unter **Morbidität** die Häufigkeit einer Krankheit in der Bevölkerung. Die Anzahl neu auftretender Erkrankungen innerhalb einer definierten Gruppe in einer festgelegten Zeit wird als **Inzidenz** bezeichnet, Häufigkeitsangaben einer Diagnose, bezogen auf die Gesamtbevölkerung, als **Prävalenz**.

Die Gesamtzahl der definierten Krankheiten wird auf ca. 40000 geschätzt; mindestens 10% davon sind primär genetisch bedingt. Bisher wurden ca. 2000 Stoffwechselstörungen beschrieben, die das Nervensystem beeinflussen, aber nur bei ca. 25% ist der Zusammenhang zwischen Genveränderung und spezifischer Stoffwechselstörung bekannt. In ca. 15% ist der zugrundeliegende Defekt charakterisiert, aber nur in 2% gibt es erfolgreiche bzw. erfolgversprechende Therapiemöglichkeiten [40].

Pro Jahr werden in Deutschland ca. 800000 Kinder geboren, 6–7% davon sind nach der Definition Frühgeborene. Genaue Angaben über die Häufigkeit von Fehlgeburten sind schwer zu erhalten. In den ersten Wochen einer Schwangerschaft sind nahezu 50% der Spontanaborte durch eine chromosomale Veränderung der Frucht bedingt. Die Zahl der induzierten Aborte betrug 1994 in der Bundesrepublik 35000, wobei medizinische Gründe relativ selten sind.

Heute sind angeborene **Fehlbildungen** aufgrund einer primär genetischen bzw. chromosomalen Anlagestörung die häufigste Todesursache im Kleinkindesalter und die zweithäufigste im 1. Lebensjahr. 4 bis 8 von 1000 Kindern haben eine schwerwiegende Fehlbildung, 7 von 1000 Neugeborenen weisen mehr als nur eine Malformation auf. Häufigster Fehlbildungskomplex sind angeborene Herzfehler mit ca. 1%, gefolgt von Lippen-Kiefer-Gaumenspalten und Fußdeformitäten. Ca. 0,6% aller heute geborenen Kinder haben eine Chromosomenstörung, 0,1% eine Meningomyelozele.

Durch die Einführung des ***perinatalen Erhebungsbogens*** auf Landesebene sollen in Zukunft verläßlichere Daten über anlagebedingte Störungen erhoben werden (Definition der Perinatalperiode ☞ 8.10). Ein flächendeckendes Fehlbildungsregister ist in Deutschland, im Gegensatz zu Skandinavien und Ungarn, überwiegend aus datenschutzrechtlichen Bedenken bisher nicht eingeführt worden. Es gibt jedoch regionale Projekte, in denen anhand einer genauen Analyse von angeborenen Fehlbildungen Zusammenhänge mit verschiedenen Einflußgrößen untersucht werden können. Solche Angaben sind wichtig, um die Bedeutung exogener Einflüsse, wie z. B. der erhöhten Radioaktivität im Anschluß an die Reaktorkatastrophe von Tschernobyl, auf die Gesundheit der Bevölkerung rasch und verläßlich erfassen zu können.

Auch über den Einfluß anderer äußerer Faktoren (z. B. Nikotin und Alkohol) auf die kindliche Entwicklung liegen kaum allgemeingültige Daten vor.

Auf Bundesebene werden bisher im Kindesalter nur maligne Erkrankungen und Hirntumoren zentral registriert.

10% aller Kinder haben eine **chronische Krankheit**, d. h. sie sind für 6 Monate und länger krank. Am häufigsten sind dabei chronische Erkrankungen der Luftwege, insbesondere Asthma bronchiale; es folgen Epilepsien, Herzfehler, chronische Hauterkrankungen wie Neurodermitis, endokrine Erkrankungen, insbesondere Diabetes mellitus, Knochen- und Gelenkerkrankungen. Ca. 1% aller Neugeborenen leiden an einer monogenen (d. h. durch Veränderung *eines* Gens verursachten) Erbkrankheit.

Ca. 1% aller Kinder haben eine Entwicklungsstörung im Sinne einer **geistigen Behinderung**. Ca. 30% der *schweren mentalen Entwicklungsstörungen* (IQ < 50) sind auf zahlenmäßige oder strukturelle Chromosomenanomalien zurückzuführen, zusätzlich 25% auf bisher ursächlich noch nicht definierte angeborene Syndrome und Schwangerschaftsfaktoren; 15% entstehen perinatal, z. B. durch Sauerstoffmangel im Gehirn (hypoxisch-ischämische Enzephalopathien) und nur 12% durch nach der Geburt (postnatal) erworbene Erkrankungen. 18% der schweren geistigen Entwicklungsstörungen sind ätiologisch nicht zu klären (Abb. 1.7).

Bei den *leichteren Entwicklungsstörungen* (IQ 50–70) lassen sich nur in 23% pränatale (vorgeburtliche) Faktoren nachweisen, in 18% eine perinatale Schädigung und in nur 4% eine postnatale Erkrankung. Trotz mancher Hinweise auf eine familiäre Veranlagung kann bei mehr als 50% der Kinder mit leichteren geistigen Entwicklungsstörungen die Ursache nicht mit befriedigender Sicherheit festgestellt werden (vgl. Abb. 1.8 nach Hagberg und Kyllerman).

In Deutschland leben 6,4 Millionen Schwerbehinderte mit einem Grad der Behinderung über 50%, das entspricht ca. 8% der Bevölkerung. Nach dem 6. Lebensjahr ist die relative Häufigkeit von Behinderungen fast doppelt so hoch wie in den ersten 5 Lebensjahren, was sich am ehesten durch eine Zurückhaltung mit der Festlegung der Diagnose in den ersten Lebensjahren erklären läßt. Ob dies in der Verant-

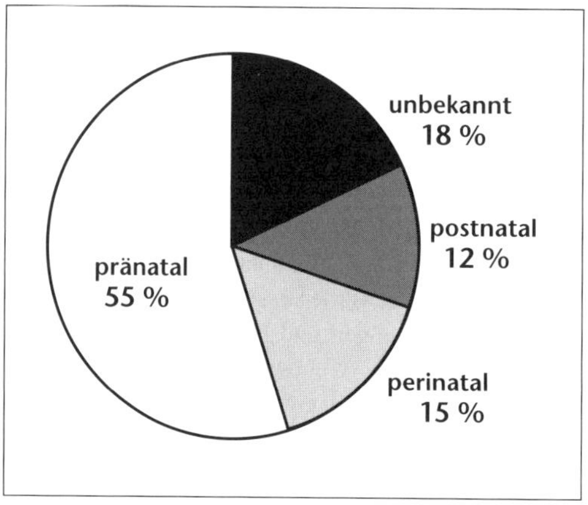

***Abb. 1.7:** Die Verteilung der Ursachen bei schweren geistigen Entwicklungsstörungen (nach Hagberg 1983). Pränatale Ursachen schließen alle genetischen Faktoren (34%), angeborene Anomalien und Syndrome (12%) sowie Schädigungen (im Mutterleib), z. B. durch Alkohol und Infektionen (8%) mit ein. [M 143]*

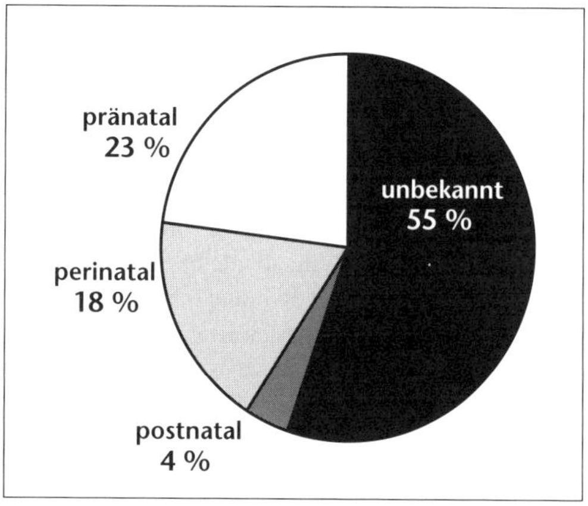

***Abb. 1.8:** Die Verteilung der Ursachen bei leichteren geistigen Entwicklungsstörungen (nach Hagberg 1983). [M 143]*

wortung der betreuenden Ärzte, der verschiedenen Institutionen oder der Eltern liegt, muß offen bleiben. 1998 besuchten fast 400000 Kinder und Jugendliche eine der ca. 4000 Sonderschulen in Deutschland, d. h. ca. 4% aller schulpflichtigen Kinder. Gegenüber 1993 ist das eine Zunahme von 30000 Schülern. Zwei von drei Kindern in diesen Schulen sind lernbehindert. Den größten Zuwachs haben Sprachentwicklungsstörungen, die bei ca. 20% der Vorschulkinder festgestellt werden können. Daneben gehen aber auch viele Kinder mit unterschiedlichen Behinderungen in Regelschulen [2, 20, 31, 42, 124].

Biologische Grundlagen der Entwicklung

2

H.-M. Strassburg

Inhalt

2.1	Grundzüge der intrauterinen Gesamtentwicklung	31
2.2	Entwicklung des Nervensystems	33
2.3	Grundfunktionen der Nervenzelle	34
2.4	Rezeptoren und Neurotransmitter	35
2.5	Anatomische Grundlagen der Hirnfunktionen	35
2.6	Das motorische System	37
2.7	Vorstellungen über die Großhirn-Funktionen	39
2.8	Plastizität und Prägung	40
2.9	Praktische Konsequenzen für die Hirnfunktionen	41
2.10	Die Geburt	42

2.1 Grundzüge der intrauterinen Gesamtentwicklung

Ein Grundwissen über die embryofetale Entwicklung ist zum Verständnis vieler Entwicklungsstörungen sehr wichtig. Nachfolgend sollen einige wesentlich erscheinende Aspekte für die Beurteilung von Entwicklungsstörungen zusammengefaßt werden. Mit verschiedenen Methoden, u. a. der anatomischen Embryologie, der Fetoskopie, vor allem aber der Ultraschalldiagnostik konnten umfangreiche Kenntnisse gewonnen werden. Abb. 2.1 zeigt eine schematische Zusammenstellung der intrauterinen (in der Gebärmutter stattfindenden) Entwicklung mit den wichtigsten Phasen.

In der Regel treffen sich Eizelle und Spermie im Eileiter, es kommt zur Befruchtung (Zygote) und zu den ersten Zellteilungen (Blastozyste).

- Zwischen dem **6. und 12. Tag** nistet sich der Keim in der Gebärmutterschleimhaut ein und wird an den mütterlichen Kreislauf angebunden. Bis zum Ende der 8. Woche nach der Empfängnis (Schwangerschaftsdauer oder Gestationsalter) spricht man vom **Embryo**.
- Zwischen dem **15. und 21. Tag** bilden sich die drei Keimblätter, nämlich äußeres Keimblatt (Ektoderm), mittleres Keimblatt (Mesoderm) und inneres Keimblatt (Entoderm). Erste Muskelzellen bilden die Herzanlage. Die Neuralrinne stülpt sich ein, und das Neuralrohr (Anlage des Zentralnervensystems) wird vom Ektoderm abgeschnürt. Der Keim ist 4–6 mm groß.
- Zwischen dem **22. und 28. Tag** bilden sich die vordere Hirnblase und die Augenbläschen. Das Herz treibt Blut durch einen geschlossenen Kreislauf vor allem zum Gehirn. Die Anlagen von Lunge,

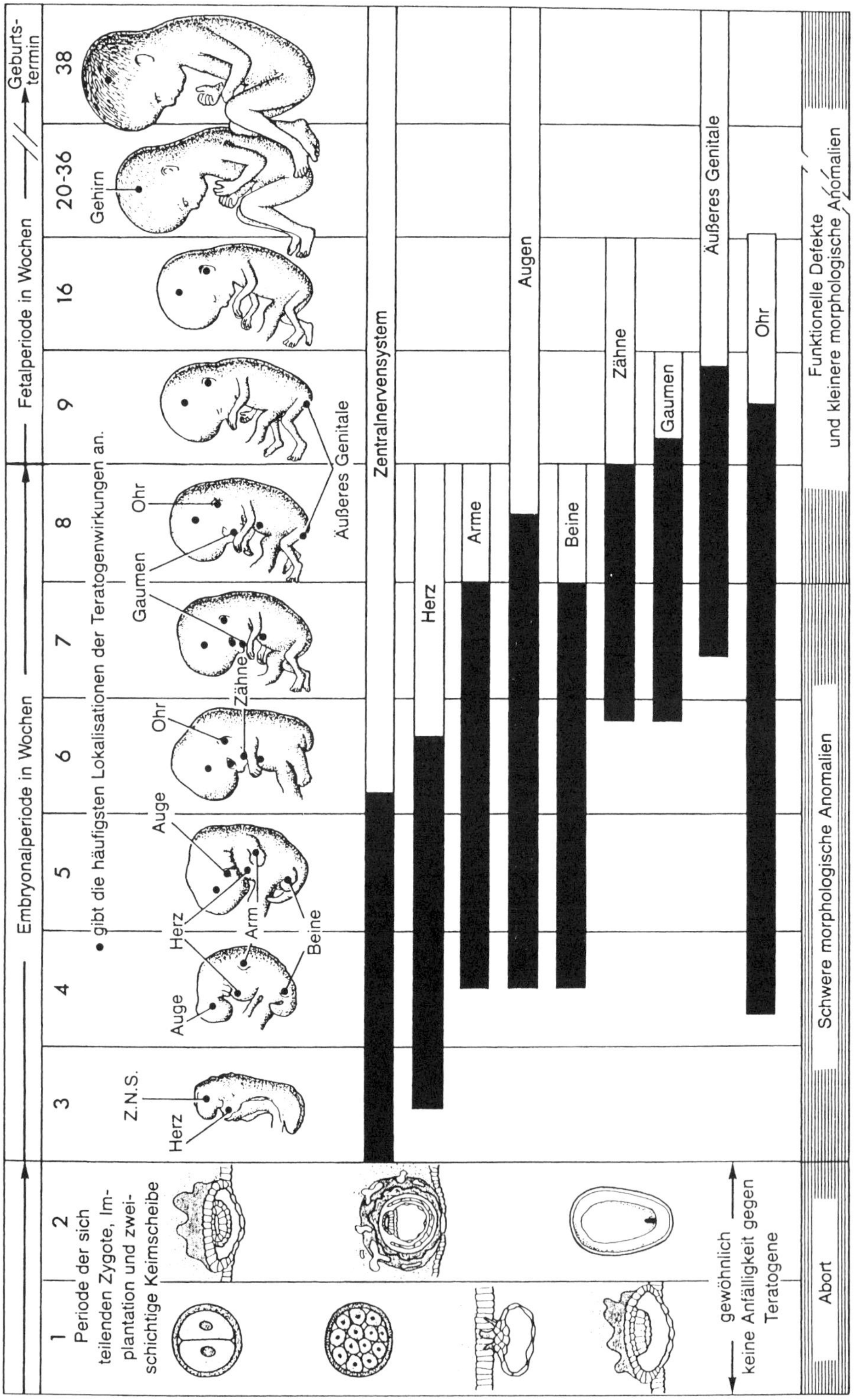

Abb. 2.1: *Kritische Phasen der vorgeburtlichen menschlichen Entwicklung (schwarz: besonders empfindliche Perioden). [E 144]*

Darm und Leber entwickeln sich. Der Keim ist 7–10 mm groß.

- Zwischen dem **28. und 42. Tag** kommt es zur Aussprossung der Arme und Beine sowie der Hand- und Fußplatten mit Finger- und Zehenanlagen. Der Keim ist 10–14 mm groß.
- Zwischen dem **42. und 56. Tag** werden die Ohrwülste sichtbar; es lagert sich Pigment in der Sehhaut der Augen ab, Augenlider und Brustwarzen werden gebildet, die Finger und Zehen getrennt. Im Gehirn sind erste Verknüpfungen von Nervenzellen (Synapsen) nachweisbar. Der Keim ist 14–32 mm groß.
- Zwischen der **8. und der 12. Woche** kommt es zur Ausbildung des Gesichtes; der Kopf nimmt ca. ein Drittel der Gesamtlänge ein. Alle äußeren und inneren Organe sind vorhanden. Der Körper zeigt unterschiedliche Bewegungen, z. B. Massenbewegung des gesamten Körpers (startles), Schluckauf, isolierte Arm- und Beinbewegungen; die Hand fängt an, zuzugreifen. Der Keim ist 4–8 cm groß und wiegt 8–45 g. Von der 9. Woche bis zur Geburt spricht man vom **Fetus**.
- Zwischen der **12. und 16. Woche** läßt sich das Geschlecht eindeutig bestimmen. Der Fet kann saugen, schlucken, den Mund öffnen, gähnen, am Daumen lutschen, hat Atembewegungen und dreht den Kopf nach allen Seiten. Er ist 8–13 cm groß und wiegt 45–200 g.
- Zwischen der **16. und 24. Woche** entwickeln sich Kopfhaare, Augenbrauen und Fingernägel. Die Augen beginnen sich zu öffnen, das Gesicht zeigt erste mimische Bewegungen, das Kind hört; die Mutter spürt erste Kindsbewegungen. Die Größe des Feten beträgt 11–23 cm, sein Gewicht 200–800 g. Ab dem Ende der 24. Gestationswoche ist das Kind außerhalb des Mutterleibes mit intensiver medizinischer Hilfe bedingt lebensfähig.
- Zwischen der **24. und 32. Woche** bildet sich ein zunehmendes Fettpolster unter der Haut. Das Kind reagiert auf Vibrationen, registriert Temperaturänderungen, kann riechen und reagiert differenziert auf Schmerzreize. Es hat eine Scheitel-Steißlänge von 23–30 cm und ein Gewicht zwischen 800 und 2000 g.
- Zwischen der **32. und 38. Woche** werden Arme, Beine und Körper zunehmend rundlich, die Haut rosig und glatt. Zunehmend werden Lichtreize verfolgt. Die Körperlänge beträgt bei gestreckten Beinen am Ende der Schwangerschaft 50–52 cm, das Gewicht 3000–4000 g [17, 19, 26, 65].

2.2 Entwicklung des Nervensystems

Das Nervensystem gliedert sich in ein **zentrales** und ein **peripheres** Nervensystem: Zum zentralen Nervensystem **(ZNS)** gehören die übergeordneten Zentren Gehirn und Rückenmark; zum peripheren Nervensystem zählen alle außerhalb dieser Zentren liegenden Nervenzellen und Nervenbahnen, die das ZNS mit dem übrigen Körper verbinden.

Das zentrale Nervensystem geht aus dem Neuralrohr hervor: Zwischen dem 22. und 28. Gestationstag entwickelt sich aus dem vorderen Teil des Neuralrohrs die Hirnblase, die sich rasch in Endhirn, Zwischen- und Mittelhirn differenziert. Mit 3 Monaten ist die Form des zentralen Nervensystems weitgehend ausgebildet; jetzt findet die Differenzierung und innere Strukturierung statt. Aus dem um die inneren Hirnkammern (Ventrikel) gelegenen Keimlager wandern Vorläufer von Nervenzellen **(Neuroblasten)** in komplizierter Weise zu den Zellschichten der Hirnrinde und der Stammganglien (Migration). Bis zur 34. Schwangerschaftswoche werden mehr als 15 Milliarden Neuroblasten gebildet, die zu Nervenzellen ausreifen und sich spezialisieren. Aber bereits während der intrauterinen Entwicklung kommt es zum Zelluntergang vieler Neuroblasten, die offensichtlich nicht alle benötigt werden.

Am Ende der Schwangerschaft werden zur Vergrößerung der Großhirnoberfläche Hirnwindungen ausgebildet **(Gyrierung)**. Die Nervenzellen werden zunehmend mittels ihrer Fortsätze, der **Axone** und **Dendriten**, über eine enorm große Zahl von **Synapsen** miteinander verbunden. Auch Dendriten und Synapsen bestehen oft nur vorübergehend.

Störungen der gesetzmäßigen Hirnentwicklung zu bestimmten Zeiten können mit definierten Fehlbildungen verbunden sein (Tab. 2.1).

Das Hirngewicht bei der Geburt beträgt ca. 300 g. Nach der Geburt wächst das Gehirn im Vergleich zum Körper im 1. Lebensjahr noch überproportional; am Ende des 2. Lebensjahres hat es ein Gewicht von 900 g. Das Hirngewicht eines Erwachsenen beträgt 1300–1500 g [10, 48, 51].

Tab. 2.1: Zeitphasen der vorgeburtlichen Entwicklung verschiedener ZNS-Strukturen und der damit verbundenen Fehlanlagen

Anatomie	Zeit	Fehlbildung
Entstehung der Neuralplatte	17.–21. Tag	Araphie (nicht lebensfähig)
Bildung des Neuralrohrs	19.–26. Tag	Anenzephalie (nicht lebensfähig)
Schluß des oberen Neuroporus	26. Tag	Enzephalozele (☞ 8.7)
Schluß des unteren Neuroporus	27.–28. Tag	Myelozele (☞ 7.2)
Bildung des Großhirns	29.–30. Tag	Holoprosenzephalie (☞ 8.7)
Bildung des Kleinhirnbläschens	33.–34. Tag	Kleinhirnaplasie
Kleinhirnentwicklung	2.–5. Monat	Kleinhirndysplasien (z. B. DANDY-WALKER-Syndrom, ☞ 8.7.2)
Bildung der Kommissurenplatte[1]	2.–6. Monat	Balkenmangel
Dreischichtenbildung der Hirnrinde (Cortex)	47. Tag	Agyrie, Pachygyrie (☞ 8.7)
1. Migrationswelle	2.–3. Monat	Mikropolygyrie (☞ 8.7)
2. Migrationswelle	3.–4. Monat	Mikropolygyrie (☞ 8.7)
Bildung der Sechsschichtenrinde	Ende 7. Monat	Heterotopien (☞ 8.7)

1 Kommissuren = Querverbindungen zwischen rechter und linker Hirnhälfte.

2.3 Grundfunktionen der Nervenzelle

Jede Zelle besteht aus dem Kern, dem Plasma und der Zellmembran. Die **Zellmembran** grenzt die Zelle nach außen ab. Sie dient zugleich dem Stoffaustausch zwischen Zellinnerem und -äußerem mittels passiver Diffusion und aktivem Transport von Elektrolyten und komplexen Molekülen. Sie erkennt Fremdstoffe (z. B. immunologisch) und verschiedene Signalstoffe, wie Hormone und Transmitter (☞ 2.4) mittels bestimmter Rezeptorstrukturen und dient so dem Informationsaustausch mit der Zellumgebung. Der **Zellkern** (Nukleus) enthält das Chromatin mit dem Erbmaterial, das aus Desoxyribonucleinsäure besteht (☞ 10.2.2), und verschiedene Stützproteine. Im **Plasma** befinden sich die Zellorganellen: Hierzu gehören die **Mitochondrien**, die Energielieferanten für den Zellstoffwechsel. In ihren Atmungskettenenzymen wird Sauerstoff mit den Abbauprodukten der energiereichen Nahrung in für die Zelle verfügbare Energie umgewandelt. Die **Lysosomen** enthalten unterschiedliche Enzyme und bauen zellschädigende Stoffe ab. **Peroxisomen** sind „Stoffwechselfabriken" für langkettige Fette, Eiweiße und Kohlenhydrate, u. a. bauen sie Wasserstoffperoxyd ab. Das endoplasmatische Retikulum mit den **Ribosomen** dient der Eiweißbildung. Der **Golgi-Apparat** hat vor allem Ausscheidungsfunktionen.

Nervenzellen (Neurone) sind durch eine Reihe von Besonderheiten gekennzeichnet: Jede Nervenzelle besitzt einen u. U. sehr langen (> 1m) Fortsatz zur Weitergabe von Impulsen (**Axon**) und meist viele kürzere und verzweigte Fortsätze (**Dendriten**) zur Aufnahme von Informationen. Zwischen den Nervenzellen gibt es eine Vielzahl von Verbindungen (z. T. > 1000 pro Zelle), die **Synapsen**. Angeblich gibt es im menschlichen Gehirn 100 Billionen (10^{14}) Synapsen – sie stellen somit eine der wesentlichen Voraussetzungen für die unvorstellbar komplizierte Funktionsweise des Gehirns dar.

Nervenfasern, die vom ZNS zur Peripherie ziehen, versorgen die Muskeln und Drüsen, man bezeichnet sie als **efferente Fasern**. Zum ZNS ziehende Nervenfasern **(afferente Fasern)** liefern Informationen von Sinneszellen oder -organen.

Damit eine Nervenzelle Informationen in elektrische Impulse übersetzen kann, sind mindestens zwei unterschiedliche Zustände erforderlich: ein Ruhezustand und ein Aktionszustand. Dem Ruhezustand entspricht bei der Nervenzelle das **Ruhepotential**: Hierbei besteht an der Plasmamembran des Neurons eine Spannung von etwa –70 Millivolt, wobei das Zellinnere gegenüber dem Extrazellulärraum negativ geladen ist. Die Ursachen hierfür sind unterschiedliche Konzentrationen geladener Teilchen (besonders von Natrium-, Kalium- und Chloridionen) innerhalb und außerhalb der Zelle. Durch Aktivierung von Synapsen auf der Eingangsseite der Nervenzelle kommt es zu Änderungen des Membranpotentials. Manche Synapsen können das Ruhepotential abschwächen *(Depolarisation)*, andere können es verstärken, also weiter absenken *(Hyperpolarisation)*. Ab einem bestimmten Depolarisationsgrad kommt es nach einem Alles-oder-nichts-Gesetz zur Auslösung eines **Aktionspotentials**. Durch eine explosionsartige Zunahme der Leitfähigkeit für Natrium-Ionen entsteht ein starker Natriumeinstrom in die Zelle, wodurch sich die Ladungsverhältnisse an der Zellmembran auf +30 Millivolt verändern. Das so entstandene Aktionspotential kann nun über das Axon an andere Zellen weitergeleitet werden, es dauert ungefähr eine Millisekunde, anschließend kommt es zu einer Umkehr des Ionenstromes mit einem Ausstrom von positiv geladenen Kaliumionen aus der Zelle. Dieser Vorgang wird als **Repolarisation** bezeichnet. Während und unmittelbar nach dem Ablauf eines Aktionspotentials ist eine Nervenzelle nicht erneut erregbar. In dieser Zeit können einwirkende Reize kein weiteres Aktionspotential auslösen. Diese **Refraktärphase** stellt einen „Filter"-Mechanismus dar, der die Nervenzelle vor einer Dauererregung schützt und Erregungen nur in genau vorgegebenen Abständen zuläßt.

Die Nervenzellen verbrauchen sehr viel Energie, vor allem in Form von Glukose, und sind in besonders hohem Maße von einer ausreichenden Sauerstoffzufuhr abhängig. Eine stark verminderte Sauerstoffversorgung führt bereits nach wenigen Minuten zu primär reversiblen, dann rasch irreversiblen Nervenschäden.

2.4 Rezeptoren und Neurotransmitter

Trifft an den Endaufzweigungen des Axons ein Erregungsimpuls ein, kommt es an der Synapse zu einer Freisetzung von **Neurotransmittern** (Überträgerstoffen für die Informationsübermittlung) aus den synaptischen Bläschen in den synaptischen Spalt. Die Neurotransmitter binden sich an Membranrezeptoren der nachgeschalteten Nerven-, Muskel-, oder Drüsenzelle. Dadurch kommt es dort zu einer Änderung des Membranpotentials. Je nach Art des Neurotransmitters und des Rezeptortyps können unterschiedliche Effekte an der postsynaptischen Membran auftreten: Bei erregenden Synapsen ist der Neurotransmitter in der Lage, eine Depolarisation und damit ein Aktionspotential an der postsynaptischen Membran auszulösen. An hemmenden Synapsen bewirkt der Transmitter hingegen eine Hyperpolarisation. Nach der Reaktion mit dem Rezeptor wird der Neurotransmitter rasch wieder inaktiviert, indem er von Enzymen abgebaut und/oder in den präsynaptischen Endknopf wieder zurücktransportiert wird.

Es gibt zahlreiche verschiedene Neurotransmitter. Sie sind an der Steuerung unseres Befindens und Verhaltens beteiligt und haben somit eine zentrale Bedeutung für den Körper. Normalerweise besteht zwischen den verschiedenen Transmittern ein ausgewogenes Gleichgewicht.

Der am meisten verbreitete Neurotransmitter ist das **Acetylcholin**, das nicht nur im zentralen Nervensystem, sondern auch an der motorischen Endplatte (der Verbindung zwischen Nerven- und Muskelzelle) und im vegetativen Nervensystem von Bedeutung ist. Acetylcholin ist der Neurotransmitter aller Nervenfasern, die das ZNS verlassen. Verschiedene Substanzen, z. B. Kurare (das Pfeilgift der Indianer) blockieren die Acetylcholinrezeptoren an der motorischen Endplatte und bewirken so eine Lähmung der Muskulatur.

Dopamin ist ebenso wie Acetylcholin ein erregender Neurotransmitter, der emotionale und geistige Reaktionen sowie Bewegungsentwürfe steuert. Liegt in bestimmten Gehirnabschnitten ein Dopaminmangel vor, so ist eine Parkinson-Erkrankung (Schüttellähmung) die Folge.

Noradrenalin und **Adrenalin** sind neben Acetylcholin wichtige Transmitter des zentralen und peripheren vegetativen Nervensystems. **Gamma-Aminobuttersäure** (GABA) ist eine wichtige hemmende Transmittersubstanz. **Glutamat** und **Glyzin** sind zentral erregende Transmitter; erhöhte Glutamatfreisetzung führt zur Zellschädigung.

2.5 Anatomische Grundlagen der Hirnfunktionen

Verhalten und Bewußtsein haben ihren Ursprung im Gehirn. Das menschliche Gehirn gilt als die komplexeste Struktur des gesamten Universums. Über die Zahl der Nervenzellen im menschlichen Nervensystems gibt es unterschiedliche Angaben: Allein in der nur 1,5–4,5 mm dicken Großhirnrindenschicht finden sich über 10 Milliarden Nervenzellen; insgesamt sollen bis zu 1 Billion Zellen (10^{12} Nerven- und Stützgewebszellen) im Nervensystem vorhanden und in vielfältigster Weise miteinander verknüpft sein.

Ein Neuron kann mehrere 1000 Verbindungen (Synapsen) aufnehmen; Axone und Dendriten können eine Länge zwischen Bruchteilen eines Millimeters und ca. 1 m überbrücken.
Nach der Geburt verlieren die Nervenzellen ihre Teilungsfähigkeit; möglicherweise können nicht benötigte Nervenzellen als Reservezellen fungieren, z. B. bei umschriebenen Hirnschädigungen. Das Größenwachstum des Gehirns während des 1. Lebensjahres ist vor allem durch die Ausbildung der Markscheiden **(Myelinisierung)** um die Axone und Dendriten bedingt, die einer rascheren Informationsübermittlung dienen. Es kommt zur Ausbildung von für die Informationsverarbeitung zuständigen Zellverbänden **(Modulen)** und Nervenbahnen, die sowohl durch endogene, überwiegend genetische, als auch exogene, d. h. umweltbedingte Einflüsse bestimmt sind. Die Vorstellung von festverknüpften Schaltkreisen und definierten neuronalen Systemen im zentralen Nervensystem ist veraltet. Wahrscheinlich bestehen Kernverbindungen, die von einem Kranz, dem sog. Halo, primär inaktiver Synapsenstrukturen umgeben sind und je nach Bedarf und Stimulation in unterschiedlicher Weise aktiviert werden können. Dennoch sind abgrenzbare Großhirnregionen überwiegend für bestimmte Funktionen zuständig (Abb. 2.2 und 2.3).
An der Oberfläche des Großhirns (Endhirns = Telenzephalon) liegen die übergeordneten Steuerzentralen für bewußte Bewegungsabläufe, Empfindungen von

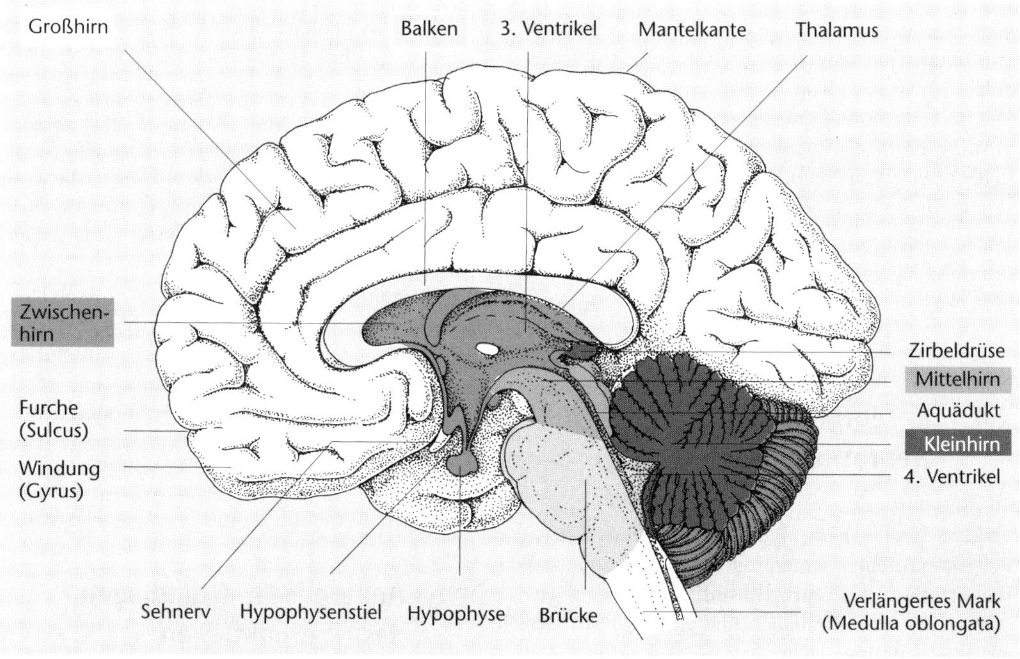

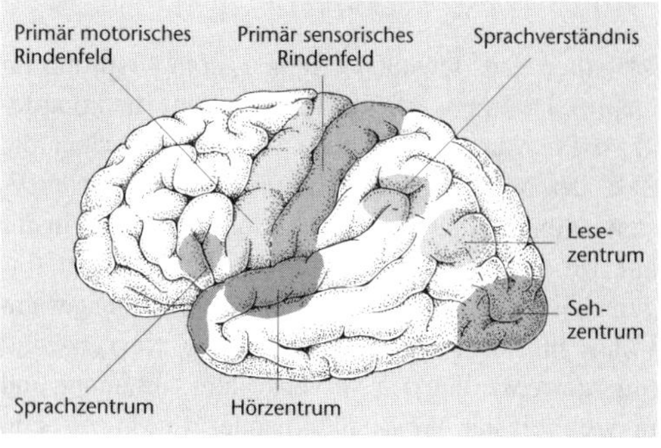

Abb. 2.2:
a) *Blick auf die rechte Hirnhälfte von einem Medianschnitt aus.*
b) *Blick auf die linke Großhirnhemisphäre von der Seite mit Darstellung wichtiger Rindenfelder, die aufgrund ihrer verschiedenen Funktionen abgrenzbar sind.*
(a + b: links = Stirnlappen, rechts = Hinterhauptslappen). [L 190]

der Haut, Sehen, Hören, Riechen und Schmecken. Sie unterscheiden sich in Aufbau und Funktion. Bei der Mehrzahl aller Menschen ist die linke Hirnhälfte **(Hemisphäre)** für die Funktion der dominanten rechten Hand und der aktiven Sprache zuständig. Durch den Balken **(Corpus callosum)** werden die Großhirnhälften miteinander verbunden; die Brücke **(Pons)** verbindet das Großhirn mit dem Kleinhirn. Der **Thalamus** ist die größte Ansammlung von Nervenzellen im Bereich der Stammganglien und die Schaltzentrale für unterschiedliche Sinnesempfindungen, u. a. Schmerzen; er steuert vor allem die Weitergabe der Sinnesreize an das Großhirn („Tor zum Bewußtsein"). Andere Kerngebiete der Stammganglien und des Mittelhirns, z. B. das Striatum und der Globus pallidus, sind für Bewegungskontrollen zuständig. Der **Hypothalamus** steuert mit der Ausschüttung verschiedener Hormonsysteme die Hirnanhangdrüse und somit die vegetativen Funktionen. Zwischen Großhirnrindenstrukturen und Stammganglien befindet sich an der medialen Oberfläche jeder Hirnhälfte das **limbische System**, das für das emotionale Verhalten und verschiedene Gedächtnisfunktionen zuständig ist. Einen wesentlichen Teil davon stellt der **Hippokampus** an der Innenseite des Schläfenlappens dar. Der **Hirnstamm** steuert unterschiedliche vegetative Funktionen wie Atmung, Blutdruck, Verdauung und Schlaf; er gliedert sich in das Zwischenhirn (Dienzephalon), Mittelhirn (Mesenzephalon) und Rautenhirn (Rhombenzephalon). Das **Kleinhirn** koordiniert und harmonisiert die Bewegungen.

Allgemeine Aufbaustörungen des zentralen Nervensystems sind für die Entwicklung ungünstiger als umschriebene, die zum Teil kompensiert werden können, wenn sie früh auftreten. Meist sind Hirnfehlanlagen mit allgemeinen Entwicklungsstörungen verbunden; dies tritt aber nicht gesetzmäßig auf (z. B. häufig nicht bei der CHIARI-Fehlbildung, ☞ 7.2). Bei Chromosomenanomalien ist die Zahl der Nervenzellen und der Synapsen vermindert; in den Nervenzellen bestehen Stoffwechselstörungen, vor allem verminderte Aktivitäten von Enzymen, Störungen der Membranfunktion und verschiedener Transportvorgänge. Über die Funktion des bindegewebigen Stützsystems im ZNS, der **Glia**, ist nur wenig bekannt; möglicherweise spielt es bei einigen Entwicklungsstörungen eine wesentliche Rolle (RETT-Syndrom, ☞ 8.5.1).

Bis in die molekularen Strukturen jeder einzelnen Zellen ist die Gesamtpersönlichkeit des Menschen biologisch geprägt. Hierzu gehören nicht nur die vielfältigen Funktionen innerhalb der Nervenzelle und der Informationsaustausch mit anderen Nervenzellen, sondern auch ihre Verbindung mit dem umgebenden Interzellulärraum und den Gliazellen sowie ihre Fähigkeit, immunologisch unterschiedlichste Eiweißstrukturen erkennen zu können (Neuroimmunologie) [10, 37, 48, 51, 73].

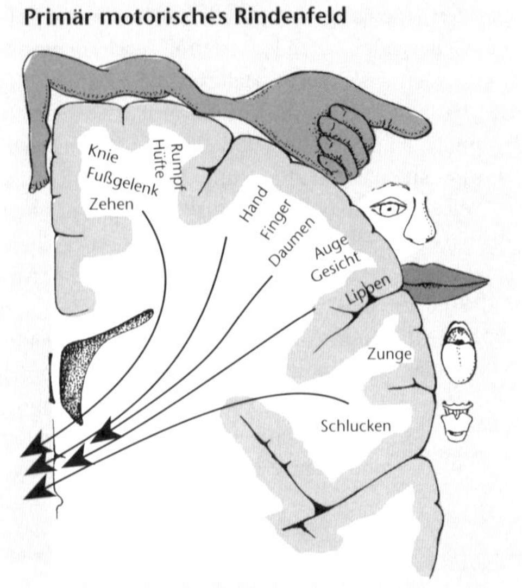

Abb. 2.3: Darstellung der Hirnoberfläche mit den für die Motorik verschiedener Körperregionen zuständigen Bereichen (sog. Homunkulus); Gesicht und Hände mit ihrer fein abstufbaren Beweglichkeit sind deutlich stärker repräsentiert als Rumpf und Beine. [L 190]

2.6 Das motorische System

Grundlage der Bewegungssteuerung ist die Verbindung von Rückenmark-Vorderhornzellen über periphere Nerven mit den verschiedenen Muskeln (2. oder peripheres Motoneuron). Die Kontaktstelle zwischen Nerv und Muskulatur wird motorische Endplatte genannt. Die Vorderhornzelle im Rückenmark wird von verschiedenen Bahnsystemen beeinflußt, die die bewußten und unbewußten Bewegungen steuern.

Die Impulse für bewußte Bewegungen haben ihren Ursprung im Gyrus praecentralis der Großhirnrinde (primäres motorisches Rindenfeld) und gelangen über den Tractus corticospinalis zur Vorderhornzelle der Gegenseite (1. oder zentrales Motoneuron). Wichtigster Teil dieses Bahnsystems ist die von den Pyramidenzellen der Großhirnrinde ausgehende Pyramidenbahn, die über die Capsula interna, Mittelhirn und Hirnstamm zum Rückenmark führt (☞ Abb. 2.4). Verschiedene Muskelgruppen des Körpers haben dabei im Gyrus praecentralis unterschiedliche Repräsentationszonen, die in Abb. 2.3 dargestellt sind.

Neben dem Tractus corticospinalis beeinflussen noch viele andere Bahnsysteme die motorische Vorderhornzelle, z. B. Bahnen von den Stammganglien (Thalamus), den Gleichgewichtsorganen (Nucleus vestibularis) und dem Kleinhirn; sie sind im wesentlichen für die unbewußte Bewegungssteuerung verantwortlich und können zum extrapyramidalen System zusammengefaßt werden.

Jede motorische Äußerung ist mit unterschiedlichen Empfindungen verbunden; man spricht deshalb grundsätzlich besser von **Sensomotorik**.

Als **Reaktionen** bezeichnet man komplexere, als **Reflexe** einfache Antworten auf Reize, die ohne bewußte Überlegung in definierter Form ablaufen. Die Erregungen verschiedener Sinnesrezeptoren und der zugehörigen afferenten Nervenbahnen führen dabei im ZNS durch Umschaltungen auf kurzen Wegen zur Aktivierung bestimmter efferenter Nerven. Zu den Rezeptoren gehören beispielsweise Muskelspindeln, die den Spannungszustand des Muskels direkt an die zuständigen motorischen Vorderhornzellen melden.

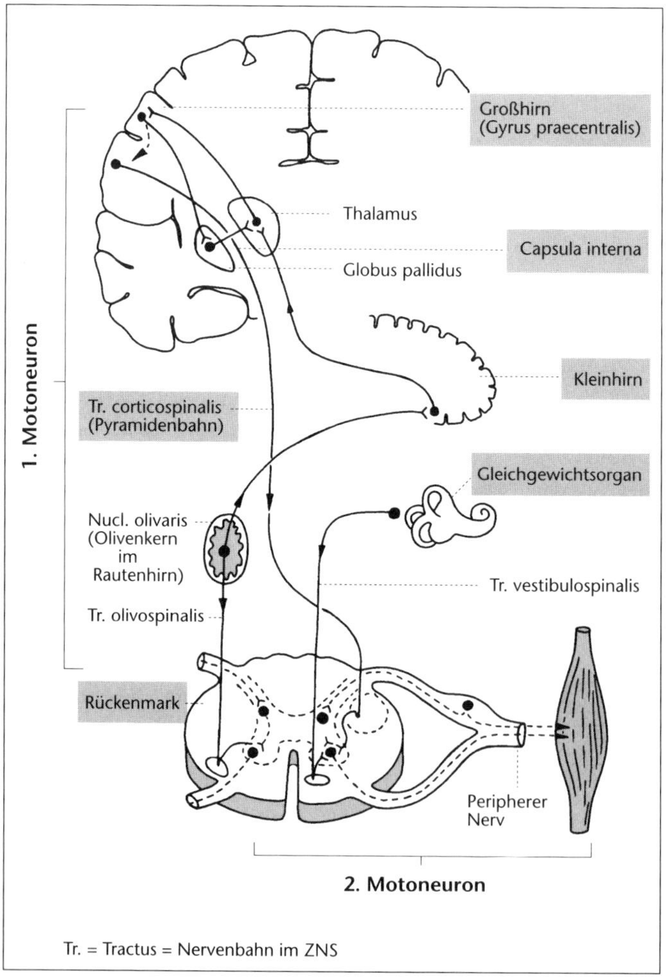

Abb. 2.4: Schematische Darstellung wesentlicher Strukturen des zentralen und peripheren motorischen Nervensystems. [L 157, E 128]

Bei einer akuten Änderung der Muskelspannung kommt es zu einer nur über eine Synapse ablaufenden Erregung der Vorderhornzelle, den **monosynaptischen Eigenreflex**. Er kann z. B. durch Beklopfen der Sehne unterhalb der Kniescheibe ausgelöst werden (Patellarsehnen-Reflex). Durch vielfältige andere Reizungen, z. B. der Haut, von Schleimhäuten, von Gelenk- und Schmerzrezeptoren kommt es über mehrere synaptische Verschaltungen ebenfalls zu Vorderhornzellerregungen (**polysynaptische Fremdreflexe**). Bei Schädigungen im Verlauf des 1. Motoneurons lassen sich sog. Pyramidenbahnzeichen feststellen; hierbei handelt es sich um pathologische Reflexe, z. B. den Babinski-Reflex (Spreizung der Zehen und langsame Beugung des Großzehs nach oben bei Bestreichen der äußeren Fußsohle mit einem spitzen Gegenstand).

Die wichtigsten Anteile des motorischen Systems sind in Abb. 2.4 zusammengestellt [37, 48, 51, 73].

2.7 Vorstellungen über die Großhirn-Funktionen

Wahrnehmung kann definiert werden als Aufnahme gegebener Informationen in das Gehirn und Verarbeitung zu einer sinnlichen Erkenntnis, die in Zusammenhang mit einer gestellten Lebensaufgabe zweckmäßig genutzt werden kann. Ursprung aller Wahrnehmung ist das stete Bestreben des Gehirns, sich Informationen zu beschaffen. Um unnötige Informationen auszuschalten, sind Filtersysteme (z. B. im Thalamus) von wesentlicher Bedeutung.

Lernen kann als Erwerb neuen Wissens bzw. als Entwicklung von Zusammenhängen zwischen Reizeingabe, Reizverarbeitung und daraus folgenden neuen bzw. anderen Verhaltensweisen verstanden werden. Lernen bedeutet die Fähigkeit, das angeborene Verhaltensprogramm zu komplettieren oder zu ändern. Lernen ist damit die Individualisierung von angeborenem Verhalten.

Gedächtnis wird als die Fähigkeit angesehen, das Wissen wiederfindbar zu speichern. Gedächtnis ist über das ganze Gehirn verteilt. Es werden unterschiedliche Gedächtnissysteme, z. B. für verschiedene Arbeiten wie Lesen, Schreiben, Rechnen und Musik differenziert. Von besonderer Bedeutung ist die Ausblendung unwichtiger Ereignisse. Kurzzeitiges Lernen kann durch Veränderungen der neuronalen Verschaltung und der Membranfunktion erklärt werden; Langzeiterinnerung verlangt eine Neusynthese von Proteinen in den Nervenzellen. Unter **Aufmerksamkeit** versteht man eine Begrenzung auf die Rate, mit der Informationen durch das Gedächtnis verarbeitet werden können. Diese Funktion wird vor allem der rechten Frontalregion zugeschrieben.

Bewußtsein ist das Wissen um geistige und seelische Zustände und damit überwiegend Ausdruck der Funktionen des Großhirns. Es gibt unterschiedliche Bewußtseinsstufen. Selbstbewußtsein ist volles, zur Reflexion befähigtes Bewußtsein, das sich erst im Laufe des Lebens entwickelt. Jeder Mensch hat ein individuelles Bewußtsein.

Das Gehirn ist in Ruhe und bei Aktivität nicht in zufälligen, sondern in sog. chaotischen Zuständen. Man spricht von „geordneter Unordnung" mit der Fähigkeit zur Selbstorganisation in einem nichtlinearen System. Sehr schwache Reize können genügen, um grundlegende Zustandsänderungen herbeizuführen. So kann das Chaos immer neue Aktivitätsmuster produzieren. Nach Pribram entspricht jede Nervenzelle einem komplexen Kleincomputer und das ZNS ist mit einem Hologramm vergleichbar. Jede Hirnzelle hat eine ganzheitliche Potenz; aber nur in ihrer Gesamtheit sind die differenzierten Funktionen, vor allem Phantasie, Kreativität und Emotionalität zu verwirklichen. Dabei werden die verschiedenen Hirnareale unterschiedlich synchronisiert.

Unter **Modulen** versteht man Nervenzellverbände des Großhirns, die gleichzeitig entladen. Offensichtlich ist die richtige Verschaltung des Gehirns von einer spezifischen Stimulation in frühen Entwicklungsphasen abhängig.

Zusammenfassend kann man sagen, daß die Gehirnfunktion höher organisierter Lebewesen genetisch vorgegeben ist und durch die Umwelt modifiziert wird. Die Erfahrungen des Organismus prägen die Architektur und die Funktion des ZNS. Die neurale Repräsentation von Lernen und Erinnerung ist über dem gesamten Großhirn verteilt.

Ein Vergleich der Entwicklung des menschlichen ZNS mit dem anderer Säugetiere ist vor allem im Hinblick auf die Großhirnfunktionen nur sehr bedingt möglich, u. a. da hier verschiedene Bahnsysteme und unterschiedlich ausgeprägte Funktionsbereiche bestehen [73, 76, 93].

2.8 Plastizität und Prägung

Grundsätzlich hat die Nervenzelle im Vergleich mit anderen Zellverbänden (Bindegewebe, Haut, Leber) nur begrenzte Möglichkeiten, bei Schädigungen, z. B. durch Verletzung oder Sauerstoffmangel, sich zu regenerieren. Nach der 34. Gestationswoche werden praktisch keine neuen Nervenzellen mehr gebildet. Auch Axone können sich innerhalb des ZNS im Gegensatz zum peripheren Nerven nicht regenerieren.
Unter **Plastizität** verstand die Physiologie des 19. Jahrhunderts das Phänomen, daß nach einer Verletzung des zentralen und peripheren Nervensystems oft wieder ähnliche Bewegungsabläufe wie vor der Schädigung beobachtet wurden; dies führte zu der Theorie, daß nicht ein einzelnes Zentrum für die Bewegungssteuerung zuständig sein könne und stand somit im Gegensatz zur Lokalisationstheorie definierter Funktionen. Der russische Physiologe I. P. Pavlov erweiterte den Begriff der Plastizität und verstand hierunter die Anpassung der Großhirnrindenfunktionen an die Umweltbedingungen; demnach ist Plastizität die Voraussetzung für alle Lernvorgänge. Heute versteht man unter Plastizität hauptsächlich alle die Phänomene, die die Funktionsfähigkeit des Gehirns trotz eingetretener Schädigungen aufrecht erhalten bzw. verbessern können.
H. Berger, der Entdecker des EEGs, stellte um die Jahrhundertwende fest, daß die Sehrinde bei neugeborenen Hunden und Katzen in ihrer Entwicklung gestört wurde, wenn in den ersten Monaten nach der Geburt die Augenlider zugenäht wurden. Er zog daraus den Schluß, daß Außenreize bleibende morphologische Veränderungen am zentralen Nervensystem herbeiführen. Dem entspricht auch der Befund, daß bei Wildtieren verschiedene Großhirnbereiche, z. B. die Sehrinde, stärker ausgebildet sind als bei Haustieren. Besonders eindrucksvoll konnten T. N. Wiesel und D. H. Hubel den Einfluß von Umweltreizen auf die Struktur und Funktion der Sehrinde nachweisen. Fehlt z. B. bei der Katze bis zur 16. Lebenswoche die visuelle Stimulation, wird der Aufbau des optischen Cortex irreversibel gestört; es resultiert eine zentrale Erblindung. Man spricht von der **Prägungsphase**. Durch vielfältige Variationen solcher Experimente konnten die zum Aufbau der Hirnstrukturen notwendigen äußeren Stimulationsbedingungen genauer festgelegt werden. So weiß man, daß für das Sehvermögen außer der Lichtreizung während der artspezifischen Prägungsphase, bei Katzen z. B. bis zur 16. Lebenswoche, zuvor eine Triggerphase mit unterschwelligen Stimulationen notwendig ist. Weiter konnte festgestellt werden, daß äußere Reize die lokale Hirndurchblutung steigern, die Zahl der Synapsen erhöhen und die Proteinsynthese der Nervenzellen anregen. Sie steigern auch die Konzentration von Transmittern und fördern die Aussprossung von Dendriten. 1986 wurde der Nobelpreis für die Entdeckung des Nervenwachstumsfaktors (nerve grouth factor = NGF) an R. Levy-Montalcini verliehen. Es handelt sich dabei um insulinähnliche Polypeptide, die zum Verständnis der ZNS-Plastizität von wesentlicher Bedeutung sind. Nach umschriebenen Schädigungen können lokal erhöhte Konzentrationen festgestellt werden; aber auch bei angeborenen Hirnerkrankungen mit erhöhtem Risiko für die Entstehung von Hirntumoren wird vermehrt NGF gefunden. Experimentell kann bei motorischer Aktivierung eine Stimulation des NGF in den zuständigen Nervenzellen mit Aussprossung von Dendriten nachgewiesen werden; man spricht von der „activity driven plasticity". Auch können hierdurch möglicherweise neuronale Reservezellen aktiviert werden.
Werden beim jungen Tier im Experiment umschriebene Großhirnareale entfernt, kommt es zum Aufbau kompensatorischer Funktionsstrukturen in anderen Hirngebieten und zur Ausbildung alternativer Nervenbahnsysteme. Dabei haben Fische und Amphibien andere Regenerationsfähigkeiten als Vögel und Säugetiere. Beim Menschen gibt es sicher keine einfache Beziehung zwischen der Ausprägung einer anatomisch-strukturellen Veränderung des Gehirns und hieraus ableitbaren Funktionsstörungen, z. B. bei einem Hydrozephalus oder einer Frühgeborenen-Hirnblutung. Schädigungen eines umschriebenen Hirnareals können u. U. durch Umstrukturierungen von neuronalen Funktionen im Bereich der Dendriten und Synapsen ausgeglichen werden; es können durch kleine Defekte aber auch ausgeprägte bleibende Fehlfunktionen entstehen, z. B. bei einer periventrikulären Leukomalazie (☞ 7.1.2). Dabei spielt auch der Zeitpunkt der Schädigung und das Einsetzen von Reparaturmechanismen eine wichtige Rolle.
Von besonderem Interesse ist weiterhin das Phänomen der **Apoptose**, des programmierten Zelltodes. Durch bestimmte äußere Einwirkungen kann der Untergang überzähliger Nervenzellen besonders in der Fetal- und frühen Säuglingszeit verringert werden.
In anregender Umgebung entwickeln Neurone nachweislich mehr Synapsen und sind weniger anfällig gegenüber Müdigkeit, durch mechanische Einflüsse, Entzündungen oder Sauerstoffmangel können aber

auch apoptotische Langzeitwirkungen eingeleitet werden.
Die Plastizität bei globalen Hirnfunktionsstörungen ist insgesamt sicher noch schwer zu verstehen. Für ihre Erforschung sind molekulargenetische Erkenntnisse von wesentlicher Bedeutung. So konnte u. a. das Gen, das für das Wachstum der Markscheiden verantwortlich ist, kürzlich entdeckt werden. Viele andere, für die Hirnentwicklung wichtige Faktoren (Elastin, Fibroblasten-Wachstumsfaktoren, Glia-Faktoren, Proteolipidproteine der Membrane usw.) werden intensiv untersucht.
Insgesamt ist die Vielzahl von differenzierten Vorgängen in den neuralen und glialen Zellen Gegenstand aktueller Forschung. Dabei spielen Transmitterstoffe und ihre Rezeptoren, die Elektrolytkanäle in den Membranen, Botenstoffe wie die endogenen Opiate, Glykoproteine und andere Informationsproteine z. B. der Glia, Nahrungsbestandteile wie essentielle Fettsäuren, Spurenelemente und Vitamine eine wesentliche Rolle [48, 51, 73, 84].

2.9 Praktische Konsequenzen für die Hirnfunktionen

Eine seit langem bekannte praktische Konsequenz aus dem Phänomen der Prägung ist die frühzeitige Erkennung und Behandlung des **Schielens** ab der Säuglingszeit, um bleibende Sehstörungen zu vermeiden. Auch die intrauterinen **Bewegungen des Feten**, die intrauterine Reizaufnahme, die Ausbildung eines harmonischen **Schlaf-Wach-Rhythmus** und die **Vermeidung von Stress** sind nachgewiesenermaßen Faktoren, die über das Phänomen der Prägung die Gehirnentwicklung wesentlich beeinflussen. So ist bekannt, daß Schlafmangel, vor allem des REM-Schlafes, das Gehirnwachstum des Feten beeinträchtigt. Bei der Ausbildung einer endogenen Rhythmik spielen unterschiedliche Hormonkonzentrationen, u. a. der Gluko- und Mineralokortikoide eine wichtige Rolle, die über Rezeptoren im limbischen System, vor allem im Hippokampus wirken. Hier steuern sie die Apoptose von Nervenzellen, beeinflussen die Entwicklung der Emotionalität und der Erinnerungsfunktionen, aber auch den Alterungsprozeß. Plastizität des zentralen Nervensystems bleibt während des gesamten Lebens nachweisbar, hat ihre stärkste Ausprägung aber sicher in der ersten Lebensphase.

Von besonderem wissenschaftlichem Interesse ist der Einfluß umschriebener Störungen des nervalen Erregungsablaufes, z. B. bei Epilepsien, auf die Entwicklung der Gesamthirnfunktion. Hierbei können allgemeine Funktionsstörungen der Hirnrindenstrukturen und Verstärkungen der Epilepsie-Bereitschaft (Kindling) unterschieden werden. Dies spielt auch bei Überlegungen zur frühzeitigen neurochirurgischen Behandlung schwerer Epilepsien eine Rolle. So scheint sich die Prognose von Kindern mit schweren Epilepsien infolge umschriebener Hirnschädigungen dann zu verbessern, wenn die betroffenen Bereiche frühzeitig, d. h. innerhalb der ersten Lebensjahre ausgeschaltet bzw. entfernt werden. Erste Nachuntersuchungen bei Kindern mit neurochirurgischer Hemisphärektomie infolge der Anlagestörung einer Großhirnhälfte zeigen, daß erstaunlich viele Funktionen z. B. der Bewegungssteuerung und des Visus, evtl. auch der Sprache, von der gesunden Gegenseite übernommen werden können.
Als praktische Konsequenzen zur Förderung der ZNS-Plastizität können folgende Punkte angeführt werden:

- Die richtige Ernährung der Mutter vor allem in der Gravidität (z. B. Proteine, Eisen, Vitamine, Folsäure, Spurenelemente, essentielle Fettsäuren)
- Die Ernährung des Säuglings mit Muttermilch in den ersten Lebensmonaten
- Die Entwicklung eines natürlichen Schlaf-Wach-Rhythmus
- Die Vermeidung von Stress
- Die Förderung möglichst vielfältiger selbständiger Aktivitäten des Kindes
- Die Vermeidung einseitiger Reize.

Bei einer frühzeitig erkennbaren abnormen Entwicklung sind zusätzlich folgende Faktoren von Bedeutung:

- Frühe externe Stimulationen sollten möglichst vielfältig, synchron und submaximal ablaufen, z. B. in Form von sensiblen Reizen, Gleichgewichtsreizen und Muskelbewegungen um die Voraussetzungen für eigenständige Aktivitäten zu verbessern, z. B. durch verbesserte Kraftentwicklung.
- Störfaktoren, vor allem Epilepsien, zerebrale Durchblutungsstörungen und Sauerstoffmangelzustände sollten in der frühkindlichen Entwicklung schnell erkannt und konsequent vermieden werden.

Bisher gibt es keine spezifischen Medikamente oder andere medizinische Maßnahmen, die die Plastizität des zentralen Nervensystems direkt fördern. Eine solche Entwicklung ist vorerst auch nicht zu erwarten.

2.10 Die Geburt

Normalerweise handelt es sich bei der Geburt um einen optimal abgestimmten, natürlichen Vorgang mit einem aktiven Zusammenspiel zwischen Mutter und Kind. Besonders in der Einstellungs- und Austreibungsphase ist die aktive Mitarbeit des Kindes von wesentlicher Bedeutung. Die Geburt führt zu einer abrupten Änderung des Umgebungsmilieus für das Kind. Dennoch ist sie kein völliger Neubeginn, sondern ein relativ später Meilenstein im Leben des Kindes. Die Überwachungsmöglichkeiten der modernen Geburtshilfe haben die Gefahr eines Sauerstoffmangels während der Geburt wesentlich vermindert. Heute werden großzügig Kaiserschnittentbindungen aus mütterlicher Indikation z. B. bei zu engem Becken, bei Zustand nach vorangegangener Sectio und bei mangelnder Belastbarkeit durchgeführt. Eine Kaiserschnittentbindung aus kindlicher Indikation kann wegen zu großem Kopfumfang, vor allem aber zur Vermeidung einer kindlichen Versorgungsstörung bei Plazentaanomalien, Geburtsstillstand im Beckeneingang, Lageanomalien und Mehrlingsschwangerschaften notwendig sein. Vakuumextraktion und Zangenentbindung finden bei Geburtsstillstand in Beckenmitte oder am Beckenboden statt.

Die Lebensfrische des Neugeborenen wird üblicherweise mit dem **APGAR-Index** nach 5 und 10 Minuten beschrieben. Hiermit werden Atmung, Herzschlag, Muskeltonus, Hautfarbe und Reflexe beim Absaugen mit Ziffern zwischen 0 (fehlend) und 2 (gut) bezeichnet. Die Summe dieser Ziffern ergibt den Index-Wert (Score).

Symptom	0	1	2
Herzfrequenz	fehlt	unter 100/min	über 100/min
Atmung	fehlt	unregelmäßig	regelmäßig, kräftiges Schreien
Muskeltonus	fehlt	hypoton	regelrecht
Hautfarbe	blaß/grau	zyanotisch bis blaurot	rosig
Reaktion auf äußere Reize	fehlt	geringe Reaktion	deutliche Reaktion mit Grimassieren

Beurteilung nach WHO-Definition:

Apgarscore 8–10 Punkte:	lebensfrisches Neugeborenes
Apgarscore 6– 7 Punkte:	leichte Adaptationsstörung
Apgarscore 3– 5 Punkte:	mittelschwere Depression
Apgarscore 0– 2 Punkte:	schwerste Depression

Apgarwerte in den ersten Lebensminuten haben für die weitere Entwicklung des Kindes keine wesentliche Bedeutung. Erst wenn nach mehr als 5 Minuten der Apgar < 7 ist, besteht eine erhöhte Gefahr für bleibende Entwicklungsstörungen **(Risiko-Kind)**. Bläuliche Verfärbungen, besonders der Extremitäten und des Kopfes, sind nach einer Geburt sehr häufig und haben keine prognostische Bedeutung. So wird z. B. von J. W. von Goethe berichtet, daß er bei seiner Geburt „tiefschwarz und leblos“ gewesen sei.

Bei jedem Neugeborenen sollten die **Reifezeichen** aufgrund von Hautbeschaffenheit, Hautfarbe, Behaarung, Ohrform, Ausbildung der Brustwarzen und des Genitales sowie der Faltenbildung der Fußsohlen bestimmt werden.

Das Geburtsgewicht erlaubt keine sichere Aussage über die Schwangerschaftsdauer: 36% der Kinder mit einem Geburtsgewicht unter 2500 g haben eine Schwangerschaftsdauer über 37 Wochen (**Mangelgeborenes = small for date**); umgekehrt können z. B. Kinder diabetischer Mütter ein für die Schwangerschaftsdauer deutliches Übergewicht haben.

Frühgeborene sind Neugeborene mit einer Gestationsdauer von weniger als 37 vollendeten Schwangerschaftswochen. Die Grenzen der Lebensfähigkeit von Frühgeborenen liegen z. Zt. bei einer Schwangerschaftsdauer von mindestens 24 Wochen und einem minimalen Geburtsgewicht von 500–600 g.

Durch Verbesserungen der Schwangerschaftsvorsorge und der Geburtshilfe, vor allem aber der Neugeborenen-Intensivmedizin konnte die Neugeborenensterblichkeit wesentlich vermindert werden.

Spezielle Gründe hierfür sind u. a.

- die rechtzeitige Verlegung der Mutter vor einer Risikogeburt in ein Perinatalzentrum,
- die frühzeitige Anwesenheit eines erfahrenen Pädiaters im Kreißsaal und die standardisierte Versorgung des Risikoneugeborenen, z. B. mit frühzeitiger Atemhilfe, evtl. Intubation und maschineller Beatmung,
- der qualifizierte Transport des Neugeborenen,
- die Versorgung auf einer Neugeborenen-Intensivstation mit qualifiziertem Personal,
- der möglichst schonende Umgang mit Risiko-, Früh- und Neugeborenen,
- die frühzeitige Rückverlegung in die Geburtsklinik,
- das rooming-in mit der Mutter soweit irgend möglich.

Vielfältige Erfahrungen haben die Bedeutung einer **„sanften Geburt“** und des möglichst frühen Mutter-

Kind-Kontaktes eindrucksvoll bestätigt. Besonders in den ersten Minuten nach der Geburt ist das Neugeborene sehr aufnahmebereit für positive Reize, z. B. in Form von Hautkontakt und Ansprechen durch die Mutter. Ein frühzeitiges **„bonding"** fördert eine bleibende gute Eltern-Kind-Beziehung.

Bei einer notwendigen Aufnahme des Neugeborenen in einer Kinderklinik sollten die Eltern, soweit möglich, gut vorbereitet werden; die Gründe sollten frühzeitig dargelegt werden, und allen Beteiligten muß die Besonderheit der Entfernung des Kindes von der Mutter nach der Geburt bewußt sein. Eventuell kann ein Foto des Neugeborenen Ängste und Phantasien der Mutter verringern.

Möglichst frühzeitig sollten Eltern auch ihr krankes Kind besuchen können und in die Pflege einbezogen werden; besonders die Mutter sollte das Neugeborene früh berühren, streicheln und – soweit möglich – versorgen.

Vorurteile gegenüber der „Apparate-Medizin" bei schwerkranken und gefährdeten Früh- und Neugeborenen sind aufgrund der nachweisbaren Erfolge nicht gerechtfertigt. Immer mehr Frühgeborene auch mit einem Gestationsalter unter 32 Schwangerschaftswochen überleben mit guter Langzeitprognose. 1992 haben an großen perinatalen Zentren 70–90% der extrem unreifen Frühgeborenen mit einem Geburtsgewicht unter 1000 g überlebt, zwischen 1000 und 1500 g über 90%. Entscheidend sind die qualifizierte Überwachung des Risikoneugeborenen durch gut ausgebildetes ärztliches und pflegerisches Personal und der gezielte Einsatz sorgfältig ausgewählter apparativer und medikamentöser Maßnahmen. Eindrucksvoll hat sich in den vergangenen Jahren die Bedeutung einer „sanften" Intensivpflege durchgesetzt, bei der z. B. Stress und Schmerz des Frühgeborenen vermieden werden. Streicheln, Schaukeln und Hautkontakt, z. B. auch im Rahmen der „Känguruh-Methode", haben sich sowohl für das Kind als auch für die Mutter als sinnvoll erwiesen. Für viele Eltern Frühgeborener und kranker Neugeborener ist eine Selbsthilfegruppe zum Meinungs- und Erfahrungsaustausch mit anderen Eltern wichtig.

Ganz entscheidend für eine Bewertung des derzeitigen Aufwandes bei der Betreuung von Risikoneugeborenen ist die gründliche und differenzierte Beurteilung der Langzeitentwicklung aller intensivmedizinisch versorgten Kinder. Nur durch eine genaue Analyse ihrer langfristigen Lebensqualität ist eine sinnvolle Organisation der perinatalen Betreuung möglich (☞ 8.10, 8.11) [4, 13, 22, 23, 44, 51].

Beurteilung der normalen Entwicklung

3

H.-M. Strassburg

Inhalt

3.1 Grundlagen der Entwicklungsbeurteilung 45

3.2 Das 1. Lebensjahr 47

3.3 Grenzsteine und Variationen der frühkindlichen Entwicklung 48

3.4 Elternfragebogen 50

3.5 Die entwicklungsneurologische Untersuchung des Säuglings 52

3.5.1 Anamnese 52

3.5.2 Die kinderärztliche Untersuchung 53

3.5.3 Analyse der Spontanmotorik 56

3.6 Entwicklung im 2. und 3. Lebensjahr 57

3.7 Entwicklung im 4.–6. Lebensjahr 57

3.8 Schulkindalter 58

3.9 Jugendalter 61

3.1 Grundlagen der Entwicklungsbeurteilung

Wesentliche Grundlage der Entwicklungsdiagnostik von Kindern ist die sorgfältige Beschreibung ihres Verhaltens. Nach Prechtl werden dabei verschiedene **Aktivitätsgrade** unterschieden, deren Bestimmung eine Grundvoraussetzung für die Entwicklungsbeurteilung ist:

- Ruhiger Schlaf
- Unregelmäßiger Schlaf
- Ruhiges Verhalten im Wachzustand
- Aktives Verhalten
- Schreien.

Zwischen den Verhaltenszuständen gibt es keinen kontinuierlichen Übergang. Die günstigste Beurteilung erfolgt im Zustand des aktiven Verhaltens.

Folgende **Entwicklungsbereiche** können bei der Entwicklungsbeobachtung im frühen Kindesalter unterschieden werden:

- Große Körperbewegungen
- Kleine Körperbewegungen, Übergangsbewegungen
- Temperament
- Aufmerksamkeit
- Soziales Kontaktverhalten
- Spielverhalten
- Spiel- und Sprachäußerung

- Empfindungsfähigkeit
- Selbständigkeitsverhalten.

In jedem dieser Entwicklungsbereiche werden je nach Alter sehr unterschiedliche Aspekte berücksichtigt. Besonders in den ersten Lebensmonaten spielt die Beurteilung der **Motorik** eine ganz wesentliche Rolle. Dabei unterscheidet man **grob- (besser groß-) motorische Fähigkeiten** wie Drehen, Sitzen, Krabbeln, Stehen und Gehen von **feinmoto-**

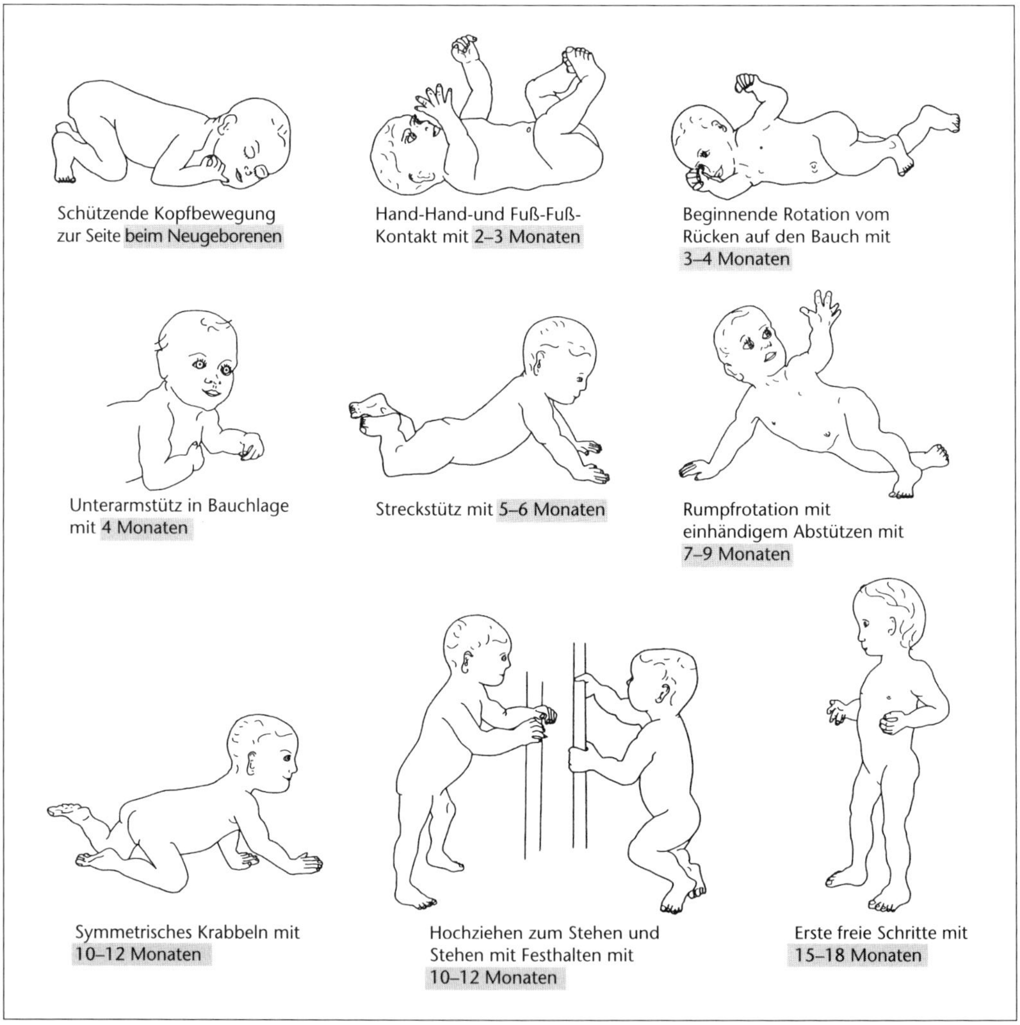

Abb. 3.1: *Übersicht über die wichtigsten Phasen der motorischen Entwicklung des Säuglings:*
a) *schützende Kopfbewegung zur Seite beim Neugeborenen.*
b) *Hand-Hand- und Fuß-Fuß-Kontakt mit 2–3 Monaten.*
c) *beginnende Rotation vom Rücken auf den Bauch mit 3–4 Monaten.*
d) *Unterarmstütz in Bauchlage mit 4 Monaten.*
e) *Streckstütz mit 5–6 Monaten.*
f) *Rumpfrotation mit einhändigem Abstützen mit 7–9 Monaten.*
g) *symmetrisches Krabbeln mit 10–12 Monaten.*
h) *Hochziehen zum Stehen und Stehen mit Festhalten mit 10–12 Monaten.*
i) *erste freie Schritte mit 15–18 Monaten. [M 143, F 125]*

rischen wie z. B. der Handgeschicklichkeit, der Mimik und Gestik. Neben **spontanen Bewegungen** werden in unterschiedlicher Form **provozierte Bewegungsabläufe**, z. B. die Lagereaktionen infolge von Positionsänderungen des Kindes im Raum, als Entwicklungskriterium herangezogen. Da jede motorische Äußerung in komplexer Weise mit verschiedenen sinnesphysiologischen Erfahrungen wie der Oberflächen- und Tiefensensibilität, dem Sehen, Hören und vestibulären Einflüssen verbunden ist, spricht man besser von **Sensomotorik**.
Prinzipiell sollte in einer mehrdimensionalen Betrachtungsweise versucht werden, den Stand der Entwicklung festzulegen, Fähigkeiten und Defizite einzugrenzen und hieraus eine Aussage zur Prognose abzuleiten (☞ 1.4.5).
Von einer Entwicklungsstörung ist der Verlust bereits erworbener Fähigkeiten, z. B. im Rahmen voranschreitender Erkrankungen abzugrenzen. Man spricht dann von **Aphasie** bei Sprachverlust, von **Apraxie** beim Verlust sinnvoller Bewegungssteuerung oder von **Demenz** bei einem Verlust der geistigen Fähigkeiten.

3.2 Das 1. Lebensjahr

Die Beurteilung der Entwicklung im 1. Lebensjahr hängt vor allem von der Spontanmotorik und Interaktionsfähigkeit des Kindes mit seiner Umgebung und erst in zweiter Linie von Reflexen und Reaktionen ab.

1. Monat

Während des 1. Lebensmonats ist die Körperhaltung durch einen überwiegenden Beugetonus der Extremitäten, die relativ wenig koordiniert zueinander bewegt werden, gekennzeichnet. Der Kopf kann noch nicht in der Mittellinie gehalten werden, in Bauchlage ist nur ein kurzes Heben des Kopfes über 45° möglich; Spontanbewegungen sind meist kurz und ruckartig, die Hände oft gefaustet. Dies läßt sich vor allem als Folge der relativen Muskelschwäche des Säuglings und der Auswirkung der Gravitation erklären.
Die Augenbewegungen sind meist unkoordiniert, dennoch kann ein gesundes Neugeborenes kurz fixieren. Es reagiert differenziert auf unterschiedliche Geräusche, Geruchs- und Geschmacksangebote und läßt sich trösten. Bei positiven äußeren Reizen, z. B. Körperkontakt und Ansprache durch die Mutter, kommt es zu vermehrten Saugbewegungen. Schreien bzw. Weinen kann als Ausdruck des Unwohlseins, z. B. bei Nässe, Kälte, grellem Licht, lauten Geräuschen, mangelnden Bewegungsmöglichkeiten oder Hunger gedeutet werden. Hierbei kann vor allem die Mutter das Kind trösten. Ein Lächeln kann noch nicht in einem eindeutigen sozialen Bezug beobachtet werden.

2. und 3. Monat

Im 2. und 3. Lebensmonat wird die Körperhaltung immer lockerer, der Wechsel von Beugung und Streckung wird seitengleich, die Hände sind häufiger offen. Der Kopf wird aktiv von einer Seite zur anderen gedreht, in Bauchlage kann er immer länger bis auf 90° angehoben werden, beim Hochziehen aus Rückenlage und in sitzender Position wird der Kopf mehr und mehr gerade gehalten.
Gesichter, vor allem Augen und Haarkranz, werden immer länger fixiert. Bei Geräuschen wird die eigene Aktivität unterbrochen. Die Artikulation wird vielfältiger und verändert sich in Abhängigkeit der vor allem von der Mutter vorgegebenen Tonhöhe.
Am Ende des 3. Lebensmonats kann für viele biologische Parameter ein deutlicher Wandel festgestellt werden. Das Kind beginnt, sich im Rumpf zu drehen und die Beine im Hüftgelenk zu beugen, greift gezielt nach Gegenständen und stabilisiert sich im Unterarmstütz in der Bauchlage. Das Gesicht der Eltern und bestimmte Gegenstände, z. B. die Milchflasche, werden wiedererkannt, das Lächeln wird immer mehr eine soziale Kontaktaufnahme. In dieser Zeit stabilisiert sich der Tag-Nacht- bzw. Schlaf-Wach-Rhythmus.

4.–6. Monat

In Rückenlage findet immer häufiger ein Lagewechsel mit Drehbewegung auf beide Seiten statt. Das Kind greift gezielt nach unterschiedlichen Gegenständen. In Bauchlage stabilisiert es sich zunehmend mit gestreckten Armen auf seinen Händen und beginnt aus dieser Position zu greifen (Streckstütz). Es führt Gegenstände zum Mund. Bei Traktion aus Rückenlage wird der Kopf in einer Linie mit dem Rumpf gehalten und durch Hochziehen der Schultern stabilisiert, Arme und Beine sind dabei gebeugt. In gehaltener, sitzender Position kommt es beim seitlichen Abkippen zu Stützbewegungen auf die offene Hand. In der schwebenden Bauchlage wird der Rumpf zunehmend gerade gehalten; bei Annäherung

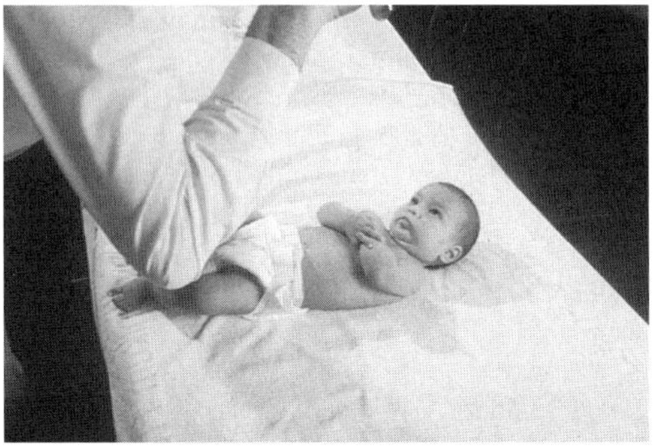

Abb. 3.2: Blickkontakt bei einem 4monatigen Säugling. Der Kopf ist in Rückenlage in Mittelstellung, die Augen fixieren den Untersucher; es besteht eine harmonische Handkoordination, die Beine liegen beidseits locker in leichter Beugestellung. [F 125]

von Kopf und Oberkörper an eine Unterlage werden die Hände in Sprungbereitschaft zum Abstützen geöffnet (Parachutereaktion). In der vertikalen Hängelage läßt sich bereits vor Erreichen der Unterlage eine Stehbereitschaft der Füße nachweisen. Bei der Seitwärtskippung aus der vertikalen Position besteht eine zunehmende Tonisierung der Rumpfmuskulatur mit Vertikaleinstellung des Kopfes. Der Säugling kann lange seine Hände betrachten, spielt mit ihnen, wechselt Gegenstände von einer zur anderen Hand. Er reagiert jetzt differenziert auf leise Geräusche. Er erkennt außer der Mutter noch andere Personen und vokalisiert mit unterschiedlichen Gurrlauten.

7.–9. Monat

Der Säugling dreht sich nun aktiv um seine Längsachse, wobei vor allem beim Wechsel von der Bauch- zur Rückenposition ein passives Abkippen von einer aktiven Rotationsbewegung unter Beteiligung des Kopfes, des Schultergürtels, des Beckens und der Beine abgegrenzt werden muß. Die Fähigkeit zum vollständigen Drehen von der Rücken- in die Bauchlage wird meist etwas später erworben. In der Bauchlage beginnt der Säugling um eine Nabelachse zu rotieren, kriecht und robbt rückwärts und vorwärts. Bei Traktion aus Rückenlage muß der Kopf nicht mehr durch hochgezogene Schultern stabilisiert werden, die Beine sind immer lockerer und mehr gestreckt. Das Kind kann frei sitzen. Es versucht Gegenstände außer Reichweite zu greifen und an sich heranzuziehen. Beim Greifen können zunehmend kleinere Gegenstände erfaßt werden, die Hände werden bewußt geöffnet und geschlossen. Das Kind macht erste Nachahmungsversuche, z. B. beim Anziehen und beim Füttern. Mit seiner Sprache reagiert es prompt auf Änderungen der Tonlage, bei fremden Personen äußert es Abwehr und Unwohlsein (Fremdeln).

10.–12. Monat

Das Kind versucht nun sich auf Händen und Füßen zu stabilisieren: Es kommt zum Krabbeln, evtl. auch kurzfristig zum Vierfüßlergang. Aus Bauch- und Rückenlage erreicht es selbständig das freie Sitzen mit gestreckten Beinen, oder es zieht sich über den Kniestand zum freien Stand mit Festhalten und anfangs noch deutlicher Hüftbeugung hoch.
Von hier kommt es zuerst zum Seitwärtsgehen an Gegenständen entlang („Küstenschiffahrt"). Die ersten freien Schritte sind mit einer deutlichen Retraktion der Ellbogen und wiederholtem Hinfallen, typischerweise auf das Gesäß, verbunden.
Das Kind betrachtet kleinere Gegenstände, kann Spielzeug an einer Schnur zu sich heranziehen, greift mit Daumen und Zeigefinger, wirft Gegenstände bewußt weg, ahmt Erwachsene in verschiedenen Gesten nach (Winken, Kopfwackeln). Es reagiert auf einfache verbale Aufforderungen und Verbote, beginnt mit Versteckspielen und artikuliert Doppelsilben (lala), die zunehmend zu ersten Worten geformt werden („Mama", „Papa" usw.) [16, 19, 22, 28, 33, 37, 44, 110, 117].

3.3 Grenzsteine und Variationen der frühkindlichen Entwicklung

In Tabelle 3.1 sind sog. **Grenzsteine der Entwicklung** von Kindern bei den Vorsorge-Untersuchungen U_2 bis U_6 und im 3. Lebenshalbjahr, aufgegliedert nach motorischer Entwicklung, Sprachentwicklung und sozio-emotionaler Entwicklung zusammengestellt, die von 90% eines Normalkollektivs erreicht werden. Ein Abweichen von einzelnen dieser Parameter muß nicht einer krankhaften Entwicklungsstörung entsprechen. Besonders zwischen dem 3. und 6. Lebensmonat lassen sich häufig „abnorme" Befunde erheben, so daß eine starre Gesetzmäßigkeit der Entwicklung im 1. Lebensjahr nicht aufrecht zu halten ist. Alle wesentlichen entwicklungsneurologischen Be-

Tab. 3.1: „Grenzsteine" der motorischen, sprachlichen und sozialen Entwicklung von Säuglingen und Kleinkindern (bis zum 18. Monat; weitere Entwicklung siehe Tab. 3.6)

Motorische Entwicklung	
U 2–1. Woche	Trinken ohne Probleme, kräftiges Schreien
U 3–1. Monat	In Bauchlage wird der Kopf mindestens 3 Sekunden angehoben
U 4–3. Monat	Sicheres Kopfheben in Bauchlage, Rumpf gerade
U 5–6. Monat	Sichere Kopfkontrolle bei jedem Lage- und Haltungswechsel
9. Monat	Fortbewegung in Bauchlage, dreht vom Rücken auf den Bauch, dreht um die eigene Achse, robbt vorwärts oder rückwärts
U 6–12. Monat	Kriecht bzw. krabbelt koordineirt auf Händen und Füßen, steht mit Festhalten
15. Monat	Kommt vom Stehen mit Festhalten alleine wieder zum Sitzen
18. Monat	Geht frei und sicher
Feinmotorische Entwicklung	
U 4–3. Monat	Spielt mit eigenen Fingern
U 5–6. Monat	Greift gezielt palmar
9. Monat	Scherengriff, d. h. Daumen und Zeigefinger werden flach gegeneinander geführt
U 6–12. Monat	Pinzettgriff beidseits, d. h. Daumen und Zeigefinger können mit ihrer Spitze auch kleine Gegenstände (z. B. Rosine) fassen
Sprachentwicklung	
U 3–1. Monat	Kurze gutturale Laute
U 4–3. Monat	Spontanes Vokalisieren
U 5–6. Monat	Vokalisieren auf Ansprache
9. Monat	Silbenketten mit „a" (wawa – rara)
U 6–12. Monat	Gezielter Einsatz von Doppelsilben mit „a" (mama, papa)
18. Monat	Sinngemäße Verwendung einzelner Worte (Opa, Ball)
Sozialisation und emotionale Entwicklung	
U 3–1. Monat	Läßt sich durch Aufnehmen und Ansprechen beruhigen
U 4–3. Monat	Lächelt Gesicht an
U 5–6. Monat	Freut sich über Zuwendung, Ansprechen, Anlachen
9. Monat	Unterscheidet zwischen bekannten und fremden Personen
U 6–12. Monat	Enge emotionale Bindung an Bezugspersonen
15. Monat	Ahmt Gestik (Winken, Backe Kuchen) und Laute nach
18. Monat	Versteht direkte Gebote und Verbote, macht Wünsche deutlich

funde sollten deshalb im Säuglingsalter vor allem beschrieben werden; eine definitive Diagnose ist oft nur durch Verlaufsbeobachtungen möglich.

Die komplexen und am höchsten organisierten Hirnleistungen wie **Handlungsplanung**, **Interaktion** und **Sprache** sollten in ihrer Bedeutung für die Entwicklungsbeurteilung besonders berücksichtigt werden.

Alle genannten Entwicklungsbeobachtungen können aber nur einen groben Anhalt geben – für eine Beurteilung und Bewertung ist vor allem die persönliche Erfahrung des Untersuchers ausschlaggebend. Die Feststellung einer Entwicklungsverzögerung muß dabei zunächst als Aufforderung angesehen werden, sich Gedanken über deren Ursache zu machen. Grundsätzlich kann man sagen, daß ein Zurückbleiben der Entwicklung um mehr als einen Monat im 1. Lebenshalbjahr, um mehr als zwei Monate im 2. Lebenshalbjahr und um mehr als drei Monate im 2. Lebensjahr eine weitere differenzierte Diagnostik notwendig macht. Die Konsequenzen hieraus können sehr vielfältig sein und müssen nicht schematisch die Einleitung spezieller Maßnahmen, z. B. von Physiotherapie bedeuten.

Bei allen Frühgeborenen ist es wichtig, zumindest während des 1. Lebensjahres das **korrigierte Alter**,

d. h. nach dem errechneten normalen Geburtstermin, als Grundlage der Entwicklungsbeurteilung heranzuziehen.
Typische **Variationen der Entwicklung** lassen sich beispielsweise bei Kindern feststellen, deren Bewegungsmöglichkeit in den ersten Lebensmonaten, z. B. durch Umwickeln der Beine, ständiges Tragen oder Lagerung in Schalen und weichen Unterlagen, stark eingeschränkt wurde. Innerhalb kurzer Zeit können sie am Ende des 1. Lebensjahres motorische Entwicklungsverzögerungen nachholen. Verhaltensbeobachtungen bei verschiedenen Völkern bieten hier viele interessante Vergleichsmöglichkeiten, die jedoch nur sehr begrenzt auf die Lebensbedingungen in den Ländern mit moderner Zivilisation übertragen werden können. So ist durch ständige Fixierung der Beinbewegungen im 1. Lebensjahr, z. B. durch Wickeln auf ein Brett bei Indianer- und Turkstämmen, die Rate von Hüftgelenkserkrankungen und funktionellen Fußfehlstellungen signifikant höher. Auch kann bei vielen Naturvölkern das oft stammestypische Tragen des Säuglings durch die Mutter während ihrer z. T. schweren körperlichen Beschäftigung und die damit verbundenen intensiven Stimulationen von z. B. Muskulatur, Gleichgewichtsorgan und Körperempfindungen nicht mit dem ängstlich-vorsichtigen Herumtragen eines Säuglings bei einer mitteleuropäischen Mutter verglichen werden.
Kinder, die früh in senkrechte Positionen gebracht wurden, z. B. durch passives Hinsetzen, Hochziehen zum Stehen, Gehübungen und Benutzung eines „Gehfreis", versuchen vorzeitig, immer wieder diese Positionen einzunehmen, bleiben jedoch in ihren Bewegungsübergängen ungeübt und unsicher, stürzen häufiger, sind länger auf fremde Hilfe angewiesen und können zunehmend ihre Umgebung beunruhigen (☞ 9.4 gastro-ösophagealer Reflux).
Einige Kinder können ohne erkennbare neurologische Störungen lange in sitzender Position verbleiben, entwickeln hieraus auch eine Fortbewegung („Hosenrutscher"); sie zeigen lange keine Stehbereitschaft („Wolkensitzer"), richten sich jedoch in der Regel während des 2. Lebensjahres unabhängig von weiteren Maßnahmen innerhalb kurzer Zeit zum freien Stehen und Gehen auf (☞ auch 7.3 „muskuläre Hypotonie"). Manche anderen Kinder, die gegenüber dem Normalkollektiv eine gleichbleibende Verzögerung ihrer großmotorischen Fähigkeiten aufweisen, haben im feinmotorischen, sozialen und sprachlichen Bereich eine eher überdurchschnittliche Entwicklung – zwischen dem 2. und 3. Lebensjahr gleichen sich die verschiedenen Entwicklungsbereiche zunehmend an.

Jedes Kind sollte in seinen eigenen, dem jeweiligen Entwicklungsstand angemessenen Bewegungsaktivitäten gefördert werden. Positionen, die ein Kind nicht selbständig einnehmen kann, vor allem Sitzen und Stehen, sollten unter normalen Umständen während des gesamten 1. Lebensjahres vermieden werden.

Die Bewegungsentwicklung findet in den ersten Lebensmonaten beim wachen Kind am besten in Rückenlage auf einer Bodendecke statt. Das Kind sollte so angezogen sein, daß es möglichst frei seine Beine bewegen und Drehbewegungen im Rumpf ausüben kann (z. B. Strampelsack). Schwere Decken und weiche Kissen sollten möglichst vermieden werden; sofern es nicht zu kalt ist, reicht während des Schlafens oft ein weiter Schlafsack [19, 22, 33, 44, 106, 110, 117, 151].

3.4 Elternfragebogen

Um die oft vielfältigen Aspekte der Entwicklungsbeurteilung zeitsparend und unabhängig von ungünstigen Untersuchungsbedingungen bewerten zu können, haben sich Elternfragebögen bewährt. So sollten bei jeder genaueren Entwicklungsuntersuchung standardisierte Angaben zur Anamnese und zu Beobachtungen beim Kind vorliegen. Beispiele sind:
„Die ersten 365 Tage im Leben eines Kindes" von Hellbrügge und Mitarbeitern, der „neue Denver-Elternfragebogen" (NDE) von Frankenburg und Mitarbeitern, das Entwicklungsgitter nach Kiphard und der Entwicklungsfragebogen des ungarischen Loczy-Institutes.
Vorteile solcher Fragebogen sind die bewußte Beobachtung in gewohnter und entspannter Umgebung beim täglichen Umgang und im freien Spielverhalten sowie die frühzeitige Erkennung von Entwicklungsauffälligkeiten durch regelmäßige Einträge.
Nachteile sind eine übermäßige Konzentration auf bestimmte Entwicklungsschritte, die Fixierung auf unwesentliche Auffälligkeiten und damit eine Verunsicherung der Eltern. Außerdem werden durch die genauen Instruktionen Bewegungsabläufe und Entwicklungsparameter überbewertet und fälschlicher-

Tab. 3.2: Frühkindliche Entwicklungsschritte nach dem Elternfragebogen des Loczy-Institutes (modifiziert nach Strassburg, 1997)

Bewegungsentwicklung	3%	75%	97%
Dreht sich auf die Seite	3 Mon.	5 Mon.	7 Mon.
Dreht sich auf den Bauch	4 Mon.	6 Mon.	8 Mon.
Dreht sich auf den Bauch und zurück	4 Mon.	7 Mon.	9 Mon.
Rollt sich	6 Mon.	9 Mon.	10 Mon.
Kriecht auf dem Bauch	7 Mon.	11 Mon.	13 Mon.
Erhebt sich in halbsitzende Positionen	8 Mon.	10 Mon.	14 Mon.
Setzt sich auf	9 Mon.	13 Mon.	16 Mon.
Spielt sitzend	10 Mon.	14 Mon.	17 Mon.
Setzt sich auf ein Stühlchen	12 Mon.	17 Mon.	21 Mon.
Krabbelt auf Knien und Händen	8 Mon.	13 Mon.	16 Mon.
Kniet auf	9 Mon.	12 Mon.	15 Mon.
Steht – sich festhaltend – auf	9 Mon.	14 Mon.	16 Mon.
Unternimmt – sich festhaltend – Schritte	10 Mon.	14 Mon.	17 Mon.
Steht frei auf	12 Mon.	17 Mon.	21 Mon.
Unternimmt erste freie Schritte	12 Mon.	17 Mon.	21 Mon.
Geht sicher	13 Mon.	18 Mon.	21 Mon.
Steigt Treppen im Nachstellschritt	15 Mon.	24 Mon.	27 Mon.
Steigt Treppen mit Schrittwechsel	24 Mon.	30 Mon.	33 Mon.
Verhalten während der Pflege, des Fütterns und des Essens	**3%**	**75%**	**97%**
Öffnet bei Berührung mit dem Löffel den Mund	2 Mon.	4 Mon.	5 Mon.
Öffnet beim Anblick des Löffels den Mund	3 Mon.	6 Mon.	7 Mon.
Kann mit dem Löffel regelrecht gefüttert werden	5 Mon.	9 Mon.	13 Mon.
Versucht selbständig zu essen	12 Mon.	18 Mon.	21 Mon.
Ißt selbständig mit dem Löffel	15 Mon.	21 Mon.	24 Mon.
Hält das Glas und neigt es	5 Mon.	15 Mon.	19 Mon.
Trinkt selbständig aus einem Glas	6 Mon.	12 Mon.	17 Mon.
Knabbert	7 Mon.	10 Mon.	17 Mon.
Kaut regelrecht und gründlich	13 Mon.	21 Mon.	24 Mon.
Entspannt sich	1 Mon.	2 Mon.	4 Mon.
Wirkt bei der Pflege mit, reagiert auf Ansprache	3 Mon.	6 Mon.	10 Mon.
Plantscht im Bad mit den Händen	4 Mon.	8 Mon.	18 Mon.
Hilft, z. B. beim An- und Ausziehen	5 Mon.	8 Mon.	21 Mon.
Regt ein Spiel an	6 Mon.	15 Mon.	18 Mon.
Schlüpft mit Armen/Beinen in Kleidungsstücke hinein und heraus	9 Mon.	15 Mon.	24 Mon.
Zieht einige Kleidungsstücke aus	10 Mon.	21 Mon.	30 Mon.
Fängt an sich zu waschen	13 Mon.	21 Mon.	36 Mon.
Wäscht die Hände	21 Mon.	27 Mon.	36 Mon.
Zieht einige Kleidungsstücke an	24 Mon.	30 Mon.	36 Mon.
Knöpft auf	24 Mon.	30 Mon.	
Zieht die Schuhe an	27 Mon.	36 Mon.	
Putzt die Zähne	30 Mon.	33 Mon.	
Entwicklung der Auge-Hand-Koordination sowie der Hantier- und Spieltätigkeit	**3%**	**75%**	**97%**
Folgt mit den Augen	1 Mon.	2 Mon.	3 Mon.
Betrachtet seine Hand	1 Mon.	4 Mon.	5 Mon.
Spielt mit seinen Händen	3 Mon.	4 Mon.	5 Mon.
Versucht Gegenstände zu erreichen	4 Mon.,	5 Mon.	6 Mon.
Greift zielsicher, faßt an	4 Mon.	6 Mon.	7 Mon.
Hebt einen Gegenstand unaufgefordert auf	5 Mon.	6 Mon.	8 Mon.

⇩

Tab. 3.2: Fortsetzung

Entwicklung der Auge-Hand-Koordination sowie der Hantier- und Spieltätigkeit	3%	75%	97%
Hantiert variabel mit einem Gegenstand	6 Mon.	8 Mon.	9 Mon.
Schlägt im Spiel zwei Gegenstände zusammen	7 Mon.	9 Mon.	11 Mon.
Steckt zwei Gegenstände ineinander	8 Mon.	11 Mon.	14 Mon.
Hantiert mit mehreren Gegenständen	9 Mon.	14 Mon.	17 Mon.
Baut	10 Mon.	21 Mon.	27 Mon.
Spielt Rollenspiele allein	15 Mon.	24 Mon.	27 Mon.
Spielt Rollenspiele mit anderen Kindern	21 Mon.	27 Mon.	30 Mon.
Regt Rollenspiele mit anderen Kindern an	21 Mon.	30 Mon.	33 Mon.

Entwicklung des Sprachverständnisses sowie des Sprechens	3%	75%	97%
Achtet auf den Sprechenden	1 Mon.	2 Mon.	3 Mon.
Formt den Mund auf Ansprache, lächelt	2 Mon.	3 Mon.	4 Mon.
„Antwortet" fortlaufend	3 Mon.	5 Mon.	8 Mon.
„Versteht" Worte während der Pflege	5 Mon.	9 Mon.	11 Mon.
„Versteht" Worte außerhalb der Pflege	8 Mon.	12 Mon.	18 Mon.
Ist mit Worten zu leiten	12 Mon.	21 Mon.	24 Mon.
			4 Mon.
Gibt Laute von sich	1 Mon.	3 Mon.	5 Mon.
Lallt	2 Mon.	3 Mon.	11 Mon.
Lallt mit Silben	5 Mon.	8 Mon.	24 Mon.
Gebraucht Worte	12 Mon.	18 Mon.	27 Mon.
Gebraucht Zweiwortsätze	14 Mon.	24 Mon.	30 Mon.
Gebraucht erweiterte Sätze	18 Mon.	27 Mon.	30 Mon.
Gebraucht zusammengesetzte Sätze	21 Mon.	27 Mon.	
Spricht fließend und verständlich	21 Mon.	36 Mon.	

weise ständig wiederholt, wie z. B. die Kopfkontrolle bei Traktion, das freie Sitzen und das Hinstellen. Am ehesten wird diese Gefahr bei der Verwendung des im ungarischen LOCZY-Institut von E. PIKLER und ihren Mitarbeiterinnen entwickelten Elternfragebogens vermieden.

Es folgt eine Zusammenstellung der wesentlichen Kriterien des LOCZY-Beobachtungsbogens mit Angaben, wann 3%, 75% und 97% der Kinder die Kriterien erfüllt haben [117, 151].

3.5 Die entwicklungsneurologische Untersuchung des Säuglings

3.5.1 Anamnese

Auf die Vielzahl möglicher Risikofaktoren für die Säuglingsentwicklung wurde bereits hingewiesen (☞ 1.2.5); eine direkte Wertung ist praktisch nicht möglich, insbesondere erlaubt eine Summation mehrerer Risikofaktoren keine Aussage zur weiteren Prognose. Die Berücksichtigung optimaler Faktoren hat sich in der Praxis als zu umständlich erwiesen, zeigt jedoch bei wissenschaftlichen Untersuchungen befriedigende Ergebnisse. Anamnestische Angaben zur Geburt, insbesondere zum Apgarwert können nur sehr begrenzt verwendet werden. Während der Neugeborenenperiode ist vor allem die Fähigkeit zu trinken ein wesentliches prognostisches Zeichen. Bilirubinerhöhungen unter 20 mg%, bläuliche Verfärbungen der Extremitäten und auffallend lange Schlafphasen haben keine wesentliche prognostische Bedeutung. Wichtig ist bei der ärztlichen Entwicklungsuntersuchung des Säuglings, die Eltern auf die von ihnen beobachteten Auffälligkeiten anzusprechen. Hierzu gehören beispielsweise mangelnde Reaktion auf Geräusche, auf Lichtreize, fragliche Anfallssymptome, auffallendes Schreien, auffallende Atempausen oder sonstige Auffälligkeiten während des Schlafes.

3.5.2 Die kinderärztliche Untersuchung

Vor der pädiatrischen Grunduntersuchung ist die Feststellung von Körpergewicht, Länge und Kopfumfang unabdingbar. Sie sollte beim ausgezogenen, wachen Säugling auf einer ausreichend großen Unterlage stattfinden. Bei der Inspektion sollte auch auf kleine körperliche Anomalien, sog. Dysplasien, geachtet werden, die bei der Diagnosestellung von Bedeutung sein können (Tab. 3.3). Herz und Lunge müssen auskultiert, das Abdomen sorgfältig abgetastet, die Knochen überall palpiert und die Gelenke passiv bewegt werden.

Die Untersuchung von Reflexen und Reaktionen ist im Säuglingsalter ein Bestandteil der neuropädiatrischen Diagnostik, kann aber nicht als alleinige Grundlage der Entwicklungsbeurteilung akzeptiert werden.

In Tab. 3.4 und Abb. 3.3 sind wesentliche **Reflexe, Reaktionen und motorische Verhaltensweisen im 1. Lebensjahr** zusammengefaßt.

Eine Zusammenstellung von sieben Lagereaktionen während des 1. Lebensjahres wird von VOJTA als Grundlage der motorischen Entwicklungsdiagnostik eingesetzt (☞ 13.4).

Wesentlich ist die **Beobachtung der Spontanmotorik**, ob sie vermehrt oder vermindert ist, variabel oder stereotyp, ob Hinweise für verminderte Bewegungen (Paresen) bestehen oder auffallende Muster und Streckbewegungen (☞ 7.1.1).

Die **Greiffähigkeit** sollte primär beobachtet werden, z. B. Hand-Hand-, Hand-Mund- und Hand-Knie-Fuß-Koordination; anschließend sollte das bewußte Ergreifen des Fingers oder eines Gegenstandes geprüft werden.

In Rückenlage sollten die **Kopfkontrolle** und die Orientierung zur Mittellinie, die Symmetrie des Rumpfes sowie die Arm- und Beinkoordination beurteilt werden. Es folgt die Beobachtung der spontanen oder induzierten Drehbewegung von der Rücken- in die Bauchlage, möglichst über beide Seiten. In der Bauchlage ist das Anheben des Kopfes, des Körperschwerpunktes (Brustbein), des Bauches sowie die Einnahme einer Unterarmstütz- oder Streckstützhaltung zu dokumentieren.

Aus der Rückenlage erfolgt die **Traktion** (Hochziehen) durch Ergreifen beider Hände, dabei wird auf die Kopf- und Rumpfkontrolle sowie auf den Tonus der Arme und die Stellung der Beine geachtet. Es reicht, dies bei 20–30°-Traktion zu beobachten.

Im **Sitzen** wird die Stabilität, die Rumpfhaltung und die Abstützbewegung beim Seitkipp untersucht. In der **Achselhängelage** werden Kopf- und Armstellung sowie Bein- und Fußstellung, besonders bei Annäherung an eine Unterlage, bewertet (optische Stehbereitschaft). In der **schwebenden Bauchlage** sollten

Tab. 3.3: Kleine Dysplasien (morphologische Auffälligkeiten)

Schädelform (zu lang, zu breit, asymmetrisch usw.)
Haare (Struktur, Wirbel, Alopezie (= umschriebene Glatzenbildung), Nacken- und Stirnansatz)
Ohren (Muscheldysplasie, Ohrhöcker, Anhängsel)
Augenbrauen (Zusammenwachsen über der Nasenwurzel = Synophris)
Augenlider (Lidachse, Ptosis = Herabhängen eines Augenlids)
Augenabstand (verbreitert = Hypertelorismus, verschmälert = Hypotelorismus)
Exophthalmus, Protrusio bulbi (Vorwölbung des Augapfels)
Mundform (Lippen, oberer und unterer Bogen, laterale Mundspalte)
Oberkieferhypoplasie (Hypoplasie = Unterentwicklung)
Nasenform (Größe, Biegung, Öffnung der Nasenlöcher)
Unterkiefer (zu klein = Hypoplasie, nach hinten verlagert = Retrognathie)
Zahnfehlstellungen, abnorme Zahnformen
Hals- und Schulter (Hochstand, Pterygium = seitliches „Flügelfell")
Hände (Form, Handlinien, Klinodaktylie = Überkreuzen von Fingern und Zehen, Daumenansatz, Daumenform, Vierfingerfurche)
Mamillen (Abstand, Form, zusätzliche Mamillen)
Thoraxform (Trichter- oder Hühnerbrust, Glockenthorax)
Rektusdiastase (Auseinanderweichen der beiden geraden Bauchmuskeln) nach dem 1. Lebensjahr
Haut (Pigment, Verhornung, Faltenbildung)
Naevi (umschriebene Hautveränderungen, z. B. kapillär, kavernös, pigmentiert, depigmentiert)
Unterhautfettgewebe
Weibliches Genitale (Labien, Klitoris, Harnröhrenmündung)
Männliches Genitale (Penisgröße, Hodendeszensus und -größe, Harnröhrenmündung, Vorhautveränderungen)

Tab. 3.4: Reflexe, Reaktionen und motorische Verhaltensweisen im 1. Lebensjahr

Phänomen	Erklärung des Ablaufs	Zeitraum des Auftretens
Fluchtreaktion	Beugebewegungen der Extremitäten bei schmerzhaften Reizen	Bereits ab der 8. Gestationswoche nachweisbar
Such-, Saug- und Schluckreaktion	Einheitliche Verhaltensweise des Feten und jungen Säuglings, um mit dem Mund die Nahrung zu erlangen und aufzunehmen	Ist bereits intrauterin nachweisbar, wird nach dem 2. Monat zunehmend variabel
Greifreaktion	Palmares Greifen bei Berührung der Hand- bzw. Fußinnenfläche	Intrauterin nachweisbar, verschwindet nach dem 2. Monat
MORO-Reaktion 1. Phase	Durch ruckartige Änderung der Kopfposition, laute Geräusche, Licht u. ä. Reize Auslösung von plötzlichem Abspreizen der Arme, Öffnen der Hände, Strecken der Beine, oft verbunden mit Zeichen des Unwohlseins (Abb. 3.3a)	Intrauterin nicht nachweisbar, verschwindet nach dem 4. Monat
2. Phase	Anschließende, z. T. repetitive Beugung der Arme im Sinne einer Umklammerung	Verschwindet nach dem 2. Monat
Asymmetrischer tonischer Nackenreflex (ATNR)	Kopfwendung zur Seite aus der Rückenlage durch den Untersucher führt zur Streckung der Extremitäten auf der „Gesichtsseite" und Beugung auf der Gegenseite (Abb. 3.3b)	Bis zum 6. Monat physiologisch, bei Persistenz pathologisch, wenn dadurch andere Bewegungen blockiert werden
Symmetrischer tonischer Nackenreflex (STNR)	Passive Beugung des Kopfes aus der Rückenlage führt zur Beugung des Arme und Streckung der Beine, Überstreckung des Kopfes zu umgekehrten Bewegungen (Abb. 3.3c und d)	Bis 5. Monat physiologisch, sonst wie ATNR
GALANT-Reaktion	Bestreichen des Rückens seitlich der Dornfortsätze von oben nach unten löst eine Biegung der Wirbelsäule zur gleichen Seite aus (Abb. 3.3e)	Verschwindet nach dem 4. Lebensmonat
Suprapubischer Streckreflex	Druck auf Symphyse führt zur Streckung der Beine und Füße	Verschwindet nach dem 4. Lebensmonat
Gekreuzter Streckreflex	Beugung in Hüfte und Kniegelenk auf einer Seite führt zur kontralateralen Streckung	Verschwindet nach dem 4. Lebensmonat
LANDAU-Reaktion	Zunehmende Aufrichtung des Kopfes und Streckung von Rumpf und Beinen in horizontaler Schwebelage	Ab dem 5. Monat nachweisbar
Seitliches Abstützen	Zunehmend prompte Abstützbewegung der Hand bei seitlichen Kippbewegungen des Rumpfes im Sitzen	Ab dem 3. Monat nachweisbar
Seitlagereaktion	Beim Abkippen aus der vertikalen in die horizontale Schwebelage Geradstellung des Rumpfes und zunehmende Ausrichtung gegen die Schwerkraft bei lockerer Beugung von Armen und Beinen	Ab dem 4. Monat nachweisbar
Sprungbereitschaft (Parachute-Reaktion)	Auffangen mit beiden Händen bei rascher Annäherung des Gesichtes an die Unterlage	Ab dem 5. Monat nachweisbar
Optische Stehbereitschaft	Streckung der Füße in Achselhängelage vor Erreichen der Unterlage	Ab dem 5. Monat nachweisbar

die Kontrolle von Kopf und Rumpf und die Streckung der Beine (LANDAU-Reaktion) sowie die Sprungbereitschaft (Parachute-Reaktion) bewertet werden. In der **Seitenlage** werden bei langsamer Kippung des Rumpfes zur Seite die Stellreaktion des Kopfes und des Rumpfes im Raum sowie der Tonus der Rumpfmuskulatur überprüft. Eine abrupte Seitkippung ist nach unserer Ansicht nicht unbedingt notwendig.

Die **Eigen- und Fremdreflexe** sollten zumindest anhand des Patellarsehnenreflexes und des Versuchs, einen Fußklonus (☞ 2.6) auszulösen, geprüft werden (unter einem Klonus versteht man einen gesteigerten Reflex in Form eines rhythmischen Zuckens). Auffällig sind fehlende Reflexe, verstärkte Reflexe mit verbreiteter Auslösezone und ein unerschöpflicher Fußklonus.

Beim **Muskeltonus** (Tonus = Grundspannung) sollte zwischen Normotonie, Hypotonie (vermindertem Tonus) und Hypertonie (vermehrtem Tonus) an den Extremitäten und im Rumpfbereich differenziert werden. Bei einer Spastik (☞ 7.1.1) ist in der Regel ein „Taschenmesserphänomen“ auslösbar, d. h. nach anfänglich erhöhter Anspannung fällt der Tonus zusammen. Oft lassen sich bei spastischen oder extrapyramidalen Bewegungsstörungen gleichzeitig erhöhte und verminderte Tonisierung der Muskulatur nachweisen (Dystonie).

Unbewußte Spontanbewegungen können als Dyskinesien, Myoklonien, Klonus oder Tremor differenziert werden (siehe 7.1.3).

Die Blickfolge sollte nach beiden Seiten, nach oben und nach unten geprüft werden, wobei auf einen Parallelstand der **Augen** geachtet werden muß. Evtl. können der Optikofazialreflex (Zusammenkneifen der Lider bei Lichtreiz) und der optokinetische Nystagmus (ruckartige Augenbewegungen, die bewegten Gegenständen, z. B. einer rotierenden Trommel, folgen) ausgelöst werden. Die Pupillenreaktion wird beidseits direkt und indirekt geprüft. Die **Hörreaktion** wird getestet mit dem akustikofazialen Reflex (Zusammenkneifen der Lider bei plötzlichem Geräusch), der Reaktion auf Ansprache sowie mit der Ablenkaudiometrie, am besten mittels einer Hochtonrassel, die man nach vorherigen Ablenkmanövern einsetzt.

Ganz wesentlich ist die genaue Beobachtung der **Interaktionsfähigkeit**, z. B. des Kontaktverhaltens zwischen der Mutter und ihrem Kind sowie der Reaktion des Kindes auf den Untersucher: Zu beachten sind dabei die Fähigkeit zu trösten und getröstet

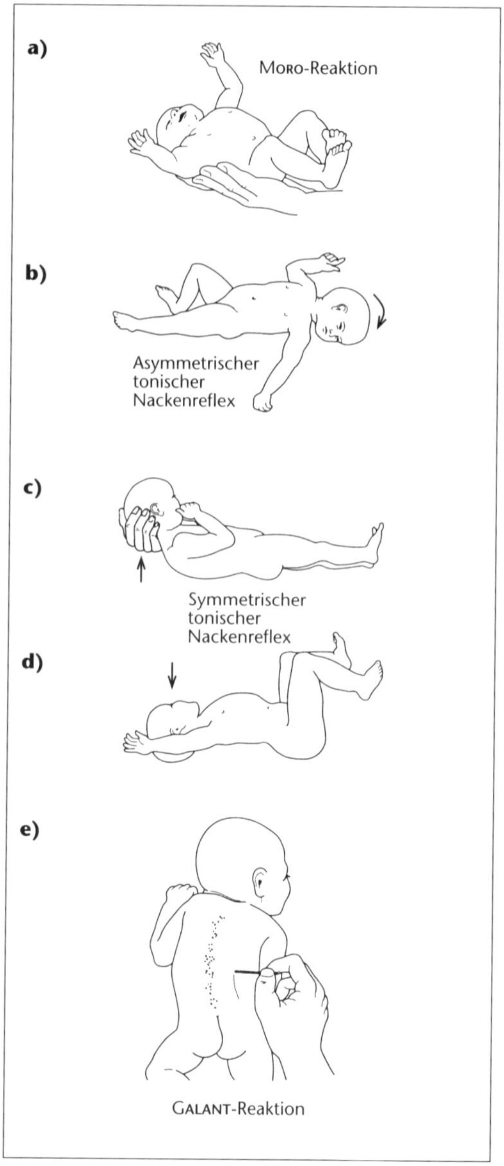

Abb. 3.3: Schematische Darstellung einiger neurologischer Untersuchungen beim Säugling (vgl. Tab. 3.4). [B 216]

zu werden, reaktives Lächeln, verschiedene Fremdelreaktionen, das Schreiverhalten, die vorsprachlichen und sprachlichen Fähigkeiten. Ein erstes Lächeln kann als angeborener Ausdruckskomplex oder Reflexlächeln angesehen werden. Ein Übergang zum Kontaktlächeln ist ab dem 2. Monat festzustellen.

Tab. 3.5: Alarmsymptome in der kindlichen Entwicklung (modifiziert nach TOUWEN)

Symptom	Bezug zum Alter
Vernachlässigung eines Armes oder Beines, asymmetrische Bewegungen	In jedem Alter auffällig
Muskuläre Hypotonie im Schultergürtel	In jedem Alter auffällig
Kopfhalteschwäche beim Traktionstest oder beim Sitzen	Ab 2. Monat
Bewegungsarmut und Mangel an Initiative	Zunehmend wichtig nach dem 1. Monat
Tremor während spontaner Bewegungen, besonders wenn das Kind nicht schreit	Zunehmend nach dem 4. Lebensmonat verdächtig
Stereotype Streckung in Hüft-, Knie- und Fußgelenk in der vertikalen Hängelage	Nach dem 5. Lebensmonat auffällig
Persistierender asymmetrischer tonischer Nackenreflex (ATNR, vgl. Tab. 3.4, Abb. 3.3)	Nach dem 7. Lebensmonat auffällig
Imperativer (zwanghafter) ATNR	In jedem Alter auffällig
Ständiger und imperativer Opisthotonus (krampfhafte Überstreckung des Rumpfes)	Immer, vor allem nach dem 3. Lebensmonat auffällig
Mangelnde Reaktion auf Lärm	In jedem Alter, besonders nach der 6. Lebenswoche auffällig
Auffallend schrilles, monotones Schreien	In jedem Alter auffällig
Unzureichende Blickfolgebewegung	Ab der 6. Lebenswoche auffällig
Konstantes Schielen (Strabismus)	In jedem Alter auffällig
Weite Nähte, vorgewölbte Fontanelle, abnormer Schädelumfang	In jedem Alter auffällig
Konstantes Sonnenuntergangsphänomen = „Versinken" der unteren Hornhautanteile des Auges hinter dem Unterlid (☞ 8.7.2 (Hydrozephalus), Abb. 8.7), ggf. mit Erbrechen	In jedem Alter auffällig; ein inkonstantes Sonnenuntergangsphänomen kann evtl. bis zum 3. Lebensmonat bestehen bleiben

3.5.3 Analyse der Spontanmotorik

In Anlehnung an die Beobachtung der intrauterinen Bewegungsabläufe haben vor allem H. F. PRECHTL und Mitarbeiter Kriterien zur Auswertung der spontanen, unwillkürlichen Bewegungen beim jungen Säugling erarbeitet. Dieser wird möglichst völlig entkleidet und in wachem, sattem Zustand in Rückenlage auf einer nicht zu weichen Unterlage gelagert; die spontanen Bewegungen werden im Ganzkörperformat mit einer **Videokamera** aufgenommen. Wesentliche Beurteilungskriterien sind dabei vor allem die Variabilität und Harmonie der Bewegungsabläufe im Gegensatz zu stereotypen, abgehackten und eingeschränkten Bewegungen. Dabei wurden neue Bewegungsqualitäten mit englischen, schwer zu übersetzenden Fachbegriffen wie writhing, fidgety und oscillating beschrieben und definiert; damit sind vor allem differenzierte Fein- und Übergangsbewegungen der Hände und Füße gemeint. Es konnte nachgewiesen werden, daß die spontanen Bewegungsabläufe von verschiedenen Untersuchern objektiv vergleichbar eingeschätzt und bewertet werden können und daß sie eine wesentliche Bereicherung der Beurteilungsmöglichkeit für die Entwicklung besonders in den ersten Lebensmonaten darstellen.

Auch bei älteren Säuglingen und Kleinkindern können durch Videodokumentationen des spontanen Verhaltens, insbesondere beim freien Spiel, wertvolle Aussagen zur Gesamtentwicklung gemacht werden. Zusätzlich kann eine Beobachtung der Mutter-Kind-Interaktion in Standardsituationen wie Wickeln, Füttern oder Beruhigen wichtige Erkenntnisse erlauben. Dies kann durch spezielle Anordnungen, z. B. Video-Doppelbild von Mutter und Kind oder Aufforderungen zu bestimmten Verhaltens-Modifikationen, z. B. einer vorübergehenden mimischen Starre bei der Mutter, noch verbessert werden.

Die **allgemeinen Entwicklungstests** werden in 12.4.2 besprochen [9, 13, 22, 32, 33, 37, 79, 110, 117].

3.6 Entwicklung im 2. und 3. Lebensjahr

In diesem Alter ist die kindliche Entwicklung durch eine ausgeprägte Variabilität gekennzeichnet. Aufgrund der meist heftigen Abwehr bei allen manipulativen Untersuchungen basiert ihre Beurteilung überwiegend auf der Beobachtung von Motorik, Wahrnehmungsfähigkeit, aktiver Sprache, Sprachverständnis, Interaktion und Gedächtnis. Das Kind geht zunehmend sicherer auch auf unebenem Boden, es beginnt zu laufen (d. h. es hebt beide Füße gleichzeitig vom Boden ab), beginnt auf Möbel zu klettern und lernt, Gefahren abzuschätzen.

Die Feinmotorik wird zunehmend differenzierter, Gegenstände werden auseinander genommen und zusammengesteckt, unterschiedliche Formen werden erkannt, das Kind spielt mit einem Ball. Dabei kommt es häufig zu Wiederholungen, z. B. häufigem Klopfen und Schütteln. Am Ende des 2. Lebensjahres kann meist ein Turm aus vier Steinen gebaut werden, erste einfache Puzzle werden zusammengesteckt. Das Kind kann einfache Aufträge ausführen, will bei Aufgaben im Haushalt helfen und benennt Körperteile. Es freut sich an Versteck-, Rollen- und Fiktionsspielen, z. B. wenn ein Holzstück als Auto, Puppe oder Werkzeug eingesetzt wird. Das Sprachverständnis nimmt rasch zu. Das Kind erkennt Melodien und beginnt zu tanzen. Am Ende des 2. Lebensjahres sollte das Kind mindestens 20 Worte außer „Mama" und „Papa" sprechen. Im 3. Lebensjahr spricht es wenigstens Dreiwortsätze. Meist nennt es sich zuerst mit Vornamen, dann verwendet es das „ich". Beim Essen führt es zunehmend selbständig die Nahrung zum Mund; es beginnt sich selbständig auszuziehen. Allmählich entwickelt es eine aktive Kontrollfähigkeit über die Blasen- und Mastdarmentleerung. Mit ca. 18 Monaten lernt ein Kind, sich im Spiegel selbst zu erkennen.

Bei allen Entwicklungsfortschritten besteht eine untrennbare Verbindung von anlagebedingten, selbständigen Eigenschaften wie Neugier, Motivation, motorische Aktivitäten und Reaktionen auf vielfältige äußere Stimulationen. Typisch sind dabei in diesem Alter sehr unterschiedlich ausgeprägte Perioden der Selbstbehauptung und Ablehnung von Fremdeinflüssen, die Trotzphase. Umgekehrt ist das Kind gerade in einer Zeit der zunehmenden Ausweitung seines Aktionsradius sehr darauf angewiesen, immer wieder in den vertrauten Bereich, z. B. zu den Eltern, in die bekannte Wohnung, das eigene Bett oder zu dem eigenen Kuscheltier zurückzukehren.

Die Bedeutung des freien Spiels als Ausdruck menschlicher Intelligenz wird von der modernen Säuglings- und Kleinkindforschung wiederentdeckt. Standardisierte Entwicklungstests sind in diesem Alter problematisch. In der **„Münchener Funktionellen Entwicklungsdiagnostik für das 2. und 3. Lebensjahr"** werden, vergleichbar mit der Münchener Funktionellen Entwicklungsdiagnostik für das 1. Lebensjahr, sieben Bereiche untersucht, nämlich statomotorische Entwicklung, Handmotorik, Wahrnehmungsverarbeitung, aktive Sprache, Sprachverständnis, Kontaktverhalten und Selbständigkeit (☞ 12.4.2). Ähnliche Entwicklungsbereiche werden mit dem DENVER-Entwicklungs-Screening, den GRIFFITH-Scales und den BAYLEY-Scales of Infant Development beurteilt (☞ 12.4.2).

Die Unterschiedlichkeit der Kriterien und die hohe Abhängigkeit von der Mitarbeit des Kindes machen eine Auswertung schwierig. Aussagen zur langfristigen Prognose können vor allem bei grenzwertigen Befunden auf keinen Fall gemacht werden, sondern es müssen weitere entwicklungsdiagnostische Kontrolluntersuchungen angesetzt werden. Dennoch ist es das Ziel, daß mit einer Zusammenschau verschiedener Verfahren eine Förder- bzw. Therapiebedürftigkeit des Kindes erkannt wird. Die Ursachen einer Entwicklungsstörung lassen sich z. B. mit der Münchener Funktionellen Entwicklungsdiagnostik und den anderen Entwicklungstesten in keinem Fall festlegen [9, 16, 19, 23, 44, 78, 79].

3.7 Entwicklung im 4.–6. Lebensjahr

In diesem Alter, dem sog. Kindergartenalter, ist das Kind zunehmend besser in der Lage, mit Gleichaltrigen zusammen zu sein. Es lernt auf andere Rücksicht zu nehmen, sich an bestimmte Regeln zu halten, zu geben und zu nehmen. Die Großmotorik wird komplexer: Das Kind kann rasch laufen, auf einem Bein stehen, ein- oder beidbeinig hüpfen, klettert auf Möbel, überwindet Hindernisse, kann ohne Festhalten Treppen hinauf- und heruntergehen und mit einem Dreirad fahren.

Es dominieren jetzt Konstruktionsspiele, z. B. mit Bausteinen, Papier falten, Kneten, Ausschneiden mit der Schere und Kritzeln, wobei ab dem 5. Lebensjahr zunehmend die ersten Formen (Mensch, Auto, Flugzeug, Haus) gezeichnet werden. Das Kind beginnt sich anzuziehen; es öffnet Knöpfe und Schleifen mit vier Jahren, bindet Schleifen ab dem 6. Lebensjahr. Grundfarben werden erkannt. Das Kind singt aktiv und begleitet Musik mit rhythmischen Bewegungen. Ab dem 5. Lebensjahr entwickeln sich einfache Zeit- und Mengenbegriffe, z. B. kann das Kind bis fünf zählen und Vormittag und Nachmittag unterscheiden. Es fragt nach den Hintergründen „seiner Welt" mit warum? wo? wie? Beobachtungen werden kommentiert, Geschichten frei erzählt und dabei auch Phantasien, z. B. aus Märchen und Comics, eingeflochten. Das Kind kann sich visuell erinnern, z. B. zunehmend kompliziertere Puzzles zusammensetzen und Lotto spielen, es übernimmt Rollenspiele und beteiligt sich an Gesellschaftsspielen (z. B. „Mensch ärgere dich nicht", Abzählen, Kreisspiele).

Zunehmend achten viele Kinder auf ihre persönliche Hygiene, gehen selbständig auf die Toilette, kämmen sich, ziehen sich sorgfältiger an und ordnen ihren persönlichen Bereich. Das Interesse an diesen wiederholten Alltagstätigkeiten ist allerdings sehr unterschiedlich ausgeprägt. Gerade phantasievolle Kinder sind dazu oftmals nur bereit, wenn sich der Bezug zu einem Spiel herstellen läßt (z. B. durch Äußerungen wie: „Eine Prinzessin würde niemals ungekämmt aus dem Haus gehen."). Einige „Grenzsteine" der Entwicklung zwischen 24 Monaten (U7) und 5 Jahren (U9) sind in Tabelle 3.6 zusammengefaßt.

Weitere Kriterien für die Entwicklung im Kleinkindalter werden im Kapitel 12 besprochen.

B. Ohrt et al. haben für die neunte Vorsorgeuntersuchung einen Fragebogen über die Entwicklung 5jähriger Kinder ausgearbeitet. Der Fragebogen will nicht als Entwicklungstest, sondern als ein Screening zur besseren Entwicklungseinschätzung verstanden sein [9, 19, 20, 23, 32, 48].

3.8 Schulkindalter

Ab dem 7. Lebensjahr besteht in Deutschland die **Schulpflicht**. Stichtag ist der 1. 7. eines jeden Jahres. Die **Schulfähigkeit** ist von der körperlichen, der kognitiven und sozialen Entwicklung des Kindes abhängig. Dabei sollten körperliche Kriterien (wie z. B. die Körpergröße) und verbale Intelligenz nicht überbewertet werden. Die **Schulreife** kann letztlich erst während des Schulbesuches festgestellt werden. Bei der ärztlichen Untersuchung der Schulfähigkeit wird vor allem auf folgende Kriterien geachtet:

- Körperliche Entwicklung (Größe, Gewicht, Zahnstatus)
- Untersuchung auf innere Erkrankungen und Fehlbildungen (Herz- und Lungenauskultation, Palpation des Abdomens, Untersuchung des Genitale, Untersuchung von Knochen- und Gelenksystem, orientierende Untersuchung auf neurologische Ausfälle, Urinstatus)

Tab. 3.6: „Grenzsteine" der Entwicklung im Kleinkindalter, die von 90% eines Normalkollektivs erreicht werden (frühere Entwicklung ☞ Tab. 3.1)

a) Motorische Entwicklung	
24. Monat (U 7)	geht rückwärts, geht die Treppe hinauf
4 Jahre (U 8)	steht kurz auf einem Bein (mehr als 3 Sekunden); baut Turm mit mehr als 4 Würfeln, kann Druckknopf schließen
5 Jahre (U 9)	geht auf Zehenspitzen, kann dreimal auf einem Bein hüpfen, sitzt im Langsitz; zeichnet Kreis und Viereck
b) Sprachentwicklung, Sozialisation und emotionale Entwicklung	
24. Monat (U 7)	spielt Verstecken, spielt mit einem Ball
4 Jahre (U 8)	befolgt Regeln, erkennt Zusammenhänge von Verhalten und Konsequenzen, zeigt angemessene Interaktion mit Erwachsenen und Gleichaltrigen
5 Jahre (U 9)	kann bis fünf zählen, spricht Achtwortsatz nach, zeichnet erste Figuren (Haus, Mensch), kann übergeordnete Begriffe verwenden; entwickelt Gefühl der Gruppenzugehörigkeit

Tab. 3.7: Fragebogen über die Entwicklung 5jähriger Kinder nach B. Ohrt et al. [F 114]

Grob- und feinmotorische Fähigkeiten					
1	Radfahren	☐ noch nicht	☐ mit Stützrädern	☐ seit kurzem ohne Stützräder	☐ >½ Jahr ohne Stützräder
2	Ballfangen	☐ noch nicht	☐ nur mit Mühe	☐ gut	☐ sehr geschickt
3	Rennen	☐ noch nicht	☐ langsam	☐ rasch	☐ sehr rasch, flüssig
4	Knöpfe aufknöpfen	☐ noch nicht	☐ mit Hife	☐ seit kurzem selbst	☐ seit ≥ 1 Jahr
Kognitive und sprachliche Fähigkeiten					
5	Mann-Zeichnung	☐ keine gegenständliche ☐ Darstellung	☐ Kopffüßler	☐ Kopf, Rumpf, Extremitäten	☐ zus. Details von Kopf und Extremitäten
6	Zeitbegriff	☐ fehlend	☐ morgens, mittags	☐ gestern, heute	☐ über mehrere Tage
7	Ausdrucksfähigkeit im Vergleich mit Gleichaltrigen	☐ stark zurück	☐ etwas zurück	☐ etwas voraus	☐ deutlich voraus
8	Erzählen von Erfahrungen und Geschichten	☐ fehlen	☐ bruchstücksweise	☐ mehrheitlich zusammenhängend	☐ detailliert und klar
9	Artikulation der Alltagsssprache für Außenstehende	☐ unverständlich	☐ teilweise verständlich	☐ mehrheitlich verständlich	☐ alles verständlich
10	Satzbau der Alltagssprache	☐ so unvollständig, daß unverständlich	☐ viele Fehler	☐ selten Fehler	☐ immer korrekt
Soziale Kompetenz					
11	Trennung von Bezugspersonen für einige Stunden	☐ nicht möglich	☐ nur für kurze Zeit möglich	☐ meist mögl., aber noch Schwierigkeiten, Trennung auszuhalten	☐ sicher möglich bei bekannten Personen
12	Versteht Spielregeln altersgemäßer Spiele (Brettspiele, Domino, Lotto u.ä.)	☐ nein	☐ hält sich kurze Zeit an Spielregeln, bricht Spiele von sich aus ab	☐ gelegentliche Probleme mit Spielregeln oder Verlierer zu sein	☐ hält sich an Spiel regeln, kann auch verlieren
13	Wird von anderen Kindern in kleiner Spielgruppe (bis zu sechs Kindern) akzeptiert	☐ nein	☐ ab und zu mit erheblichen Vorbehalten	☐ meist, aber gelegentlich gewisse Vorbehalte	☐ wird voll akzeptiert
14	Hat Freunde/ Freundinnen	☐ nein	☐ nur ab und zu kurzfristig, wenig an Freundschaften interessiert	☐ möchte gerne, verliert aber immer wieder scheinbar stabile Freundschaft	☐ stabile Freundschaften, wird eingeladen, lädt selbst ein (z. B. Geburtstage)
15	Rollenspiele mit anderen Kindern	☐ beteiligt sich nicht	☐ beteiligt sich nur ungern und mit bestimmter Rolle	☐ nur bestimmte Rolle oder läßt sich unangemessene Rolle zuweisen	☐ überninmt verschiedene Rollen kompetent je nach Spielsituation
16	Versteht emotional getönte Signale (Mimik, Gestik, Redewendungen, Tadel, Trauer, Kummer, Weinen, Lachen) anderer Kinder	☐ nein	☐ hat erhebliche Schwierigkeiten, Signale zu bemerken und adäquat zu reagieren	☐ versteht, kann aber nicht immer adäquat reagieren	☐ versteht und handelt adäquat (Trösten, Teilen, Kommentare, Mitfreuen)
17	Ankleiden	☐ nicht möglich	☐ braucht immer etwas Hilfe	☐ mehrheitlich selbständig, braucht gelegentlich Hilfe	☐ selbständig
18	Sauberkeit	☐ näßt täglich ein	☐ ist noch nicht zuverlässig trocken und sauber	☐ ist trocken und sauber, wenn zum Toilettengang aufgefordert wird	☐ selbständig

- Kontinenz von Blasen- und Mastdarmfunktion
- Motorik (Auffangen eines geworfenen Balles, vom Stuhl springen, freies Treppensteigen, Hüpfen auf einem Bein)
- Sinnesorgane (Sehtafel, Hörtest mit Flüstersprache, Sprachtest)
- Visuomotorik (Figuren zeichnen, Formen nachzeichnen, unterschiedliche Größen abschätzen, Berücksichtigung der Händigkeit)
- Sprache und Sprachfluß (Nachsprechen eines Achtwortsatzes, Erzählen einer Dreibildergeschichte, Beachtung von Sigmatismus, Stottern oder Stammeln)
- Zeitliche und räumliche Orientierung
- Selbständigkeit in einer Gemeinschaft Gleichaltriger
- Psychische Auffälligkeiten.

Psychologische Untersuchungen zur Bestimmung der Intelligenz eines Kindes in Abhängigkeit vom tatsächlichen Alter werden im Kapitel 12 besprochen. Zusammenfassend werden Kriterien für eine neuropädiatrische Untersuchung von Kindergarten- und Schulkindern in Tab. 3.8 aufgestellt.

Einige sinnvolle Funktionsuntersuchungen bei Vorschul- und Schulkindern sind:

1. Marschieren auf der Stelle mit geschlossenen Augen (UNTERBERGER-Tretversuch)

Tab. 3.8: Kriterien für eine neuropädiatrische Untersuchung von Kindergarten- und Schulkindern

Sensomotorisches System	Muskelmasse, Muskeltonus, Muskelkraft, Eigenreflexe, Fremdreflexe, Pyramidenbahnzeichen (z. B. Babinski-Reflex; ☞ 2.6)
Körperhaltung	Sitzen, Stehen, Gehen, Laufen, Treppensteigen
Großmotorische Funktionen	Zehengang, Fersengang, einbeiniges Stehen und Hüpfen, Aufrichten aus der Hocke, Finger-Bodenabstand, schnelles Laufen, Klettern, Springen aus 60–80 cm, Ferse-Fußspitze-Test
Gleichgewichtsfunktionen	ROMBERG-Stehversuch mit geschlossenen Augen, UNTERBERGER-Tretversuch[1], Strichgang mit offenen und geschlossenen Augen, Ausgleichsbewegungen beim Stehen
Koordination der Extremitäten	Finger-Nase-Versuch, Hacke-Knie-Versuch (Zusammenführen jeweils mit geschlossenen Augen), BARANY-Zeigetest[2], Diadochokinese[3]
Feinmotorik	Fingeropposition (Gegenüberstellung), Fingerverfolgen, Zeichnen, Schreiben, Pinzettgriff, Händigkeit
Abnorme Spontanbewegungen	Athetose, Chorea, Tremor, Tic, Myoklonien (☞ 7.1.3)
Assoziierte Bewegungen	Mundöffnen-Fingerspreizphänomen, einseitige Diadochokinese, Mitbewegungen beim Gehen und Laufen
Visuelles System	Pupillenreaktion, Spontanbewegungen der Augen, Augenposition, Folgebewegungen, Sehschärfe (Visus), Gesichtsfeld, Augenhintergrund, Erfassung von Augenabstand und -form
Sensibilität	Berührungssinn, Unterscheidung von Spitz-Stumpf und Abstand, Zahlenerkennen, Lage- und Vibrationssinn, Temperaturempfindung, Analreflex
Mund- und Gesichtsmotorik	Mund- und Zahnschluß, Zungendiadochokinese, Speichelfluß, Mundasymmetrie, Sensibilität im Mundvorhof, Würgreiz, Augenschluß
Sprache	Lautbildung (Phonation), Wortschatz, Satzbau, Redefluß, Sprachverständnis
Vegetatives System	Hautdurchblutung, Dermographismus (Rötung oder Abblassen der Haut nach Bestreichen), Schweißsekretion, Aufrichtung der Haare (Piloarrektion) nach Hautreizung; Miktion, Defäkation; Schlaf
Kognitive Funktionen	Orientierung zu Person, Ort und Zeit, Kurzzeitgedächtnis, Zahlengedächtnis, figürliches Zeichnen, Benennen von Farben, Mengenbegriff

1 Marschieren auf der Stelle mit geschlossenen Augen.
2 Die Testperson hält den Arm gerade nach oben und senkt ihn zunächst mit offenen Augen soweit nach vorn, daß ihr vorgestreckter Zeigefinger genau gegenüber dem des Untersuchers steht. Wenn die Bewegung mit geschlossenen Augen wiederholt wird, weicht der Arm z. B. bei einseitiger Funktionsstörung des Gleichgewichtsystems oder des Kleinhirns zur geschädigten Seite ab.
3 Rasche Aufeinanderfolge von Bewegungen; z. B. Rotation der Hand.

2. Die Testperson hält den Arm gerade nach oben und senkt ihn zunächst mit offenen Augen soweit nach vorn, daß ihr vorgestreckter Zeigefinger genau gegenüber dem des Untersuchers steht. Wenn die Bewegung mit geschlossenen Augen wiederholt wird, weicht der Arm z. B. bei einseitiger Funktionsstörung des Gleichgewichtsystems oder des Kleinhirns zur geschädigten Seite ab (BÁRÁNY-Zeigeversuch).
3. rasche Aufeinanderfolge von Bewegungen; z. B. Rotation der Hand (Diadochokinese)
4. Hampelmannsprung

Eine ausführlichere Darstellung der neurologischen Untersuchung von Klein- und Schulkindern kann hier nicht stattfinden [9, 19, 20, 23, 25, 33].

3.9 Jugendalter

Die körperliche Pubertätsentwicklung ist für die meisten Jugendlichen heutzutage bei wesentlich verbesserter Aufklärung fast selbstverständlich. Dennoch ergeben sich durch die raschen Veränderungen von Länge, Gewicht und Proportionen sowie die Auffälligkeiten von Haltung und Haut vielfältige Probleme auch beim normal entwickelten Kind. In dieser Zeit findet die Persönlichkeitsentwicklung überwiegend auf der Basis der intellektuellen Kompetenz, der sozialen Unterstützung und Kontaktfähigkeit sowie des Selbstbewußtseins statt. Die Jugendlichen entfalten ihre eigenen Kräfte, versuchen immer wieder an verschiedene Grenzen zu stoßen und ihre eigenen Unsicherheiten und inneren Konflikte durch übersteigerte Aktionen nach außen zu verlagern. Zwischen den Ansprüchen und Vorstellungen der Jugendlichen und den Normen der Erwachsenen entwickeln sich gesetzmäßig zahlreiche Differenzen, die erst allmählich überwunden werden.

Bei den meisten Jugendlichen ist die Phase der Pubertät durch erhebliche Irritationen gekennzeichnet. Dies gilt in der Regel auch bei behinderten Jugendlichen. Sie können mit ihrer eigenen Rolle oftmals nicht mehr zurechtkommen (**Identitätskrise**), verweigern die Anweisungen anderer (**Autoritätskrise**) und streben nach vermehrter Selbständigkeit. Dies ist häufig mit mangelnder Einsicht in eigene Grenzen, Distanzlosigkeit oder Introvertiertheit, sowie Über- und Unterforderungen der eigenen Leistungsfähigkeit verbunden. Nicht selten treten psychosomatische Komplikationen wie Schlaf- und Eßstörungen, rezidivierende Bauch- und Kopfschmerzen bis hin zu hypochondrischem Verhalten mit Depressionen und Zwangssyndromen, evtl. auch Suizidversuchen, auf. Dabei sind die zusätzlichen Probleme sehr unterschiedlich: Bei einer Zerebralparese wird dem Betroffenen die Einschränkung seiner Möglichkeiten deutlich; bei einem Patienten mit Duchennescher Muskeldystrophie kommt es gerade in diesem Alter zu einer zunehmenden Schwäche mit Verlust der Gehfähigkeit; bei Diabetes mellitus können vorübergehend erhebliche Blutzuckerschwankungen auftreten. Erst in letzter Zeit wird man vermehrt auf dissoziale Verhaltensweisen von primär entwicklungsauffälligen Kindern, z. B. ehemaligen Extremfrühgeborenen oder Kindern mit komplexen Verhaltens- und Teilleistungsstörungen in diesem Alter aufmerksam. Hier spielen auch mangelnde Zukunftsperspektiven, z. B. Furcht vor Arbeitslosigkeit nach Beendigung der Schule, Unsicherheiten über die Berufswahl, evtl. auch Drogenabusus und Probleme mit dem Sexualverhalten eine wichtige Rolle.
Pauschallösungen der vielfältigen Probleme gibt es nicht. Es ist jedoch wichtig, die Problembereiche anzusprechen (z. B. auch die Verwendung von Kontrazeptiva) und konkrete Schritte zu unternehmen, z. B. die Vermittlung eines Berufsfindungsjahres, eine individuelle Psychotherapie oder eine Familientherapie [32, 36, 39, 152].

Apparative Zusatzuntersuchungen bei Kindern mit Entwicklungsauffälligkeiten

4

H.-M. STRASSBURG

Inhalt

4.1	**Ultraschalldiagnostik**	64
4.1.1	Zerebrale Ultraschalluntersuchung	64
4.1.2	Muskelultraschall	64
4.1.3	Hüftgelenkssonographie	65
4.1.4	Abdomineller Ultraschall und weitere Anwendungsgebiete	66
4.2	**Elektroenzephalographie (EEG)**	66
4.3	**Zerebrale Magnet-Resonanz-Tomographie (MRT) = Kernspintomographie**	67
4.4	**Neurophysiologische Methoden**	68
4.4.1	Nervenleitgeschwindigkeit und Elektromyographie	68
4.4.2	Evozierte Potentiale	69
4.4.3	Polygraphien und andere Untersuchungen	69
4.5	**Weitere Methoden**	70
4.5.1	Tympanometrie, Otoskopie und Audiometrie	70
4.5.2	Ophthalmoskopie	70
4.5.3	Klinisch-chemische Laboruntersuchungen	70
4.5.4	Röntgen	71
4.5.5	Liquoruntersuchungen	71
4.5.6	Biopsien	71

Grundsätzlich können durch eine genaue Anamnese und eine differenzierte klinische Untersuchung eine Vielzahl von medizinischen Diagnosen ausreichend gestellt bzw. ausgeschlossen werden. Dennoch kann, gerade auch bei komplexen Fragestellungen, auf die Durchführung sog. objektiver, apparativer Untersuchungen nicht verzichtet werden. Dabei sollten vor der Indikationsstellung zu einer Untersuchung immer einige Punkte grundsätzlich bedacht werden:

- Die Vorstellung, daß mit wenigen Untersuchungen Ursachen für Entwicklungsstörungen hinreichend erklärbar sind, ist oft unsinnig. Andererseits ist es ebensowenig angebracht, bei einer allgemeinen Entwicklungsstörung eine Vielzahl von Untersuchungen nach dem Prinzip „Schrotschußdiagnostik“ einzusetzen.
- Wesentliches Kriterium ist die Unschädlichkeit bzw. Nichtinvasivität. So sollte jede Blutentnahme, die beim Kind mit Angst und Schmerz verbunden ist, genau überlegt und indiziert sein. Untersuchungen, die wie die Kernspintomographie bei einem Kleinkind meist nur in Narkose durch-

führbar sind, Nadelableitungen bei der Elektromyographie und Biopsien sollten, wenn möglich, nicht sofort angesetzt werden.

- Manche Untersuchung ist nur zu einem bestimmten Zeitpunkt sinnvoll: So kann z. B. eine zerebrale Ultraschalluntersuchung nur bei noch offener vorderer Fontanelle stattfinden. Eine EEG-Ableitung nach vorangegangener Medikamenteneinnahme oder bei starker Unruhe des Kindes ist ebenso unsinnig wie die Messung von Nervenleitgeschwindigkeiten bei verminderter Körpertemperatur oder die Hördiagnostik bei starken Nebengeräuschen. Biopsieuntersuchungen sollten am richtigen Material (nachweislich befallener Muskel) und zum richtigen Zeitpunkt durchgeführt werden – bei bestimmten Erkrankungen (z. B. Mitochondriopathien) lassen sich in den Anfangsstadien z. T. noch keine charakteristischen Veränderungen nachweisen.
- Letztlich sind alle apparativen Untersuchungen immer von der Qualität ihrer Durchführung und, oft noch mehr, der differenzierten Interpretation abhängig.

Gute Fotoaufnahmen und Video-Dokumentationen sind bei vielen Kindern mit Entwicklungsproblemen unentbehrlich.

4.1 Ultraschalldiagnostik

Ultraschalluntersuchungen sind unschädlich, beliebig oft wiederholbar, rasch durchführbar, wenig kosten- und personalaufwendig und für Eltern und Kind in der Regel nicht belastend. Bei sehr vielen Fragestellungen im Zusammenhang mit Entwicklungsstörungen im Kindesalter ist die Ultraschalldiagnostik als primäre apparative Untersuchungsmethode von großem diagnostischem Wert. Leider ist ihre Dokumentation problematisch und die Beurteilung in hohem Maße von Ausbildung und Erfahrung des Untersuchers abhängig. Die meisten Geräte haben heute einen elektronischen Schallkopf, der entweder ein sektorförmiges oder rechteckiges Schnittbild ermöglicht (Sektor- oder Linear-Scan).

4.1.1 Zerebrale Ultraschalluntersuchung

In der Regel kann sofort nach der Geburt bis gegen Ende des 1. Lebensjahres bzw. bis zum knöchernen Verschluß der vorderen Fontanelle mit Hilfe der Sektor-Scan-Technik eine dreidimensionale Darstellung der Hirnstrukturen stattfinden. Dabei können morphologische Veränderungen, z. B. der verschiedenen Ventrikel, des Hirngewebes, des Oberflächenwindungsreliefs und der hinteren Schädelgrube erkannt werden; sichtbar ist darüber hinaus aber auch die Beweglichkeit verschiedener Strukturen, z. B. das Flottieren eines Septums oder die Pulsation von Gefäßen. Besonders gut gelingt die Darstellung von Grenzflächen, z. B. bei Erweiterung der Seitenventrikel, bei Zysten und bei Nekrosen sowie die Erkennung von Blutungen, z. B. im Bereich des Keimlagers und des Hirngewebes, von Infektionen im Gewebe und Fehlbildungen. Dabei stellen sich Gewebsverdichtungen (z. B. Einblutungen) im Bild weiß dar, Gewebszerstörung oder Flüssigkeitsansammlungen (z. B. durch Infektionen) dagegen dunkel. Die Diagnose von Hirninfarkten kann z. T. schwierig sein und ist u. a. vom Zeitpunkt der Untersuchung abhängig. So kann eine periventrikuläre Leukomalazie (☞ 7.1.2) evtl. in den ersten Lebenstagen nicht eindeutig feststellbar, aber auch im 2. und 3. Trimenon nicht mehr sicher erkennbar sein.

Zusätzlich zur Gesamtdarstellung der Hirnstrukturen kann bei Verdacht auf Anomalien an der Hirnoberfläche die Darstellung des Nahfeldes, z. B. mit einem Linearscan, sinnvoll sein.

Grundsätzlich sollten aus den im Ultraschall nachweisbaren morphologischen Veränderungen keine voreiligen Schlüsse auf die Prognose des Kindes gezogen werden. So können eine Ventrikelerweiterung, verschiedene zystische Strukturen und eine Hirnblutung in einer Ventrikelwandung durchaus mit einer praktisch normalen Gesamtentwicklung einhergehen. Andererseits werden bei periventrikulärer Leukomalazie, anderen Zerstörungen umschriebener Hirnstrukturen, deutlicher Hirnatrophie und eindeutigen Anomalien der Hirnoberfläche (z. B. einer Lissenzephalie = fehlenden Ausbildung der Windungen) praktisch immer schwerwiegende Entwicklungsstörungen nachweisbar sein.

4.1.2 Muskelultraschall

Mit Hilfe des Ultraschalls können praktisch alle Muskeln und die sie umgebenden Strukturen dargestellt werden. Damit läßt sich auch bei mangelnder Mitarbeit eine Aussage über das tatsächliche Muskelvolumen, die Kontraktionsfähigkeit und das umgebende Bindegewebe machen. Von entscheidender Bedeu-

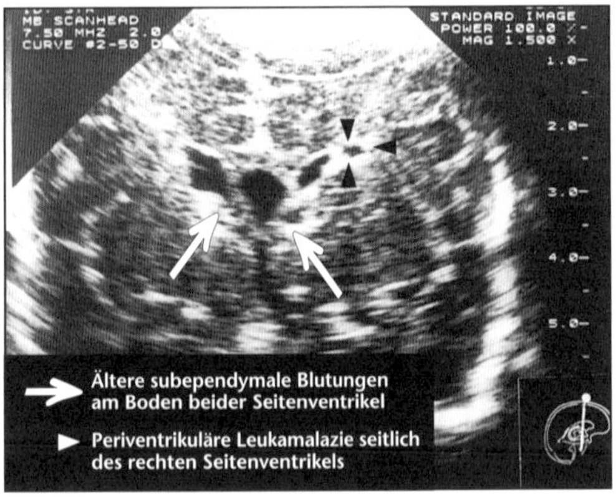

Abb. 4.1: Zerebrales Ultraschall-Schnittbild bei einem Frühgeborenen mit 31 SSW zwei Wochen nach der Geburt. Blutung am Boden des linken mehr als des rechten Seitenventrikels (Hirnkammer im Großhirn), die wahrscheinlich mehr als 10 Tage alt ist. Deutliche periventrikuläre Leukomalazie neben dem rechten Seitenventrikel (☞ 7.1.2, 8.10.3). [M 143]

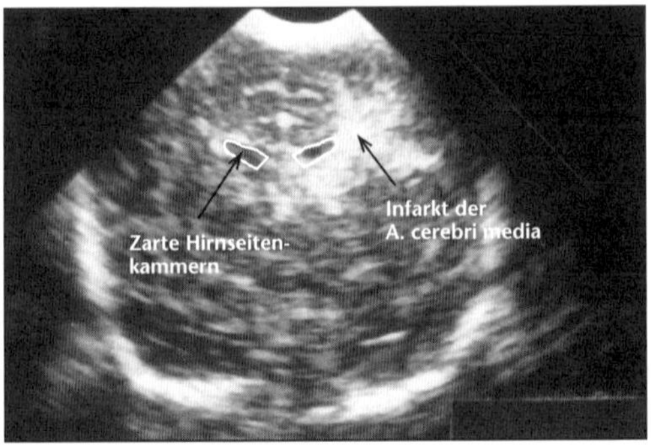

Abb. 4.2: Infarkt im Versorgungsgebiet der rechten Arteria cerebri media (d. h. der großen mittleren Hirnarterie) mit sektorförmiger Gewebsverdichtung (Echogenitätsvermehrung) bei einem Neugeborenen mit 41 SSW am 3. Lebenstag im zerebralen Ultraschallbild. [M 143]

tung sind aber Echogenitätsveränderungen des Muskelgewebes bei verschiedenen Muskelerkrankungen, insbesondere der Muskeldystrophie (☞ 7.3), verschiedenen Formen der Muskelatrophie, aber auch bei Stoffwechselstörungen und Muskelentzündungen (Myositiden). Wesentlich ist, daß die Strukturveränderungen abhängig vom Stadium der Erkrankung sind. Bei einigen Erkrankungen wie der spinalen Muskelatrophie und der Muskeldystrophie DUCHENNE lassen sich in bestimmten Muskeln, z. B. dem Musculus gluteus maximus (größter Gesäßmuskel)

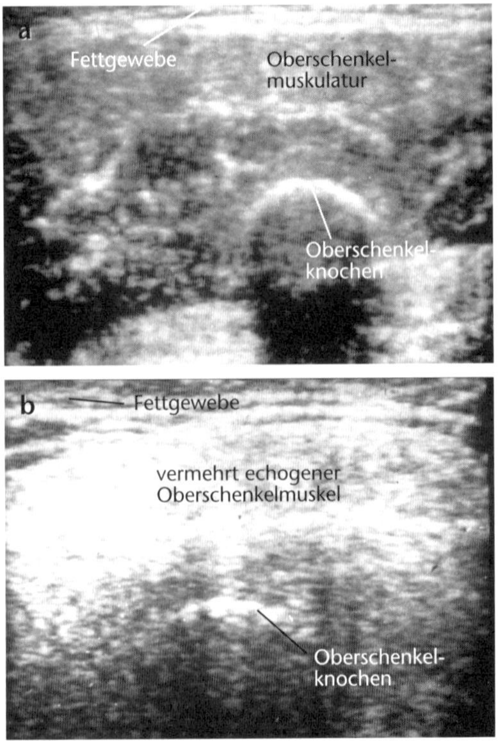

Abb. 4.3:
a) Ultraschall-Schnittbild durch den Oberschenkel bei einem gesunden 8jährigen Jungen.
b) Ultraschall des Oberschenkels bei einem 6jährigen mit Muskeldystrophie Duchenne. Deutlich ist die erhöhte Gewebsreflexion der Muskulatur zu erkennen. [M 143]

und der Oberschenkelmuskulatur, zuerst typische Veränderungen nachweisen.

4.1.3 Hüftgelenkssonographie

In den ersten Lebensmonaten läßt sich am besten mit Hilfe der Linearscan-Technik das Hüftgelenk mit Pfanne und Hüftkopf, insbesondere dem Pfannendacherker, darstellen. Nach R. GRAF werden dabei vor allem bestimmte Winkel ausgemessen, der knöcherne und knorpelige Hüftgelenkserker beurteilt sowie Form und Lage des Hüftkopfs untersucht. Wichtigste Indikation ist die Erkennung einer Anlagestörung des Hüftgelenks im Sinne einer Hüftgelenksdysplasie bzw. einer angeborenen Hüftgelenksluxation (Verrenkung). Wegen der ausgezeichneten Behandlungserfolge bei frühzeitiger Therapie der Hüftdysplasien ist die Hüftgelenkssonographie als allgemeine Vorsorgeuntersuchung zu empfehlen. Eine in den ersten Lebensmonaten normale sonographische Hüftgelenksuntersuchung schließt die Entwicklung einer sekundären Hüftluxation, z. B. bei einer spastischen Lähmung der Beine, allerdings nicht aus.

4.1.4 Abdomineller Ultraschall und weitere Anwendungsgebiete

Mit der Sektorscan-Technik lassen sich Größe und Parenchymstruktur der Bauchorgane, z. B. von Leber, Milz, Bauchspeicheldrüse und Nieren eindeutig darstellen. Ausweitungen der ableitenden Harnwege sowie die Harnblase sind gut erkennbar. Bei allen Erkrankungen im Bereich der Harnwege sollte vor und nach Entleerung der Harnblase eine Ultraschalluntersuchung erfolgen und dabei auch auf die Blasenwanddicke geachtet werden. Sehr gut lassen sich auch die inneren weiblichen Geschlechtsorgane, vor allem bei gefüllter Harnblase, nachweisen.
Von besonderer Bedeutung gerade bei motorisch auffälligen Säuglingen und bei Kindern mit Zerebralparese ist die Beurteilung der Übergangsregion zwischen Speiseröhre (Ösophagus) und Mageneingang (Kardia) zum Nachweis eines gastro-ösophagealen Refluxes, d. h. eines Rückflusses von Mageninhalt in die untere Speiseröhre (☞ 9.4).
Bei chronischer Obstipation (Stuhlverstopfung) können Kotansammlungen im oberen Mastdarmbereich sowie Ausweitungen und Flüssigkeitsvermehrungen in den übrigen Darmabschnitten erkannt werden.
Weiterhin lassen sich mit dem Ultraschall u. a. die Schilddrüse, die Augen, die Rückenmarksstrukturen beim Neugeborenen und jungen Säugling, unterschiedliche Gelenk- und Knochenoberflächenstrukturen, infiltrative Hautveränderungen und vieles mehr genauer untersuchen.

4.2 Elektroenzephalographie (EEG)

Das Gehirn ist ein „elektrochemisches Aggregat"; das EEG mißt die bioelektrischen Hirnaktivitäten, die überwiegend in der Großhirnrinde entstehen. Mit Hilfe des EEGs kann eine rhythmische **Grundaktivität** registriert werden, die vom Alter und dem Aktivitätsgrad (Vigilanz) abhängig ist.
Dabei werden **Frequenz, Ausprägung, Synchronisation** und **räumliche Gliederung** unterschieden.

Im 1. Lebensjahr besteht der normale Grundrhythmus überwiegend aus *Delta-* (1–3,5/sec) und *Theta- oder Zwischenwellen* (4–6/sec). Bis zum 6. Lebensjahr wird in der Regel vor allem über dem Hinterkopf nach Augenschluß ein *Alpharhythmus* von mehr als 7,5/sec und ab dem 12. Lebensjahr von 9–10/sec erreicht. Frequenzen über 12/sec werden als *Betawellen* bezeichnet.
Im Schlaf kommt es je nach Stadium zu charakteristischen Veränderungen, vor allem zum Auftreten der *Schlafspindeln* ab dem 3. Lebensmonat (Abb. 4.4).
Der Grundrhythmus kann als abnorm bezeichnet werden, wenn er unregelmäßig, frequenzlabil oder dysrhythmisch ist bzw. wenn eine Betawellenvermehrung vorliegt. Der Grundrhythmus ist pathologisch bei eindeutiger Verlangsamung, oft auch verbunden mit Abflachung der Amplituden („Wellenhöhe"). Dabei wird zwischen leichter, mäßiger und schwerer **Allgemeinveränderung** unterschieden. Neben den Allgemeinveränderungen können spezielle Wellenformationen einer Region als **Herdbefunde** (Fokus) erkannt werden. Von besonderer Bedeutung ist das EEG als einzige Methode zur Erkennung einer **erhöhten zerebralen Anfallsbereitschaft** zwischen klinisch erkennbaren epileptischen Anfällen. Spitzzackige Potentiale wie sharp-waves, sharp-slow-waves, spikes, spike-waves und poly-spike-waves können fokal und generalisiert auftreten. Da sie nicht beweisend für das Vorliegen einer Epilepsie sind, spricht man besser von **hypersynchroner Aktivität**.
Eine Sonderform der EEG-Veränderung stellt die Hypsarrhythmie, eine diffus gemischte Krampfaktivität bei Kindern mit BNS-Anfällen im 1. Lebensjahr (☞ 8.14.3) dar. Auch durch Hyperventilation und spezielle externe Reize können charakteristische Veränderungen im EEG auftreten.
Wesentlich ist, daß die EEG-Ableitung von gut ausgebildeten und geduldigen technischen Mitarbeitern nach standardisierten Ableitschemata in entspanntem Zustand und möglichst mit verschiedenen Provokationsmethoden durchgeführt wird. Bei vielen Fragestellungen ist es sinnvoll, das Kind während des EEGs einschlafen zu lassen, was entweder durch die Wahl eines geeigneten Untersuchungszeitpunktes oder nach vorangegangenem Schlafentzug stattfinden kann.
Vor allem H. Doose hat zeigen können, daß viele Besonderheiten des kindlichen EEGs genetisch bestimmt werden, hierzu gehören auch Grundrhythmusanomalien wie Thetarhythmen und die Registrierung hypersynchroner Aktivitäten.

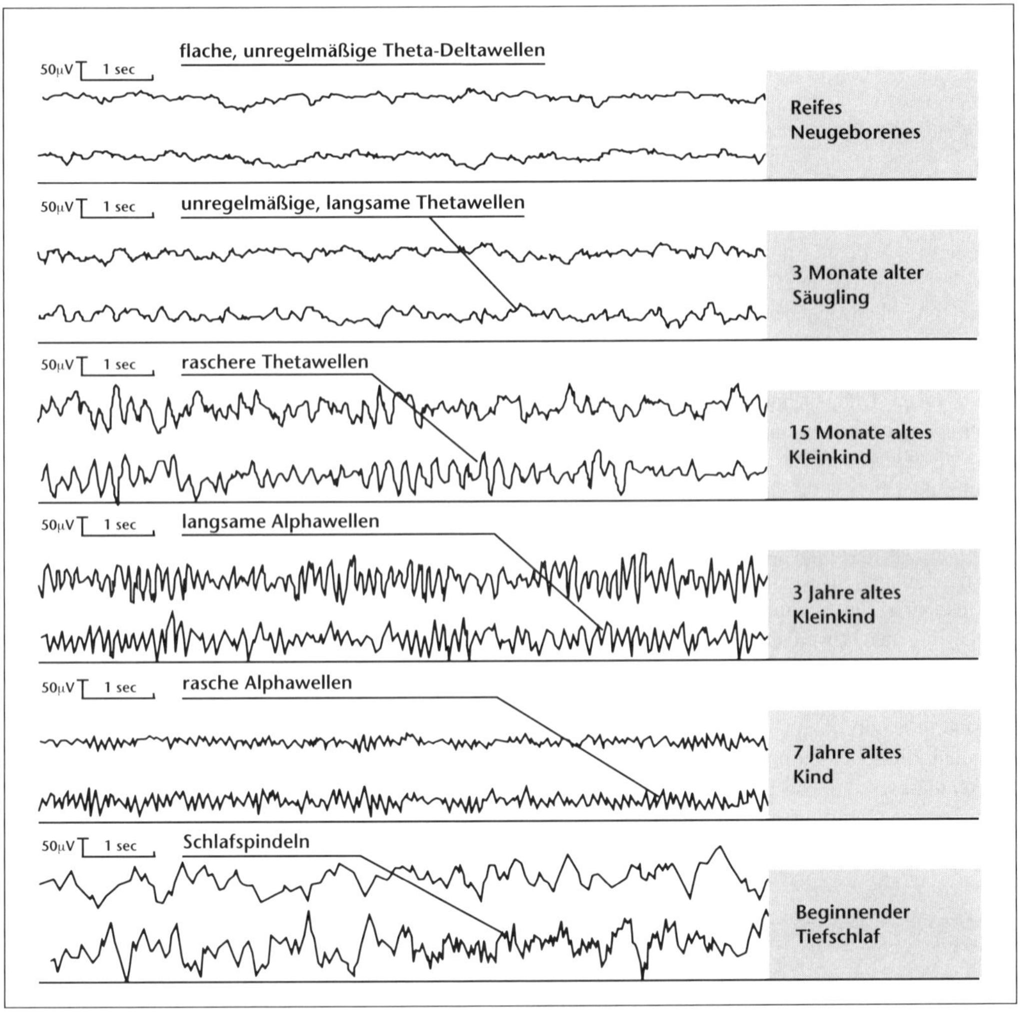

Abb. 4.4: *Beispiele für EEG-Ableitungen bei gesunden Kindern. [M 143, V 229]*

Grundsätzlich sollten EEG-Veränderungen, insbesondere auch hypersynchrone Potentiale, nicht mit Epilepsien gleichgesetzt werden. So werden sharp-waves über dem Schläfenlappen (ROLANDO-Fokus) häufig bei Kindern mit Teilleistungsstörungen oder Verhaltensauffälligkeiten gefunden. Auch bei Patienten mit genetischen Veränderungen, z. B. dem Fragilen-X-Syndrom (☞ 8.3, 10.5.2) lassen sich gehäuft sharp-wave-Foci nachweisen. Einige charakteristische EEG-Veränderungen können definierten Krankheitsbildern zugeordnet werden, z. B. bei bestimmten Anlagestörungen, Stoffwechselerkrankungen und Infektionen des Gehirns.

4.3 Zerebrale Magnet-Resonanz-Tomographie (MRT) = Kernspintomographie

Diese Untersuchungsmethode stellt die derzeit beste Möglichkeit einer Darstellung der Hirnstrukturen dar, sie ist der „Goldstandard" der morphologischen Diagnostik des ZNS. Hierbei handelt es sich um eine aufwendige Computerauswertung der elektromagnetischen Spins aufgrund der spezifischen Eigenschaften von Wasser- und Fettmolekülen in einem starken Magnetfeld, wenn sie durch Radiowellen in ihrer

Raumausrichtung unterschiedlich beeinflußt werden. Mit Hilfe unterschiedlicher Techniken lassen sich mit erstaunlich hohem Auflösungsvermögen kleinste Veränderungen im Hirngewebe, Fehlanlagen des Hirnwindungsreliefs, Myelinisierungsstörungen, Balkenanlagestörungen, Tumore, Gefäßanomalien, Hämosiderinablagerungen (als Zeichen für zurückliegende Blutungen), Zysten, Nekrosen und verschiedenste andere Anlagestörungen nachweisen (Abb. 4.5). Nur begrenzt darstellbar sind aufgrund der anatomischen Gegebenheiten umschriebene Veränderungen der Hirnstammstruktur. Nachteilig sind die aufwendige Technik, die hohen Kosten und die relativ lange Untersuchungszeit. Deshalb können Säuglinge, Kleinkinder und unruhige, wenig kooperative größere Kinder nur nach medikamentöser Sedierung oder besser in Narkose untersucht werden. In den ersten Lebensjahren können, u. a. wegen der noch nicht abgeschlossenen Myelinisierung und des höheren Flüssigkeitsgehalts des Gehirns, besonders bei mentalen Entwicklungsstörungen nur bedingt Aussagen gemacht werden. Viele Befunde, z. B. Erweiterungen der Ventrikel, Verzögerungen der Myelinisierung und Veränderungen der Kleinhirnstrukturen sind unspezifisch.

Bei allen klinischen Symptomen, bei denen an eine Rückenmarkserkrankung gedacht werden muß, insbesondere bei Verdacht auf Fehlbildungen, Verletzungen oder Tumoren des Rückenmarks oder Veränderungen wie dem Tethered-cord-Syndrom (☞ 7.2) ist eine **spinale Kernspintomographie** indiziert (Abb. 4.6). Bei spinal atrophischen Prozessen (☞ 7.3) lassen sich hiermit jedoch keine Veränderungen nachweisen.

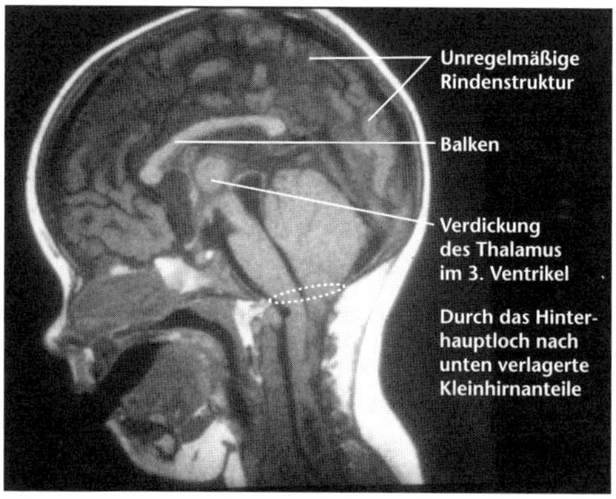

Abb. 4.5: MRT bei einem 3jährigen Kind mit lumbaler Meningomyelozele und CHIARI-II-Malformation (☞ 7.2). Man erkennt u. a. eine unregelmäßige Hirnrindenstruktur, eine auffallend große Verbindung zwischen den Thalamus-Kernen im 3. Ventrikel, vor allem aber komplexe Veränderungen von Hirnstamm und Kleinhirn, insbesondere eine Verlagerung der unteren Kleinhirnanteile durch das große Hinterhauptsloch. [T 147]

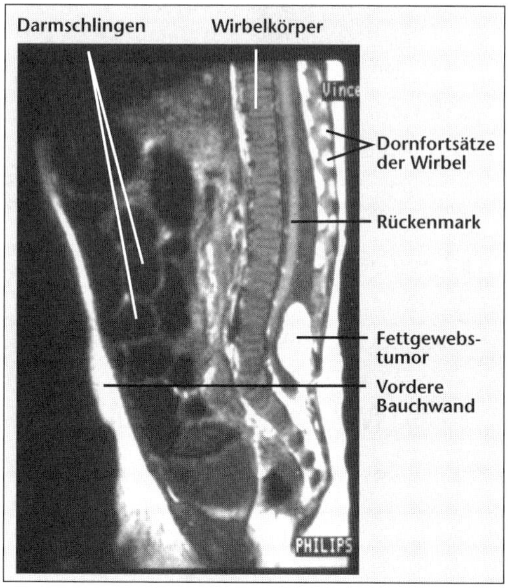

Abb. 4.6: MRT bei einem 2jährigen mit Lipomeningomyelozele und tethered cord (☞ 7.2). Das Rückenmark reicht bis in den unteren Lendenbereich (normal wäre der 1. Lendenwirbelkörper) und geht in einen Fettgewebs-Tumor über. [T 147]

4.4 Neurophysiologische Methoden

4.4.1 Nervenleitgeschwindigkeit und Elektromyographie

Die Bestimmung der **Nervenleitgeschwindigkeit** ist vor allem bei Erkrankungen der peripheren Nerven und bei Myelinisierungsstörungen wie der metachromatischen Leukodystrophie (☞ 8.6.2) indiziert. Die **Elektromyographie (EMG)** mittels Nadelableitung aus der Muskulatur dient der Differenzierung von Krankheiten, die primär im Muskel (myogen) oder im Nerven (neurogen) auftreten. Sie zeigt im Normalfall bei völliger Entspannung *elektrische Ruhe* und bei zunehmender willkürlicher Innervation eine ansteigende Zahl von *Aktionspotentialen* verschiedener motorischer Einheiten (Muskelfasergruppen, die von jeweils einer Rückenmarks-Vorderhornzelle versorgt werden); bei starker Innervation kommt es zum *Interferenzbild*, in dem die Aktionspotentiale der motorischen Einheiten nicht mehr einzeln zu erkennen sind. Im Krankheitsfall können Zeichen der Spontanaktivität (Fibrillationen und positive Wellen), Amplitudenveränderungen der Muskelpotentiale mit Störungen der Interferenz und Potentialaufbaustörungen bei wiederholter Innervationen erkannt werden. Bei *myogenen Erkrankungen* gehen Muskelfasern ohne Bindung an die Nervenversorgung zugrunde. Die motorischen Einheiten werden also kleiner, ihre Zahl bleibt aber unverändert. Deshalb tritt schon bei relativ leichter Innervation ein Interferenzbild im EMG auf, da der Patient mehr motorische Einheiten als der Gesunde aktivieren muß, um die gleiche Kraft zu entfalten. Bei primär *neurogenen Erkrankungen* hingegen gehen mit den Nervenfasern ganze motorische Einheiten zugrunde. Die Zahl der Aktionspotentiale ist im Vergleich zum Gesunden verringert, so daß es auch bei kräftiger Innervation zu einem gelichteten Interferenzbild kommt.

Spezifische Veränderungen lassen sich bei den verschiedenen Myotonieformen, insbesondere auch der myotonen Dystrophie (☞ 7.3.2) nachweisen.

4.4.2 Evozierte Potentiale

Durch periphere Nervenreizungen werden in den zugeordneten Hirnregionen elektrische Aktivitäten ausgelöst, die als sog. **evozierte Potentiale** meßbar sind.

Mit Hilfe der **somatosensibel evozierten Potentiale (ssEP)** kann bei peripherer Reizung des Nervus medianus am Arm oder des Nervus tibialis am Unterschenkel und Ableitung über dem korrespondierenden sensorischen Rindenfeld (Abb. 2.2) die Gesamtleitungszeit und (nach Abzug der peripheren Nervenleitgeschwindigkeit) die zentrale Leitungszeit bestimmt werden. Diese ist bei verschiedenen neurodegenerativen Erkrankungen, z. B. der metachromatischen Leukodystrophie (☞ 8.6.2) der FRIEDREICHschen Ataxie, einer neurodegenerativen Erkrankung der Rückenmark-Hinterstränge und des Kleinhirns, aber auch bei anderen entzündlichen und tumorösen Prozessen wie der Encephalomyelitis disseminata (Multiple Sklerose) für die Diagnose wegweisend.

Akustisch evozierte Potentiale (AEP) dienen nicht nur der objektiven Überprüfung bei Verdacht auf Hörstörung, sondern auch als Funktionstest für den Hirnstamm. So kommt es bei hohen Bilirubinkonzentrationen in der Neugeborenenzeit zu typischen Veränderungen der AEPs. Auch bei der CHIARI-II-Malformation (s. 7.2) fallen sie meist abnorm aus.

Visuell evozierte Potentiale (VEP) erlauben eine objektive Aussage über die Reaktion der Sehrinde auf Lichtreize. Mit ihrer Hilfe lassen sich genauere Aussagen über die Funktion der Sehbahn machen. Bei Säuglingen ist die Durchführung der VEPs technisch schwierig und die Aussage begrenzt. Veränderungen der VEPs bei zentralen Sehstörungen, z. B. auch bei einer Legasthenie mit Verlängerung der Latenzen und Veränderungen der Potentiale, werden diskutiert.

Die Ableitung von späten evozierten Potentialen (P 300), z. B. nach akustischen und visuellen Reizen, ist von wissenschaftlichem Interesse; man erhofft sich gewisse Korrelationen der Meßergebnisse mit der intellektuellen Leistungsfähigkeit, z. B. nach ZNS-Erkrankungen.

Bei der **kortikalen Magnetstimulation** erfolgt eine elektrische Reizung der Hirnrinde und eine Ableitung des korrespondierenden Muskelaktionspotentials. Das Vorgehen ist also umgekehrt wie bei der Bestimmung von evozierten Potentialen. Dadurch kann eine Aussage über die efferente Nervenleitung z. B. bei Entmarkungskrankheiten und spinalen (vom Rükkenmark ausgehenden) Prozessen stattfinden. Neuerdings gibt es Hinweise dafür, daß diese Methode als einzige objektivierbare typische Veränderungen im Sinne einer verkürzten zentralen Leitungszeit beim RETT-Syndrom (☞ 8.5.1) zeigt.

4.4.3 Polygraphien und andere Untersuchungen

Bei Kindern mit langdauernden Atempausen, vor allem während des Schlafes, bei unklaren Anfallszuständen und Verhaltensauffälligkeiten können polygraphische Registrierungen oder andere Langzeituntersuchungen indiziert sein. Hierbei werden beispielsweise Atmung, EKG, Sauerstoffsättigung des Blutes und EEG gleichzeitig registriert. Eine pauschale Indikation für polygraphische Registrierungen kann es nicht geben, vielmehr sollte je nach definierter klinischer Fragestellung eine Zusammenstellung verschiedener biologischer Ableiteparameter erfolgen.

So ist häufig bei Verdacht auf zerebrale Anfälle eine **Videoaufnahme**, ggf. auch während des Schlafes, allein ausreichend. Sinnvoller sind simultane EEG-

und Videoregistrierungen, besonders bei Kindern mit schwer klassifizierbaren Anfällen. **EEG-Langzeitregistrierungen** sind vor allem dann indiziert, wenn auch bei einwandfreier Ableitung mit Einschlaf- und Schlafveränderung keine eindeutige Erklärung für klinische Anfallsphänomene gefunden werden konnte. Bei Apnoen sollte vor allem zwischen zentralen und obstruktiven Formen (durch Einengung der Atemwege) unterschieden werden und die O_2-Sättigung des Blutes mittels der **Pulsoxymetrie** gemessen werden. Gelegentlich kann bei Kindern mit unterschiedlichen Formen von Entwicklungsstörungen und Apnoen (☞ 8.12.1) eine **Langzeit-pH-Metrie** zur Objektivierung eines gastro-ösophagealen Refluxes sinnvoll sein (☞ 4.1.4, 9.4).

Bei Früh- und Neugeborenen kann mit der **transkraniellen Dopplersonographie** eine evtl. auch prognostisch wichtige Aussage über die Durchblutung in den großen Hirnarterien gemacht werden.

4.5 Weitere Methoden

4.5.1 Tympanometrie, Otoskopie und Audiometrie

Die **Tympanometrie** mißt die Beweglichkeit des Trommelfells. Besonders bei Flüssigkeits- oder Schleimansammlungen im Mittelohr kommt es zu deutlichen Bewegungseinschränkungen, die in der Regel mit Beeinträchtigung der Hörfunktion verbunden sind. Ursächlich sind hierfür oft vergrößerte Adenoide verantwortlich, die auch eine Vielzahl anderer Funktionsstörungen herbeiführen können (☞ 9.2.3).

Die **Otoskopie**, d. h. die Inspektion des Trommelfells, ist nur in Ausnahmefällen im Rahmen der Entwicklungsdiagnostik notwendig.

Bei der einfachen **Audiometrie** wird mittels Kopfhörern die Hörfähigkeit durch Schalleitung und Knochenleitung gemessen. In der Regel werden die Kopfhörer erst nach dem 4. Lebensjahr von den Kindern toleriert.

Differenzierte apparative Hördiagnostik, z. B. mittels otoakustischer Emissionen, akustisch evozierter Hirnstammpotentiale, evozierter Cochleapotentiale und der ausführlichen Spielaudiometrie, z. B. nach Bisalski, werden in der Regel in speziellen Institutionen, z. B. Abteilungen für Phoniatrie und Pädaudiologie, eingesetzt (☞ auch 9.2.1).

4.5.2 Ophthalmoskopie

Mit Hilfe eines **Augenspiegels** kann bei entsprechender Mitarbeit im möglichst abgedunkelten Raum auch der Kinderarzt zumindest orientierend den Augenhintergrund und den Sehnerv beurteilen. Eine differenzierte Untersuchung, insbesondere auch im Säuglings- und Kleinkindalter, möglichst verbunden mit einer genaueren Bestimmung der Sehschärfe (Visus) und der Augenbrechkraft (Refraktion), sollte jedoch dem erfahrenen Augenarzt vorbehalten sein. Visusbestimmungen bei schwer entwicklungsgestörten Kindern können mit speziellen Tafelsystemen, z. B. dem Preferential-looking-test mit Teller-Acuity-Cards, am besten von erfahrenen Orthoptistinnen durchgeführt werden (☞ 9.1). Spaltlampenuntersuchungen, ausführliche Gesichtsfeldüberprüfung und ein Elektroretinogramm (Registrierung der vom Auge nach Belichtung ableitbaren elektrischen Potentiale) sind nur in Ausnahmefällen bei Entwicklungsstörungen sinnvoll. Auch mit Blitzlichtkameras kann u. U. eine orientierende Aussage über die Sehfähigkeit und die Augenstellung, vor allem bei Kindern mit Entwicklungsstörungen, gemacht werden.

4.5.3 Klinisch-chemische Laboruntersuchungen

Untersuchungen im Blut sollten bei der Diagnostik von Entwicklungsauffälligkeiten möglichst nur nach klinischer Notwendigkeit erfolgen. Nachfolgend wird deshalb auf einige wenige, oft wichtige Bestimmungen hingewiesen: Blutbild mit Differenzierung der Leukozyten, GOT, GPT, alk. Phosphatase, Kreatinin, Gesamteiweiß, Harnsäure, Kupfer und Coeruloplasmin. Bei vielen ungeklärten Entwicklungsstörungen empfiehlt sich eine Bestimmung des Laktats in nüchternem Zustand am Morgen (☞ 8.6.4, Leighsche Erkrankung). Die Blutentnahme sollte dann möglichst bei einem nicht schreiendem Kind ohne venöse Stauung erfolgen und das Blut rasch im Labor untersucht werden. Oft ist eine Laktatbestimmung im Blut nur bei gleichzeitiger Laktatbestimmung im Liquor sinnvoll. Gelegentlich können Ammoniak, Cholesterin und Triglyceride, Schilddrüsenhormonwerte sowie die Bestimmung langkettiger Fettsäuren, der Phytansäure, des Karnitins und der Biotinidaseaktivität sinnvoll sein.

Bei Verdacht auf Stoffwechselstörung empfiehlt sich eine Screeninguntersuchung im Urin auf die Aus-

scheidung organischer Säuren; Aminosäurebestimmungen im Serum sind nur selten indiziert.
Serologische Untersuchungen auf Infektionen, z. B. Lues, Röteln, Toxoplasmose, Zytomegalie, Borreliose, Herpes simplex- oder HIV-Befall sollten nach klinischer Fragestellung stattfinden.

4.5.4 Röntgen

Eine wichtige Röntgenuntersuchung bei unklaren Entwicklungsstörungen kann die Bestimmung des Knochenalters mittels einer Röntgenaufnahme der linken Hand darstellen. Dies ist vor allem bei allen Kindern mit Wachstumsstörungen, aber auch bei Verdacht auf unterschiedliche Syndrome, z. B. TURNER-Syndrom (☞ 6.2.1, 10.3.1) oder Mukopolysaccharidosen (☞ 8.6.2) indiziert. Röntgenaufnahmen des Schädels können vor allem bei chronischen intrakraniellen Druckerhöhungen, Fehlbildungen, Knochenfehlanlagen und chronischen Bluterkrankungen sinnvoll sein (Abb. 4.7). Bei allen Kindern mit beinbetonter, spastischer Zerebralparese sollten nach dem 2. Lebensjahr in regelmäßigen Abständen Röntgenaufnahmen des Beckens und der Hüftgelenke zur Früherkennung möglicher Folgeschäden stattfinden, bei allen Kindern mit Wirbelsäulenfehlstellungen Röntgenaufnahmen der gesamten Wirbelsäule. Weitere Röntgenaufnahmen müssen in Abhängigkeit von der klinischen Fragestellung indiziert werden.

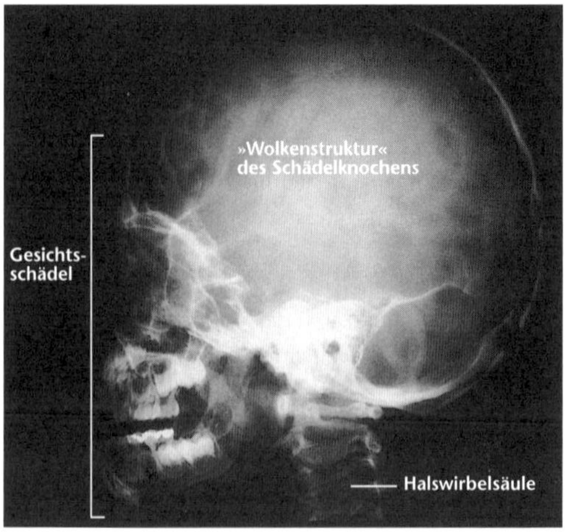

Abb. 4.7: Röntgenbild des Schädels eines 5jährigen, fast erblindeten, mental altersentsprechenden Jungen mit Morbus CROUZON (☞ auch 9.2.3).
Durch vorzeitige Verknöcherung der Schädelnähte kommt es bei diesem erblichen Fehlbildungssyndrom zum Ansteigen des Schädelinnendrucks mit wolkigen Auflockerungen der knöchernen Schädelkapsel („Wolkenschädel"). [T 148]

4.5.5 Liquoruntersuchungen

Das Nervenwasser (Liquor) kann üblicherweise durch eine kaum schmerzhafte Punktion im Bereich der Lendenwirbelsäule aus dem unteren „Sack" des Rückenmarkkanals gewonnen werden. Neben der Bestimmung von Glukose und Laktat (☞ 4.5.3), der Untersuchung auf erhöhte Zellzahl und auf Eiweißvermehrung (vor allem bei Verdacht auf entzündliche Erkrankungen) können im Liquor differenzierte Eiweißanalysen sowie verschiedene serologische Untersuchungen, u. a. auf Herpesviren, Masernviren, Lueserreger und Borrelien sinnvoll sein. In seltenen Fällen erlauben Untersuchungen der organischen Säuren oder verschiedener Transmitter sowie eine Liquordruckmessung wegweisende Aussagen. Ängste vor der praktisch immer harmlosen Punktion sind heute nicht mehr gerechtfertigt – zur Vermeidung eines Hirnunterdrucks nach der Punktion empfiehlt sich ein mindestens 12stündiges konsequentes Flachliegen.

4.5.6 Biopsien

Die einfachste Biopsie ist eine **Hautstanze** zur Anlage einer Fibroblastenkultur. Diese eignet sich für eine Vielzahl spezieller Untersuchungen, u. a. zur Messung der Aktivität lysosomaler Enzyme und der Atmungskettenenzyme bei Verdacht auf eine Stoffwechselstörung (☞ 8.6.2–8.6.4). Außerdem können mit Hilfe der Fibroblastenkulturen Untersuchungen der Chromosomen und spezielle molekulargenetische Bestimmungen stattfinden (☞ Kap. 10). Elektronenmikroskopische Untersuchungen von Hautbiopsien sind bei Verdacht auf Zeroidlipofuszinose (☞ 8.6.5) indiziert; unter Umständen müssen sie jedoch wiederholt werden, da in den ersten Lebensjahren evtl. noch keine typischen Veränderungen nachweisbar sind.
Muskelbiopsien können entweder mit einer speziellen Biopsienadel nach DUBOWITZ oder mittels einer offenen Biopsie in Narkose durchgeführt werden. Sie sind bei hochgradigem Verdacht auf eine anderweitig

nicht eindeutig diagnostizierbare neuromuskuläre Erkrankung indiziert. Eine X-chromosomale Muskeldystrophie (Duchenne ☞ 7.3.1, 10.5.2) und eine klassische spinale Muskelatrophie müssen in der Regel heute nicht mehr mittels einer Biopsie bestätigt werden, wenn ein eindeutiges Ergebnis der molekulargenetischen Untersuchung vorliegt. Muskelbiopsien erlauben bei einigen Mitochondriopathien (☞ 8.6.4) eine gezielte Diagnosestellung, was jedoch auch vom Zeitpunkt und der untersuchten Muskulatur abhängig ist. Auch hier können möglicherweise in Zukunft molekulargenetische Techniken die Biopsie verzichtbar machen.

Bei verschiedenen entzündlichen Muskelerkrankungen und einer Vielzahl von Stoffwechselstörungen der Muskulatur ist eine Muskelbiopsie zur exakten Diagnosestellung unentbehrlich.

Eine **Nervenbiopsie**, meist des Nervus suralis am Unterschenkel, sollte bei deutlich veränderten Werten der Nervenleitgeschwindigkeit durchgeführt werden, um das Ausmaß der Neuropathie genauer abschätzen zu können [2, 4, 28, 29, 30, 48, 73].

Entwicklungsauffälligkeiten im 1. Lebensjahr

5

H.-M. STRASSBURG

Inhalt

5.1	**Das „neurologische Durchgangssyndrom" beim Säugling**	**73**
5.1.1	Beispiel 1: Zentrale Koordinationsstörung bei ehemaligem Frühgeborenen der 30. Schwangerschaftswoche	74
5.1.2	Beispiel 2: Chronisch schreiender Säugling	74
5.1.3	Beispiel 3: Der vorübergehend bewegungsarme, hypotone Säugling	75
5.2	**Die Prognose des neurologisch auffälligen Säuglings**	**76**

Im Säuglingsalter lassen sich häufig Abweichungen von der üblichen Entwicklung feststellen, die auch bei Kenntnis der großen Variabilität der normalen Entwicklung zu Verunsicherungen der Eltern, aber auch der Ärzte und Therapeuten führen. Besonders in Deutschland werden im Rahmen der vorgeschriebenen Vorsorgeuntersuchungen zwischen der 4. Lebenswoche und dem 7. Lebensmonat (U_3–U_5) überproportional viele neurologische Auffälligkeiten diagnostiziert, z. B. wird bei 4–5% aller Kinder eine zerebrale Bewegungsstörung vermutet. Mehrere Umfragen haben ergeben, daß 5–8% der Säuglinge in der Bundesrepublik Deutschland eine krankengymnastische Behandlung auf neurophysiologischer Grundlage erhalten. Eine bleibende Zerebralparese ist aufgrund großer epidemiologischer Untersuchungen jedoch nur bei 0,2–0,3% aller Kinder zu erwarten. Auch unter Berücksichtigung aller neurologischer Krankheitsursachen wird nur bei ca. 1% der Kinder eines Jahrgangs mit bleibenden Bewegungsstörungen gerechnet werden müssen. Demnach besteht bei Säuglingen in der Bundesrepublik Deutschland eine Überdiagnostik für motorische Auffälligkeiten von 1:5 bis 1:20. Dies führte wiederholt zu heftigen, z. T. auch polemisch geführten Diskussionen über die Bedeutung der Vorsorgeuntersuchungen und die Wertigkeit von Therapiemaßnahmen, wodurch die Verunsicherung nur noch zunahm.

Es können verschiedene Formen von voraussichtlich **vorübergehenden Entwicklungsauffälligkeiten** unterschieden werden

- Körperliche Abweichungen, z. B. Untergewicht, Wachstumsstörungen, Übergewicht und beschleunigtes Wachstum
- Motorische Auffälligkeiten, z. B. Hypotonie, Hypertonie bzw. Dystonie der Muskulatur (☞ 3.5.2), Übererregbarkeit und Asymmetrien
- Sensorische Abweichungen, z. B. Störung des Sehens, des Hörens, des Fühlens
- Verhaltensauffälligkeiten, z. B. Störungen der Kontaktaufnahme, Schreien, Schlafstörung, Trinkstörung usw.

5.1 Das „neurologische Durchgangssyndrom" beim Säugling

In mehreren Längsschnittstudien wurde immer wieder auf die große Streubreite der neuromotorischen Entwicklung in den ersten Lebensmonaten und Änderungen neurologischer Symptome während des 1. Lebensjahres hingewiesen. R. MICHAELIS und Mitarbeiter prägten den Begriff des **„neurologischen Durchgangssyndroms“** und rieten zur zurückhaltenden Interpretation auffälliger neurologischer Befunde. In vielen Studien wurde bestätigt, daß sich während des 1. und 2. Lebensjahres die Mehrzahl neurologischer Auffälligkeiten zurückbildet, während umgekehrt nur wenige Säuglinge, die in den ersten Lebensmonaten einen normalen neurologischen Befund hatten, bei einer Kontrolluntersuchung am Ende des 1. Lebensjahres auffällig waren. Diese Befunde lassen sich besonders gut bei Risikosäuglingen, z. B. mit einem Gestationsalter unter 32 Schwangerschaftswochen bei der Geburt nachweisen. (Abb. 5.1)

5.1.1 Beispiel 1: Zentrale Koordinationsstörung bei ehemaligem Frühgeborenen der 30. Schwangerschaftswoche

Nach insgesamt problemlosem, postpartalem Verlauf werden im Alter von 4 Lebensmonaten (= 2 Monate nach dem errechneten Termin) bei einer säuglingsneurologischen Kontrolluntersuchung eine Beeinträchtigung der Spontanmotorik insbesondere an den Beinen, eine Überbetonung tonischer Muster, noch persistierende tonische Primärreaktionen (pos. ATNR, ☞ Tab. 3.4) und fünf abnorme Lagereaktionen nach VOJTA diagnostiziert. Das Kind zeigt eine gute soziale Kontaktaufnahme, differenzierte Handmotorik und beginnt reaktiv zu lächeln. Die zerebrale Sonographie zeigt allenfalls diskrete periventrikuläre Strukturveränderungen.

Im weiteren Verlauf kommt es zu immer besseren Drehbewegungen im Rumpf, zu einer guten Stabilisierung in Bauchlage und einer kontinuierlichen Aufrichtung. Im korrigierten Alter von 14 Monaten beginnt das Kind erste Schritte zu machen; es wirkt an den Beinen jedoch vermehrt steif, fällt häufiger hin, zeigt kein normales Abrollen. Die Eigenreflexe sind verbreitert, es besteht ein erschöpflicher Fußklonus, kein Hinweis für Gelenkkontrakturen. Zusammenfassend besteht also das Bild einer diskreten spastischen Diparese (Lähmung der Beine) bei sonst völlig normaler Entwicklung. Es muß bezweifelt werden, daß die Symptomatik auch mit intensiver krankengymnastischer Behandlung wesentlich hätte verändert werden können. Andererseits müssen sich das Kind und seine Eltern mit einer bleibenden leichten beinbetonten Bewegungsstörung arrangieren, deren Ausmaß aber von sehr vielen zusätzlichen Faktoren, insbesondere der selbständigen Bewegungsbereitschaft, abhängig ist.

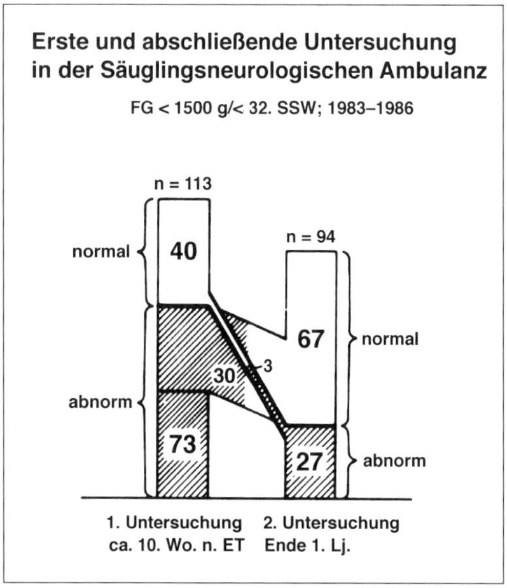

Abb. 5.1: Rückgang neurologischer Auffälligkeiten bei ehemaligen Frühgeborenen mit einem Geburtsgewicht unter 1500 g zwischen der 10. Woche nach dem errechneten Geburtstermin und dem Ende des 1. Lebensjahres (Univ.-Kinderklinik Freiburg/Breisgau 1983–1986). [M 143, F 122]

5.1.2 Beispiel 2: Chronisch schreiender Säugling

Notfallmäßige Vorstellung eines knapp 3 Monate alten Säuglings wegen ständigen Schreiens, vor allem am Nachmittag und Abend, sowie zunehmenden Schlaf- und Trinkstörungen. Erstes Kind, am Ende der Schwangerschaft vorzeitige Wehen, Entbindung mittels Vakuumextraktion aus Beckenboden. In den ersten Lebenstagen sei das Neugeborene auffallend ruhig gewesen. Wiederholte Versuche, das Kind primär zu stillen. Nach vier Wochen wegen angeblich mangelnder Muttermilch Umstellung auf Flaschennahrung. Das Kind wird weiterhin bei Unruhe immer wieder angelegt. Nur gelegentliches Spucken. Die Mutter raucht, auch in der Schwangerschaft, ebenso der Vater. Wegen Verdacht auf Obstipation wird die Stuhlentleerung mit einem Fieberthermometer angeregt. Der Hausarzt habe überwiegend beruhigt und Tropfen gegen Blähungen verordnet. Auf der Fahrt sei das Kind im Auto eingeschlafen.

Bei der Untersuchung körperlich altersentsprechende Entwicklung. Bereits beim Ausziehen in Rückenlage heftiges gepreßtes Schreien ohne Tränenproduktion, dabei Überstreckung des Rumpfes, verkrampfte Beugung der Arme und Fäusteln, tonische Streckung der Beine. Das Abdomen ist relativ prall gefüllt, die Bauchdecken ausladend.

Beim Hochnehmen beruhigt sich das Kind rasch, schaut wach, verfolgt, läßt sich trösten. Bei der Untersuchung gute Kopfkontrolle bei Traktion, normal auslösbare Eigenreflexe, bei der Seitkippreaktion auffallende Rumpfhypotonie, in

Bauchlage gute Stabilität, kaum selbständige Rotationsbewegungen des Rumpfes.
Bei der zerebralen Sonographie keine morphologischen Auffälligkeiten am zentralen Nervensystem.
Bei der abdominellen Sonographie (☞ 4.1.4) Normalbefund der parenchymatösen Organe (Leber, Milz, Bauchspeicheldrüse, Nieren). Der Magen ist zwei Stunden nach der letzten Mahlzeit massiv mit Mageninhalt gefüllt, lebhafte Darmperistaltik, nur mäßige Luftvermehrung. Deutlich klaffender gastro-ösophagealer Übergang, verdickte untere Ösophagusschleimhaut. Wiederholt lassen sich bolusartige Refluxphasen von Mageninhalt in den Speiseröhrenabschnitt hinter dem Herzen darstellen, z. T. in zeitlichem Zusammenhang mit vermehrter Unruhe (☞ 9.4). Kein Hinweis für ausgeprägtere Stuhlverstopfung.
Beurteilung: Bei dem Kind besteht ein massiver gastro-ösophagealer Reflux bei Überernährung, mangelnder Rumpftonisierung, Verunsicherung und Rauchen der Mutter.

Die Eltern von **Schreibabies** fühlen sich oft verunsichert, hilflos und ohne Selbstvertrauen. Die Vorstellung von einem „perfekten Baby" ist verloren gegangen, es besteht ein chronischer Stress, Schlafmangel und ein Mangel an positiven Erfahrungen. Somit ist das Kind erheblich gefährdet, mißhandelt zu werden (Schütteln!). Zusätzlich können sich durch den Reflux Atemstörungen (obstruktive Apnoen) und rezidivierende Bronchitiden sowie durch das gepreßte Schreien Abdominalhernien (= „Brüche" der Bauchwand), insbesondere Leistenhernien, ausbilden.
Zur Behandlung ist es am wichtigsten, den Eltern ausführlich die Zusammenhänge darzustellen und zu erläutern, daß z. B. das *Schreien meist kein Ausdruck von Hunger* ist.

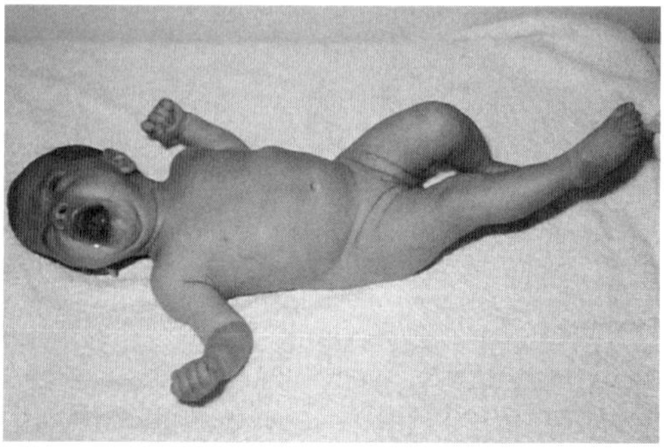

Abb. 5.2: Exzessiv schreiender, neurologisch auffälliger 3 Monate alter Säugling mit tonischer Überstreckung und Rumpfasymmetrie. Nach dem 2. Lebensjahr normale Entwicklung. [T 149]

- Die Nahrungszufuhr sollte reduziert und vereinheitlicht werden (kein Zufüttern, regelmäßige Essenszeiten). Möglichst nur Stillen, evtl. häufigere kleinere Mahlzeiten.
- Besonders nach den Mahlzeiten das Kind ausreichend lange tragen, nicht zu viel klopfen.
- Nach den Mahlzeiten empfiehlt sich u. U. die Gabe eines leichten Antazidums mit einer Nahrungseindickung durch Alginat (z. B. Gaviscon®).
- Das Kind sollte sich möglichst viel in Rückenlage frei bewegen können, wesentlich sind Strampelbewegungen der Beine und Rotationsbewegungen des Rumpfes.
- Bei weiterhin bestehenden Schlafstörungen ggf. Hochlagerung des Oberkörpers, evtl. durch Verwendung eines Leibchens. Die ebenfalls häufig praktizierte Bauchlage sollte im Schlaf vermieden werden.
- Im Rahmen einer krankengymnastischen Betreuung können die Rumpfrotation anregende Bewegungen eingeleitet werden.
- Weitere Maßnahmen werden im Unterkapitel 9.4 dargestellt.

Das Kind von Beispiel 2 zeigte im weiteren Verlauf eine normale Entwicklung.

5.1.3 Beispiel 3: Der vorübergehend bewegungsarme, hypotone Säugling

Seit der Geburt auffallend ruhiger, häufig schlafender Säugling, meist allein zufrieden, relativ wenig Kontaktaufnahme. Die Muskulatur ist allseits hypoton, Eigenreflexe sind gut auslösbar. Mit 7 Monaten freies Sitzen; danach bis Ende des 2. Lebensjahres keine weitere Aufrichtung; Rutschen auf dem Hosenboden, keine Stehbereitschaft. Das Kind kann sich sehr gut alleine beschäftigen, zeigt differenzierte Mimik und normale sprachliche Entwicklung.

Wesentlich ist, bei diesen Kindern sowohl mögliche organische Ursachen (z. B. spinale Muskelatrophie, ☞ Abb. 7.3) für die Entwicklungsverzögerung als auch psycho-soziale Ursachen, insbesondere eine Deprivation, auszuschließen. Die Entwicklung von Kindern mit muskulärer Hypotonie und verzögerter Aufrichtung kann nach dem 3. Lebensjahr völlig normal sein, möglicherweise bleiben sie relativ still und introvertiert. Von Lüpke nennt sie treffend „sensitive Perfektionisten". Nicht selten aber ist die Langzeitprognose doch nicht günstig.
Eine Differentialdiagnose bei muskulärer Hypotonie zeigt Tab. 7.2 (Kap. 7.3).

5.2 Die Prognose des neurologisch auffälligen Säuglings

Immer wieder wurde versucht, den prognostischen Wert neurologischer Symptome im Säuglingsalter festzulegen. So bestehen für eine isolierte Übererregbarkeit (Hyperexzitabilität), eine Rumpfhypotonie, eine mäßige allgemeine muskuläre Hypotonie oder eine Rumpfasymmetrie in der Regel eine günstige Prognose. Andererseits werden für eine ausgeprägte muskuläre Hypotonie, Dystonien und Dyskinesien (☞ 7.1.3) meist schlechte Prognosen angegeben. Inwieweit neurologische Symptome im Säuglingsalter erste Anzeichen für zerebrale Dysfunktionen im Schulalter darstellen, ist umstritten.

Während in mehreren vergleichenden Studien kein eindeutig meßbarer Einfluß einer krankengymnastischen Behandlung auf die weitere Entwicklung festgestellt werden konnte, wird andererseits darauf hingewiesen, daß in der Gruppe der Säuglinge mit neurologischen Auffälligkeiten im weiteren Verlauf die meisten Kinder mit bleibenden neurologischen Symptomen zu finden sind. Vor allem Vojta vertritt den Standpunkt, daß zur Verhinderung bzw. zur eindeutigen Verbesserung der Symptome einer bleibenden Zerebralparese eine frühestmögliche Therapie eingeleitet werden müsse, auch wenn hiervon eine unverhältnismäßig große Zahl falsch-positiver Säuglinge betroffen sei. Dieser Standpunkt wird von uns, auch wegen möglicher Nebenwirkungen einer Physiotherapie (☞ 13.4, 13.5), nicht geteilt.

Immer wieder läßt sich nachweisen, daß die **Verunsicherung der Eltern**, insbesondere der Mutter, ein wesentlicher verstärkender Faktor bei Entwicklungsauffälligkeiten ist („Teufelskreis"). Hier können zahlreiche verschiedene Einflüsse von Bedeutung sein, z. B.

- Phantasie-Vorstellungen vom „perfekten Baby" bereits vor der Schwangerschaft,
- eine ambivalente Einstellung zum Kind, besonders bei Partner-Problemen,
- Ängste während und nach der Geburt (Zyanose des Neugeborenen, Neugeborenen-Ikterus, Erstickung etc.),
- mangelnde Erfahrung mit Säuglingen in den heute üblichen Kleinfamilien,
- Unzulänglichkeitsgefühl als Mutter (wegen angeblich mangelnder Milch, mangelnder Zuwendung bei häufigem Schreien, unzureichender Förderung der Entwicklung usw.).

Es ist eine der ganz wesentlichen Aufgaben von Frauenärzten, Kinder- und Hausärzten, Hebammen, Physiotherapeut(inn)en etc., diese Verunsicherungen anzusprechen und bei ihrer Verarbeitung zu helfen [13, 16, 20, 28, 29, 34, 37, 40, 105, 106, 116, 118, 119, 120, 151].

Störungen von Wachstum und Reifung

6

H.-M. Strassburg

Inhalt

6.1	**Störungen des Wachstums**	77
6.2	**Kleinwuchs**	78
6.2.1	Primärer Kleinwuchs	78
6.2.2	Sekundärer Kleinwuchs	78
6.3	**Mangelernährung (Dystrophie)**	79
6.4	**Großwuchs**	80
6.5	**Adipositas**	80
6.6	**Störungen der Geschlechtsentwicklung**	82

6.1 Störungen des Wachstums

Das menschliche Wachstum ist ein komplexer biologischer Prozeß, der sowohl von genetischen und hormonellen als auch von ernährungsbedingten und psychischen Faktoren beeinflußt wird. Die Verfolgung des Körperwachstums ist einer der wichtigsten Parameter für die Beurteilung der Entwicklung und des Gesundheitszustandes eines Kindes. Sichere Normabweichungen des Wachstums müssen daher erfaßt und differentialdiagnostisch geklärt werden. Ein **Kleinwuchs** liegt bei einer Körperlänge unterhalb der 3. Altersperzentile vor, ein **Großwuchs** bei einer Körperlänge oberhalb der 97. Perzentile.

Wesentliche Angaben zur Anamnese:

- Größe der Eltern, der Großeltern und der Geschwister
- Früh- oder Spätentwickler in der Familie – Beginn der Pubertät bei den Eltern?
- Genetische Zielgröße

$$\frac{\text{Größe des Vaters} + \text{Größe der Mutter}}{2}$$

  minus 6,5 cm (Mädchen) bzw.
  plus 6,5 cm (Jungen)

  Der Streubereich dieser Zielgröße beträgt ± 8,5 cm
- Schwangerschaftsverlauf, insbesondere Erkrankungen (z. B. Gestosen), Einnahme von Medikamenten, Rauchen, Alkohol
- Schwangerschaftsdauer
- Geburtsablauf (Steißlage?)
- Länge, Gewicht und Kopfumfang bei der Geburt
- Bisherige Wachstumsrate in cm pro Jahr: Weniger als 4 cm zwischen dem 3. und 12. Lebensjahr ist abnorm
- Chronische Erkrankungen
- Psycho-soziales Milieu.

Klinische Untersuchungen:
- Länge, Gewicht, Kopfumfang (☞ Somatogramme Kap. 1.2.2)
- Körperproportionen:
  Spannweite der Arme
  (vgl. Abb. 1.2) Quotient Oberlänge/Unterlänge, d. h. Länge des Rumpfes im Vergleich zur Länge der Beine
  Sitzgröße (kann zur Beurteilung spezieller Wachstumsstörungen, z. B. nach Bestrahlung oder bei Fehlbildungen der Wirbelsäule von Bedeutung sein)
  Pubertätsstadien nach TANNER
  Dysmorphiezeichen (☞ Tab. 3.3)
- Röntgenuntersuchung der linken Hand, Bestimmung des **Knochenalters** nach GREULICH und PYLE. Nach dem Alter von 8 Jahren kann mittels Knochenalter und Körpergröße die **voraussichtliche Endlänge** bestimmt werden [5].

6.2 Kleinwuchs

Es werden verschiedene Formen von Kleinwuchs unterschieden.

6.2.1 Primärer Kleinwuchs

Beim **dysproportionierten Kleinwuchs** steht die Extremitätenlänge nicht in normaler Relation zur Rumpfgröße. Die wichtigsten Ursachen hierfür sind Skelettdysplasien, d. h. unterschiedliche Störungen des Knorpel- und Knochenaufbaus. Es gibt über 200 verschiedene Skelettdysplasien, die meist monogenetische Erbleiden sind. Ein Beispiel ist die **Achondroplasie** (Liliputaner): Hierbei kommt es durch das angeborene Fehlen eines zellulären Rezeptors für den Wachstumsfaktor von Bindegewebszellen zu Verkürzungen und Verformungen praktisch aller Knochen.

Proportionierte primäre Kleinwuchsformen sind:
- ULLRICH-TURNER-Syndrom (X0-Syndrom, (☞ auch 10.3.1): Die Betroffenen sind Mädchen, bei denen sich keine funktionsfähigen Eierstöcke entwickeln. Die typischen äußeren Zeichen mit „Flügelfell" am Hals und tiefem Haaransatz müssen nicht immer vorhanden sein. Die Kinder wachsen von Anfang an langsam, der Pubertätswachstumsschub bleibt aus. Bei Mädchen mit unklarem Kleinwuchs soll immer eine Chromosomenanalyse zum Nachweis oder Ausschluß eines ULLRICH-TURNER-Syndroms veranlaßt werden.
- Andere chromosomale Abweichungen, z. B. Trisomie 21 (☞ 8.2, 10.3)
- Verschiedene Erkrankungen mit intrauterinen Wachstumsverzögerungen. Am häufigsten ist das embryofetale Alkoholsyndrom (☞ 8.8); aber auch andere Toxine und Störungen (Nikotin, Medikamente, Plazentaanlagestörungen usw.) können eine intrauterine Wachstumsverzögerung herbeiführen.

Es gibt mehrere weitere spezielle **Kleinwuchssyndrome** mit primordialem (d. h. schon vor der Geburt beginnendem) Kleinwuchs, z. B. das BARDET-BIEDL-Syndrom, das COCKAYNE-Syndrom, das CORNELIA DE LANGE-Syndrom, das DUBOWITZ-Syndrom, das HALLERMANN-STREIFF-Syndrom, das RUSSELL-SILVER-Syndrom oder das SMITH-LEMLI-OPITZ-Syndrom (☞ 8.6.5)
Besonders beim RUSSELL-SILVER-Syndrom kann trotz erheblichen Minderwuchses eine praktisch normale geistige Entwicklung vorliegen. Die Kinder fallen durch ein schmales, evtl. asymmetrisches Gesicht und sehr zarte Gliedmaßen auf.
Beim **physiologischen familiären Kleinwuchs** handelt es sich in der Regel um eine Normvariante, da man sehr häufig bei Eltern und Geschwistern ebenfalls einen Kleinwuchs findet (z. B. aufgrund ethnologischer Zugehörigkeit). Die voraussichtliche Endlänge der Kinder liegt meist im Bereich der durch die Elterngröße zu erwartenden Zielgröße.
Bei den primären Kleinwuchsformen ist eine spezifische Behandlung, z. B. mit Wachstumshormon meist nicht angezeigt.

6.2.2 Sekundärer Kleinwuchs

Hier liegt eine sekundäre Störung des Skelettwachstums vor allem durch hormonelle oder stoffwechselbedingte Erkrankungen vor. In der Regel entspricht das Längenalter dem Knochenalter. Meist können diese Formen des Kleinwuchses therapiert werden. Folgende Erkrankungen bzw. Ursachen kommen in Frage:
- **Chronische Organerkrankungen**: Erkrankungen mit Verdauungs- oder Resorptionsstörung der Nahrung wie Zöliakie (Zottenatrophie des Dünndarms durch Unverträglichkeit des Klebereiweißes im Weizen- und Roggenmehl) und Mukoviszidose, chronische Niereninsuffizienz, Herzinsuffizienz,

chronische Lungenerkrankungen und chronische Lebererkrankungen können in ausgeprägten Fällen zum Kleinwuchs führen, der nur reversibel ist, wenn die Grundkrankheit während der Wachstumsphase ausreichend behandelt werden kann.

- Zahlreiche **endokrine Störungen** können einen Kleinwuchs bewirken:
  - Schilddrüsenunterfunktion, entweder angeboren oder erworben
  - Nebennierenrindenüberfunktion bzw. hochdosierte Behandlung mit Steroidhormonen (CUSHING-Syndrom)
  - Kalzium-Stoffwechselstörungen, z. B. chronische Rachitis
  - BARTTER-Syndrom mit Störung des Prostaglandin-Stoffwechsels
  - Vorzeitige Pubertätsentwicklung durch erhöhte Androgen- und Östrogenausschüttung (Pubertas praecox). Hierdurch kommt es nach vorübergehender Wachstumsstimulation zu einem vorzeitigen Wachstumsstillstand, z. B. beim Adrenogenitalen Syndrom (AGS), einer Stoffwechselstörung der Nebennierenrinde.
- Der **isolierte Wachstumshormonmangel** kann nach Geburtsschäden auftreten; bis zu zwei Drittel aller Patienten werden aus Steißlage geboren. Bei sekundärem Wachstumsstillstand, insbesondere in Verbindung mit Sehstörung, vermehrter Urinproduktion und chronischen Kopfschmerzen muß immer an Hirntumore, insbesondere ein **Kraniopharyngeom** gedacht werden (☞ 8.12.4, 9.5)
  Auch Schädelbestrahlungen, Schädelhirntraumen, Infektionen, angeborene Fehlbildungen (Mittelliniendefekte) und Immunerkrankungen können zu verminderter Wachstumshormonproduktion führen.
- Häufigste Ursache eines Kleinwuchses ist die **konstitutionelle Wachstumsverzögerung**. Bei dieser Normvariante liegt meist eine noch normale Wachstumsrate vor, das Knochenalter ist entsprechend dem Längenalter retardiert, die prospektive Endlänge ist im Normbereich.
- **Psychosozialer Kleinwuchs** kann durch falsche Ernährung, Vernachlässigung und chronische Essensverweigerung zustande kommen (non organic failure of thrive = NOFT-Syndrom). Für einige Autoren ist dies die bei weitem häufigste Ursache des sekundären Minderwuchses. Wichtig für die Diagnose sind die Sozialanamnese und die Tatsache, daß die Symptomatik bei positiver Änderung der Umwelt reversibel ist.

Bei jedem Kind mit verminderter Wachstumsrate nach primär normalem Wachstum sollte eine augenärztliche Untersuchung mit Gesichtsfeldbestimmung und ggf. eine zerebrale Bildgebung erfolgen.
Die Diagnostik eines Wachstumshormonmangels kann sehr aufwendig sein, da Wachstumshormon nicht kontinuierlich, sondern pulsatil und überwiegend während des Schlafes ausgeschieden wird. Sinnvolle Voruntersuchungen können Bestimmungen von Wachstumsfaktoren (IGF = insulin-like-growth-factor und IGF-Bindungs-Protein) sein. Voraussetzung für die aufwendige Diagnostik eines Wachstumshormonmangels, die stationär erfolgen sollte, ist die Dokumentation einer herabgesetzten Wachstumsrate von weniger als 4 cm pro Jahr nach dem 3. Lebensjahr. Dann müssen u. a. eine Wachstumshormonbestimmung mit Vierertest, nächtliche Blutentnahmen und spezielle Stimulationstests vorgenommen werden.
Bei Fettsucht, Schilddrüsenunterfunktion sowie einer verminderten Keimdrüsensekretion in der Pubertät können die Wachstumshormonstimulationstests negativ ausfallen, ohne daß ein Wachstumshormonmangel vorliegt.

6.3 Mangelernährung (Dystrophie)

Vom Kleinwuchs muß die Mangelernährung abgegrenzt werden. Hinsichtlich der Ursachen gibt es allerdings zahlreiche Überschneidungen (s. u.). Dystrophien finden sich überwiegend bei organischen Grundkrankheiten. Beispiele hierfür sind eine bereits intrauterine Versorgungsstörung (small for date baby) sowie die vielfältigen Möglichkeiten postnataler Mangelernährung: Mangel an Nährstoffen, Zöliakie (☞ 6.2.2), Mukoviszidose, Kurzdarmsyndrom, Pylorusstenose (Einengung des Magenausgangs), gastro-ösophagealer Reflux (☞ 4.1.9.4), Atemwegsverengungen usw. Aber auch bei Erkrankungen von Herz, Lungen und Hormondrüsen kann das Bild einer Mangelernährung auftreten. Auch zerebrale Erkrankungen können, trotz ausreichender Nahrungszufuhr, mit dem Bild einer Unterernährung einhergehen; ein Beispiel hierfür ist das dienzephale Syndrom (RUSSEL-Syndrom), das durch einen Tumor des Hypothalamus verursacht wird.
Lassen sich keine organischen Ursachen für eine Untergewichtigkeit nachweisen, sollte an psychosoziale Erklärungen gedacht werden (NOFT – non organic

failure of thrive). Besonders bei Mädchen nach dem 10. Lebensjahr können psychogene Eßstörungen im Sinne einer Anorexia nervosa für eine Dystrophie verantwortlich sein. Weltweit ist immer noch die häufigste Ursache einer Dystrophie im Kindesalter die kalorische Mangelernährung (Marasmus) und der Eiweißmangel (Kwashiorkor).

6.4 Großwuchs

Die Differentialdiagnose des Großwuchses, also einer Körperlänge oberhalb der 97. Altersperzentile, ist wesentlich einfacher als die des Kleinwuchses. Folgende Formen sind zu unterscheiden:

- **Normvariante der Entwicklungsgeschwindigkeit**
  Konstitutionelle Beschleunigung von Wachstum und Entwicklung durch frühnormale Pubertät. Die Endlänge, z. B. bestimmt durch ein beschleunigtes Knochenalter, ist normal. Bei stark adipösen Kindern findet sich häufig eine Beschleunigung von Längen- und Skelettwachstum (Adiposogigantismus).
- **Genetisch bedingter Großwuchs**
  Hierbei entspricht die prospektive Endlänge der mittleren Elterngröße. Beide Eltern oder ein Elternteil oder mehrere Personen in der weiteren Verwandtschaft sind ebenfalls überdurchschnittlich groß.
- **Chromosomale Störungen**
  Chromosomale Störungen, die zum Großwuchs führen, kommen nur beim männlichen Geschlecht vor, z. B. KLINEFELTER- (XXY) und XYY-Syndrom. Das KLINEFELTER-Syndrom ist durch Großwuchs, leicht eunuchoide Körperproportionen, mentale Minderbegabung, verzögerten Pubertätseintritt, eine Gynäkomastie sowie geringe Hodengröße charakterisiert.
- Bindegewebskrankheiten, z. B. das erbliche MARFAN-Syndrom
  Hierbei besteht ein dysproportionierter Großwuchs mit auffallend langen Extremitäten, sowie übermäßig langen Fingern und Zehen, ein Fettgewebsmangel, nicht selten Aortenaneurysmen (Aussackungen der Hauptschlagader), Linsenverlagerung und Skoliose der Wirbelsäule.
- Die Homozystinurie, eine angeborene Aminosäurestoffwechselstörung, kann zu einem dem MARFAN-Syndrom sehr ähnlichen Erscheinungsbild führen.
- Das SOTOS-Syndrom (zerebraler Gigantismus) ist ein ätiopathogenetisch unklares Großwuchs-Syndrom des Kindesalter mit bereits bei Geburt vorhandener Übergröße, auffallenden Gesichtszügen, akromegalen Veränderungen (Akromegalie = Vergröberung der Akren d. h. der „Körperspitzen“ wie Finger, Zehen, Nase) und psychomotorischen Entwicklungsstörungen. Die Wachstumsbeschleunigung hört meist um das 10. Lebensjahr herum auf, so daß die Endlänge normal ist.
- Einige Kinder mit Fragilem-X-Syndrom (☞ 8.3, 10.5.2) zeigen eine auffallende Körpergröße und können solchen mit dem SOTOS-Syndrom ähneln. Auch bei anderen Syndromen kann es zumindest vorübergehend zu einem Großwuchs kommen, z. B. beim EMG-Syndrom (BECKWITH-WIEDEMANN-Syndrom; E = Exomphalos = vorstehender Nabel, M = Makroglossie = große Zunge, G = Gigantismus = Großwuchs). Molekulargenetisch können mittlerweile einige weitere, seltene Großwuchsformen definiert werden.
- Großwuchs infolge von erhöhter Wachstumshormonausschüttung, z. B. bei einem Hypophysenadenom (Tumor der Hirnanhangsdrüse) im Kindesalter, ist selten. Ebenfalls selten kommt es durch überschießende Bildung von Androgenen oder Östrogenen zu einer vorübergehenden Wachstumsbeschleunigung (z. B. beim Adrenogenitalen Syndrom).

Besonders bei Mädchen kann eine extreme Körpergröße zu schweren psychischen Problemen und Haltungsstörungen der Wirbelsäule führen. Liegt die voraussichtliche Endgröße bei Mädchen oberhalb von 185 cm und bei Jungen oberhalb von 197 cm, kann entweder mit natürlichen Östrogenen beim Mädchen oder mit Testosteron beim Knaben eine vorzeitige Wachstumsbeendigung herbeigeführt werden. Gelegentlich müssen schwere Wirbelsäulendeformierungen (Skoliose) bei der Indikation zur hormonellen Großwuchsbehandlung mit berücksichtigt werden.

6.5 Adipositas

Als Adipositas oder **Fettsucht** bezeichnet man ein auf die Körperlänge bezogenes Übergewicht von mehr als 20%, verbunden mit einer über das normale Maß hinausgehenden Anhäufung von Fettgewebe.

Von **Übergewicht** spricht man, wenn das Sollgewicht um 10–20% überschritten wird. Die Adipositas beruht auf einem Mißverhältnis zwischen der Energiezufuhr durch die Nahrung und dem Energieverbrauch durch Wärmeerzeugung und Arbeit. Die Entstehung der Adipositas des Kindes ist multifaktoriell. Einen Risikofaktor stellt die **familiäre Veranlagung** dar: In 70% der Familien adipöser Kinder ist zumindest ein Elternteil adipös, dagegen sind nur 9% der Kinder schlanker Eltern übergewichtig. Neben der Familientradition mit Gewöhnung an **hyperkalorische Ernährung** durch das Beispiel und die Erziehung der Eltern sind hierfür genetische und konstitutionelle Faktoren verantwortlich. Bei früh adoptierten Kindern wird eine größere Übereinstimmung der Gewichtsentwicklung mit den natürlichen Eltern als mit den Adoptiveltern beobachtet. Bei vielen Adipösen ist auch nach Gewichtsreduktion eine herabgesetzte Fähigkeit der Wärmebildung nach Mahlzeiten und in der Kälte meßbar. Viele andere biochemische und hormonelle Abweichungen, z. B. herabgesetzte Glukosetoleranz und erhöhte Kortisolsekretion, sind sekundärer Natur und nach Erreichen des Normalgewichtes reversibel. Die Rolle des mit der Adipositas oft korrelierenden Blutfaktors Leptin ist noch nicht abschließend geklärt.

Psychische Faktoren, vor allem Störungen innerhalb der Familie und in der Mutter-Kind-Beziehung, spielen in Verbindung mit einer Fehlerziehung bei der Nahrungsaufnahme besonders in den ersten Lebensjahren eine wichtige Rolle (Ersatz des Mangels an elterlicher Zuwendung durch Nahrung oder Süßigkeiten! → „Kummerspeck").

Außerdem ist der **Mangel an körperlicher Bewegung** von Bedeutung, der durch die Gewichtszunahme und die damit verbundene Bewegungseinschränkung weiter gesteigert wird. Durch die herabgesetzte motorische Aktivität wird das adipöse Kind aus Spielgemeinschaften ausgeschlossen und zunehmend isoliert. Kontaktprobleme und Hänseleien führen zu ständigen emotionalen Belastungen und Konflikten, die wiederum durch vermehrtes Essen ausgeglichen werden („Teufelskreis").

Eine normale oder sogar erhöhte Wachstumsrate und Körperlänge, ein normales oder akzeleriertes Knochenalter und eine altersentsprechende statomotorische, geistige und pubertäre Entwicklung machen die Diagnose einer primären Adipositas wahrscheinlich und schließen organische Ursachen nahezu aus.

Die einfache Adipositas betrifft im Kleinkindalter meist den gesamten Körper gleichmäßig, während bei älteren Kindern Hüften, Gesäß und Oberschenkel bevorzugt werden, Unterarme und Unterschenkel dagegen eher schlank wirken. Bei rascher Gewichtszunahme können im Rumpfbereich und an den Oberschenkeln streifenförmige Aufbaustörungen der Haut (Striae distensae) auftreten. Infolge des Übergewichts sind Bein- und Fußfehlstellungen (Knick- und Plattfüße) häufig. Bei ausgeprägter Adipositas können Lungenfunktionsstörungen, Schlafstörungen und Rechtsherzinsuffizienz bestehen. Adipositas ist häufig mit Großwuchs verbunden (Adiposogigantismus), außerdem kann besonders bei Knaben das Genitale im Fettgewebe verschwinden und die Fettansammlung im Brustbereich eine Brustdrüsenentwicklung vortäuschen. Deshalb werden adipöse Kinder dem Arzt oft zum Ausschluß einer „Drüsenstörung" vorgestellt.

Die Diagnose Adipositas sollte durch Bestimmung von Körpergewicht und Körperlänge sowie die Beurteilung der vermehrten Ansammlung von subkutanem Fett durch Messung der Hautfaltendicke, am besten an der Oberarmrückseite, gesichert werden.

Die Behandlung einer Fettsucht ist oft frustrierend: Am wichtigsten sind die konsequente Kalorienreduktion durch richtige Ernährung (wenig Fett und Kohlenhydrate, viele Ballaststoffe) und der ständige Bewegungsanreiz. Zusätzlich sind psychologische Unterstützungen und eine Familienberatung sinnvoll. Bei Kindern gilt schon als Erfolg, wenn die übermäßige Gewichtszunahme reduziert wird, eine Gewichtsnormalisierung in kurzer Zeit ist nicht anzustreben.

In weniger als 2% ist die Adipositas durch eine definierte Grunderkrankung bedingt:

- Hormonstörungen, die zu einer Adipositas führen können, sind eine Schilddrüsenunterfunktion, eine Nebennierenrindenüberfunktion und ein Wachstumshormonmangel. Diese Endokrinopathien gehen im Kindesalter mit einer verminderten Wachstumsrate, bei längerer Dauer mit Kleinwuchs und retardiertem Knochenalter einher.
- Eine Fettsucht kann auch durch Schädigung des Hypothalamus, der übergeordneten „Stoffwechselzentrale" im Zwischenhirn, verursacht werden. Hypothalamische Störungen können als Folge von Meningoenzephalitiden (Hirnhaut- und Gehirnentzündungen), Schädelhirntraumen oder Tumo-

ren auftreten. Als FRÖHLICH-Syndrom oder Dystrophia adiposogenitalis bezeichnet man das gemeinsame Auftreten von Adipositas, Hypogonadismus (Unterentwicklung der Geschlechtsdrüsen) und Wachstumshemmung bei einer organischen Hypothalamuserkrankung. Besonders bei zusätzlicher Temporallappenschädigung (evtl. durch Tumore) können anfallsartige Freßsuchtphasen auftreten.

- Bei definierten Syndromen, z. B. dem PRADER-WILLI-Syndrom (☞ 8.3, 10.4) und dem BARDET-BIEDL-Syndrom (☞ 8.5) findet man regelmäßig eine z. T. exzessive Adipositas, als deren Ursache eine hypothalamische Dysregulation angenommen wird.
- Bei vielen Patienten mit schweren Bewegungsstörungen und unterschiedlichen zerebralen Erkrankungen, insbesondere Meningomyelozelen mit CHIARI-II-Malformation (☞ 7.2), DUCHENNEscher Muskeldystrophie (☞ 7.3.1) und einigen Formen der Zerebralparese (☞ 7.1) kommt es vor allem bei überwiegender Benutzung eines Rollstuhls zu einer fortschreitenden Adipositas. Es ist nicht klar, ob hierbei neben dem Bewegungsmangel auch zentrale Faktoren eine Rolle spielen [4, 26].

6.6 Störungen der Geschlechtsentwicklung

Störungen in der Ausbildung und Differenzierung der Geschlechtsorgane können sehr vielfältig bedingt sein, z. B. durch

- Chromosomenanomalien (z. B. Trisomien, TURNER-Syndrom, ☞ 10.3, KLINEFELTER-Syndrom, ☞ 6.4),
- umschriebene Genanomalien, z. B. PRADER-WILLI (☞ 8.3, 10.4), FRA-X (☞ 8.3, 10.5.2),
- Stoffwechselstörungen der Nebennierenrinde (Adrenogenitales Syndrom = AGS),
- Anlagestörungen der Gonaden mit Unter- oder Überfunktion der Geschlechtshormone,
- veränderte Gewebereaktion auf Geschlechtshormone (Maldeszensus = mangelnder Abstieg der Hoden in die Hodensäcke)
- Tumore der Hypophyse und des Hypothalamus, evtl. auch der Nebennieren, Eierstöcke und Hoden,
- sekundäre Auswirkungen chronischer Krankheiten und Syndrome (z. B. Mukoviszidose),
- Medikamente und Toxine (z. B. Zytostatika).

Am häufigsten sind aber Normvarianten im Sinne einer konstitutionellen Anomalie. Diese besteht bei vielen Kindern mit ausgeprägten allgemeinen Entwicklungsstörungen, entweder in Form einer verzögerten, häufig aber auch einer beschleunigten Pubertätsentwicklung [4, 26, 36].

Überwiegend motorische Entwicklungsstörungen

7

H.-M. Strassburg

Inhalt

7.1	**Die infantile Zerebralparese**	83
7.1.1	Einteilung der Zerebralparesen	83
7.1.2	Pathogenese der Zerebralparese	84
7.1.3	Dystone Zerebralparesen und andere Bewegungsstörungen	85
7.1.4	Therapie der Zerebralparesen	86
7.2	**Meningomyelozele – Spina bifida-Syndrom**	87
7.3	**Krankheiten mit Muskelhypotonien**	89
7.3.1	Muskeldystrophie Duchenne	91
7.3.2	Spinale Muskelatrophie	92
7.3.3	Myotone Muskeldystrophie Curschmann-Steinert	92

7.1 Die infantile Zerebralparese

Die infantile Zerebralparese (zerebrale Kinderlähmung oder Littlesche Erkrankung) ist ein zentrales Symptom bei vielen Entwicklungsstörungen im Kindesalter und tritt vor allem bei ehemaligen Frühgeborenen oder bei Kindern mit schweren Komplikationen während der Geburt auf. Die infantile Zerebralparese zeigt ein sehr wechselndes klinisches Bild und kann insgesamt nicht als Krankheitseinheit angesehen werden.

Als infantile Zerebralparesen bezeichnet man vielmehr unterschiedliche Störungen der Körperhaltung und Fortbewegung, die bleibend, aber nicht unveränderlich sind und auf eine abgeschlossene Läsion während der prä-, peri- oder postnatalen Entwicklungsperiode zurückgeführt werden können. Diese Schädigung liegt in der Regel im Bereich des 1. Motoneurons, d. h. sie betrifft primär die für aktive Bewegung zuständigen Nervenzellen bzw. Nervenbahnen im ZNS (☞ 2.6). Häufig ist die Zerebralparese mit anderen Entwicklungsstörungen, vor allem Sinnes-, Wahrnehmungs- und Sprachstörungen, Intelligenzminderung, zerebralen Anfällen und Verhaltensauffälligkeiten kombiniert. Deshalb ist sie in der Regel ein Beispiel für eine **Mehrfachbehinderung**.

Durch moderne Untersuchungsmethoden konnte eine Vielzahl sehr unterschiedlicher Ursachen festgestellt werden, so daß einige Autoren den Begriff „Zerebralparese" nur noch im therapeutischen, orthopädischen und hilfsmittelversorgenden Bereich anerkennen.

7.1.1 Einteilung der Zerebralparesen

Seit S. Freud werden, in der heutigen Klassifikation nach B. Hagberg und R. Michaelis, folgende Formen der infantilen Zerebralparese unterschieden:

- Spastische Tetraparesen, d. h. Lähmungen aller vier Extremitäten (bein- oder armbetont)
- Spastische Hemiparesen, d. h. Halbseitenlähmungen
- Dyston-dyskinetische Zerebralparesen (Athetose, Chorea, (☞ 7.1.3)

- Hypotone Zerebralparesen mit verringerter Muskelgrundspannung (sehr heterogen)
- Mischformen.

Im angloamerikanischen und z. T. auch im deutschen Schrifttum wird anstelle des Begriffs **Parese** der Begriff **Plegie** verwendet. Hierunter versteht man jedoch in der Erwachsenenneurologie eine vollständige schlaffe Lähmung, während unter einer Parese eine partielle Lähmung verstanden wird.
Es werden folgende **Schweregrade der Zerebralparese** unterschieden:

I. Leichte Zerebralparese, besonders bei temporeichen Bewegungen erkennbar, ohne wesentliche funktionelle Beeinträchtigung.
II. Freies Gehen möglich, jedoch deutliche funktionelle Beeinträchtigung, meist auch der Handmotorik.
III. Kein freies Gehen, aber Robben und Krabbeln möglich.
IV. Keinerlei aktive Fortbewegung.

Weitere Beurteilungskriterien werden im Kapitel 13 „Krankengymnastik" angeführt.
Typisches Symptom einer Zerebralparese ist die **Muskelspastik**. Diese ist gekennzeichnet durch

- Muskelverspannung, besonders bei Bewegungen,
- Störung der Zielmotorik und Auslösung von Massenbewegungen,
- Bewegung in Mustern, z. B. dem asymmetrisch tonischen Nackenreflex (ATNR, ☞ Tab. 3.4, Abb. 3.3)
- gesteigerte Eigenreflexe und unerschöpflichen Fußklonus,
- pathologische Reflexe wie die Pyramidenbahnzeichen (☞ 2.6) bzw. tonisch-reflektorische Muster wie persistierende Streckreaktionen der Beine und
- das Taschenmesserphänomen; dies bedeutet, daß bei passiven Bewegungen (z. B. durch den Untersucher) nach anfänglichem Widerstand der Muskeltonus plötzlich nachläßt.

7.1.2 Pathogenese der Zerebralparese

Die Ursachen der Muskelspastik sind letztlich noch nicht befriedigend erklärt. Wesentlich ist ein veränderter Erregungszustand der motorischen Vorderhornzellen im Rückenmark (☞ 2.6). Zum einen kommt es zum Ausfall hemmender Einflüsse aus dem Gehirn, z. B. durch Schädigung der kortikospinalen Bahnen an unterschiedlicher Stelle; aber es bestehen auch Übertragungsstörungen zwischen den Rückenmarksneuronen, z. B. den hemmenden RENSHAW-Zellen. Schließlich werden auch veränderte Eigenschaften innerhalb der Muskelfasern als Ausdruck der Muskelspastik angesehen.

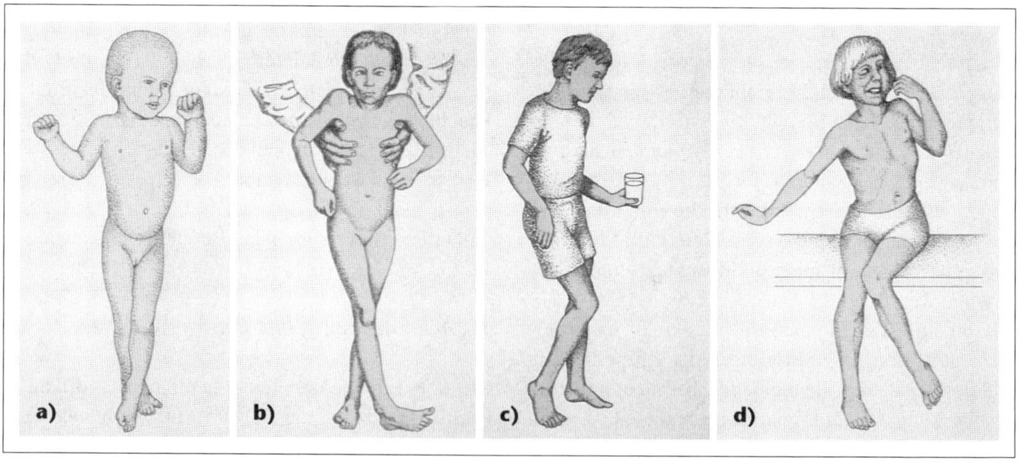

Abb. 7.1a–d: Verschiedene Formen der Zerebralparese. [E 126]
a) Symptomatik am Ende des 1. Lebensjahres mit Überstreckung der Beine, Reklination der Arme, Rumpfasymmetrie und Kopfschiefstellung im Sinne einer beinbetonten spastischen Tetraparese;
b) schwere spastische Tetraparese ohne selbständige Stehfähigkeit;
c) spastische, armbetonte Hemiparese rechts;
d) dyston-dyskinetische Zerebralparese (Athetose, ☞ 7.1.3).

Mögliche Auslöser der Muskelverspannung und Verstärker der Muskelspastik sind zum Beispiel

- propriozeptive Reize (aus der Muskulatur selbst), die vor allem bei rascher Dehnung der Muskeln und Sehnen entstehen,
- enterozeptive Reize (aus dem Körperinneren), z. B. Irritationen, die vom Magen, dem Darm und der Blase ausgehen, Schmerzen und periphere Durchblutungsstörungen,
- exterozeptive (äußere) Reize, z. B. Kälte, Hitze, Feuchtigkeit, Hautirritationen und
- psychische Belastungen, z. B. Angst, Aggression und Depression.

Eine typische Ursache für das klinische Bild einer spastischen, infantilen Zerebralparese ist die **periventrikuläre Leukomalazie** des Frühgeborenen, d. h. eine Schädigung der um die Seitenventrikel gelegenen Marklagerstrukturen des Großhirns, die meist mit einer beinbetonten spastischen Lähmung einhergeht (☞ auch 8.10.3)

Im Gegensatz dazu ist die Ursache einer spastischen Hemiparese, einer armbetonten Halbseitenlähmung, in der Regel ein **ischämischer Infarkt** der gegenseitigen Capsula interna-Region (Abb. 2.4), meist infolge einer Durchblutungsstörung der Arteria lenticulostriata (Stammganglienarterie).

Grenzzoneninfarkte im Grenzbereich zwischen den Versorgungsgebieten der großen Hirnarterien treten meist infolge schwerer O_2-Mangelzustände auf. Sie sind u. U. schwer von **generalisierten hypoxischen Hirnschädigungen (Enzephalopathien)** abzugrenzen. Bei beiden Formen bestehen neben Zeichen der spastischen Bewegungsstörung unterschiedlich ausgeprägte weitere Hirnschäden, die zu Störungen der Sinnesorgane und der geistigen Entwicklung sowie zu sekundären Epilepsien führen.

Hirntraumen, z. B. unter der Geburt, als Folge von Operationen, Kindesmißhandlung, Verkehrsunfällen, Stürzen usw. können, vor allem wenn sie im frühen Säuglingsalter entstanden sind, auch zum klinischen Bild einer infantilen Zerebralparese führen.

Besonders Hemiparesen können in jedem Lebensalter entweder schleichend oder akut auftreten. Dann sollte u. a. an

- zerebrale Fehlbildungen, z. B. kortikale Dysplasien, Hydrozephalus, Gefäßfehlbildungen (☞ 8.7),
- ZNS-Infektionen,
- Embolien aus dem Herzen,
- Tumoren im Schädelinneren,
- Vergiftungen,
- Autoimmunerkrankungen (d. h. Krankheiten, die durch eine Immunreaktion auf körpereigene Substanzen bedingt sind, z. B. Lupus erythematodes, Antiphospholipid-Antikörper-Syndrom),
- Stoffwechselstörungen (Mitochondrien, organische Säuren, (☞ 8.6.),
- Gerinnungsstörungen und
- neurodegenerative Erkrankungen (☞ 8.6)

gedacht werden.

Zunehmend werden meist beinbetonte spastische Paresen im Kindesalter als Ausdruck einer progredienten genetischen Grunderkrankung diagnostiziert. Bisher konnten für diese spastischen Spinalparesen unterschiedliche Vererbungswege (dominant, rezessiv, X-chromosomal und maternal) und verschiedene Genorte differenziert werden. Bei einigen Formen besteht ein Zusammenhang mit dem PELIZAEUS-MERZBACHER-Syndrom, einer X-chromosomal rezessiven Erkrankung mit einer Störung der Myelinbildung, bei anderen mit olivo-ponto-zerebellären Atrophien.

7.1.3 Dystone Zerebralparesen und andere Bewegungsstörungen

Unter **dystonen** bzw. **dyston-dyskinetischen Zerebralparesen** verstand man früher die klinischen Symptome der **Athetose** und der **Chorea**. Typischerweise fand sich dieses Bild vor allem bei Kindern mit ausgeprägter Bilirubinerhöhung nach der Geburt (Neugeborenengelbsucht) und war mit der Einlagerung von Bilirubin in die Stammganglien (Kernikterus) verbunden. Charakteristisch hierbei ist der Mangel an Haltetonus und die unwillkürlichen Fehlbewegungen mit z. T. tonischen, z. T. wurmförmigen oder hyperkinetischen Bewegungsmustern. Bevorzugt ist dabei die obere Körperhälfte betroffen; die Patienten neigen zu Haltungsasymmetrien und zu z. T. schweren mimischen Störungen mit Grimassieren und ausgeprägten Veränderungen der Mundmotorik.

Außer bei dyston-dyskinetischen Zerebralparesen als Ausdruck einer frühkindlichen Stammganglienschädigung kommen Dyskinesien jedoch auch bei völlig anderen, sehr unterschiedlichen Krankheiten vor, z. B. bei

- der Torsionsdystonie SEGAWA, einem Krankheitsbild, das durch einen spezifischen Mangel an dem Neurotransmitter Dopamin geprägt ist,
- dem SUTCLIFF-SANDIFER-Syndrom, einer seltenen, aber charakteristischen gastro-ösophagealen

Funktionsstörung, typischerweise aufgrund einer Hiatushernie (☞ 9.4). Die Dystonie entsteht hierbei durch segmentale Nervenreizung und ist u. a. Ausdruck einer Entlastungsstellung,
- einer Chorea minor, einem charakteristischen Krankheitsbild als Folge einer Streptokokken-A-Infektion im Rahmen einer rheumatischen Erkrankung und
- der Chorea HUNTINGTON, einer dominant erblichen Erkrankung mit zunehmender Bewegungsunruhe und mentalem Abbau, die meist nach dem 30. Lebensjahr, selten vor dem 10. Lebensjahr beginnt und die bei früher Manifestation auch mit schweren Epilepsien verbunden sein kann.

Schließlich können choreo-athetotische Bewegungsstörungen auch durch unterschiedliche zerebrale Durchblutungsstörungen, Entzündungen, Medikamente (z. B. als Nebenwirkung von Metoclopramid und verschiedenen Neuroleptika), durch Tumore und neurodegenerative Erkrankungen ausgelöst werden.
Unter einer **Ataxie** wird die Störung der Zielgenauigkeit mit ausgeprägt ausfahrenden Bewegungen bei allgemeiner Muskelhypotonie und Bewegungstremor verstanden. Charakteristischerweise bestehen erhebliche Probleme beim Finger-Nase- oder Hacke-Knie-Versuch (☞ Tab. 3.8); feinmotorische Aufgaben, insbesondere auch das Schriftbild, sind deutlich beeinträchtigt. Die Ursachen von ataktischen Bewegungsstörungen sind ausgesprochen vielfältig und komplex, weshalb in der Regel nicht von einer Zerebralparese gesprochen werden kann. Neben Hirnanlagestörungen (Kleinhirnhypoplasie oder -aplasie) kommen viele genetische, metabolische und toxische Erkrankungen als Ursache in Frage. Hierzu gehören u. a. Störungen des Fettstoffwechsels und der Mitochondrien, neurodegenerative Erkrankungen mit zunehmendem Abbau bestimmter Kleinhirnzellstrukturen und neu erkannte Krankheiten, wie das Carbohydrate-Deficiency-Glycoprotein (CDG)-Syndrom (☞ 8.6.5). Bei progredienter Ataxie ist natürlich immer auch an Tumore im Kleinhirnbereich zu denken. Auch Erkrankungen des Rückenmarks oder der peripheren Nerven können bestimmte Formen von Ataxie herbeiführen. Die Prognose bei schwereren Ataxieformen ist in der Regel schlecht.
Myoklonien sind unwillkürliche, kurze und unregelmäßige Muskelzuckungen, die natürlicherweise während des Einschlafens, aber auch als Ausdruck sehr unterschiedlicher Erkrankungen (z. B. Stoffwechselstörungen, Epilepsien, Tumoren) auftreten können.

Beim **Tremor** handelt es sich um unwillkürliche, regelmäßige, rhythmische Bewegungen eines Körperteils mit konstanter Frequenz. Diese Frequenz kann Hinweise auf die Ursache geben:

8–12 Hz	physiologischer Tremor, Angst, Schilddrüsenüberfunktion (Hyperthyreose)
5–9 Hz	essentieller Tremor, meist familiär
4–5 Hz	Parkinson-(ähnlicher) Tremor
2,5–4 Hz	Kleinhirn-Tumor

(Hz = Hertz = Häufigkeit pro Sekunde)

Tics sind unwillkürliche, vorübergehend unterdrückbare, gleichförmige, z. T. bizarre Bewegungs- bzw. Sprachäußerungen, z. B. Zwinkern, Räuspern, Schlukken und Ausstoßen unterschiedlicher Töne. Ätiologisch spielen einerseits genetische Veranlagungen, aber auch Persönlichkeitsstörungen eine Rolle. Die Behandlung kann z. T. sehr schwierig sein. Neben Medikamenten (z. B. Tiaprid) können auch verschiedene psychotherapeutische Techniken eingesetzt werden.

7.1.4 Therapie der Zerebralparesen

Die **Therapie einer Zerebralparese** erfolgt vorwiegend durch physiotherapeutische und ergotherapeutische Methoden. In einigen Zentren werden in bestimmten Fällen Schienenversorgungen und zusätzliche Operationen (☞ 13.9) wie Weichteil- und Muskeldurchtrennungen, vorgenommen (z. B. nach FERRARI). Früher praktizierte Maßnahmen wie eine dorsale Rhizotomie (Wurzeldurchtrennung) oder stereotaktische Eingriffe im Stammganglienbereich zur Reduktion des Muskeltonus sind heute nicht mehr indiziert.
In seltenen Ausnahmen, insbesondere bei schwerer Spastik, kann eine Medikamenten-Behandlung versucht werden, z. B. mit
- Tetrazepam (Musaril®)
- Baclofen (Lioresal®)
- Memantine (Akatinol®)
- Dantamacrin (Dantrolen®)
- evtl. mit Akupunktur und Elektroreizen (TENS).

Von besonderem Interesse bei umschriebener Spastik mit beginnender Kontraktur ist eine Injektionsbehandlung mit Botulinum-Toxin A, die möglichst in Zentren mit entsprechender Erfahrung durchgeführt werden sollte.
Bei schwersten spastischen Bewegungsstörungen läßt sich heute am besten durch Implantation eines

extraspinalen Pumpsystems zur intraspinalen Applikation (Einbringung in den Rückenmarkskanal) von Baclofen (Lioresal®) ein dosierbarer Therapieeeffekt erreichen. Grundsätzlich ist eine medikamentöse Muskeltonus-Reduktion problematisch, da hierdurch auch der Haltetonus reduziert wird.
Zu weiteren Aspekten der Zerebralparesen, insbesondere der Therapie, siehe die Kapitel 13 „Physiotherapie und Orthopädie" und 15 „Ergotherapeutische Beurteilung und Therapie" [2, 15, 28, 29, 107, 108, 109, 111, 113, 115].

7.2 Meningomyelozele – Spina bifida-Syndrom

Bei dem Krankheitsbild der Meningomyelozele handelt es sich um ein komplexes Fehlbildungssyndrom infolge einer Verschlußstörung des Neuralrohres am Ende der 4. Gestationswoche (☞ 2.1, 2.2). Typischerweise ist die Haut am Übergang von Lendenwirbelsäule und Kreuzbein (Lumbosakralregion) des Neugeborenen nicht geschlossen, sondern zeigt eine blasige Vorwölbung. Es findet sich eine Verschlußstörung der Wirbelsäulenbögen; Rückenmarkshäute und ein fehlgebildeter Rückenmarksabschnitt sind an dieser Stelle nach außen verlagert.
Die Ursache der Meningomyelozele ist noch nicht eindeutig geklärt: Neben polygenetischen Einflüssen spielt möglicherweise auch ein relativer Vitaminmangel, insbesondere der Folsäure, in der Schwangerschaft eine Rolle. Deshalb wird generell eine Folsäuresubstitution bei allen Frauen im gebärfähigen Alter, vor allem auch in der Anfangsphase einer Schwangerschaft, empfohlen.
Die klinischen Symptome sind bestimmt vom Ausmaß und der Lokalisation der primären Anlagestörungen des unteren Rückenmarks und den sich hieraus ableitenden neurologischen Ausfällen. Bei einer Fehlbildung nur im untersten Bereich des Rückenmarkes können ausschließlich Störungen der Blasen- und Mastdarmfunktion, evtl. umschriebene Sensibilitätsstörungen im Anogenitalbereich und Funktionsstörungen der kleinen Muskeln des Fußgewölbes vorhanden sein (**sakrale Meningomyelozele** oder **Meningoradiculozele**). Bei einer **lumbalen Menin-**

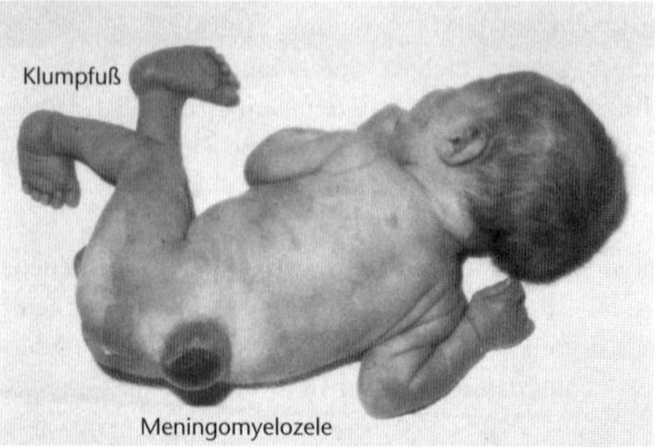

Abb. 7.2: Neugeborenes nach Geburt aus Beckenendlage mit lumbaler Meningomyelozele, schlaffer Lähmung beider Beine und ausgeprägter Fußfehlstellung beidseits. [T 149]

Tab. 7.1: Neurologische Ausfälle bei Patienten mit Meningomyelozele unterschiedlicher Lokalisation

Oberstes betroffenes Rückenmarksegment	Neurologische Ausfälle
S_2	kleine Fußmuskeln, Sensibilität um den Anus herum, leichtere Blasenentleerungsstörung
S_1	zusätzlich Fußbeuger, Hüftstrecker, Blasen- und Mastdarmentleerung, Sensibilität in Segment S_1
L_5	Fußstrecker, zusätzlich Kniebeuger und Hüftgelenksabspreizer, Sensibilitätsstörung im Bereich der Füße
L_4	zusätzlich Hüftgelenks-Adduktionsmuskeln und Sensibilitätsstörung der Unterschenkel
L_3	zusätzlich Kniestrecker, meist Durchlaufblase, Sensibilitätsstörungen bis zu den Oberschenkeln und im Gesäßbereich
L_2	zusätzlich Hüftbeuger, Beckenboden- und wirbelsäulenahe Rückenmuskulatur, ausgedehnte Sensibilitätsstörungen
L_1 und darüber	hoher Querschnitt einschließlich der unteren Bauch- und Rückenmuskulatur

gomyelozele können unterschiedlich ausgeprägte Lähmungen der Fußbeuger und Fußheber, der Kniebeuger und Kniestrecker bis hin zu vollständigen Lähmungen der gesamten unteren Extremität auftreten. Damit verbunden sind Klumpfußstellung, Hüftgelenksfehlanlagen, schwere Blasen- und Mastdarmentleerungsstörungen, sensible Störungen der Beine und der Anogenitalregion.

Das Ausmaß der neurologischen Beeinträchtigung hängt also vom Niveau der Schädigung, d. h. von ihrer Höhenlokalisation im Verlauf des Rückenmarkes, ab (Tab. 7.1). Am häufigsten ist die Region unterhalb des Segmentes L2 betroffen. Besteht auch im thorakalen Bereich eine Meningomyelozele, lassen sich meist zusätzliche Fehlbildungen anderer Organe nachweisen.

In über 90% ist eine Meningomyelozele mit einer komplexen Fehlanlage des gesamten Gehirns verbunden (CHIARI-II-Malformation, Abb. 4.5); sie ist vor allem gekennzeichnet durch eine Verlagerung von Teilen des verschmächtigten Kleinhirns und des unteren Hirnstamms durch das große Hinterhauptsloch nach unten und eine daraus resultierende Störung des Liquorflusses (☞ 8.7.2), oft mit Entwicklung eines Hydrozephalus. Obwohl hierbei auch verschiedene Anlagestörungen der Seitenventrikel, des Balkens, des dritten Ventrikels, des Plexus choroideus (Adergeflechte, die den Liquor in die Hirnventrikel abgeben) und evtl. des Hirnwindungsreliefs festgestellt werden können, ist die mentale Entwicklung von Patienten mit Meningomyelozele und CHIARI-II-Malformation häufig nur wenig beeinträchtigt bzw. es bestehen unterschiedlich ausgeprägte Teilleistungsprobleme. Entweder primär oder sekundär durch Verwachsungen nach der Operation kommt es oft zu einer Anheftung der unteren Rückenmarksanteile und damit zu einer zunehmenden Funktionsstörung (Tethered-cord-Syndrom, (☞ Abb. 4.6). Auch kann die Meningozele mit einer Fettgeschwulst (Lipom) zusammen auftreten (Lipomeningozele).

Eltern, die bei der Geburt von dem Krankheitsbild ihres Kindes überrascht und schockiert werden, sollten in den ersten Lebenstagen sehr ausführlich über die Symptome, zu erwartende Beeinträchtigungen, aber auch die möglichen positiven Entwicklungen informiert werden. Noch vor wenigen Jahren wurde strikt gefordert, daß möglichst innerhalb von 24 Stunden nach der Geburt der Hautdefekt operativ zu verschließen sei. Es hat sich jedoch gezeigt, daß auch bei ausgedehnter Symptomatik die Gefahr einer Hirnhautinfektion unter richtigen Betreuungsbedingungen nicht so groß ist, so daß es wichtiger erscheint, die Situation des Kindes, die Behandlungsmöglichkeiten und die Unterstützungsmaßnahmen für die Eltern vor Beginn der ersten Operation ausführlich zu besprechen, um die Akzeptanz des Kindes zu verbessern.

Neben einer operativen Deckung ist eine sorgfältige Lösung von Verwachsungssträngen des Rückenmarkes zur Verhinderung eines „Tethered-cord-Syndroms" von besonderer Bedeutung. Hierdurch könnten sich sonst später zunehmende Verschlechterungen des klinischen Bildes ergeben.

Die neurogene Blasenfunktionsstörung kann durch regelmäßiges 1×-Katheterisieren heute gut behandelt werden. Für die Mastdarmentleerung ist eine regelmäßige Physiotherapie wichtig. Ein Ausdrücken der Blase durch Druck über dem Schambein sollte möglichst unterlassen werden, um einen Harnrückfluß in das Nierenbecken mit Infektionsgefahr zu vermeiden.

Orthopädische Hilfsmittel (z. B. Spezialschienen, Orthesen, Rollator, (☞ Abb. 13.3) verbessern die aktive Bewegungsfähigkeit oft sehr; bei höheren Querschnittsymptomen ist auf Dauer ein Rollstuhl aber nicht zu verhindern. Orthopädische Operationen dienen vor allem der Verbesserung der Aufrichtung und der Vermeidung von Fehlstellungen. (Weiteres siehe Kapitel 13 „Physiotherapie und Orthopädie".)

Kinder mit Meningomyelozele bilden typische Beispiele einer mehrfachen Körperbehinderung. Durch einen operativen Verschluß des Hautdefektes nach der Geburt, durch die operative Behandlung des Hydrozephalus, durch intensive krankengymnastische und orthopädische Maßnahmen sowie eine richtige Betreuung der Blasen- und Mastdarmstörungen können viele Kinder mit diesem Krankheitsbild bei insgesamt guter Intelligenzentwicklung eine mäßig beeinträchtigte bis zufriedenstellende Lebensqualität entwickeln. Trotz aller Probleme mit schwerer Gehbeeinträchtigung, Blasen- und Mastdarmfunktionsstörungen, Wirbelsäulen- und Hüftgelenksfehlstellungen, operativ versorgtem Hydrozephalus usw. gibt es viele Menschen mit Meningomyelozele, die sich selbständig versorgen können und eine Berufsausbildung haben. Es gibt aber auch schwerste Verlaufsformen mit vollständigem Querschnitt und mentaler Entwicklungsstörung. Bestand bereits intrauterin ein ausgeprägter Hydrozephalus oder ein vermindertes Schädelwachstum (Mikrozephalie), ist die Prognose für eine normale mentale Entwicklung schlecht. Große Bedeutung für die Betreuung haben spezielle

Spina-bifida-Ambulanzen sowie Eltern- und Betroffenen-Selbsthilfegruppen.

Für angeborene oder erworbene Querschnittslähmungen können noch eine Vielzahl weiterer Ursachen, z. B. Anlagestörungen des Rückenmarks, Tumoren, Entzündungen, Traumen und Vergiftungen in Frage kommen [2, 4, 28, 29, 106, 111, 114].

7.3 Krankheiten mit Muskelhypotonien

Der Muskeltonus ist im wesentlichen Ausdruck des Erregungszustands der Muskulatur aufgrund neuronaler Entladungen. Er ist u. a. abhängig vom Alter, der Vigilanz, sensorischen Einflüssen und der zentralen Erregung.

Im klinischen Sprachgebrauch werden die Begriffe **Normotonie**, **Hypertonie**, **Hypotonie** und **Dystonie** verwendet (☞ 3.5.2), obwohl exakte Messungen des Muskeltonus nur schwer möglich sind und deshalb vor allem im Kindesalter keine Normwerte existieren. Die muskuläre Hypotonie ist im Säuglings- und Kleinkindesalter ein häufiges, äußerst komplexes Symptom, dessen Einschätzung sehr von der Erfahrung des Untersuchers abhängig ist. Wesentlich ist, physiologische Zustände wie Schlaf, Entspannung nach einer Mahlzeit und Frühgeburtlichkeit, Normvarianten sowie ursächliche Veränderungen des zentralen Nervensystems und neuromuskuläre Anomalien zu differenzieren (☞ 5.1.3).

Tab. 7.2: Wichtige Ursachen einer Muskelhypotonie im Kindesalter

Physiologisch	Frühgeborenes, Schlaf, Entspannung
Allgemeine Genstörungen:	Down-Syndrom (☞ 8.2), Angelman-Syndrom (☞ 8.3), Prader-Willi-Syndrom (☞ 8.3), Fragiles-X-Syndrom (☞ 8.3)
Hirnorganische Veränderungen:	Hydrozephalus, Balkenmangel (☞ 8.7), hypoxisch-ischämische Enzephalopathien (☞ 8.10), Hirntumoren und Zysten, West-Syndrom (☞ 8.14), neurokutane Syndrome (☞ 8.4)
Generalisierte Stoffwechselstörungen:	Amino- und Organoazidurien, z. B. Phenylketonurie, Ahornsirupkrankheit (☞ 8.6.1); peroxisomale Störungen wie die Adrenoleukodystrophie (☞ 8.6.3), Hormonstörungen, z. B. Schilddrüsenunterfunktion (☞ 8.13), Elektrolytstörung, z. B. Hypokaliämie, Lesch-Nyhan-Syndrom, Carbohydrat-Deficiency-Syndrom (CDG), Zeroidlipofuszinosen (☞ 8.6.5).
Spinale (auf Rückenmarksebene gelegene) Ursachen:	Genetische Störungen, z. B. infantile spinale Muskelatrophie (☞ Abb.7.3), Anlage- und Ausreifungsstörungen (zusammen mit Gelenkkontrakturen – Arthrogryposis), Rückenmarktumoren, Entzündungen (Myelitiden)
Neuronale Ursachen	Genetisch bedingte Ausbildungs- und Ausreifungssörungen der peripheren Nerven (z. B. hereditäre sensomotorische Neuropathien), entzündliche Neuropathien (z. B. durch Bakterien wie Borrelien), neuromuskuläre Übertragungsstörungen (z. B. Myasthenien, ☞ Abb. 7.3)
Anlagestörungen der Muskulatur:	Primäre Fehlanlage von Muskelgruppen, verschiedene Muskelstrukturanomalien, z. B. mit veränderten Zellkernen, Organellenveränderungen und intrazellulären Ablagerungen
Myositiden (Muskelentzündungen):	Immunerkrankungen, Virusinfektionen, bakterielle Infektionen (z. B. Borrelien)
Metabolische Myopathien	Verschiedene Enzymdefekte im Muskelgewebe, Mitochondriopathien (☞ 8.6.4) (Störungen des Muskelstoffwechsels):
Muskeldystrophien:	Kongenitale Muskeldystrophie, x-chromosomale Muskeldystrophien (☞ 7.3.1) myotone Dystrophie (☞ 7.3.2)
Weitere Syndrome:	z. B. Rett-Syndrom (s. 8.5.1)
„Benigne", passagere, beinbetonte Muskelhypotonie	

Wesentlich zur richtigen Einschätzung sind Angaben über die Entwicklung der Muskelhyptonie, vor allem ob sie konstant, fortschreitend (progredient) oder rückläufig (regredient) ist. Wichtig sind weiterhin möglichst exakte Aussagen über die intrauterinen Kindsbewegungen, über das Trinken in der frühen Säuglingszeit, die Atmung, vermehrtes Speicheln und Spucken, Zyanosezustände und den Zeitpunkt wesentlicher motorischer Entwicklungsschritte. Ursachen einer Muskelhypotonie im Kindesalter sind in Tab. 7.2 zusammengestellt.

Bei der Diagnostik ist die Beachtung auch diskreter Dysmorphiezeichen (vgl. Tab. 3.3), die Überprüfung der Eigenreflexe, die Beobachtung spontaner Bewegungen, vor allem an den Extremitäten, und die Beurteilung der sozialen, mental-kognitiven und sprachlichen Entwicklung von wesentlicher Bedeutung.

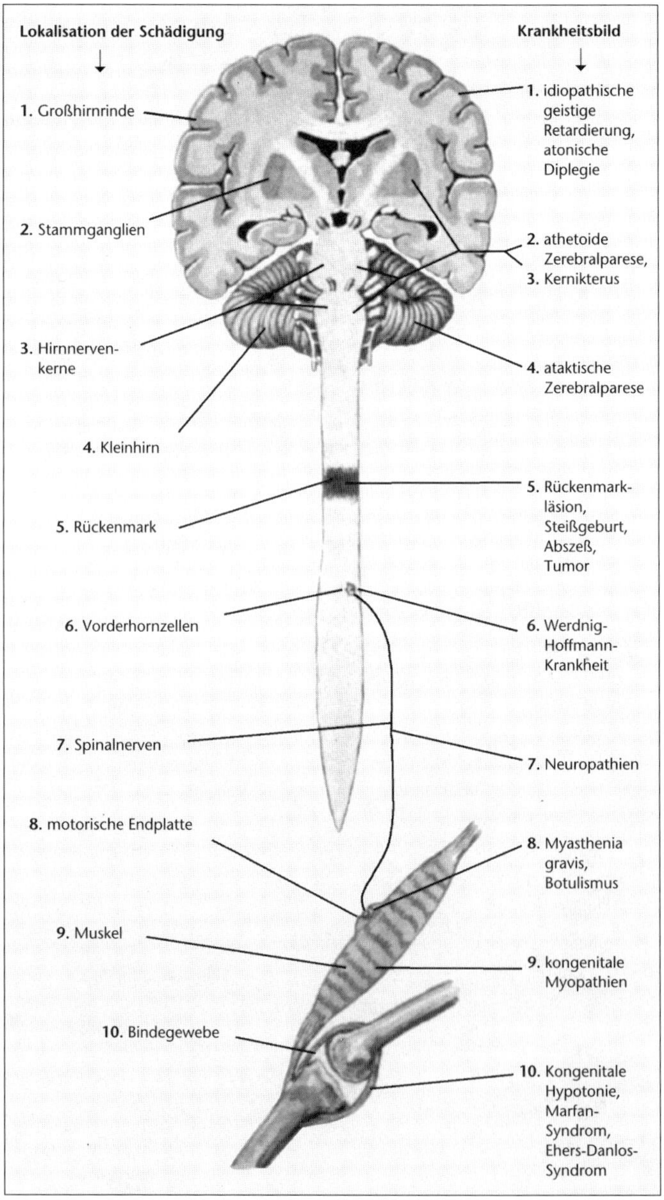

Abb. 7.3: *Unterschiedliche Krankheitsbilder mit Lokalisation und neurologischem Befund, die klinisch durch eine **Muskelhypotonie** imponieren (nach NETTER). [E 127]*
zu 1.: primäres geistiges Zurückbleiben, Zerebralparese mit überwiegender Lähmung der Beine und schlaffem Muskeltonus
*zu 6.: erbliche **spinale Muskelatrophie** durch Degeneration der motorischen Vorderhornzellen des Rückenmarks;*
Beginn schon im Säuglingsalter mit rasch fortschreitenden schlaffen Lähmungen ohne sensible Ausfälle
*zu 8.: **Myasthenia gravis:** abnorme Ermüdbarkeit der Muskulatur infolge einer Blockierung von Acetylcholinrezeptoren an der motorischen Endplatte durch pathologische Antikörper (Autoimmunerkrankung)*
***Botulismus:** Vergiftung durch das bakterielle Botulinustoxin, das die Freisetzung von Acetylcholin an der motorischen Endplatte blockiert*
zu 9.: angeborene Muskelerkrankungen, ☞ 7.3.1, 7.3.2
zu 10.: Marfan-Syndrom, ☞ 6.4
***Ehlers-Danlos-Syndrom:** erbliche Störung des Bindegewebsaufbaus mit Überstreckbarkeit der Gelenke und vermehrter Hautelastizität.*

Im Säuglingsalter empfiehlt sich bei allen Kindern mit deutlicher Muskelhypotonie eine zerebrale Sonographie (☞ 4.1). Ansonsten erlaubt die Sonographie der Muskulatur bei vielen Kindern eine erste, oft wegweisende Aussage über die Ursachen.

Weitergehende Diagnostik kann in der Regel nur im Rahmen eines stationären Aufenthaltes in einer Einrichtung mit spezifischer Erfahrung durchgeführt werden, da die Untersuchungen z. T. sehr aufwendig und nur bei speziellen Indikationen einzusetzen sind.

7.3.1 Muskeldystrophie Duchenne

Die wichtigste angeborene Muskelerkrankung mit allgemeiner Entwicklungsstörung ist die **Duchenne-Muskeldystrophie**. Sie ist mit 1:3000 bis 1:4000 die häufigste und zugleich auch bösartigste, d. h. rasch fortschreitende Muskelerkrankung, die praktisch nur bei Knaben auftritt, da sie X-chromosomal vererbt wird (☞ Kapitel 10 „Genetik"). Ursächlich fehlen verschiedene Eiweiße der Zellmembran, vor allem das **Dystrophin**.

Die Symptomatik beginnt schleichend in den ersten Lebensjahren mit einer verzögerten statomotorischen Entwicklung, oft auch einer Sprachretardierung. Nach dem 3.–5. Lebensjahr nimmt die Muskelschwäche in Form von rascher Ermüdbarkeit, Problemen beim Treppensteigen und häufigem Stürzen zu. Typisch sind Probleme beim Aufrichten aus der Hocke (Gowers-Zeichen); der Gang ist watschelnd mit Hyperlordose; es kommt zur Spitzfußhaltung. Die Konsistenz der Muskulatur ist derb-unelastisch; besonders die Waden zeigen eine Pseudohypertrophie durch Fetteinlagerung anstelle der schwinden-

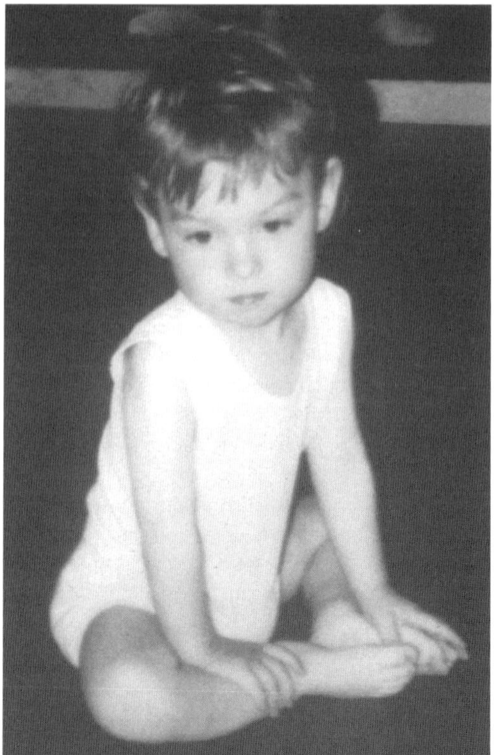

Abb. 7.4: $2\frac{1}{2}$-jähriger Junge mit Muskelhypotonie; Fortbewegung durch „Hosenrutschen", sehr gute Feinmotorik. Ein „sensitiver Perfektionist" ohne eigentliche Erkrankung (vgl. 5.1.3). [F 125]

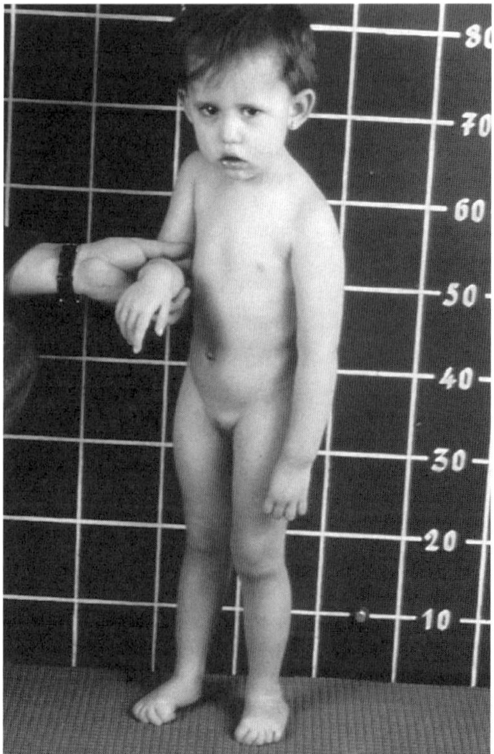

Abb. 7.5: 3,6jähriges Mädchen mit genetisch gesicherter myotoner Muskeldystrophie, multiplen Gelenkkontrakturen (z. B. des rechten Handgelenks und beider Großzehen) durch die Fehlhaltungen und Minderwuchs. [T 150]

den Muskelfasern. Die Eigenreflexe sind abgeschwächt oder erloschen. Diagnostisch wegweisend ist eine ausgeprägte Erhöhung des Enzyms Kreatinkinase im Blut; auch andere Enzyme (GOT, GPT, LDH) können erhöht sein. Die Muskelsonographie zeigt typische Veränderungen (Abb. 4.3). Im Elektromyogramm finden sich erniedrigte polyphasische Aktionspotentiale mit vorzeitiger Interferenz (☞ 4.4.1); auch das EKG weist häufig Veränderungen auf. Die Diagnose kann heute überwiegend molekulargenetisch gestellt werden (☞ Kap. 10), ggf. muß eine Muskelbiopsie erfolgen. In der zerebralen Kernspintomographie lassen sich häufig Veränderungen (Gliosen?) nachweisen. Als Ursache für die häufig begleitenden kognitiven Entwicklungsstörungen (☞ 12.6.3) wird neuerdings der Dystrophinmangel auch im Gehirn vermutet.

Nach dem 10. Lebensjahr verlieren die Patienten zunehmend ihre Gehfähigkeit und werden vom E-Rollstuhl abhängig. Eine kausale Behandlung gibt es nicht. Therapeutisch wesentlich sind alle Formen einer motorischen Aktivierung in Abhängigkeit von Neigung und Fähigkeiten (z. B. Fahrrad fahren, Wasser), die Vermeidung von Kontrakturen (richtige Stuhlgröße!), viel Stehen (Stehpult) und die Vermeidung von abrupten Überdehnungen.

Die Indikation für operative Maßnahmen (z. B. nach Rideau zur Lösung von Faszien, Achillessehnendurchtrennung zur Spitzfußbehandlung, Wirbelsäulen-Stabilisierung) muß sehr differenziert in Zusammenarbeit mit erfahrenen Orthopäden gestellt werden (☞ 13.9). Die Wirksamkeit medikamentöser Therapien – zur Zeit werden vor allem Kortikoide eingesetzt – konnte bisher noch nicht sicher bewiesen werden. Zunehmend erfolgt bei Patienten mit Muskeldystrophie im fortgeschrittenen Stadium eine intermittierende, ggf. auch eine kontinuierliche maschinelle Beatmung.

Von der bösartigen Muskeldystrophie Duchenne muß die gutartige Form nach Becker-Kiener abgegrenzt werden, bei der ein Mangel an Dystrophin (aber kein völliges Fehlen) sowohl molekulargenetisch als auch im Muskelbiopsat nachgewiesen werden kann (☞ 10.5.2). Zusätzlich gibt es noch eine größere Zahl von Muskeldystrophien, die z. T. einer Duchenne'schen Erkrankung ähneln, aber andere Ursachen und Vererbungsmodi aufweisen, z. B. die meist rezessiv erblichen Gliedergürtelmuskeldystrophien.

Primäre Anlagestörungen der Muskulatur, z. B. die central-core-Myopathie, die myotubuläre Myopathie oder die Nemaline-Myopathie sind sehr selten. Sekundäre Myopathien können im Rahmen von Stoffwechselstörungen (Mitochondriopathien, Glykogenosen, Karnitin-Mangel-Krankheiten u. ä.) auftreten.

7.3.2 Spinale Muskelatrophie

Die zweithäufigste Gruppe von angeborenen Muskelerkrankungen sind die spinalen Muskelatrophien. Klinisch können sie in die frühinfantile Verlaufsform (Typ Werdnig-Hoffmann), spätinfantile Formen, juvenile und adulte Varianten unterteilt werden. Die Kinder sind durch ausgeprägte proximale Muskelschwäche mit Gefahr der Skolioseentwicklung bei normaler Intelligenz charakterisiert. Die Diagnose wird heute primär molekulargenetisch durch Feststellung einer Deletion auf Chromosom 5q (☞ 10.5.1) gestellt.

Sinnvollerweise sollte therapeutisch so lange wie möglich versucht werden, den Patienten das Stehen zu ermöglichen. Mit einer modernen Apparateversorgung (z. B. Squivvel-Walker, Elektrorollstuhl, intermittierende Beatmung) können die Patienten z. T. erstaunlich lange eine gute Lebensqualität erreichen (☞ 13.7, 13.8).

7.3.3 Myotone Muskeldystrophie Curschmann-Steinert

Der myotonen Muskeldystrophie Curschmann-Steinert liegt eine Membranaufbaustörung zugrunde. Sie ist autosomal dominant erblich und kann über Generationen mit nur diskreten Symptomen, z. B. einer mimischen Schwäche, vorhanden sein. Eventuell besteht schon bei Neugeborenen erkrankter Mütter eine generalisierte Muskelhypotonie mit Atemstörungen und Trinkproblemen, die sich nach einigen Wochen bessern. Später imponieren die Muskelhypotonie sowie die Auslösung mytoner Kontraktionen bei Beklopfen der Muskulatur. Die myotone Muskeldystrophie kann mit endokrinen Störungen (Unterentwicklung der Geschlechtsdrüsen, Diabetes mellitus), Linsentrübungen (= Katarakten), IQ-Minderung, Skoliose (seitlicher Verbiegung der Wirbelsäule), Herzrhythmusstörungen sowie chronischer Obstipation und Blasenentleerungsproblemen verbunden sein.

Die Diagnose ist klinisch und im Nadel-EMG (evtl. bei den Eltern), neuerdings auch molekulargenetisch zu stellen (☞ 10.5), was eine Biopsie in der Regel nicht mehr notwendig macht. Die Prognose ist sehr unterschiedlich und hängt vor allem vom Schweregrad der genetischen Störung ab.

Viele weitere Muskelerkrankungen können nur durch komplizierte Untersuchungen, meist in Verbindung mit einer Muskel- und/oder Nervenbiopsie, diagnostiziert werden [2, 3, 6, 8, 28, 29, 30, 48].

Ursachen und Formen mentaler Entwicklungsstörungen

8

H.-M. Strassburg

Inhalt

8.1	**Definition und Einteilung**	96
8.2	**Numerische Chromosomenanomalien**	97
8.3	**Strukturelle Chromosomenanomalien**	99
8.4	**Neurokutane Syndrome = Phakomatosen**	100
8.5	**Andere, vermutlich genetisch bedingte Syndrome**	102
8.5.1	Rett-Syndrom	102
8.6	**Genetisch bedingte Stoffwechselstörungen mit Entwicklungsstörungen**	104
8.6.1	Stoffwechselstörungen der Aminosäuren und organischen Säuren	104
8.6.2	Lysosomale Erkrankungen	105
8.6.3	Peroxisomale Erkrankungen	105
8.6.4	Mitochondriopathien	106
8.6.5	Andere Stoffwechselstörungen	106
8.7	**Hirnfehlanlagen**	107
8.7.1	Mikrozephalie	108
8.7.2	Hydrozephalus und Megalenzephalie	109
8.8	**Teratogene Hirnschäden**	110
8.9	**Intrauterine Infektionen**	112
8.9.1	Virusinfektionen	112
8.9.2	Infektionen durch Protozoen und Bakterien	112
8.10	**Perinatale Hirnschäden**	113
8.10.1	Pränatale Hirnschäden	113
8.10.2	Intranatale Versorgungsstörungen und deren Symptome beim Neugeborenen	114
8.10.3	Hypoxisch-ischämische Hirnschäden	116
8.10.4	Hirnblutungen	117
8.10.5	Sonstige neuromuskuläre Geburtskomplikationen	117
8.11	**Das extrem unreife Frühgeborene**	118
8.12	**Nach der Geburt erworbene (postnatale) Hirnschäden**	120
8.12.1	Apnoen und „Beinahe-Kindstod"	120
8.12.2	Schädel-Hirn-Verletzungen	121

8.12.3 Entzündliche, toxische und degenerative Hirnschäden 121
8.12.4 Hirntumore 122

8.13 Hormonstörungen 123

8.14 Epilepsien 124
8.14.1 Ursachen, Auswirkungen und Diagnostik 124
8.14.2 Einteilung der Epilepsien 124
8.14.3 Die wichtigsten Anfallsformen 125
8.14.4 Nicht-epileptische Anfälle 128
8.14.5 Therapie der Epilepsien 128

8.15 Autismus 129

8.16 Das hyperkinetische Syndrom 131

8.17 Teilleistungsstörungen 133

8.1 Definition und Einteilung

Mentale Entwicklungsstörungen (Synonym: **geistige Behinderung, mental retardation**) sind vor allem durch eine unterdurchschnittliche Intelligenz gekennzeichnet und von einer Art oder einem Ausmaß, daß eine medizinische Behandlung oder andere spezielle Vorsorgen oder Übungen notwendig und sinnvoll sind (WHO 1974). Auf andere Definitionen und spezifische Möglichkeiten der Bestimmung des Intelligenzquotienten wird im Kapitel 12 „Psychologische Grundlagen" eingegangen. Von einer eindeutigen geistigen Behinderung wird man dann sprechen, wenn der IQ, z. B. ermittelt im Hamburg-Wechsler-Intelligenztest, mehr als 3 Standardabweichungen unter dem Mittelwert liegt, d. h. weniger als 55 beträgt. Hierdurch kommen jedoch vielfältige andere Gesichtspunkte, insbesondere die soziale, sprachliche und motorische Kompetenz nicht ausreichend zum Ausdruck. Vor allem aber erlaubt der Begriff keine Aussage zur Ätiologie und Pathogenese unter medizinischen Aspekten.

Tab. 8.1: Erkrankungen, die ursächlich mit mentalen Entwicklungsstörungen verbunden oder assoziiert sind

- Numerische Chromosomenaberrationen (Abweichungen der Chromosomenzahl)
- Strukturelle Chromosomenstörungen
- Neurokutane Syndrome (Erkrankungen mit typischen Veränderungen von Haut und Nervensystem)
- Andere, vermutlich genetisch bedingte Syndrome
- Stoffwechselstörungen
- Hirnfehlanlagen
- Teratogene Hirnschäden
- Intrauterine Infektionen
- Perinatale Hirnschäden
- Frühgeburtlichkeit
- Postnatale Hirnschäden und Hirntumoren
- Hormonstörungen
- Epilepsien
- Autismus
- Hyperkinetisches Syndrom
- Teilleistungsstörungen.

Nachfolgend werden die wichtigsten Gruppen von Anlagestörungen und Krankheiten, die zu einer geistigen Entwicklungsstörung führen können, aus medizinischer Sicht besprochen. Dabei werden sowohl Formen mit einer allgemeinen Entwicklungsstörung als auch Teilleistungsstörungen, konstante, progrediente und regrediente Formen behandelt. Zum Teil gibt es dabei Überschneidungen mit Erkrankungen, die mit mentalen Entwicklungsstörungen assoziiert sind (z. B. Zerebralparesen). Außerdem gibt es Erkrankungen, die in mehrere der nachfolgend genannten Gruppen einzuordnen sind (z. B. neurokutane Syndrome mit Epilepsien) [2, 3, 7, 29, 31].

8.2 Numerische Chromosomenanomalien

Die weit überwiegende Zahl von Menschen mit numerischen Chromosomenanomalien zeigen bereits äußere Anzeichen für solche Veränderungen, die jedoch in keinem Fall beweisend sind.

> Klinische Hinweise auf eine Chromosomenanomalie sind, vor allem wenn sie in Kombination auftreten, z. B.
> - ein auffallend breiter und flacher Nasenrücken,
> - sonstige Veränderungen der Nase,
> - auffälliger Augenabstand (Hyper- oder Hypotelorismus, ☞ Tab. 3.3),
> - verkleinerter Augapfel (Mikrophthalmie),
> - anomale Lidachse,
> - Skalpdefekte vor allem am Hinterkopf (occipital),
> - kleiner Unterkiefer,
> - kleiner oder nach unten verzogener Mund,
> - kleine, versetzte oder abnorm geformte Ohren,
> - Nackenfalte (Pterygium),
> - abnorme Handlinien (Dermatoglyphen),
> - abnorm geformter, z. B. spitzbogiger Gaumen,
> - sich überkreuzende Finger (Klinodaktylie),
> - zusätzliche Finger (Polydaktylie),
> - Klump-Hakenfuß,
> - nicht eindeutiges Genitale (Intersex),
> - Mikropenis,
> - zu kleines oder zu großes Hodenvolumen.

Die häufigste Form einer Chromosomenaberration ist die **Trisomie 21 = Down-Syndrom**. Die früher üblichen Begriffe Mongolismus oder mongoloide Idiotie sollten nicht mehr verwendet werden. Das Down-Syndrom kommt bei allen Völkern vor. Die Mütter können jedes Alter haben; es ist jedoch statistisch eindeutig nachgewiesen, daß bei einer Schwangerschaft jenseits des 35. Lebensjahrs der Mutter das Risiko exponentiell um ein Vielfaches ansteigt (☞ auch Tab. 10.1). Das überzählige Chromosom stammt dementsprechend in 90% der Fälle von der Mutter.

Genetisch wird die freie Trisomie, bei der das zusätzliche Chromosom ungebunden vorliegt, von der nur in 5% vorkommenden Translokationstrisomie unterschieden, bei der das Chromosom fest an ein anderes Chromosom gebunden ist. Ist nicht in allen Körperzellen eine Trisomie nachweisbar, spricht man von einer Mosaikform. Meist sind die klinischen Symptome hierbei weniger ausgeprägt.

Die Trisomie 21 kann sowohl in der ersten als auch in der zweiten Teilungsphase (Meiose) der Keimzelle entstehen (☞ Kapitel 10.3). Inwieweit äußere Einflüsse, z. B. radioaktive Strahlung, Medikamente, Toxine und andere physikalische Einwirkungen die Entstehung einer Trisomie begünstigen, kann noch nicht abschließend gesagt werden.

Menschen mit einem Down-Syndrom haben vom frühen Säuglingsalter an typische Gesichtszüge mit schräger Lidachse, auffallend weitem Augenabstand (Hypertelorismus), einer Lidfalte am inneren Augenwinkel (Epikanthus), kurzer Nasenwurzel, einem meist offenen Mund mit vorstehender Zunge, kleinen Ohren, einem scheitelwärts ausladenden, hinten abgeflachten Kopf, einem kurzen Nacken, breiten, relativ kurzen Händen, einer Vierfingerfurche (quer durchlaufende Handlinie), einem relativ vermehrten Fettansatz am Rumpf und einer Überstreckbarkeit der Gelenke (Abb. 8.1).

Viele Menschen mit Down-Syndrom haben zusätzliche Fehlbildungen oder Erkrankungen. In ca. 30% besteht ein Herzfehler, meist in Form eines Vorhof- und Ventrikelseptumdefektes (offener AV-Kanal, ☞ 9.9.2). Die Beherrschung dieses Herzfehlers ist für die Lebensprognose oft entscheidend. Eine zu späte Behandlung führt zu einer irreversiblen Schädigung der Lungendurchblutung mit zunehmender Zyanose. Aus diesem Grund wird bei Kindern mit Down-Syndrom und offenem AV-Kanal eine operative Frühkorrektur bereits in den ersten Lebensjahren angestrebt.

Viele Kinder mit Down-Syndrom haben angeborene Fehlbildungen im Bereich des Magen-Darm-Traktes, z. B. Verschlüsse oder Stenosen des Magenausgangs und des Zwölffingerdarms oder Innervationsstörungen des Enddarms (neuronale Kolondysplasie, Morbus Hirschsprung, ☞ 9.6). Bei vielen Kindern bestehen Sehstörungen, oft aufgrund einer Linsentrübung oder einer ausgeprägten Brechungssanomalie. Häufig findet man Hörstörungen, sowohl durch Innenohrschädigungen als auch wegen chronischer Mittelohrergüsse.

Kinder mit Down-Syndrom haben gehäuft Infekte, insbesondere der oberen Luftwege; sie neigen häufiger zu Hauterkrankungen und zu Anämien. Auch haben Kinder mit Down-Syndrom öfters Epilepsien,

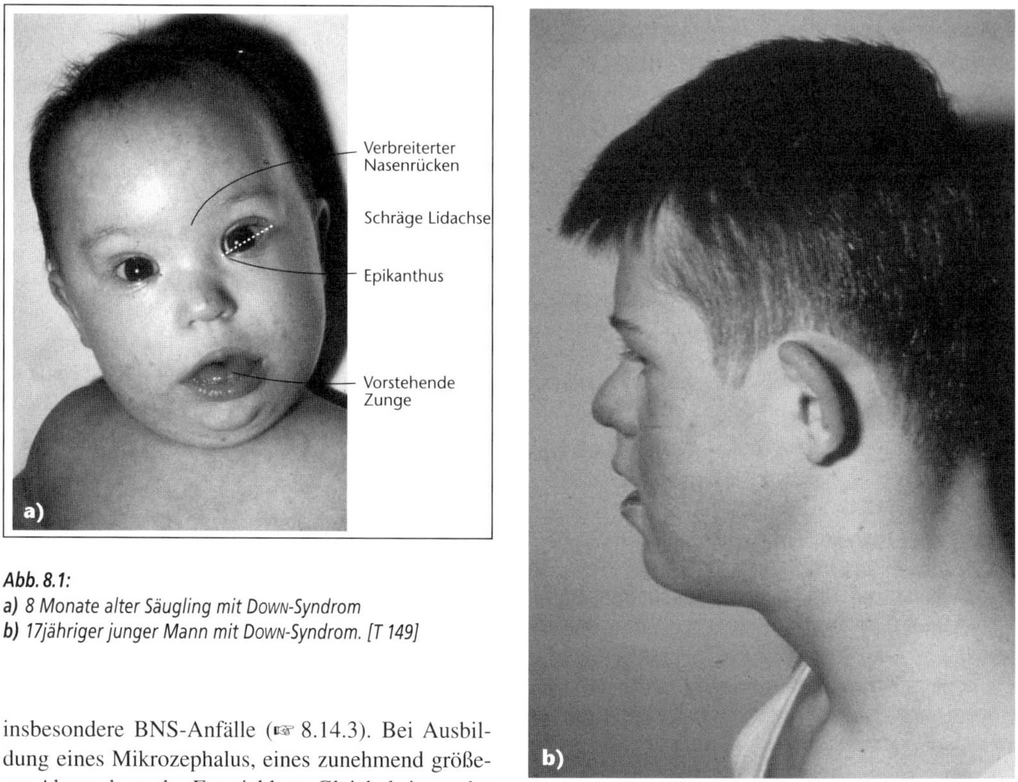

Abb. 8.1:
***a)** 8 Monate alter Säugling mit Down-Syndrom*
***b)** 17jähriger junger Mann mit Down-Syndrom. [T 149]*

insbesondere BNS-Anfälle (☞ 8.14.3). Bei Ausbildung eines Mikrozephalus, eines zunehmend größeren Abstands zu der Entwicklung Gleichaltriger oder spezieller neurologischer Symptome (Paresen, Spastik) muß von einer schweren allgemeinen Entwicklungsstörung ausgegangen werden. Es besteht eine erhöhte Gefahr für eine atlanto-occipitale Luxation (Verrenkung zwischen den ersten Halswirbeln und dem Hinterhauptsknochen), die eine zervikale Querschnitt-Symptomatik verursachen kann. Im weiteren Leben ist das Risiko, an einer malignen Leukämie zu erkranken, deutlich erhöht. Erwachsene Menschen mit Down-Syndrom haben ein erhöhtes Risiko für die Alzheimersche Erkrankung.

Die Entwicklungsmöglichkeiten von Kindern mit Down-Syndrom sind ausgesprochen unterschiedlich: Fast alle Kinder haben in den ersten Lebensmonaten eine muskuläre Hypotonie, die „Meilensteine" der Entwicklung werden um 3–6 Monate verspätet erreicht. Meist ist die Sprachentwicklung ebenfalls deutlich verlangsamt, wohingegen die sozio-emotionale Entwicklung fast altersentsprechend sein kann.

Zwischen dem 3. und 7. Lebensjahr machen viele Kinder mit Down-Syndrom in bezug auf ihre Bewegungs- und Sprachentwicklung deutliche Fortschritte, insbesondere auch im Zusammenleben mit anderen gesunden Kindern. Sie imponieren durch ihre direkte Freundlichkeit, sind gerne zu Späßen aufgelegt, oft gesellig und musikalisch. Mit zunehmendem Alter werden die Defizite im Bereich des Sprachverständnisses, vor allem aber der konstruktiv-abstrakt-logischen Denkvorgänge immer deutlicher. Über die schulische Betreuung von Kindern mit Down-Syndrom gibt es unterschiedliche Mitteilungen: Der primären Förderung in Einrichtungen für Geistigbehinderte stehen Erfahrungen gegenüber, bei denen zumindest in den ersten Schuljahren Kinder mit Down-Syndrom die Regelschule besuchen konnten. Pauschale Bewertungen sind deshalb zu vermeiden. Die Entscheidung für die schulische Versorgung sollte von den örtlichen Gegebenheiten und Erfahrungen sowie dem Engagement der Eltern und den spezifischen Fähigkeiten und Grenzen des Kindes abhängig gemacht werden.

Die Pubertät tritt bei beiden Geschlechtern zum normalen Zeitpunkt ein. Frauen mit Trisomie 21 sind fruchtbar, Männer nicht. Das Wiederholungsrisiko für ein Kind mit Down-Syndrom beträgt ca. 40%.

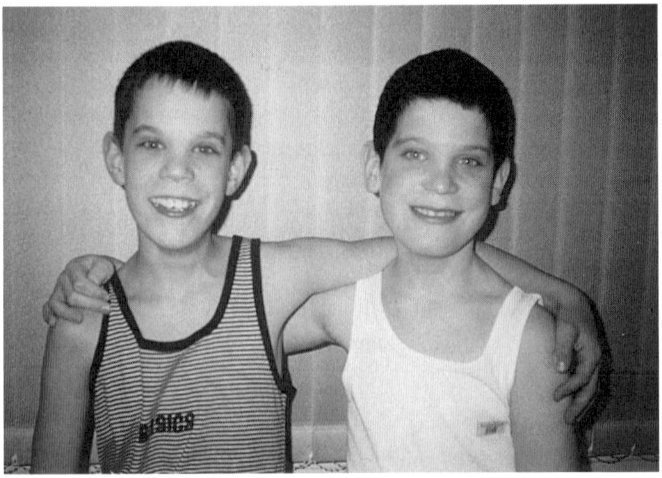

Abb. 8.2: Brüder mit FRA-X-Syndrom, 9 und 7 Jahre alt. Besonders bei dem älteren Knaben ist ein langgezogenes Gesicht mit relativ hoher Stirn, eher breitem Augenabstand und relativ großen Ohren auffällig. Beim jüngeren Bruder, rechts im Bild, lassen sich äußerlich keine Auffälligkeiten feststellen. [T 152]

Andere Trisomien der Autosomen („Nicht-Geschlechtschromosomen"), z. B. des 13. oder des 18. Chromosoms, sind mit wesentlich mehr Fehlbildungen und schwereren Entwicklungsstörungen verbunden; meist ist die Lebenserwartung stark eingeschränkt (☞ 10.3.2). Bei numerischen Abweichungen der Geschlechtschromosomen ist die geistige Entwicklung in der Regel nur mild oder gar nicht gestört. Eine Übersicht über diese Syndrome findet sich in Paragraph 10.3.1 [47, 48, 49, 58, 67, 69].

8.3 Strukturelle Chromosomenanomalien

Die häufigste strukturelle Chromosomenanomalie ist das **Fragile X-Syndrom (Martin-Bell-Syndrom = FRA-X-Syndrom)** – verursacht durch eine brüchige Stelle am Ende des langen Arms des X-Chromosoms. Es ist bei Jungen eine der häufigsten genetischen Ursachen geistiger Behinderung. Die Häufigkeit wird mit 1 : 340 X-Chromosomen angegeben. Typische Symptome, die sich oft jedoch erst im Laufe der ersten Lebensjahre ausbilden, sind

- ein relativ großer Kopf,
- ein großer Gesichtsschädel,
- relativ große, plump wirkende Extremitäten,
- große, evtl. dysplastische Ohren,
- motorische Unruhe im Kleinkindalter,
- nach der Pubertät große Hoden,
- Sprachentwicklungsstörungen,
- autistische Verhaltensweisen,
- komplexe, intermodale Wahrnehmungsstörungen (☞ auch 15.1) mit mental-kognitiven Entwicklungsstörungen,
- erhöhte fokale Anfallsbereitschaft im EEG,
- gehäufte Mittelohrinfektionen.

80% der männlichen Genträger haben die klinische Symptomatik, 20% sind stille Überträger, man spricht hier von Prämutationen. In der Regel ist die Mutter eines Knaben mit FRA-X-Syndrom stille weibliche Überträgerin; es gibt Hinweise für vermehrte, meist psychische Auffälligkeiten in ihrer Anamnese. 30% der Töchter von solchen Überträgerinnen haben mentale Entwicklungsstörungen. Bezüglich der Molekulargenetik wird auf den Paragraphen 10.5.2 verwiesen.

Ätiopathologisch werden bei den Betroffenen komplexe Enzymstörungen in den Zellen und morphologische Veränderungen der Hirnstrukturen, besonders im Schläfenlappen, diskutiert.

Bei psychologischen Untersuchungen (☞ 12.6.3) konnten insgesamt nur wenig spezifische Auffälligkeiten festgestellt werden. Dennoch werden folgende Symptome gehäuft gefunden:

- Störungen der aktiven Sprache mit Echolalie (sinnlosem Nachsprechen)
- Polternde Aussprache
- Individuell unterschiedlich ausgeprägtes, meist vermindertes Sprachverständnis
- Umschriebene Rechenstörungen
- Raumorientierungsstörungen
- Konzentrationsstörungen und Überaktivität

- Impulsivität
- Störung des Kontaktverhaltens, insbesondere des Augenkontaktes
- Koordinationsstörung von Augen und Hand.

Insgesamt scheint die visuelle Aufnahmefähigkeit oft besser als die Sprachfähigkeit zu sein.

Das **Prader-Willi-Syndrom** (Inzidenz 1:10000) ist eine Form der geistigen Behinderung in Kombination mit gesteigertem Eßverhalten, Adipositas, Mikrogenitale und muskulärer Hypotonie bzw. Adynamie. Genetisch ist es gekennzeichnet durch eine Fragilität bzw. Deletion (DNA-Verlust) auf Chromosom 15, die in der Regel vom Vater übertragen wird.
Beim **Angelman-Syndrom** findet sich eine schwere mentale Entwicklungsstörung in Verbindung mit primärer muskulärer Hypotonie und späteren spastischen „marionettenhaften" Bewegungsstörungen. Charakteristisch sind häufige unmotivierte Lachanfälle („happy puppet"-Syndrom) und die Entwicklung unterschiedlicher Epilepsieformen. Hier liegt eine Prägungsstörung auf Chromosom 15 vor, die im Gegensatz zum Prader-Willi-Syndrom jedoch von der Mutter her stammt.
Das **Williams-Beuren-Syndrom**, durch ein „elfenähnliches Gesicht", ein freundliches Wesen sowie Minderwuchs, Nierenfehlbildungen, Kalzium-Stoffwechselstörungen und Herzfehler gekennzeichnet, wurde als Störung des Elastin-Gens auf Chromosom 7q erkannt. Eine als Herzfehler meist nachweisbare supravalvuläre Aortenstenose kann auch alleine Hinweis auf eine Störung des Elastin-Gens sein.
Weitere umschriebene Chromosomenanomalien werden zunehmend als Ursache von bisher nur klinisch erkennbaren Syndromen definiert (☞ auch Kap. 10). Dem **Wolf-Hirschhorn-Syndrom** z. B. liegt eine Störung auf Chromosom 4p zugrunde. Das klinische Bild ist gekennzeichnet durch eine lange Schädelform, weiten Augenabstand, Iriskolobome (☞ 9.1.4), eine breite Nasenwurzel, eine Lippen-Kiefer-Gaumen-Spalte, Herz- und Nierenfehlbildungen sowie ausgeprägte Entwicklungsstörungen mit Intelligenzminderung.
Bei einer großen Zahl von Patienten lassen sich zunehmend genauer Strukturveränderungen, z. B. Verlust oder Zugewinn von Chromosomenmaterial mit Ringbildungen nachweisen. Eine Zuordnung zu einem typischen klinischen Bild kann sehr schwierig sein (☞ auch 10.3.3) [57, 60, 98].

8.4 Neurokutane Syndrome = Phakomatosen

Hierbei handelt es sich um eine Gruppe von Krankheiten, die überwiegend monogenetisch (d. h. durch Abweichung eines Gens) bestimmt sind, in der Regel mit typischen Veränderungen an der Haut und im Nervensystem einhergehen und dadurch oft Zeichen einer allgemeinen Entwicklungsstörung, allerdings sehr unterschiedlicher Ätiologie, aufweisen.
Häufigste Form einer Phakomatose ist die **Neurofibromatose Typ I von Recklinghausen**. Sie ist durch multiple, mindestens 1 cm im Durchmesser messende hellbraune Pigmentflecken der Haut (Café-au-lait-Flecken) sowie das Auftreten von Tumoren im zentralen oder peripheren Nervensystem charakterisiert. Ätiopathologisch wird u. a. eine erhöhte lokale Produktion von Nervenwachstumsfaktoren vermutet. Die Neurofibromatose Typ I ist auf Chromosom 17 lokalisiert und dominant erblich. Im Kindesalter findet sich sehr häufig ein diffuses Gliom (Gliazelltumor) des Nervus opticus mit Sehbehinderung; aber auch andere ZNS-Tumoren können entstehen, z. B. unterschiedliche Astrozytome (Wucherungen der Astrozyten, d. h. spezieller Gliazellen), Meningeome (Hirnhauttumoren) und Sarkome (bösartige Bindegewebstumoren). Zusätzlich bestehen an der Haut subkutane Neurofibrome (Tumoren der Nervenscheiden) und bindegewebige Hautwucherungen. Es können pathologische Knochenfrakturen (aufgrund von Knochenanlagestörungen) und Gefäßfehlbildungen auftreten. Typisch ist bei betroffenen Patienten darüber hinaus eine sehr unterschiedlich ausgeprägte Persönlichkeitsstörung mit Teilleistungsschwächen, Verhaltensauffälligkeiten und vegetativen Problemen.
Die Diagnostik erfolgt primär vor allem bei kleineren Kindern klinisch und durch regelmäßige augenärztliche Kontrollen. Erst bei Verdacht auf klinische Symptome des zentralen Nervensystems wird die Durchführung einer zerebralen Kernspintomographie empfohlen. Neben den erwähnten Tumoren, vor allem im Bereich der Sehbahn, muß dabei auch auf umschriebene oder diffuse Signalveränderungen im gesamten Großhirn geachtet werden. Hierbei handelt es sich wahrscheinlich um unspezifische Gliaproliferationen, die u. a. für die sehr wechselnd ausgeprägten Verhaltens- und Befindlichkeitsprobleme verantwortlich gemacht werden können.
Eine kausale Therapie ist sehr schwierig: Eine Operation vor allem auch der Optikusgliome ist nur sehr

selten indiziert, da die gutartigen Tumoren meist diffus im Nervengewebe wachsen und keine Verbesserung der Symptome erwartet werden kann. Auch eine Bestrahlung oder die Gabe von Zytostatika hat in der Regel keine befriedigenden Ergebnisse. Es wird immer wieder über z. T. spontane Rückbildungen der Symptome berichtet.

Im Gegensatz dazu ist die **Neurofibromatose Typ II** durch das Auftreten ein- oder beidseitiger Tumoren im Bereich des Hör- und Gleichgewichtsnerven (Neurofibrome, Schwannome = reine Markscheidentumoren, Meningeome) charakterisiert. Sie ist ebenfalls autosomal dominant erblich; das Gen wurde auf Chromosom 22 kartiert. Eine allgemeine Entwicklungsstörung und die Ausbildung sonstiger Hirntumoren wurden hierbei nicht beobachtet.

Die **tuberöse Sklerose Bourneville-Pringle** ist ebenfalls eine klinisch charakteristische Erkrankung, die durch Veränderungen an den Chromosomen 9 und 11 gekennzeichnet ist. An der Haut kommt es zu Papelbildungen im Gesicht (Adenoma sebaceum), zu pigmentfreien Flecken am gesamten Integument (white spots), zu Nagelfalzveränderungen und zu unterschiedlichen Bindegewebswucherungen. Die Depigmentierungen lassen sich am besten mittels UV-Licht (Wood-Lampe) erkennen. Oft besteht bereits im 1. Lebensjahr eine BNS-Epilepsie (☞ 8.14.3); mittels zerebraler Bildgebung lassen sich unterschiedliche Strukturänderungen, z. B. knotenförmige Tumoren an den Ventrikelrändern (periventrikuläre Tubera), aber auch Astrozytome und diffuse Gliawucherungen in verschiedenen Großhirnarealen nachweisen. Evtl. kann sich, z. B. durch Störung der Liquorzirkulation, ein Hydrocephalus internus entwickeln (vgl. 8.7.2). Zusätzlich bestehen nicht selten Muskeltumoren (Rhabdomyome) des Herzens, die zu Herzrhythmusstörungen und Herzinsuffizienz führen können, sowie Mischtumoren innerhalb der Niere, die schwer beherrschbare arterielle Blutdruckerhöhungen verursachen.

Sofern die primäre Epilepsie beherrschbar ist, entwickeln sich die Betroffenen meist im Grenzbereich zwischen Lernbehinderung und geistiger Behinderung. Ein günstiger therapeutischer Effekt auf die Epilepsien wird dem Medikament Vigabatrin zugeschrieben.

Das **Sturge-Weber-Syndrom** ist gekennzeichnet durch Blutgefäßwucherungen (Hämangiome) im Versorgungsbereich des sensiblen Nervus trigeminus am Kopf; diese Hämangiome betreffen die Gesichtshaut, die Aderhaut des Auges (nicht immer) und die

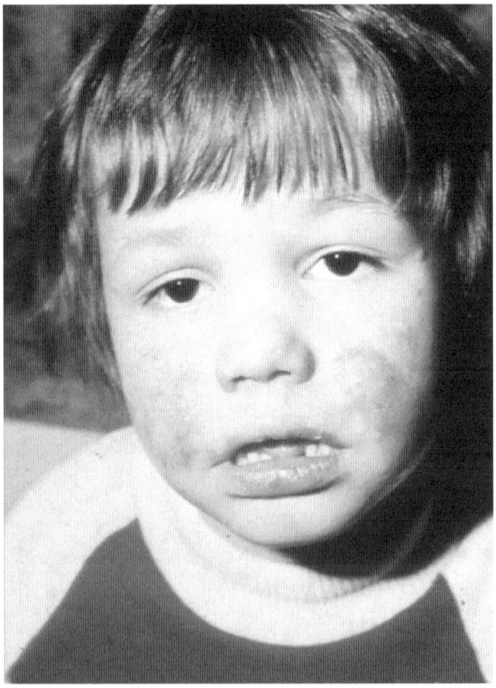

Abb. 8.3: 8jähriger Junge mit tuberöser Sklerose und typischen Papeln im Gesicht. [T 149]

weichen Hirnhäute. Infolge von Durchblutungsstörungen kommt es sekundär zu komplexen Fehlanlagen der benachbarten Großhirnrinde, die mit Mikroblutungen, Atrophien und Verkalkungen einhergehen und zu schweren Epilepsien führen. Es können auch an der gesamten Körperhaut in unterschiedicher Form Angiome bestehen.

Durch die meist schon im Säuglings- und Kleinkindesalter sehr schweren Epilepsien, die mit den herkömmlichen Antiepileptika kaum beherrschbar sind, kommt es oft zu schweren mentalen Entwicklungsstörungen und Störungen der Persönlichkeitsbildung. In den letzten Jahren konnte bei zunehmend mehr betroffenen Kindern durch frühzeitige komplizierte neurochirurgische Eingriffe, vor allem eine partielle oder vollständige funktionelle Hemisphärektomie (Ausschaltung der betroffenen Hirnhälfte), die Epilepsie, aber auch die Entwicklungsstörung positiv beeinflußt werden. Es ist erstaunlich und ein Zeichen für die Plastizität des kindlichen Gehirns, daß bei frühzeitiger Entkopplung einer ganzen Großhirnhemisphäre offensichtlich von den nichtbetroffenen Großhirnstrukturen eine teilweise

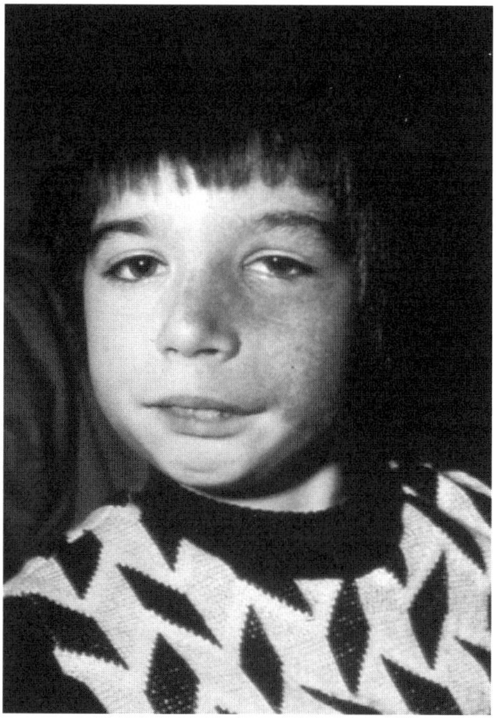

Abb. 8.4: 12jähriger Junge mit STURGE-WEBER-Syndrom: typisches Feuermal (Naevus flammeus) im Gesicht; schwere sekundär generalisierte Epilepsie. [T 149]

Kompensation der zu erwartenden Funktionsausfälle stattfinden kann.

Bei dem noch schwerwiegenderen **Hemimegalenzephaliesyndrom** ist die gesamte betroffene Hemisphäre fehlgebildet, frühzeitige neurochirurgische Maßnahmen sind oft ebenfalls indiziert.

Weitere Phakomatosen, die in unterschiedlicher Form auch mit mentalen Entwicklungsstörungen einhergehen können, sind

- das **HIPPEL-LINDAU-Syndrom** – eine Kombination von Gefäßveränderungen am Augenhintergrund, Gefäßtumoren des Kleinhirns und Hirnstamms und evtl. einem Phäochromozytom (Tumor des Nebennierenmarks),
- die **Ataxia teleangiectatica** – eine Kombination von Kleinhirn-Ataxie, Sehstörung, Teleangiektasien (Erweiterungen kleiner Gefäße) an Haut und Schleimhäuten, einem Immundefekt mit gehäuften Infektionen der Atemwege sowie häufigen lymphozytären Tumoren [2, 8, 48, 60].

8.5 Andere, vermutlich genetisch bedingte Syndrome

Eine Vielzahl von charakteristischen Kombinationen verschiedener Symptome mit mentaler Entwickungsstörung wurde bisher beschrieben. In den letzten Jahren konnte bei einer größeren Zahl hiervon eine umschriebene genetische Veränderung als Ursache der Störung festgestellt werden; bei anderen Syndromen stellt sich immer mehr heraus, daß es sich nicht um ursächliche Krankheitseinheiten, sondern um ähnliche klinische Erscheinungsbilder unterschiedlicher Ätiologie handelt. Krankheitsbilder mit primär mentaler Entwicklungsstörung, die wahrscheinlich monogenetisch entstehen, sind:

- BARDET-BIEDL-Syndrom (☞ auch 9.9.4)
- COCKAYNE-Syndrom
- COFFIN-LOWRY-Syndrom
- CORNELIA-DE-LANGE-Syndrom
- HALLERMAN-STREIFF-Syndrom
- KOHLSCHÜTTER-Syndrom
- NOONAN-Syndrom
- RENNPENNIG-Syndrom
- RUBINSTEIN-TAYBI-Syndrom
- SECKEL-Syndrom
- SJÖGREN-LARSSON-Syndrom u. v. m.

Auf die klinische Symptomatik und die jeweils zugrunde liegende genetische Störung kann im Rahmen dieser Zusammenstellung nicht eingegangen werden; es wird auf das Kapitel 10 und auf speziellere Literatur verwiesen.

8.5.1 RETT-Syndrom

Ein besonderes genetisches Krankheitsbild mit schwerer geistiger Entwicklungsstörung, das nur Mädchen befällt, ist das **RETT-Syndrom**. Es wurde erstmals 1968 in Wien beschrieben, geriet in Vergessenheit und wurde 1983 durch HAGBERG und Mitarbeiter genau definiert und bekannt gemacht. Typischerweise sind Schwangerschaft, Geburt und die Entwicklung in den ersten Lebensmonaten normal. Am Ende des 1. Lebensjahres kommt es zu einem Stillstand der Entwicklung, insbesondere im Bereich der Handfunktionen, der Sprache und des sozialen Kontaktes. Es zeigen sich eine Unfähigkeit zu gezielten Greifbewegungen (Apraxie), gleichförmige Handbewegungen (stereotype Waschbewegungen), ein Sprachverlust, ein fehlender sozialer Kontakt mit

Autismus-ähnlichem Verhalten und eine eigentümliche Stand- und Gangunsicherheit (Scheinataxie). Desweiteren können in unterschiedlicher Form epileptische Anfälle mit z. T. bizarren EEG-Veränderungen auftreten, z. B. mit gleichförmigen Thetarhythmen, sharp-waves über dem Schläfenlappen oder spike-wave-variant-Mustern (vgl. 4.2). Weiterhin sind typisch ein ausgeprägtes Zähneknirschen (Bruxismus), Phasen mit verstärkter Atmung (Hyperpnoe), zierliche Hände und Füße sowie die Entwicklung einer Skoliose. Neurologisch finden sich eine Muskelhypotonie sowie Zeichen einer Pyramidenbahnschädigung ohne typische Spastik.

Nach HAGBERG werden vier Stadien unterschieden:

I. Ab dem 6. Monat zunehmende Entwicklungsverzögerung
Abnahme des normalen Kopfwachstums
Zunehmendes Desinteresse
Muskelhypotonie

II. Im 1.–3. Lebensjahr Rückbildung der psychomotorischen Entwicklung
Verlust sinnvoller Handbewegungen
Stereotypien
Verlust der Sprache
Schlafstörungen
Autoaggression

III. Im 4.–10. Lebensjahr scheinstationäres Stadium mit zerebralen Anfällen
Stereotypien
Ataxie und Apraxie
Hyperpnoe
Gewichtsverlust

IV. Ab dem 10. Lebensjahr allmählicher Abbau aller geistiger und körperlicher Fähigkeiten bei meist freundlichem Wesen. Über 40jährige Frauen mit der Erkrankung sind bekannt.

In den letzten Jahren verdichteten sich die Hinweise auf eine erbliche Ursache des RETT-Syndroms mit einer wahrscheinlichen Lokalisation des Genortes auf dem X-Chromosom (Xq28). Das sporadische, nicht-familiäre Auftreten der Erkrankung und die so gut wie ausschließliche Expression im weiblichen Geschlecht ließen immer wieder Zweifel an einem X-chromosomal dominanten Erbgang aufkommen. Im Herbst 1999 wurde endlich ein Kandidatengen in der Region Xq28 gefunden, das Mutationen in ca. 80 % der untersuchten RETT-Patienten aufwies. Es scheint sich um ein neuartiges Prinzip von Geninteraktionen zu handeln: die Expression vieler an-

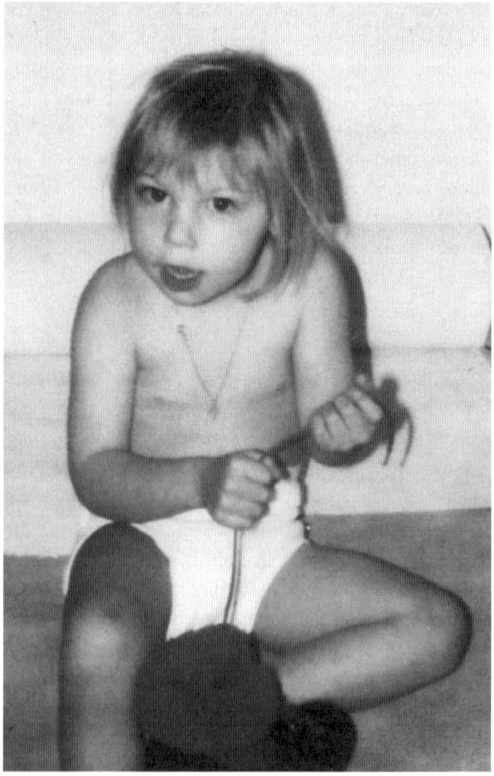

Abb. 8.5: RETT-Syndrom bei einem 3-jährigen Mädchen mit mentaler Entwicklungsstörung, Epilepsie, Mikrozephalus und Waschbewegungen der Hände. [T 150]

derer Gene wird durch die Bindung des Genproduktes unterdrückt („silencing"). Diese neueste Entwicklung öffnet den Weg für eine molekulare Diagnostik und für ein grundlegendes Verständnis des Pathomechanismus. Es wird diskutiert, ob es Sonderformen des RETT-Syndroms gibt, z. B. eine sich bereits bei der Geburt oder erst nach mehreren Lebensjahren manifestierende Variante, eine Verlaufsform mit normalem Kopfumfang oder eine Erkrankung auch bei Knaben.

Zur Krankheitsentstehung hat sich bisher noch keine befriedigende Erklärung finden lassen: Offensichtlich kommt es im Gehirn der Betroffenen nicht zum Verlust von Nervenzellen. Es wird eine Erkrankung des glialen Gewebes und eine Störung der Nervenzelldifferenzierung vermutet. Die Rolle der endogenen Opiate und verschiedener Überträgerstoffe, u. a. auch des Magnesiums, wird diskutiert (☞ 4.4.2).

Differentialdiagnostisch muß das RETT-Syndrom vor allem vom ANGELMAN-Syndrom (☞ 8.3) abgegrenzt werden. Therapeutisch zeigen einige Antiepileptika, insbesondere Valproat und Lamotrigen, positive Effekte; Benzodiazepine sollten vermieden werden. Neben einer heilpädagogischen Betreuung ist vor allem eine psycho-soziale Unterstützung der Eltern von großer Bedeutung, wobei eine bundesweite Elternselbsthilfegruppe sich sehr bewährt hat [2, 31, 48, 58, 60, 67, 69].

8.6 Genetisch bedingte Stoffwechselstörungen mit Entwicklungsstörungen

Die mehr als 250 Stoffwechselerkrankungen, die überwiegend die Nervenzellen betreffen, haben eine sehr breite klinische Symptomatik. Typischerweise wird man immer dann an neurometabolische Erkrankungen denken, wenn sich nach primär normaler Entwicklung zunehmend neurologische Symptome zeigen. Allerdings können einige Stoffwechselerkrankungen bereits ab der Geburt symptomatisch sein. Aufgrund der Komplexität des Stoffwechsels der Nervenzelle können einige der Erkrankungen nur durch sehr spezielle und aufwendige Untersuchungen nachgewiesen werden. Eine spezifische Behandlung ist bis heute nur bei wenigen Stoffwechselerkrankungen durchführbar. Dennoch sollte immer wieder versucht werden, neurometabolische Erkrankungen frühzeitig zu diagnostizieren, da durch die Entwicklung moderner, u. a. auch molekulargenetischer Techniken eventuell in absehbarer Zukunft gezieltere Behandlungsmaßnahmen möglich sind.

8.6.1 Stoffwechselstörungen der Aminosäuren und organischen Säuren

A. FÖLLING beschrieb 1939 erstmals ein Krankheitsbild mit schwerer mentaler Entwicklungsstörung und zerebralen Anfällen, wobei die betroffenen Patienten auffallend blaß, meist blond und blauäugig waren. In ihrem Urin konnte eine massive Erhöhung von Phenylketonen festgestellt werden, weshalb die Krankheit **Phenylketonurie** heißt. Bis zu 5% der Bewohner von Pflegeheimen für geistig Schwerbehinderte hatten diese Symptomatik. Als Ursache wurde eine Abbaustörung der essentiellen Aminosäure Phenylalanin, überwiegend aufgrund eines Mangels an dem Enzym Phenylalaninhydroxylase nachgewiesen. H. BICKEL konnte zeigen, daß durch eine phenylalaninarme Diät die toxischen Konzentrationen im Organismus normalisiert werden. Darüber hinaus wurde ein Test entwickelt, der es erlaubt, bereits beim Neugeborenen zwischen dem 5. und 10. Lebenstag mittels einer einfachen Blutuntersuchung die Veranlagung zu dieser Krankheit zu erkennen (GUTHRIE-Test); durch Einleitung einer frühzeitigen Diätbehandlung läßt sich dann die Entwicklung der schweren geistigen Behinderung verhindern (☞ auch Abb. 12.4). Somit ist die Phenylketonurie das wichtigste Beispiel für eine Krankheit mit geistiger Entwicklungsstörung, die im Rahmen eines allgemeinen Screenings heute praktisch immer frühzeitig erkannt und so behandelt werden kann, daß keine wesentlichen geistigen Entwicklungsdefizite entstehen. Die Häufigkeit wird mit 1 : 10000 Geburten angegeben; die Erkrankung ist autosomal rezessiv erblich.
Neben der Phenylketonurie gibt es eine Vielzahl weiterer Störungen im Auf- und Abbau der Aminosäuren und der organischen Säuren, meist aufgrund umschriebener Enzymdefekte.
Klinische Hinweise auf das Vorliegen einer solchen Stoffwechselstörung sind

- auffälliger Geruch der Haut und des Urins,
- metabolische Azidose (Übersäuerung des Blutes) nach Beginn der Ernährung und bei Belastungen (Infekte, Operation),
- rezidivierendes Erbrechen,
- Gedeihstörung,
- zerebrale Anfälle,
- Mikro- oder Makrozephalie,
- mentale Entwicklungsstörung.

Leider lassen sich bei den meisten anderen derartigen Stoffwechselstörungen nicht wie bei der Phenylketonurie sinnvolle Screeninguntersuchungen und vergleichbar gut praktikable Diätbehandlungen anbieten. Bei vielen dieser Erkrankungen ist nur eine gezielte Untersuchung bei bereits eingetretener klinischer Symptomatik durchführbar. Im Rahmen des GUTHRIE-Testes wird u. a. auch auf das Vorliegen einer **Ahornsirup-Erkrankung** (Hyperleuzinämie) und einer **Galaktosämie** (Störung im Stoffwechsel des Milchzuckers) untersucht. Neuerdings kann mit der Tandem-Massenspektrometrie bereits in den ersten Lebenstagen eine Vielzahl von Stoffwechselstörungen in einem Tropfen Blut diagnostiziert werden.

8.6.2 Lysosomale Erkrankungen

Hierbei handelt es sich um meist autosomal rezessive, selten auch X-chromosomale Erbkrankheiten mit unterschiedlichen Enzymdefekten in den Lysosomen, meist im Bereich der substanzspaltenden sauren Hydrolasen; die Speicherung der nicht normal abbaubaren Stoffwechselprodukte führt zu einer zunehmenden Funktionstörung der Lysosomen. Die Einteilung dieser Krankheiten wird nicht einheitlich gehandhabt.

- **Mukopolysaccharidosen** und ähnliche Erkrankungen: Hierbei kommt es zur Anreicherung komplexer Moleküle von Kohlehydraten, Proteinen und Fetten, die sich in unterschiedlichen Organen, z. B. Leber, Knochen, Knochenmark, Gehirn, den Linsen, dem Innenohr u. v. m. einlagern. Verteilung und Ausmaß der Speicherungen erklären das jeweilige klinische Bild. Typisches Beispiel ist der Typ I der Mukopolysaccharidosen (Morbus PFAUNDLER-HURLER); er führt zu ausgeprägten Skelettveränderungen, Leber- und Milzvergrößerung sowie geistiger Retardierung. Beim Morbus GAUCHER, der zu den Lipidosen gehört, sammeln sich die Stoffwechselrückstände vor allem in Knochenmark und Leber.
- **Gangliosidosen:** Hierbei lagern sich komplexe Stoffwechselprodukte in den Nervenzellen des ZNS ab. Bei der TAY-SACHSschen Erkrankung (GM2-Gangliosidose) werden primär Nervenzellen der Hirnrinde zerstört, was zu zerebralen Anfällen, Erblindung, spastischer Tetraparese und Abbau aller mentaler Fähigkeiten führt. Wegen des überwiegenden Befalls der grauen Nervensubstanz spricht man auch von Poliodystrophie.
- **Metachromatische Leukodystrophie:** Hierbei kommt es durch einen Enzymmangel vor allem zur Zerstörung von Markscheiden im zentralen und peripheren Nervensystem. Ab Ende des 1. Lebensjahres entwickelt sich eine fortschreitende spastische Tetraparese mit fehlenden Eigenreflexen, zunehmendem Verlust des Seh- und Hörvermögens und Ernährungsstörungen; erst spät treten zerebrale Anfälle auf. Beim Morbus KRABBE sind die klinischen Symptome noch früher und ausgeprägter.

In den letzten Jahren wurden immer wieder Versuche unternommen, die betroffenen Kinder durch eine Gentherapie mit Knochenmarktransplantationen zu behandeln. Dabei konnten nur Symptome außerhalb des zentralen Nervensystems positiv beeinflußt werden. Ob in Zukunft eine Gentherapie erfolgreicher sein wird, ist noch nicht hinreichend abschätzbar. Es bestehen hierbei auch noch große rechtliche und ethische Unsicherheiten. Beim Morbus GAUCHER ist mittlerweile eine Zufuhr des fehlenden Enzyms über das Blut möglich.

8.6.3 Peroxisomale Erkrankungen

Peroxisomen sind kleine Zellorganellen, die u. a. am Fettstoffwechsel und am Abbau von Purinbasen (DNS-Bausteinen) beteiligt sind. Typisches Beispiel für eine peroxisomale Störung ist das **ZELLWEGER-Syndrom**, eine autosomal rezessive Erkrankung, die bereits in der Neugeborenenzeit schwere klinische Symptome mit ausgeprägter Muskelhypotonie, Gedeihstörung, zerebralen Anfällen, Leberschädigung,

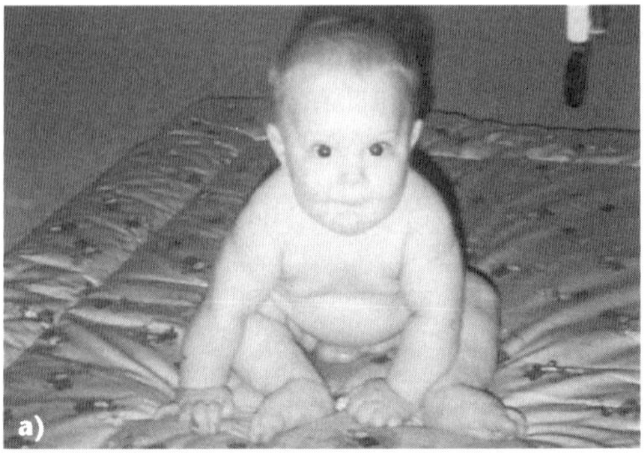

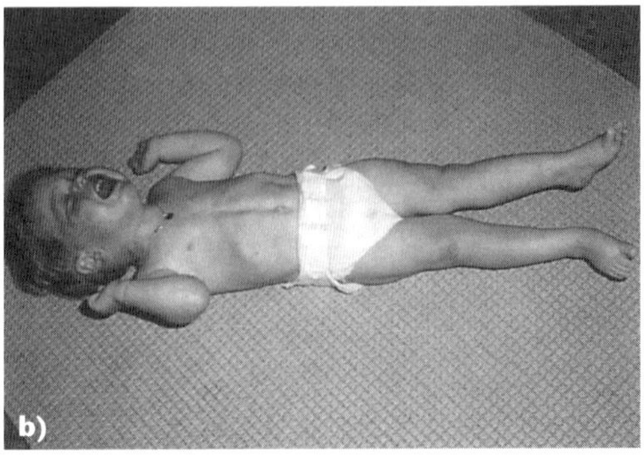

Abb. 8.6: Metachromatische Leukodystrophie
a) altersentsprechende Entwicklung im 8. Lebensmonat
b) schwere Entwicklungsstörung mit Tetraspastik, Erblindung und Ertaubung im Alter von 2,5 Jahren. [T 150]

Zystennieren und typischen Gesichtsveränderungen verursacht. Der Tod tritt meist innerhalb der ersten sechs Lebensmonate ein.

Die **Adrenoleukodystrophie** ist eine X-chromosomal vererbte Stoffwechselstörung langkettiger Fettsäuren. Ab dem 4. Lebensjahr kommt es dabei zu Persönlichkeitsveränderungen mit Leistungsknick, Gangstörung, Seh- und Hörstörung, Dysarthrie (Sprachstörung) und Demenz, die zu mehrjähriger völliger Pflegebedürftigkeit bis zum Tod führt. In den letzten Jahren konnte nachgewiesen werden, daß mit Hilfe einer Diät ohne langkettige Fettsäuren und durch Zufuhr spezieller Öle, z. B. einer Mischung von Eruka- und Oleinsäure („Lorenzos Öl") das Krankheitsbild teilweise in seinem Verlauf aufgehalten werden kann. Ob Knochenmarktransplantationen oder Stammzelltransplantationen sinnvoll sind, ist zur Zeit noch offen.

Auch bei Funktionsstörungen der Nebennierenrinde (Morbus ADDISON) muß an eine peroxisomale Erkrankung mit einer Abbaustörung der langkettigen Fettsäuren gedacht werden.

8.6.4 Mitochondriopathien

In den Mitochondrien („Kraftwerken der Zelle") werden über die Enzyme der Atmungskette energiereiche Phosphate gebildet, an denen vor allem in den Nervenzellen ein großer Bedarf besteht. Mitochondrien haben ihre eigene Desoxyribonukleinsäure und stammen ausschließlich vom Zytoplasma der mütterlichen Eizelle ab, d. h. sie werden nur maternal vererbt (vgl. 10.2.3). Störungen der Mitochondrienfunktion können zu äußerst vielfältigen klinischen Symptomen führen, was vor allem durch die unterschiedliche Verteilung gestörter Mitochondrien erklärt wird. In der Regel sind Organe mit einem hohen Sauerstoff-Umsatz, z. B. Gehirn und Muskulatur, betroffen.

Bereits im Säuglingsalter kommt es bei der **LEIGHschen Erkrankung** zu einer schweren hypotonen Entwicklungsstörung mit Schluckstörungen, zerebralen Anfällen, Sehstörungen durch eine Retinopathia pigmentosa (Netzhautdegeneration mit Pigmentablagerungen) und einer Ataxie. Typischerweise ist die Milchsäure (Laktat) im Blut, vor allem aber im Liquor erhöht. Die Diagnose kann aufgrund typischer Veränderungen in der zerebralen Kernspintomographie bereits wahrscheinlich gemacht werden: In Nachbarschaft der Ventrikel, insbesondere im Bereich der Stammganglien, um den Aquädukt des Mittelhirns und im Hirnstamm lassen sich streifenförmige Signalanhebungen feststellen. Weitere Möglichkeiten der Diagnosestellung sind die Untersuchung der Atmungskettenenzyme in Fibroblastenkulturen und elektronenmikroskopische Untersuchungen einer Muskelbiopsie. Neuerdings können vor allem mitochondriale DNA-Punktmutationen und -verluste (Deletionen) mit molekulargenetischen Methoden erkannt werden.

Andere Krankheitsformen mit Störung der Mitochondrienfunktion sind beispielsweise

- das MERRF = Myoklonusepilepsie (☞ 8.14.2) und Ragged-red-fibres-Syndrom mit Muskelschädigung,
- das MELAS-Syndrom mit Myopathie, Enzephalopathie und hirninfarktähnlichen Episoden,
- das KEARNS-SAYRE-Syndrom mit Ptosis (Herabhängen des Oberlides), Augenmuskellähmungen, Herzrhythmusstörung, Muskelhypotonie, Wachstumsstörungen und Hörstörungen,
- das ALPERS-Syndrom mit Epilepsie, schwerer Entwicklungs- und Leberfunktionsstörung.

Möglicherweise gibt es auch Zusammenhänge zwischen Diabetes mellitus Typ II, der Arteriosklerose, der PARKINSONschen sowie der ALZHEIMERschen Erkrankung im Alter und Störungen der Mitochondrienfunktion.

Zur Erklärung dieser Krankheitsbilder besteht noch ein sehr großer Forschungsbedarf.

8.6.5 Andere Stoffwechselstörungen

Nukleinsäuren werden über die Bildung von Purinen in Harnsäure umgewandelt und so aus dem Körper ausgeschieden. Häufigste **Purinstoffwechselstörung** ist das X-chromosomal rezessiv erbliche **LESCH-NYHAN-Syndrom**. Hierbei kommt es nach anfänglich normaler Entwicklung zu zunehmenden Bewegungsstörungen mit Dyskinesien und auffallend verminderter Schmerzempfindung, es können schwere Verletzungen und Selbstverstümmelungen (z. B. in Form von Bißwunden) auftreten. Typischerweise ist die Harnsäure im Blut massiv erhöht, evtl. finden sich bereits in der Windel Urat-Kristalle. Es kommt weiter zu Gedeihstörungen und häufigen Infektionen. Eine Therapie ist nur begrenzt möglich: Wichtig ist eine frühzeitige medikamentöse Senkung

des Harnsäurespiegels im Blut (z. B. mit Allopurinol) und eine purinarme Diät (keine Schokolade).
Ein Beispiel für eine Stoffwechselstörung des **Spurenelements** Kupfer ist die autosomal rezessiv erbliche **WILSONsche Erkrankung**. Hierbei kommt es zur Ablagerung von Kupfer in Leber, Bauchspeicheldrüse, Nieren, Hornhaut (ringförmige Pigmentierung) und Gehirn. Primär auffällig sind Konzentrationsstörungen mit Leistungsknick ab dem Kleinkindesalter, Leberfunktionsstörungen bis zur Leberzirrhose, ein Tremor, eine zunehmende Dystonie, Ataxie und Sprachstörungen, später auch eine Spastik und Schluckstörung. Die Diagnose erfolgt durch Konzentrationsbestimmung des Kupfertransportproteins Zöruloplasmin im Serum (bei M. WILSON erniedrigt) und den Nachweis einer erhöhten Kupferausscheidung. Eine Therapie kann mit kupferarmer Kost, einer Verbesserung der Kupferausscheidung durch Penizillamin und evtl. einer Zufuhr von Zink erfolgen. Bei dem X-chromosomal rezessiv erblichen MENKES-Syndrom liegt eine Kupfer-Verwertungsstörung mit schweren Veränderungen am Gehirn, an den Knochen, der Haut und den Haaren (typische Kräuselhaare = kinky hair) vor.
Auch **Störungen im Fettstoffwechsel** können mit vielfältigen Entwicklungsstörungen einhergehen. Beim SMITH-LEMLI-OPITZ-Syndrom hat man ursächlich ein Fehlen des Enzyms Cholesterin-Dehydrogenase erkannt. Das Krankheitsbild ist durch viele in der Embryonalzeit erworbene Fehlbildungen (Gaumenspalte, Mikrozephalie, Verwachsungen der Finger, verschiedene Organanomalien), Muskelhypotonie und Wachstumsverzögerung gekennzeichnet. Durch die Erkennung des Defektes ist evtl. eine pränatale Diagnostik und sogar eine Therapie möglich. Andere Fettstoffwechselstörungen können mit zerebralen Funktionsanomalien, Hautveränderungen und arteriellen Durchblutungsstörungen einhergehen.
Zeroidlipofuszinosen sind eine Gruppe unterschiedlicher Erkrankungen mit zunehmender Speicherung komplexer Lipoproteine (Fett-Eiweiß-Moleküle) in den Nervenzellen. Der zugrunde liegende Stoffwechseldefekt ist nicht sicher bekannt. Es kommt zu einem Entwicklungsknick mit zerebralen Anfällen, meist als myoklonisch-astatisches Syndrom oder LENNOX-GASTAUT-Syndrom (☞ 8.14.3), Mikrozephalus und Sehstörung. Oft lassen sich typische Veränderungen im EEG und bei den evozierten Hirnrindenpotentialen (☞ 4.4.2) darstellen. Die Diagnose kann vor allem durch elektronenmikroskopische Untersuchungen in verschiedenen Zellen wie den Blutlymphozyten, der Haut, Augenbindehäuten und der Rektumschleimhaut stattfinden.
Eine neu entdeckte Gruppe von Krankheiten ist durch eine Veränderung bestimmter Glykoproteine (Zucker-Eiweiß-Moleküle) charakterisiert: Am besten beschrieben wurde bisher das **Carbohydrate-deficient glycoprotein-Syndrom (CDG-Syndrom)**. Charakteristisch hierfür sind eine Kleinhirn- und Hirnstammatrophie, muskuläre Hypotonie, eine eigentümliche Verteilungsstörung des Unterhautfettgewebes, einwärtsgerichtete Mamillen, Nierenzysten, Leberstörung und evtl. Herzprobleme wie ein Herzbeutelerguß. Die Diagnose kann durch spezielle Untersuchungen der Glykoproteine, insbesondere des Transferrins, gestellt werden. Nach anfänglich deutlicher Entwicklungsstörung scheint im weiteren Verlauf das Krankheitsbild nicht progredient zu sein. Eine kausale Behandlung ist bisher nicht bekannt.
Eine weitere Gruppe stellen Patienten mit dem erst vor kurzem beschriebenen **Glukose-Transport-Protein-Mangel** dar, der u. a. durch allgemeine Entwicklungsstörungen, zerebrale Anfälle und auffallend niedrige Glukose-Konzentrationen im Liquor gekennzeichnet ist. Hierbei scheint das Transport-Molekül, das Glukose in die Hirnzellen schleust, zu fehlen [2, 18, 43, 48, 51, 60].

8.7 Hirnfehlanlagen

Bei vielen Kindern mit Entwicklungsstörungen liegen entweder primär genetisch bedingte oder sekundär in sehr unterschiedlicher Form erworbene Störungen der normalen Ausbildung von Hirnstrukturen vor. Besonders in der Frühphase der Schwangerschaft können physikalische, chemisch-toxische oder infektiöse Noxen (schädigende Einflüsse) die komplizierte Abfolge der Entwicklung und Reifung des Nervensystems nachhaltig beeinflussen, ohne daß eine spezifische zelluläre Reaktion erfolgt. Hierzu gehören radioaktive Strahlen, Alkohol, Medikamente wie z. B. Zytostatika, aber auch Infektionen mit Viren und Protozoen (tierischen Einzellern). Wahrscheinlich gibt es für die Ausbildung der zerebralen Entwicklungsstörung eine genetisch bedingte unterschiedliche Disposition („Anfälligkeit"). Möglicherweise können auch pränatale Streßfaktoren bei der Mutter für die Entwicklung von morphologischen Hirnanomalien, z. B. einer Mikrozephalie, verantwortlich gemacht werden. Häufig liegen jedoch multifaktorielle Ursachen, z.B. das Zusammentreffen von Rauchen, Alkohol, unzureichender Ernährung, schlechter Vorsorge und verschiedenen genetischen Einflüssen vor (vgl. auch Kap. 2.2, 2.7, 2.8).

Enzephalozelen sind Vorstülpungen von Hirnhaut und Hirnanlagen in der Mittellinie. Sie entstehen aufgrund einer Dysrhaphie (Verschlußstörung des Neuralrohrs, vgl. 2.1, 2.2) und sind meist mit komplexen zusätzlichen Hirnfehlbildungen assoziiert.

Unter einer **Holoprosenzephalie** versteht man eine Ausreifungsstörung der Hirnblase mit charakteristischen Veränderungen der Mittellinienstrukturen, der Seitenventrikel, der Stammganglien und des Sehnervs. Es werden Formen mit vollständig fehlender (alobärer), unvollständiger (semilobärer) und normaler (lobärer) Aufteilung des Endhirns in die beiden Großhirnhälften unterschieden. Die Entwicklungsprognose ist meist sehr schlecht, besonders bei der lobären Form jedoch stark variabel.

Ein **Balkenmangel (Corpus-callosum-Agenesie)** ist eine relativ häufige morphologische Veränderung des Gehirns mit sehr unterschiedlicher Ätiologie, die als solche keine Aussagen zur Prognose erlaubt. Ein Balkenmangel kann genetisch im Rahmen verschiedener Chromosomenstörungen oder bei Holoprosenzephalien auftreten.

Beim AICARDI-Syndrom, das nur bei Mädchen vorkommt, ist der Balkenmangel mit schwerer, therapierefraktärer BNS-Epilepsie (☞ 8.14.3) und knöchernen Wirbelsäulenanomalien assoziiert. Beim X-chromosomalen ANDERMAN-Syndrom besteht neben dem Balkenmangel eine Störung der peripheren Nerven. Häufig wird auch beim DANDY-WALKER-Syndrom (☞ 8.7.2) und beim CHIARI-II-Syndrom (☞ 7.2, 8.7.2) ein unterschiedlich ausgeprägter Balkenmangel gesehen.

Chronischer Sauerstoffmangel und unterschiedliche teratogene Noxen (☞ 8.8) können die Ausbildung einer Balkenhypoplasie wesentlich beeinflussen.

Anlagestörungen der Großhirnrinde, sog. **kortikale Dysplasien**, sind für eine große Zahl relevanter Entwicklungsstörungen ursächlich verantwortlich zu machen. Durch die zunehmend bessere Bildqualität, insbesondere der kernspintomographischen Untersuchungen, können immer genauer umschriebene und diffuse Veränderungen der Hirnrindenstrukturen festgestellt werden.

Bei der **Lissenzephalie** (Agyrie) handelt es sich um eine vollständige Abflachung der Hirnoberfläche mit ausgeprägter Störung im Aufbau der Nervenzellschichten. Es besteht praktisch immer eine schwere globale Entwicklungsstörung, oft verbunden mit Sehstörung, zerebralen Anfällen und Muskelhypotonie. Ein Teil der Lissenzephalien ist genetisch bedingt. Eine Vernarbung der Hirnrinde nach Nekrosen wird als **Ulegyrie** bezeichnet. Auch Doppelanlagen der Großhirnrinde sind mit schwersten Entwicklungsstörungen und zerebralen Anfällen verbunden.

Die klinische Symptomatik ist weniger ausgeprägt, aber sehr variabel, bei umschriebenen Störungen des Hirnwindungsreliefs im Sinne einer

- **Pachygyrie** = abnorme Verminderung der Hirnwindungen,
- einer **Polygyrie** = abnorme Vermehrung der Hirnwindungen,
- einer **Mikrogyrie** = abnorm kleine Ausbildung der Windungen sowie
- bei örtlichen knotigen bzw. streifigen **Heterotopien**, d.h. umschriebenem Auftreten von Nervenzellen an atypischen Stellen (durch Störungen der Migration, ☞ 2.2).

Unter einer **Schizenzephalie** versteht man eine Spaltbildung der Großhirnoberfläche mit Verbindung zum Seitenventrikel. Sie kann evtl. durch Gefäßverschlüsse sowie die Einwirkung von Alkohol und harten Drogen in der Frühschwangerschaft erklärt werden.

Die Darstellung von umschriebenen kortikalen Dysplasien spielt vor allem bei therapieresistenten Epilepsien eine Rolle; ggf. ist hierbei eine neurochirurgische Operation indiziert.

8.7.1 Mikrozephalie

Der Kopfumfang bei der Geburt eines Kindes beträgt normalerweise 34–35 cm. Bei einer in Bezug zum Gestationsalter signifikanten Verminderung muß in hohem Prozentsatz von einer bleibenden mentalen Entwicklungsstörung ausgegangen werden; jedoch ist auch bei Menschen mit relativ kleinem Kopfumfang eine normale Intelligenz, u.U. auch eine außergewöhnlich hohe Intelligenz, möglich (Beispiel: JUSTUS VON LIEBIG). Als Erklärung für einen **primären,** d.h. schon bei der Geburt bestehenden **Mikrozephalus** kommen in Frage:

- Unterschiedliche Chromosomenstörungen bzw. primär genetische Einwirkungen (dominant und rezessiv), z.B. beim RUSSELL-SILVER-Syndrom mit primordialem (schon intrauterin beginnendem) Minderwuchs (☞ 6.2.1)

- Dysplasien von Hirn- und Gesichtsschädel, z. B. durch einen vorzeitigen Verschluß der Schädelnähte, der genetisch, toxisch, mechanisch etc. bedingt sein kann
- Toxine in der Frühgravidität: Alkohol, Medikamente, z. B. Kontrazeptiva, Vit. A, harte Drogen, aber auch radioaktive Strahlung, O_2-Mangel und Stoffwechselstörungen bei der Mutter (z. B. eine klinisch inapparente Hyperphenylalaninämie, vgl. 8.6.1)
- Intrauterine Infektionen
- Fehlernährung.

Typische klinische Symptome bei primärer Mikrozephalie sind Sprachentwicklungsstörungen, eine Hyperaktivität und eine erhöhte Impulsivität. Eine Unterscheidung zwischen endogener und exogener Ursache ist bei vielen Kindern mit Mikrozephalie nicht bzw. nicht mehr möglich.

Neben den primären Mikrozephalien können durch unterschiedliche schädigende Einflüsse **sekundäre Mikrozephalien** im Verlauf der weiteren Entwicklung auftreten. Am häufigsten kommt es durch perinatale Hypoxien (Sauerstoffmangelzustände) zu einer Hirnschädigung mit Hirnatrophie und zunehmender Mikrozephalie. Aber auch bei vielen nach der Geburt in Erscheinung tretenden Stoffwechselerkrankungen und einigen genetischen Syndromen (RETT-Syndrom, ☞ 8.5.1) entwickelt sich erst im weiteren Verlauf eine Mikrozephalie.

Die Prognose bei Kindern mit Mikrozephalie ist in Bezug auf die geistige Entwicklung besonders bei zusätzlichen zerebralen Fehlbildungen und bei einer Ausweitung der inneren und/oder äußeren Liquorräume als schlecht anzusehen.

8.7.2 Hydrozephalus und Megalenzephalie

Unter einer **Makrokranie** versteht man einen in Bezug auf das Alter zu großen Kopfumfang. Häufigste Ursache hierfür ist in der frühen Kindheit ein **Hydrocephalus internus** mit einer Erweiterung der Seitenventrikel im Großhirn und meist auch des 3. Ventrikels im Zwischenhirn. Allgemein ist ein Hydrozephalus als Erweiterung der inneren und/oder äußeren Liquorräume des Gehirns definiert. (Zum Verständnis: Der Liquor wird in den inneren Liquorräumen (Ventrikeln) des Gehirns produziert und über die äußeren Liquorräume wieder ins Blut resorbiert.) Man unterscheidet einen **kommunizierenden** von einem **obstruktiven** und einem **hypersekretorischen Hydrozephalus**: Bei der kommunizierenden Form fließt der Liquor aus dem 4. Hirnventrikel normal in die äußeren Liquorräume und kann hier nicht ausreichend resorbiert werden. Die obstruktive Form beruht auf einer Einengung innerhalb der inneren Liquorräume, z. B. am Übergang der Seitenventrikel in den 3. Ventrikel, zwischen 3. und 4. Ventrikel (Aquäduktstenose) oder am Ausgang des 4. Ventrikels; der in den Ventrikeln oberhalb der Einengung produzierte Liquor staut sich dann auf. Bei der seltenen hypersekretorischen Form kommt es zu einer übermäßigen Produktion von Liquor. Zur Beurteilung der Prognose ist eine Aussage über den **Schweregrad des Hydrozephalus** wichtig: Dazu ist festzustellen, ob eine leichte, mittelgradige oder schwere Ausweitung der Seitenventrikel vorliegt, ob akute Druckzeichen vorhanden sind oder ob Zeichen einer Hirnatrophie bestehen. Eine extreme Ausweitung der Ventrikel mit evtl. papierdünnem Großhirn wird als **Hydranenzephalie** bezeichnet.

Ursächlich kann ein Hydrozephalus entstehen

- durch eine primäre Fehlbildung, z. B. im Bereich des Aquäduktes (X-chromosomal rezessiv oder autosomal rezessiv erblich),
- durch sekundäre Fehlbildungen, z. B. eine CHIARI-II-Malformation bei Meningomyelozele,
- als Folge einer Einblutung in das Ventrikelsystem, besonders bei Frühgeborenen,
- als Folge einer Infektion, vor allem einer bakteriellen Meningitis,
- aufgrund unterschiedlicher Hirntumoren (Astrozytome, Medulloblastom, Kraniopharyngeom, ☞ 8.12.4) und weiterer seltener Ursachen.

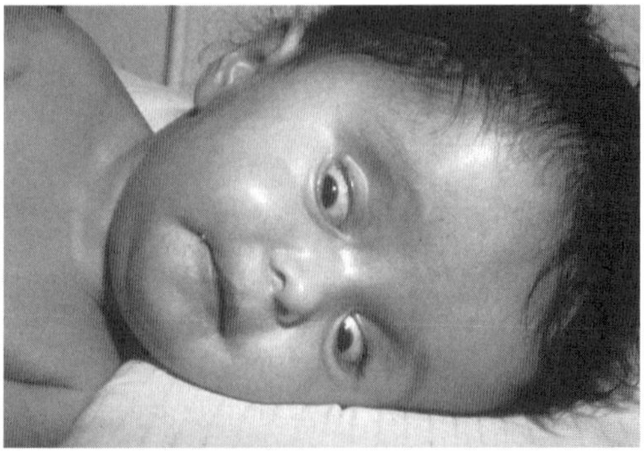

Abb. 8.7: Extremer Hydrozephalus internus durch Aquäduktverschluß mit „Sonnenuntergangsphänomen" (vgl. Tab. 3.5). [T 149]

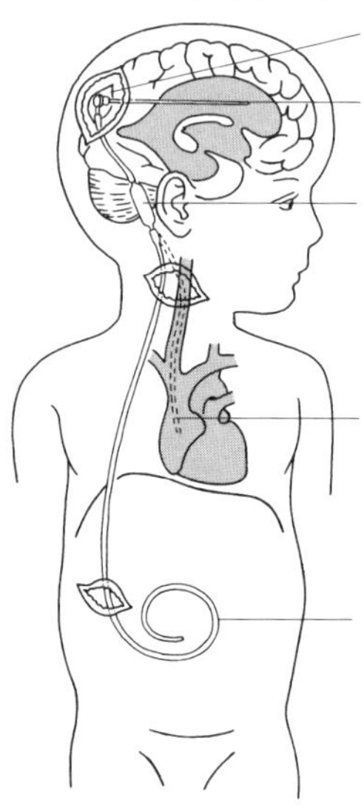

Abb. 8.8: *Schematische Darstellung einer Shunt-Operation bei Hydrozephalus. Die Drainage verbindet den Seitenventrikel durch einen unter der Haut plazierten Silikon-Katheter mit der Bauchhöhle. [L 157, E 126]*

Bei der **CHIARI-II-Malformation** (☞ 4.3, 7.2) handelt es sich um eine komplexe Fehlbildung überwiegend des Hirnstamms und Kleinhirns, meist im Rahmen der Meningomyelozelen, mit einer Liquorzirkulationsstörung im Bereich des 4. Ventrikels. Trotz vielfältiger Anomalien der Hirnstrukturen ist bei rechtzeitiger Behandlung des Hydrozephalus eine normale mentale Entwicklung möglich.
Beim **DANDY-WALKER-Syndrom** kommt es aufgrund einer zystenartigen Ausweitung des 4. Ventrikels zur Entwicklung eines Hydrozephalus. Erstaunlicherweise ist trotz der schweren morphologischen Veränderung des Kleinhirns oft keine wesentliche Bewegungsstörung vorhanden. Die klinische Symptomatik ist sehr variabel und hängt offensichtlich von zusätzlichen Fehlbildungen im Bereich des zentralen Nervensystems ab.
Ein Hydrozephalus kann ohne wesentliche Komplikationen operativ durch eine Liquorableitung aus einem Ventrikel in die Bauchhöhle (ventrikulo-peritoneales Shuntsystem) gut behandelt werden.
Die Prognose des Hydrozephalus ist entscheidend von der Grundkrankheit abhängig. Je länger vor allem auch intrauterin ein Hydrozephalus bestand und je mehr die Entwicklung der Hirnstruktur dadurch gestört wurde, um so schlechter ist die Langzeitprognose. Eine normale mentale Entwicklung nach einem Hydrozephalus ist sehr wohl möglich; andererseits muß bei Kindern mit schwersten Hirnfehlbildungen und mäßigem Hydrozephalus, z. B. im Rahmen einer alobären Holoprosenzephalie (☞ 8.7), sehr gut überlegt werden, ob eine Operation wirklich indiziert ist.
Unter einer **Megalenzephalie** wird ein zu großer Kopfumfang aufgrund einer Vermehrung des Hirnparenchyms verstanden. Auch hierfür gibt es sehr unterschiedliche Erklärungen, z. B. Speicherkrankheiten wie die Mukopolysaccharidosen (☞ 8.6.2), verschiedene Syndrome wie die Neurofibromatose Typ I (☞ 8.4) und venöse Abflußstörungen.
Ein zu großer Kopfumfang kann auch bei Verdickung der Knochenstrukturen, z. B. bei unterschiedlichen anlagebedingten Knochenerkrankungen auftreten. Hierbei kann es zur irreversiblen Kompression des Seh- und Hörnerven kommen, so daß eine frühzeitige operative Entlastung notwendig ist.
Weitere Ursachen für einen vergrößerten Kopfumfang sind Zysten im Schädelinneren, die in z. T. beeindruckender Größe auftreten können. In der Regel sind sie nur mit einer geringen klinischen Symptomatik verbunden. Sie lassen sich ebenso wie die verschiedenen Tumore und Gefäßmalformationen vor allem mittels MRT (☞ 4.3) eindeutig erkennen. Eine operative Therapie der Zyste sollte nur bei nachgewiesenen Drucksymptomen oder der Entstehung eines Hydrozephalus erfolgen; ggf. können gerade hierdurch eingreifende Therapiekomplikationen und Beeinträchtigungen der Entwicklung auftreten, die ohne Operation hätten vermieden werden können.
Verschiedene Fehlanlagen der Hirngefäße können mit erhöhtem Kopfumfang, Entwicklung eines Hydrozephalus, Herzinsuffizienz und unterschiedlich ausgeprägten Entwicklungsstörungen einhergehen. Aussagen zur Prognose können nur in bezug auf den Einzelfall gemacht werden [2, 7, 8, 10, 28, 29, 31, 48, 51].

8.8 Teratogene Hirnschäden

Hierunter versteht man Einwirkungen auf die Hirnentwicklung in der Schwangerschaft durch unterschiedliche Schadstoffe. Wichtigstes Beispiel einer toxisch bedingten Entwicklungsstörung ist das **embryofetale Alkoholsyndrom**.

Typische klinische Zeichen sind
- Minderwuchs, Untergewicht, evtl. Mikrozephalus bereits vor der Geburt,
- Störung der statomotorischen Entwicklung, meist mit muskulärer Hypotonie und Hyperexzitabilität (Übererregbarkeit),
- Störung der geistigen Entwicklung, meist verbunden mit Verhaltensstörungen,
- typische Gesichtsdysmorphien mit niedriger Stirn, flachem, verkürztem Nasenrücken, schräger Lidachse, kurzer Lidspalte, flachem Philtrum (Rinne in der Oberlippenmitte) und schmalem Oberlippenrot,
- unterschiedliche innere Fehlbildungen, z. B. Herzfehler, Fehlbildung im Urogenitaltrakt und im Analbereich.

Bei vielen Kindern bestehen von der Neugeborenenzeit an Trink- und Schlafstörungen, Innenohrschwerhörigkeit, Störungen der Sprachentwicklung, der Aufmerksamkeit und der Konzentration.

Nach MAJEWSKI werden drei Schweregrade unterschieden:

I. Normale Gesichtszüge, nur Minderwuchs und Mikrozephalus
II. Alle Zeichen ohne innere Fehlbildungen
III. Alle Zeichen einschl. innerer Fehlbildungen.

Bei der Geburt fallen oft nur das niedrige Geburtsgewicht (< 2500 g) und Trinkschwierigkeiten in der Neugeborenenperiode auf. Erst im Laufe des 1. Lebensjahres lenken die allgemeine Entwicklungsverzögerung, das mangelhafte Kopfwachstum und das schlechte Gedeihen den Verdacht auf die Alkoholkrankheit der Mutter. Es ist bisher nicht bekannt, ob es eine Schwellendosis gibt, oberhalb derer es sicher zu einer Schädigung kommt. Bei Alkoholmengen bis ca. 50 g pro Tag ist eine Schädigung bereits möglich, bei Tagesmengen von über 200 g sehr wahrscheinlich. Es gibt keinen linearen Zusammenhang zwischen Trinkmenge und Grad der Schädigung, jedoch gesicherte Zusammenhänge zwischen der Phase der mütterlichen Alkoholkrankheit und dem Schädigungsgrad – Mütter in der chronischen Phase der Alkoholkrankheit bringen in über 40% alkoholgeschädigte Kinder zur Welt. Möglicherweise sind für die Manifestation eines embryofetalen Alkoholsyndroms noch zusätzliche Störungen, z. B. Nikotin, Medikamente, harte Drogen, Ernährungsstörungen und genetische Dispositionen verantwortlich zu machen.

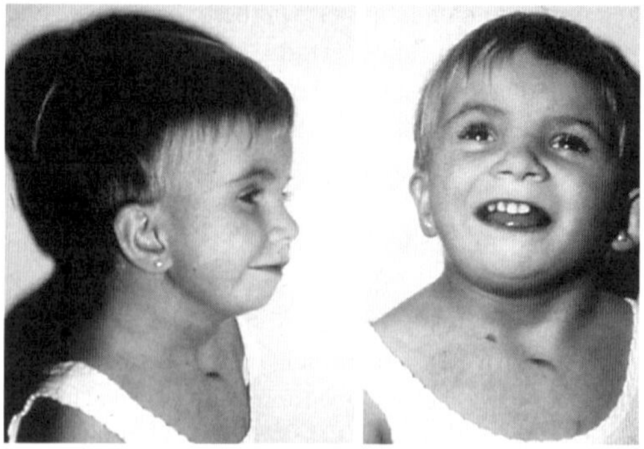

Abb. 8.9: 4-jähriges Mädchen mit embryofetalem Alkoholsyndrom: Mikrozephalus, breiter Augenabstand, kurze Nase, schmales Oberlippenrot, fehlende Kerbe in der Oberlippe, tiefsitzende Ohren. [T 149]

Die Prognose der Kinder ist von der primären Anlagestörung, aber auch von den sozialen Problemen der Familie abhängig. Werden Kinder mit embryofetalem Alkoholsyndrom adoptiert, zeigen sie häufig krankheitsspezifische Verhaltensstörungen: Sie sind relativ aggressionsarm und fröhlich, wirken zutraulich bis distanzlos, unruhig bis rastlos und sind sehr stimmungslabil.

Harte Drogen, insbesondere Heroin und Kokain, können bereits in der Frühphase der Schwangerschaft zu Hirnfehlbildungen – vor allem infolge von Durchblutungsstörungen –, zu neuronalen Ausreifungsstörungen und zu einem Mikrozephalus führen. Postpartal fallen diese Kinder durch ein auffallend schrilles Schreien, eine Hyperexzitabilität und Trinkstörungen auf. Es besteht bei ihnen eine deutlich erhöhte Gefahr, am plötzlichen Kindstod zu versterben.

Auch muß bei diesen Kindern immer an zusätzliche angeborene Infektionen (Hepatitis B und C, Lues, HIV) gedacht werden.

Nikotin: Bereits das Rauchen einer Zigarette führt beim Feten zu einer deutlichen Einschränkung seiner motorischen Aktivität, insbesondere zu verminderten Atemexkursionen. Viele Neugeborene von rauchenden Müttern sind untergewichtig; es besteht eine nachgewiesene deutlich erhöhte Gefährdung für Apnoen und den plötzlichen Kindstod.

Bei mehreren **Medikamenten** ist eindeutig eine teratogene Wirkung nachgewiesen. Dies gilt vor allem für Antiepileptika: Valproinsäure beispielsweise führt in hohen Konzentrationen zu unterschiedlichen dysrhaphischen Störungen, z. B. Meningomyelozelen. Hydantoin und Benzodiazepine können zu ähnlichen Erscheinungsformen wie beim embryofetalen Alkoholsyndrom führen. Deshalb stellt eine Epilepsiebehandlung bei schwangeren Frauen ein besonderes Problem dar: Nachweislich wirkt Phenobarbital am wenigsten teratogen, von Nachteil ist sein müde machender und das Verhalten negativ beeinflussender Effekt. Bei epilepsiekranken Frauen muß neben der spezifischen Wirkung von Antiepileptika auch mit einer Polytoxikomanie (Abhängigkeit von mehreren Suchtstoffen), einem schlechten sozialen Status und anderen genetischen Störungen als Ursache für Entwicklungsstörungen des Kindes gerechnet werden.

Thalidomid (Contergan®) führt zu schweren Fehlbildungen der Extremitäten. Weitere fruchtschädigende Medikamente sind Vitamin A, Cumarine, Zytostatika und viele mehr.

Ein **Diabetes mellitus der Mutter** kann wahrscheinlich aufgrund kurzfristiger Schwankungen des Blutzuckerspiegels zu unterschiedlichen Fehlanlagen, vor allem dem kaudalen Regressionssyndrom, führen. Dieses zeigt sich beispielsweise in einer fehlenden Ausbildung des Kreuzbeins mit neurologischen Ausfällen im Versorgungsbereich der unteren Rückenmarkssegmente. Bei Geburten am Endtermin der Schwangerschaft kann es aufgrund des fetalen Großwuchses zu vermehrten Komplikationen, z. B. Plexusparesen, kommen (8.10.5), (vgl. Tab. 7.1).

Strahlenexposition, besonders die Einwirkung kurzwelliger elektromagnetischer Strahlen (Röntgen- und Gammastrahlen), kann bereits vor der Keimeinnistung in die Gebärmutter zu Schädigungen führen, jedoch sind hierfür sehr hohe Strahlendosen notwendig. Nach Strahlenexposition in der Schwangerschaft treten Fehlbildungen und Aborte vermehrt auf. Auch die größere Häufigkeit bösartiger Tumoren nach Strahlenexposition ist eindeutig bewiesen. Evtl. kann die Manifestation einer Keimschädigung jedoch erst Generationen später nachweisbar sein [2, 4, 7, 28, 29, 31, 48].

8.9 Intrauterine Infektionen

8.9.1 Virusinfektionen

Das klassische Bild einer intrauterinen Infektionskrankheit mit mentaler Hirnschädigung ist die **Rötelnembryofetopathie**. Bei einer Virusinfektion der Mutter in der 8.–12. Schwangerschaftswoche kommt es in 75–90% zu einer Schädigung des Kindes durch Entzündung von Gehirn, Lunge, Leber, Herz, Augen. Die klassischen Symptome einer Rötelnembryopathie sind

- Innenohrschwerhörigkeit,
- Herzfehler,
- globale Entwicklungsstörung mit Mikrozephalus,
- Linsentrübung (GREGG-Syndrom).

Durch die konsequente Röteln-Schutzimpfung ist das Auftreten dieser Erkrankung vollständig vermeidbar; die Rötelnembryopathie spielt bei der Erklärung von Mehrfachbehinderungen heute praktisch keine Rolle mehr.

Im Gegensatz dazu kann die intrauterine **Zytomegalieinfektion** nur bedingt vermieden werden. Während eine Infektion beim Erwachsenen meist keine wesentlichen Krankheitszeichen verursacht, führt sie beim Kind in etwa 10% der Fälle zu Mikrozephalus, Hydrozephalus, Herzfehlern, Chorioretinitis (Ader- und Netzhautentzündung des Auges) und/oder Hepatitis (Leberentzündung).

Eine **HIV-Infektion** (human immunodeficiency virus) kann beim Kind sehr unterschiedliche Symptome verursachen. Die Infektion kann bereits intrauterin, aber auch unter der Geburt und durch das Stillen stattfinden. Typisch sind schwere Gedeihstörungen, Hirnanlagestörungen, verkalkende Enzephalitiden (Gehirnentzündungen) und zunehmende Infektionen mit sonst relativ harmlosen Keimen, z. B. Zytomegalie, Toxoplasmose und Tuberkulose.

Auch Hepatitis-B-, Windpocken- (Varizellen), Epstein-Barr- und Herpes-simplex-Viren können intrauterine Infektionen herbeiführen, die unterschiedliche Krankheitsbilder mit Entwicklungsstörungen verursachen.

8.9.2 Infektionen durch Protozoen und Bakterien

Die **Toxoplasmose** ist eine Protozoenerkrankung, die durch ungekochtes Schweinefleisch (Tartar) und Kontakt mit Katzenkot auf den Menschen übertragbar ist. Für Erwachsene ist sie nur selten pathogen; evtl. verursacht sie Fieber, Lymphknotenschwellung, selten auch Leber- und Aderhautentzündungen. In Mitteleuropa tritt bei 3–10 von 1000 Schwangerschaften eine Infektion der Mutter ein, wobei dann ca. 10% der Kinder erkranken. In der Frühschwangerschaft kommt es häufig zu einem Abort, ab der 15. Schwan-

gerschaftswoche zur Ausbildung einer Enzephalitis (s. o.), einer Chorioretinitis (s. o.) mit Mikrophthalmie (abnorm kleine Augen) und einer Hepatitis. Die Folgen sind meist schwere Entwicklungsstörungen mit Hydrozephalus, intrakraniellen Verkalkungen und Epilepsie. Die Diagnose erfolgt durch den Antikörpernachweis (SABIN-FELDMANN-Test, spezifisches IgM und IgG) in Blut und Liquor. Eine durchgemachte Infektion schützt die Mutter vor einer erneuten Infektion. Wird während der Schwangerschaft eine Toxoplasmoseinfektion festgestellt, kann evtl. eine antibiotische Behandlung sinnvoll sein; eine nicht mehr floride Infektion muß nicht behandelt werden. Die routinemäßige Bestimmung des Toxoplasmosetiters in der Schwangerschaft ist im deutschen Vorsorgeprogramm bisher nicht vorgesehen.
Bei der angeborenen **Lues** (Syphilis) finden sich beim Neugeborenen charakteristischerweise ein schleimiger Schnupfen sowie Veränderungen an der Haut (☞ 9.9.6), der Leber, der Milz und den Knochen. Im weiteren Verlauf entwickeln sich eine Innenohrschwerhörigkeit, eine Keratitis (Hornhautentzündung des Auges), Zahnanomalien, Gelenkerkrankungen und sehr unterschiedliche neurologische Symptome [2, 4, 48, 51].

8.10 Perinatale Hirnschäden

Unter einem **perinatalen (oder peripartalen) Hirnschaden** wird eine Schädigung des kindlichen Gehirns zwischen dem frühesten Zeitpunkt einer selbständigen Lebensfähigkeit des Kindes, also normalerweise der 28. Schwangerschaftswoche (heute besser 24. Gestationswoche) und der ersten Woche nach der Geburt verstanden. Es handelt sich also um eine Zeitspanne mit sehr vielfältigen Änderungen in den Lebensbedingungen des Kindes. Nach heutiger Vorstellung kann mit dem Begriff „perinataler Hirnschaden" nur eine übergeordnete Zuordnung gemeint sein, nicht aber eine definierte Diagnose. Im weiteren wird deshalb zwischen

I. **pränataler** (24. Schwangerschaftswoche bis Beginn der Eröffnungswehen),
II. **intranataler** (Eröffnungswehen bis Abnabelung),
III. **neonataler** (Abnabelung bis Ende der 4. Lebenswoche) und
IV. **postnataler** Hirnschädigung ab der 5. Lebenswoche differenziert.

8.10.1 Pränatale Hirnschäden

Unter einer **pränatalen Hirnschädigung** werden vor allem die Folgen einer Sauerstoffmangelversorgung (Hypoxie) des kindlichen Gehirns, evtl. verbunden mit Durchblutungsstörungen (Ischämien) verstanden. Mögliche Ursache für eine intrauterine Mangelversorgung des Kindes in den Wochen vor der Geburt sind u. a. Plazenta- und Nabelschnuranomalien, vorzeitige Plazentalösung, EPH-Gestose (Schwangerschaftserkrankung der Mutter mit Ödem, Eiweißausscheidung durch die Niere und Bluthochdruck), Mehrlingsschwangerschaften mit feto-fetaler oder feto-maternaler Transfusion (Gefäßverbindungen von einem Feten zum anderen oder zur Mutter), Blutgruppenunverträglichkeiten (insbesondere Rhesusinkompatibilität mit fetaler Anämie), evtl. immunologische Störungen und Infektionen.
Mit Hilfe moderner Untersuchungstechniken, z. B. der fetalen Dopplersonographie und der genauen Beobachtung der intrauterinen Kindsbewegungen, hat sich nachweisen lassen, daß es wesentlich häufiger als früher angenommen zu sehr unterschiedlich ausgeprägten Phasen mit Störungen der O_2-Versorgung und vor allem der zerebralen Durchblutung beim Feten kommt. Hierbei kann zwischen akuten, subakuten und chronischen Hypoxien unterschieden werden. Zusätzliche Möglichkeiten der Diagnose einer intrauterinen Mangelversorgung überwiegend in Form eines kindlichen Sauerstoffmangels sind die

- Kardiotokographie (CTG) mit Registrierung der fetalen Pulsfrequenz und der Uteruskontraktionen („Zusammenziehungen der Gebärmutter") sowie
- Hormonbestimmungen bei der Mutter, u. a. des Östradiols.

Beide Bestimmungsmethoden haben sich jedoch insgesamt als wenig spezifisch erwiesen; so zeigen u. a. 30% aller Schwangerschaften zumindest vorübergehend abnorme CTG-Ableitungen.
Symptome einer Durchblutungsstörung des Feten sind in der Regel ein Abfall der kindlichen Herztonfrequenz, eine Engstellung der Gefäße mit Zentralisation und eine metabolische Azidose (Übersäuerung des Blutes). Es können jedoch vor allem bei subakuten bis chronischen Hypoxien auch fetale Tachykardien oder Störungen der physiologischen Frequenzschwankungen in Abhängigkeit von den Uteruskontraktionen nachweisbar sein.
Die klinischen Folgen pränataler O_2-Mangelzustände sind sehr stark vom Gestationsalter des Kindes ab-

hängig. Von Bedeutung ist dabei für die Entstehung einer **periventrikulären Leukomalazie** (☞ 7.1.2, 8.10.3) die zerebrale Gefäßversorgung, insbesondere in Nachbarschaft der Seitenventrikel, die zwischen der 24. und der 34. Gestationswoche noch mangelhaft ausgeprägt und unreif ist und für die Entstehung **subependymaler Hirnblutungen** (☞ 8.10.4) unter der Ventrikelauskleidung das Vorhandensein des Keimlagers (☞ 2.2) ebenfalls bis zu einem Gestationsalter von 34 Schwangerschaftswochen. O_2-Mangelzustände nach der 34. Schwangerschaftswoche führen nur in Ausnahmefällen zum Bild einer periventrikulären Leukomalazie oder einer subependymalen Hirnblutung, sondern eher zu hypoxischen Hirnschäden im Grenzzonenbereich zwischen den Versorgungsgebieten der großen Hirnarterien (Grenzzoneninfarkte), in der Hirnrinde, in den Stammganglien oder im Hirnstamm.

Vor allem der Nachweis eines mangelhaften Kopfwachstums spricht für eine längerdauernde Beeinträchtigung der zerebralen Versorgung des Feten und ist meist mit einer schlechten Prognose in bezug auf die mental-kognitive Entwicklung verbunden.

Mit Hilfe der Ultraschalluntersuchungen können eindeutige Zeichen für die Entstehung von Hirnblutungen und periventrikulären Leukomalazien bereits vor der Geburt nachgewiesen werden. Bei der u. a. im Rahmen von Haftpflichtprozessen wesentlichen Frage, ob eine morphologische Hirnschädigung des Kindes vor, unter oder nach der Geburt entstanden sei, spielt die Kenntnis der typischen Strukturumwandlungen, die sonographisch erkennbar sind, eine wesentliche Rolle. Selbst bei Zerebralparesen von Frühgeborenen geht man mittlerweile in bis zu 70% von einer vorgeburtlichen Hirnschädigung aus.

Feten können sich von vorübergehenden Sauerstoffmangelzuständen klinisch vollständig erholen, so daß normale Apgarwerte nach der Geburt und fehlende Symptome in den ersten Lebenstagen eine präpartal abgelaufene Hirnschädigung keinesfalls ausschließen.

Besonders problematisch und in der Literatur kontrovers diskutiert ist die Entstehung von umschriebenen **Hirnrinden**- und **Marklagerinfarkten**. Diese treten nach unseren Beobachtungen in der Regel ebenfalls pränatal bei Kindern mit einem Gestationsalter über 36 Schwangerschaftswochen auf. Nicht selten kommt es vor allem bei übertragenen Neugeborenen mit einem Gestationsalter von 42 Schwangerschaftswochen und mehr zur Entstehung von Hirninfarkten, meist im Versorgungsbereich der Arteria cerebri media (mittlere, größte Hirnarterie). Ursächlich werden hierfür Anlagestörungen der Hirnarterien, umschriebene Infektionen, umschriebene Thrombenbildungen und mechanische Einwirkungen angegeben. Aufgrund der eigenen Erfahrungen spielen wahrscheinlich am häufigsten thromboembolische Prozesse eine Rolle: Die primäre Thrombenbildung kann u. a. in der Plazenta, z. B. im Rahmen von Plazentainfarkten, ablaufen; von diesen Thromben können Embolien über die Nabelvene und den physiologischen Vorhofseptumdefekt des Herzens in die kindlichen Hirnarterien, und hier meist in die am stärksten durchblutete Arteria cerebri media links, gelangen.

8.10.2 Intranatale Versorgungsstörungen und deren Symptome beim Neugeborenen

Eine Vielzahl von Untersuchungsergebnissen sprechen dafür, daß sich das kindliche Gehirn unter der Geburt in einem sehr labilen Zustand befindet: Die nachweislich extrem hohen Konzentrationen von gefäßaktiven Stoffen (vor allem Noradrenalin, Adrenalin, Kortisol und Vasopressin) führen zu einer ausgeprägten Gefäßverengung und damit zu einer deutlichen Reduktion der Hirndurchblutung. Dies läßt sich u. a. eindrucksvoll mit Hilfe von dopplersonographischen Messungen der Blutflußgeschwindigkeit in den großen Hirnarterien vor, unter und nach der Geburt nachweisen. Ein Effekt dieser Gefäßengstellung ist eine Volumenreduktion des Gehirns und damit des kindlichen Kopfes, der sich nun leichter dem engen Geburtskanal anpassen kann. Hierfür sprechen u. a. Befunde, die nachweisen, daß es besonders in den ersten Tagen nach der Geburt zu einer raschen Zunahme des Schädelvolumens kommt.

Eine Folge dieser physiologischen und primär sinnvollen Gefäßverengung unter der Geburt ist jedoch eine bei allen möglichen Geburtskomplikationen rasch beeinträchtigte Hirndurchblutung bzw. Sauerstoffversorgung, die unter eine kritische Grenze abfallen und damit eine Hirnschädigung herbeiführen kann. Dies gilt vor allem natürlich dann, wenn bereits vor Beginn der Geburt eine Erkrankung oder Schädigung des Kindes bestand, insbesondere auch eine Sauerstoffmangelversorgung. Deshalb muß immer bei Zeichen einer intranatalen kindlichen Hypoxie daran gedacht werden, daß möglicherweise bereits vor Geburtsbeginn eine Störung des kindlichen Wohlbefindens bestand.

Hinweis auf eine akute intrapartale Versorgungsstörung des Kindes ist vor allem ein konstanter und längerdauernder Abfall der kindlichen Herztöne, wie dies z. B. bei einem Geburtsstillstand auftreten kann. Weitere Zeichen für eine kindliche Streßsituation mit O_2-Mangel sind der Abgang von Kindspech (Mekonium) und eine Übersäuerung des Blutes mit Erniedrigung des Blut-pH-Wertes unter 7,2, wie es z. B. am vorangehenden Skalp des Kindes während der Geburt kapillär gemessen werden kann.

Solche Befunde deuten auf eine akute Gefährdung des Kindes hin und erzwingen eine möglichst rasche Geburtsbeendigung, bei Geburtsstillstand im Beckeneingang z. B. mittels einer Kaiserschnittentbindung aus kindlicher Indikation, bei einem Geburtsstillstand in Beckenmitte oder am Beckenboden mittels Vakuumextraktion oder Zangenentbindung.

Die Lebensfrische eines Kindes nach der Geburt wird mit Hilfe der von Virgina AGPAR zusammengestellten Parameter als **AGPAR-Index** beschrieben (☞ 2.10).

Aufgrund umfangreicher Untersuchungen hat man festgestellt, daß Apgarwerte in den ersten Lebensminuten für die Prognose des Kindes keine Aussage erlauben; erst bei einem Wert unter 7 nach 5 Minuten und mehr ist signifikant häufiger mit einer bleibenden Entwicklungsstörung zu rechnen.

Der historische Begriff **Asphyxie** bedeutet Pulslosigkeit, wobei man unter Asphyxia pallida (blaß) die schwerere Form im Vergleich zur Asphyxia livida (zyanotisch) versteht. Der Begriff der Asphyxie sollte jedoch in keinem Fall allein gebraucht werden, besser spricht man von einer **akuten hypoxischen Enzephalopathie**.

Einen wichtiger Beleg für die klinische Einschätzung stellt die Blut-pH-Bestimmung aus der Nabelarterie des Neugeborenen dar, die heute routinemäßig erfolgen sollte. Werte unter 7,10 sind schwer pathologisch, Werte unter 7,20 werden als Azidose bezeichnet. Der Normwert ist 7,26–7,42. Neben dem alleinigen pH-Wert kann ein negativer Basenexzess (Verringerung der Pufferbasen im Blut) zusätzliche Aussagen über die wahrscheinliche Länge der Azidose erlauben. Kurzfristige pH-Abfälle mit geringem negativen Basenexzeß sind prognostisch wenig relevant. Deshalb sollten bei jedem Neugeborenen mit einer intranatalen Adaptationsstörung kurzfristige Kontrollen des pH-Wertes, z. B. im Abstand von 30–60 Minuten, erfolgen.

SARNAT hat folgende klinische Schweregrade der hypoxisch-ischämischen Enzephalopathie angegeben:

Parameter	Stadium I	Stadium II	Stadium III
Grad der Bewußtseinsstörung	lebhaft	lethargisch	Koma
Muskeltonus	normal	hypoton	schlaff
Eigenreflexe	gesteigert	gesteigert	fehlen
Myoklonien	vorhanden	vorhanden	fehlen
Saugen	aktiv	schwach	fehlt
MORO-Reaktion	gesteigert	unvollständig	fehlt
okulozephaler Reflex (Bewegungen des Augapfels bei Kopfwendungen = Puppenaugen-Phänomen)	normal	überschießend	vermindert bis fehlend

Bei einem Stadium I ist die Prognose gut, nur wenige Kinder haben nach dem 3. Lebensjahr Auffälligkeiten; bei Stadium II muß in 20–30% mit schweren Folgestörungen gerechnet werden, bei Stadium III immer.

Die Diagnose einer prognostisch relevanten Sauerstoffmangelversorgung des Neugeborenen sollte nur gestellt werden, wenn darüber hinaus in den ersten Lebenstagen mehrere der folgenden Symptome bestehen:

- Trinkstörung
- Zerebrale Anfälle
- Neurologische Symptome, z. B. Hyperexzitabilität oder Paresen
- Eindeutige EEG-Veränderungen, z. B. Allgemeinveränderung des Grundrhythmus
- Veränderungen in der zerebralen Bildgebung, z. B. vermehrte Echogenität des Hirnparenchyms im Ultraschall, Zonen verringerter Dichte im CT, Signalvermehrung im MRT

- Organversagen, z. B. Leber oder Niere
- Langzeitbeatmung.

Bei Hinweisen auf eine diffuse Schädigung des Gehirns bzw. eine Multiorganschädigung ist die Prognose meist schlecht, bei umschriebenen Schädigungen, z. B. fokalen Anfällen, relativ gut.
Folgende Symptome beim Neugeborenen sind in der Regel ohne wesentliche prognostische Bedeutung:

- Eine Bilirubinerhöhung (Icterus neonatorum) unter 20 mg% beim reifen Kind – auch Werte über 20 mg% sind bei einem klinisch wenig beeinträchtigten Kind nur von begrenzter Relevanz.
- Hypoglykämien, besonders bei Werten über 10 mg%
- Rechtzeitig behandelte Sepsis, z. B. mit B-Streptokokken
- Offener Ductus arteriosus BOTALLI
- Idiopathisches Atemnotsyndrom, besonders beim Frühgeborenen aufgrund eines Mangels an Surfactant-Faktor ohne Komplikationen
- Kurzzeitige maschinelle Beatmung ohne Komplikationen
- Apnoen unter 15 Sekunden
- Kurzfristige Sauerstoff- und pH-Abfälle im postnatalen Monitoring.

Besondere Probleme bestehen bei Zwillings- und Mehrlingsschwangerschaften: Häufig kommt es zu intrauteriner Mangelversorgung durch Plazentaanomalien, feto-maternale oder feto-fetale Transfusionen (☞ 8.10.1), zu intrauteriner Dystrophie (Gedeihstörung), akuter Plazentainsuffizienz oder Störungen im Geburtsablauf.

8.10.3 Hypoxisch-ischämische Hirnschäden

Die **periventrikuläre Leukomalazie** (☞ auch 7.1.2) ist eine für Frühgeborene mit einer Schwangerschaftsdauer von weniger als 34 Wochen typische hypoxisch-ischämische Versorgungsstörung im Marklager um die Hirnventrikel. Aufgrund einer unreifen (vor allem arteriellen) Gefäßversorgung kommt es hier zur Entwicklung hypoxischer Zellschäden, die im weiteren Verlauf zur Nekrose und bindegewebigen Gewebsveränderung (Gliose) führen. Das typische klinische Bild einer periventrikulären Leukomalazie ist die beinbetonte spastische Tetraparese; je nach Ausmaß können jedoch auch die zentralen Sehbahnen oder Marklagerstrukturen im Stirnlappen betroffen sein (Abb. 8.10).

Es wird vermutet, daß eine längerdauernde CO_2-Verminderung, z. B. im Rahmen einer maschinellen Hyperventilation (übermäßigen Beatmung) durch reaktive Gefäßverengung die Entstehung einer periventrikulären Leukomalazie begünstigen kann. Ohne genaue Messungen der zerebralen Hirndurchblutung des Frühgeborenen, z. B. mittels transkranieller Dopplersonographie oder Near-Infrared-Spektroskopie (nicht-invasive Messung der O_2-Sättigung des Hämoglobins in den Kapillaren) ist ein genauer Beweis hierfür jedoch schwer zu erbringen. Neben der hypoxisch-ischämischen Marklagerschädigung wird neuerdings wieder mehr die primär entzündliche Genese der periventrikulären Leukomalazie betont. Möglicherweise spielen hierbei gleiche Erreger wie bei der Auslösung einer Frühgeburt eine Rolle.
Hirninfarkte beim reifen Neugeborenen entstehen meist durch einen embolischen Verschluß der Arteria cerebri media, z. B.

- bei einem relevanten Herzfehler mit Thrombusbildung innerhalb des Herzens,
- durch ein Trauma,
- durch eine Gefäßanlagestörung,
- durch Infektion,
- durch gesteigerte Gerinnung (z. B. bei Mangel an Protein C und S),
- durch einen primär in der Plazenta gebildeten Thrombus.

Klinisch kommt es u. U. bereits am 1. Lebenstag zu fokalen oder sekundär generalisierten Anfällen sowie zu einer eventuell nur diskreten, meist armbetonten

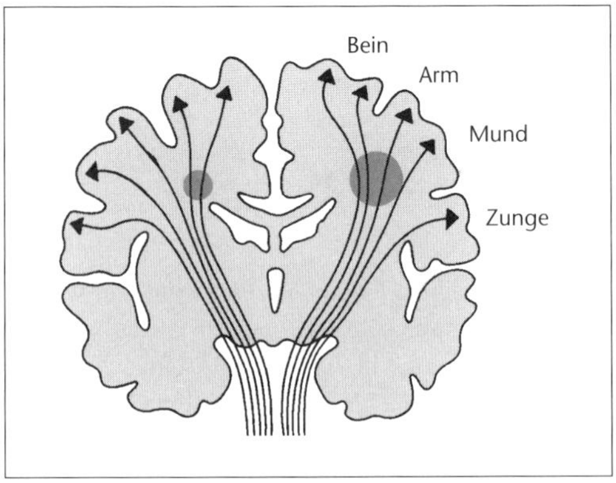

Abb. 8.10: Schematische Darstellung der Lokalisation periventrikulärer Leukomalazien im frontalen (zur Stirn parallelen) Hirnschnitt – links kleine, rechts ausgedehntere Läsion (nach VOLPE). [M 143, V 229]

Parese. Nicht selten wird erst nach dem 4. Lebensmonat die spastische Hemiparese zunehmend deutlich. Die Diagnose kann primär mit Hilfe des zerebralen Ultraschalls (Abb. 4.2) und des EEGs, noch besser mit der zerebralen Kernspintomographie gestellt werden. Kinder mit ischämischen Hirninfarkten haben häufiger fokale und sekundär generalisierte Epilepsien, Sprachstörungen und seltener auch bein- und gesichtsbetonte Paresen. Isolierte mentale Entwicklungsstörungen sind eher selten.

Schwere Sauerstoffmangelzustände vor und unter der Geburt führen in aller Regel zu einer **allgemeinen Hirnschädigung**, wobei primär die Grenzzonen zwischen den Versorgungsgebieten der großen Hirnarterien (z. B. in der Schläfenregion) betroffen sind. Bei längerdauernden zerebralen Anoxien kommt es zu generalisierten Schädigungen (globale, hypoxische Enzephalopathie) insbesondere auch der gesamten Hirnrinde mit sekundärem Mikrozephalus und meist schwersten Entwicklungsstörungen wie Epilepsie, spastischer Tetraparese mit Dyskinesien und Dystonien sowie vielfältigen weiteren sekundären Komplikationen. Morphologisch lassen sich hierbei meist ausgeprägtere innere und äußere Hirnatrophien, porenzephale Defekte (porenförmige Zerstörung von Hirngewebe, z. T. mit Verbindung zu einem Ventrikel), Nekrosen und sekundäre Blutungen nachweisen.

8.10.4 Hirnblutungen

Hirnblutungen des Neugeborenen treten vor allem bei Frühgeborenen mit weniger als 32 Schwangerschaftswochen auf. Sie sind meist Folge einer bereits intrauterinen Hypoxie und Ischämie, die sich unter der Geburt verstärkt. Dabei kommt es durch Kapillarschädigungen im Keimlager zuerst zu Punktblutungen, die sich dann miteinander verbinden.

Am häufigsten lassen sich bei Frühgeborenen am 2.–3. Lebenstag im Ultraschall erstmals Keimlagerblutungen unterschiedlichen Ausmaßes nachweisen (Abb. 4.1). Grad-I-Blutungen sind auf das Gebiet des Keimlagers begrenzt, Grad-II-Blutungen zeigen eine leichte Einblutung in die Seitenventrikel, ohne daß diese dadurch ausgeweitet werden. Bei der Grad-III-Blutung kommt es zu einer blutungsbedingten Ventrikelerweiterung, bei der Grad-IV-Blutung zu einer Zerstörung von Hirngewebe oder einer Ventrikeltamponade.

Es gibt für eine Hirnblutung beim Frühgeborenen kein typisches neurologisches Symptom; ausgeprägtere Blutungen äußern sich u. a. mit Atem- und Kreislaufproblemen. Nachuntersuchungen ehemaliger Frühgeborener mit einer Hirnblutung Grad I–II haben in 30–40% eine normale Entwicklung ergeben, wohingegen bei Grad III- und IV-Hirnblutungen meist schwere Residualschädigungen oder der Tod des Kindes eintraten.

Die Langzeitfolgen nach einer Hirnblutung beim Frühgeborenen sind insgesamt weniger durch die Blutung selbst, sondern vor allem durch die hypoxische Enzephalopathie (meist in Form der periventrikulären Leukomalazie) zu erklären.

Hirnblutungen beim Reifgeborenen können in seltenen Fällen traumatisch, z. B. durch einen Einriß der Hirnhäute zwischen den Hirnteilen bedingt sein. Im Rahmen der modernen Geburtshilfe tritt diese Komplikation praktisch nicht mehr auf. Immer ist bei Hirnblutungen des Neugeborenen an eine Blutgerinnungsstörung, z. B. an einen Faktor-VIII-Mangel, einen Vitamin-K-Mangel oder eine Thrombozytopenie (Mangel an Blutplättchen) zu denken. Weiterhin können Hirnblutungen beim Neugeborenen Folge einer Gefäßfehlanlage sein.

8.10.5 Sonstige neuromuskuläre Geburtskomplikationen

Armplexusparesen

Vor allem bei übergewichtigen Reifgeborenen kann es im Rahmen einer schwierigen Geburt, z. B. bei Beckenendlage mit manueller Lösung, zu einer Zerrung und Schädigung des Armnervenplexus kommen, die oft mit einem Schlüsselbeinbruch verbunden ist. Man unterscheidet dabei die obere (Erbsche) Plexusparese der Nerven aus dem 4.–7. Halssegment des Rückenmarks mit einer überwiegenden Zerrung im Plexusbereich und meist guter Prognose von der unteren (Klumpkeschen) Plexusparese der Nerven aus dem 7. Hals- bis 1. Brustsegment und der vollständigen Plexusparese. Hierbei kommt es öfter zu einem Ausriß der Vorderwurzeln aus dem zervikalen Rückenmark, so daß eine Heilung nicht mehr möglich ist. Klinisches Symptom ist die schlaffe Armlähmung des Neugeborenen mit überwiegender Störung der Abspreizung und Hebung im Schultergelenk bei der Erbschen Parese und einer Störung der Hand- und Fingermotorik bei der Klumpkeschen Parese. Nach einer Unterbrechung der Nerven kommt es zu einem Aussprießen neuer Axone von der Vorderwurzel aus, die pro Woche ca. 1 cm wachsen.

Nach einer Ruhigstellung sollte ab der 3. Lebenswoche eine krankengymnastische Behandlung eingeleitet werden, insbesondere auch um sekundäre Rumpfasymmetrien und Schultergelenkskontrakturen zu verhindern. Kommt es nach 3–4 Monaten nicht zu einer deutlichen Besserung der Symptomatik, empfiehlt sich eine spinale Kernspintomographie und eine Nadelmyographie zur genaueren Diagnostik und evtl. operativen Korrektur. Bei einer solchen Operation wird versucht die Nervenstränge von narbigen Verwachsungen zu befreien und evtl. neu miteinander zu verbinden.

Kopfschiefhaltung (Torticollis)

Eine Kopfschiefhaltung ist ein nicht seltenes Phänomen beim jungen Säugling. Eine nicht zwanghafte Bevorzugung einer Seite ist sehr häufig, z. B. auch bedingt durch konstanten Lichteinfall oder Ansprechen von überwiegend einer Seite.
Daneben kann es infolge einer Halbseitenlähmung, einer Sehstörung, einer Fehlbildung der (Hals-)Wirbelsäule oder eines Weichteilprozesses im Hals zu einer Schiefhaltung kommen.
Am häufigsten ist jedoch die Kopfschiefhaltung bereits intrauterin vorhanden gewesen (z. B. aufgrund einer Mehrlingsschwangerschaft, einer Gebärmutterfehlbildung oder eines Mangels an Fruchtwasser); infolge der Überstreckung im Halsbereich kommt es durch die Geburt, vor allem bei Beckenendlage, zu einer Einblutung in den Musculus sternocleidomastoideus (Kopfwendungsmuskel). Eine primäre Blutung in diesen Muskel mit sekundärer Narbenschrumpfung ist insgesamt nur selten Ursache eines Schiefhalses. Therapeutisch wichtig ist die Einleitung einer konsequenten krankengymnastischen Behandlung, ggf. nach Vojta, bald nach der Neugeborenenperiode, um eine symmetrische motorische Entwicklung, vor allem in Bauchlage und beim Krabbeln, zu induzieren (☞ 13.5). Durch frühzeitige Aufrichtung (Sitzen, Stehen) kann es zu einer erneuten Verschlechterung des Schiefhalses kommen.
Bei einer Zunahme der Kopfschiefhaltung im 1. Lebensjahr sollte auch an einen Tumor im Bereich der hinteren Schädelgrube oder des Halsmarkes gedacht werden.

Fazialisparesen

Durch eine Zangenentbindung ist es früher nicht selten zur Kompression des Gesichtsnerven (Fazialis-) Mundastes gekommen; heute ist diese Geburtskomplikation sehr selten. Asymmetrien der mimischen Muskulatur, insbesondere im Mundbereich beim Schreien, lassen in erster Linie an angeborene Innervationsstörungen (z. B. Fehlen des Fazialis-Nervenkerns im Gehirn beim Moebius-Syndrom) denken. Differentialdiagnostisch muß an das sog. **schiefe Schreigesicht**, eine verminderte Anlage der am Mundwinkel ansetzenden Muskulatur, gedacht werden, die keiner spezifischen Behandlung bedarf [2, 4, 8, 28, 29, 48, 51].

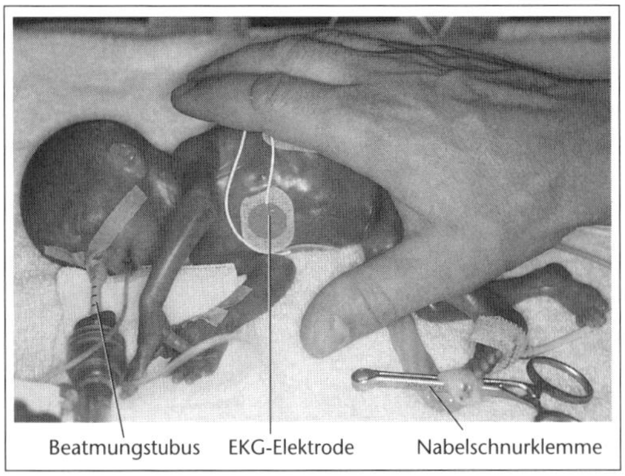

Abb. 8.11: Frühgeborenes mit 24 Schwangerschaftswochen am 1. Lebenstag, maschinelle Beatmung und Überwachung. [T 150]

8.11 Das extrem unreife Frühgeborene

Frühgeborene sind Neugeborene mit einem Gestationsalter von weniger als 37 vollendeten Schwangerschaftswochen. Es ist unrichtig, alle Kinder mit niedrigem Geburtsgewicht, z. B. unter 2500 g, als Frühgeborene zu bezeichnen, auch wenn dies in bevölkerungsstatistischen Erhebungen so gehandhabt wird. In dieser Gruppe von Kindern mit niedrigem Geburtsgewicht haben 36% ein Schwangerschaftsalter von 37 oder mehr Schwangerschaftswochen; sie gehören also zur Gruppe der intrauterin dystrophen Kinder. Bei jedem Neugeborenen sollte eine klinische Reifebestimmung erfolgen; am besten bewährt hat sich dabei das Schema nach Farr. Es beruht auf der Erfassung von elf externen Kriterien der Haut, der Ohren, der Brustdrüsen und des äußeren Genitale und ist völlig unabhängig vom Allgemeinzustand des Kindes.
Durch Verbesserungen der intensivmedizinischen Versorgung können Kinder ab 24 Gestationswochen – wenn auch mit vielfältigen Problemen verbunden – überleben.

In epidemiologischen Erhebungen über Kinder mit Entwicklungsstörungen, insbesondere auch Kinder mit schwerer Mehrfachbehinderung, spielt die Frühgeburtlichkeit eine wesentliche Rolle. Dabei weisen die Befunde der vergangenen zehn Jahre darauf hin, daß Frühgeborene mit einem Gestationsalter über 32 Wochen eine insgesamt günstige Langzeitprognose haben, vorausgesetzt, es bestehen keine zusätzlichen Erkrankungen. Die Langzeitprognose von Frühgeborenen mit einem Gestationsalter unter 32 Schwangerschaftswochen hingegen ist insgesamt noch nicht befriedigend: In 10% besteht eine deutliche Zerebralparese, in ca. 20–30% eine relevante mentale Entwicklungsstörung nach dem 5. Lebensjahr. Bei Kindern mit einem Geburtsgewicht unter 1000 g muß in 50–60% mit Schulproblemen gerechnet werden. Die Schädigungsmöglichkeiten sind sehr vielfältig. Tabelle 8.2 stellt die Gefahren bei der Entwicklung von Frühgeborenen zusammen.

Immer müssen zahlreiche mögliche Ursachen als Erklärung für bleibende Entwicklungsstörungen bei Frühgeborenen berücksichtigt werden:

- Primäre Anlagestörungen (genetisch oder teratogen)
- Infektionsfolgen
- Intrauterine Versorgungs- und Reifungsstörungen (besonders bei Mehrlingen)
- Hypoxisch-ischämische Ereignisse überwiegend vor und unter der Geburt
- Nicht optimale Ernährung (Muttermilch-ernährte Frühgeborene haben nach dem 6. Lebensjahr höhere IQ-Werte als mit Kunstmilch ernährte Frühgeborene)
- Psycho-emotionale Belastungen
- Sozio-ökonomische Belastungen.

Verhaltensbeobachtungen bei Frühgeborenen zeigen eine Reihe typischer Merkmale:

- Hohe Irritabilität
- Kurze Aufmerksamkeitsspanne
- Geringe Reaktionsbereitschaft
- Zentrale Wahrnehmungsstörungen
- Abnormes Schreien
- Ein- und Durchschlafstörungen.

Tab. 8.2: Häufige Erkrankungen und Folgeschäden bei Frühgeborenen

Frühkomplikationen	**Spätfolgen**
Zerebrale Hypoxie und Ischämie	Geistige Entwicklungsstörung
Periventrikuläre Leukomalazie (☞ 7.1.2, 8.10.3)	Spastische Zerebralparese, Mikrozephalie, Epilepsie, Lernstörungen
Neugeborenenkrämpfe	Symptomatische Epilepsie
Intraventrikuläre Blutung	Hydrocephalus internus (☞ 8.7.2)
Sensorische Schädigung	Hörverlust, Sehverlust, Netzhautschädigung, Schielen, Kurzsichtigkeit
Atemstörung (Atemnotsyndrom durch fehlenden „surfactant"-Faktor oder Pneumonie)	Bronchopulmonale Dysplasie (Umbaulunge), obstruktive Bronchitis, Einengungen der oberen Luftwege, Überlastung des rechten Herzens (Cor pulmonale)
Nekrotisierende Kolitis (Dickdarmentzündung)	Fehlernährung, Kurzdarmsyndrom, Ileus (Darmverschluß)
Cholestatische (mit Gallestauung einhergehende) Lebererkrankung	Gedeihstörung, Riesenzellhepatitis, Leberzirrhose
Mangelernährung	Knochenschaden, Knochenbrüche, Anämie, Dystrophie, Wachstumsstörung, IQ-Defizit
Sozialer Streß	Kindesmißhandlung und -vernachlässigung, Gedeihstörung, Ehescheidung
Andere Störungen	Apnoen, SIDS (☞ 8.12.1), Infektionen, gastro-ösophagealer Reflux (☞ 9.4), fehlender Verschluß des Ductus Botalli, Hämangiome (Blutgefäßtumoren) der Haut, Medikamentennebenwirkungen

Aufgrund experimenteller Daten und der klinischen Beobachtung kann davon ausgegangen werden, daß bei unreifen Kindern durch intensive Stimulationstherapie bessere Ergebnisse als bei reifen älteren Kindern erreicht werden. Deshalb sind Programme zur Frühförderung von Hochrisikofrühgeborenen prinzipiell sinnvoll. Bisher gibt es jedoch keine Studie, die objektiv belegt, daß eindimensionale Maßnahmen, z. B. alleinige motorische Stimulationsbehandlungen, die Prognose wesentlich verbessern. Es mehren sich die Hinweise, daß vor allem die psycho-soziale Interaktion von Mutter und Kind die wichtigste Grundlage für eine bessere Prognose ist. Gerade hierbei gibt es ohne spezielle Betreuung oft Probleme:
So neigen Mütter Frühgeborener mehr zur reinen Beobachtung ihrer Kinder und lächeln sie beispielsweise weniger an. Andererseits tendieren sie häufig zur Überstimulation, mißachten das Bedürfnis des Kindes nach Pausen und haben häufiger Fütterungsprobleme. Sie erleben verstärkt ihre Kinder im Alter von mehr als 6 Monaten als schwierig; vermehrt wird bei Müttern Frühgeborener am Ende des 1. Lebensjahres beobachtet, daß sie selbst weniger aktiv und responsiv sind (burn-out-Phänomen).
Im Einzelfall läßt sich nur bei schwerwiegenden Entwicklungsstörungen bereits im 1. Lebensjahr eine relevante Aussage zur Prognose des Kindes machen. In vielen Studien mit der Anwendung definierter Entwicklungsteste in den ersten zwei Lebensjahren konnten nur sehr begrenzte Vorhersagen insbesondere zur mental-kognitiven Entwicklung nach dem 5. Lebensjahr gemacht werden. Auch primär problemlos sich entwickelnde Frühgeborene haben nicht selten mit 6–8 Jahren auffallende Defizite besonders bei

- der expressiven und rezeptiven Sprachdifferenzierung (Ausdruck und Sprachverständnis),
- der Körperwahrnehmung,
- der Konzentrationsfähigkeit,
- der simultanen Informationsverarbeitung,
- der sozialen Adaptation und
- hinsichtlich des Selbstbewußtseins (eigene Kompetenz).

Aktuelle epidemiologische Studien, z. B. die Oberbayerische Frühgeborenenstudie, weisen darauf hin, daß besonders Frühgeborene mit einem Geburtsgewicht unter 1500 g nicht nur häufiger Schulprobleme mit meist niedrigerem Verbal-IQ, Schwierigkeiten beim Lesen und Rechnen sowie mangelnde Augen-Hand-Koordination haben, sondern daß auch häufiger Hyperaktivität, Artikulationsstörungen, Störungen des Selbstbewußtseins und vor allem dissoziale Verhaltensweisen beobachtet werden. Es ist deshalb unbedingt notwendig, über die Entwicklung von extrem frühgeborenen Kindern immer wieder in größerem Umfang differenzierte Daten zu erhalten und aktuelle Konzepte zur sinnvollen Prävention und Therapie zu erarbeiten. Die Langzeitprognose der Frühgeborenen ist die Qualitätskontrolle für die Arbeit einer pädiatrischen Intensivstation [28, 29, 40, 48, 51].

8.12 Nach der Geburt erworbene (postnatale) Hirnschäden

8.12.1 Apnoen und „Beinahe-Kindstod"

Mit Hilfe der modernen apparativen Diagnostik und Überwachungstechnik kommt es bei intensiv-medizinisch betreuten Hochrisiko-Neugeborenen nur sehr selten zu Hirnschädigungen in der Neugeborenenzeit. Atemstörungen, Sauerstoffmangel, Herzinsuffizienz, Ernährungsstörungen, zerebrale Anfälle und Infektionen können in der Regel ohne bleibende Hirnschäden behandelt werden. Häufigste Ursache für eine hypoxische Hirnschädigung nach der Geburt sind akute Atemstörungen (von > 15 sec) beim nicht intensivmedizinisch überwachten Kind (Apnoen), die evtl. zu einem **akuten lebensbedrohlichen Ereignis, zum „Beinahe-Kindstod"** (**ALTE-Syndrom**), oder sogar zum **plötzlichen Säuglingstod** (SIDS) führen können. Letzterer ist die häufigste Ursache für den Tod eines Säuglings zwischen dem 2. Lebensmonat und dem Ende des 1. Lebensjahres in Deutschland. Die größte Gefahr besteht für Kinder zwischen dem 2. und 6. Lebensmonat. Meist handelt es sich hierbei um ein komplexes Geschehen; es können jedoch aufgrund einer Reihe bekannter Risikofaktoren gefährdete Kinder definiert werden:

- Kinder drogenabhängiger Mütter
- Ehemalige Frühgeborene, vor allem mit bronchopulmonaler Dysplasie
- Säuglinge mit vorangegangenen Apnoen oder ALTE-Syndrom
- Säuglinge mit auffallend schrillem Schreien
- Auffallend ruhige Säuglinge
- Säuglinge mit vermehrtem nächtlichem Schwitzen
- Säuglinge mit auffallenden Atempausen während des Schlafes
- Säuglinge mit auffallender Blässe oder Zyanose besonders während des Schlafes

- Säuglinge mit auffallender Trinkstörung
- Säuglinge mit wiederholter, nicht durch Krankheit zu erklärender Temperaturerhöhung
- Säuglinge, deren Mütter rauchen bzw. die sich häufiger in verrauchten Zimmern aufhalten
- Geschwister eines an plötzlichem Säuglingstod verstorbenen Kindes.

Bei Risikosäuglingen, z. B. wenn ein Geschwisterkind am plötzlichen Säuglingstod verstorben ist, nach einem ALTE-Syndrom oder bei einem Frühgeborenen mit häufigen Apnoen, sollte ein Herz-Atem-Monitor für zu Hause verordnet werden, der vor allem nachts und während Phasen mit Einengung der oberen Luftwege (Infekten) mindestens bis zum Ende des 6. Lebensmonats angelegt wird. Zusätzlich werden die Eltern des Kindes in akut lebensrettenden Maßnahmen angeleitet.

Darüber hinaus kann die Beachtung folgender Punkte das Risiko eines plötzlichen Säuglingstods vermindern:

- Kein Rauchen in der Schwangerschaft
- Kein passives Mitrauchen des Kindes (Auto!)
- Keine Überwärmung, nicht zuviel anziehen
- Zimmertemperatur im Schlafraum nicht über 18 °C
- Möglichst in den ersten Lebensmonaten stillen, auf keinen Fall Überfütterung (Tee!)
- Möglichst regelmäßiger Tagesablauf
- Möglichst wenig Bauchlage, vor allem nachts
- Viel freie Bewegung in Rückenlage
- Keine weichen Kissen oder Matratzen
- Keine Schnüre im Bett des Kindes
- Vermehrtes Tragen zumindest ab dem 4. Lebensmonat.

Prinzipiell ist der plötzliche Tod jedes Kindes zunächst als ungeklärt anzusehen und sollte durch umfangreiche Untersuchungen einschließlich der Obduktion aufgeklärt werden. Differentialdiagnostisch muß u. a. an

- Herzfehlbildungen mit und ohne Rhythmusstörung,
- chronische Lungenerkrankungen,
- Stoffwechselstörungen,
- relevanten gastro-ösophagealen Reflux (☞ 9.4),
- schwere Infektionserkrankung,
- vor allem aber immer an Mißhandlungsfolgen (Ersticken, Erwürgen, Schütteln, Vergiftung)

gedacht werden.

Weitere **sauerstoffmangelbedingte Hirnschäden** können bei Kindern durch Strangulationen, z. B. beim Spiel mit Schnüren, Riemen und Halsketten oder durch Beinahe-Ertrinken, z. B. in unzureichend gesicherten Gartenteichen, eintreten.

8.12.2 Schädel-Hirn-Verletzungen

Häufige Ursachen für Schädelhirntraumen bei Kindern sind

- Stürze, z. B. vom Wickeltisch, vom Doppelstockbett, auf ungesicherten Treppen, Baustellen usw.,
- Verkehrsunfälle, z. B. mit dem Auto, dem Fahrrad, oder dem Inline-Skater,
- vor allem beim jungen Säugling aber auch Mißhandlungen (Schütteltrauma, ☞ 9.10).

Nach Art und Schwere der Verletzung sind zu unterscheiden:

- **Gehirnerschütterung (Commotio)**: kurzzeitige Bewußtlosigkeit mit anschließenden vegetativen Symptomen (z. B. Erbrechen) und fehlender Erinnerung an das Unfallereignis ohne bleibende Hirnschädigung
- **Gehirnquetschung (Contusio)**: Gewebszerstörung im Gehirn, häufige neurologische Symptome mit oder ohne primäre Bewußtlosigkeit und
- **Gehirnkompression (Compressio)**, z. B. durch eine akute epidurale oder subdurale Blutung (d. h. eine Blutung im Schädelinnern außerhalb oder innerhalb der harten Hirnhaut).

Während eine Commotio lediglich einer guten, mindestens 24stündigen Beobachtung bedarf, kann es infolge einer Contusio zu bleibenden neurologischen Schäden mit Lähmungen, Epilepsie oder Verhaltensstörungen kommen. Eine Compressio verlangt in der Regel eine rasche Diagnose und eine operative Ausräumung der Blutung.

8.12.3 Entzündliche, toxische und degenerative Hirnschäden

Entzündliche Hirnschäden können durch **bakterielle Hirnhautentzündungen (Meningitiden)**, vor allem durch Pneumokokken, evtl. auch Meningokokken, E. coli, Staphylokokken und – seit Einführung der Impfung seltener – durch Haemophilus influenzae bedingt sein. Die Prognose einer bakteriellen Meningitis ist entscheidend von der frühzeitigen Diagnose und Einleitung einer adäquaten antibiotischen Therapie (möglichst in Kombination mit Dexamethason) abhängig. Immer sollte z. B. bei eitrigen Entzündungen des Warzenfortsatzes hinter dem Ohr (Mastoiditis) oder der Nasennebenhöhlen (Sinusitis) an die Gefahr einer fortgeleiteten Meningitis und eines Hirnabszesses gedacht werden. Hirnschäden durch **Virus-**

enzephalitis (Gehirnentzündung) treten vor allem infolge einer Herpes-I-Infektion auf und sind in ihrer Prognose ebenfalls vom Zeitpunkt einer spezifischen Behandlung mit Aciclovir abhängig. Andere Infektionen, die zu bleibenden Hirnschäden führen (Spirochaeten, Protozoen, Echinokokken) sind in Mitteleuropa selten. Bei progredienter hirnorganischer Symptomatik sollte u. U. auch an das Vorliegen einer **subakut sklerosierenden Panenzephalitis** (SSPE = Entzündung des gesamten Gehirns einschließlich der Hirnhäute) nach Masern-Wildvirusinfektion gedacht werden: Sie ist klinisch gekennzeichnet durch fortschreitenden geistigen Abbau (Demenz), extrapyramidale Hyperkinesen (unwillkürliche Bewegungen) und Tonuserhöhung der Muskulatur (Symptomentrias). Hirnerkrankungen mit infektiösen Eiweißstrukturen, sog. Prionen, die im Erwachsenenalter auftreten können, spielen im Kindesalter (noch?) keine Rolle.

Gesicherte Hirnschäden infolge einer **Impfung** sind nur nach Pockenvakzination beschrieben (Impfenzephalopathie). Ursächliche Zusammenhänge zwischen anderen Impfungen (z. B. Keuchhusten, Poliomyelitis, Diphtherie, Tetanus) und Hirnschädigungen sind, auch wenn sie rechtlich anerkannt werden, sehr fraglich. Typischerweise manifestieren sich klinische Symptome vieler zerebraler Erkrankungen, z. B. von BNS-Anfällen, in einem Alter, in dem auch die meisten Impfungen stattfinden (zufälliges Zusammentreffen).

Nach der Geburt erworbene **toxische Hirnschäden** spielen bisher eine untergeordnete Rolle. Diskutiert wird der Einfluß von Blei, z. T. auch von anderen Metallen, organischen Lösungsmitteln und Pestiziden (Schädlingsbekämpfungsmitteln).

In seltenen Fällen können erbliche **neurodegenerative Erkrankungen** nach primär normaler Entwicklung mit unterschiedlichen mentalen und neurologischen Symptomen auftreten, z. B. die HALLERVORDERN-SPATZ-Erkrankung mit zunehmender muskulärer Dystonie und mentalem Abbau sowie die Chorea HUNTINGTON (☞ 7.1.3).

8.12.4 Hirntumore

In jedem Alter können beim Kind Hirntumore auftreten und zu vielfältigen Hirnschädigungen führen. Typische klinische Symptome sind

- chronischer Kopfschmerz,
- Hirndruckzeichen mit Nüchternerbrechen,
- Augenstörungen mit Schielen, Sehverschlechterung und Nystagmus („Augenzittern"),
- weitere Hirnnervenausfälle,
- Gangunsicherheit,
- Epilepsie und
- Wesensänderung.

Prinzipiell muß bei jedem Kind mit einer neu auftretenden, insgesamt fortschreitenden neurologischen Symptomatik an das Vorliegen eines Hirntumors gedacht werden. Diagnostisch sind vor allem die genaue Anamneseerhebung, eine exakte neurologische Untersuchung, eine ausführliche Augenuntersuchung und die zerebrale Bildgebung, möglichst mittels Kernspintomographie, entscheidend. Sinnvoll ist auch zur Abschätzung möglicher Langzeitfolgeschäden vor spezifischen Therapiemaßnahmen eine psychologische Untersuchung.

Die häufigsten histologisch bösartigen Hirntumore im Kindesalter sind:

- Medulloblastom (meist im Kleinhirn, wohl von Nervenzellen ausgehend)
- Primitiv neuroektodermaler Tumor (PNET)
- Gliazelltumore
  - Astrozytome Grad III und IV (gewebliche Gradeinteilung nach zunehmender Bösartigkeit)
  - Glioblastom
- Keimzelltumore
  - Germinom
  - Embryonale Teratome.

Histologisch gutartige, aber in der Regel dennoch invasiv wachsende Hirntumore sind:

- Astrozytome Grad I und II
- Ependymome (von der Ventrikelauskleidung ausgehende Tumoren)
- Adulte Teratome
- Gangliogliome (Tumore aus Nerven- und Gliazellen).

Auch das Kraniopharyngeom wird meist zu den Hirntumoren gerechnet, obwohl es nicht vom Hirngewebe ausgeht (sondern von Resten des embryonalen Rachendachgewebes, aus dem sich der Vorderlappen der Hirnanhangsdrüse entwickelt). Es wächst in Nachbarschaft der Hirnanhangsdrüse und verursacht deshalb – neben den allgemeinen Hirntumorzeichen (s. o.) – verschiedene Hormonstörungen, bei Kindern vor allem einen Mangel an Wachstumshormon mit sekundärem Minderwuchs (vgl. 6.2.2) sowie einen Diabetes insipidus („Wasserharnruhr", ☞ 9.5). Die primäre Therapie von Hirntumoren im Kindesalter ist möglichst immer die neurochirurgische

Operation mit histologischer Sicherung; evtl. muß nach unvollständiger Entfernung eine baldmögliche Nachresektion erfolgen. Bei einigen Lokalisationen, z. B. innerhalb der Stammganglien, der Sehbahn und dem oberen Hirnstamm, ist in der Regel aber keine Operation möglich; gegebenenfalls kann hier eine Behandlung mit radioaktiv strahlendem Material, z. B. Jod 125, sinnvoll sein. Bei einigen Diagnosen, z. B. Optikusgliom bei Neurofibromatose I (☞ 8.4) und diffus wachsendem Pons-Gliom (Gliazelltumor in der Brücke, vgl. Abb. 2.2a), ist eine Operation meist nicht möglich, da hierdurch u. U. nur größere Schädigungen zu erwarten sind. Man versucht jetzt, diese Tumore durch Chemotherapie mit z. T. neuen Zytostatika zu behandeln.
Durch moderne Röntgenbestrahlungsverfahren können einige histologisch maligne Hirntumoren und andere infiltrative Erkrankungen des ZNS (z. B. bei Leukämie) sinnvoll behandelt werden. Bei histologisch malignen Hirntumoren ist darüber hinaus mit Hilfe einer Chemotherapie (z. B. Vincristin, Cisplatin oder Methotrexat) die Prognose sicher zu verbessern; eine Chemotherapie auch bei histologisch gutartigen Hirntumoren wird im Einzelfall diskutiert.
Die Prognose der Kinder mit Hirntumoren ist entscheidend von der vollständigen Tumorentfernung durch die Erstoperation, der histologischen Dignität (d. h. der Gut- oder Bösartigkeit des Tumorgewebes), der Lokalisation und dem Alter der Kinder abhängig. Hirntumore vor dem 3. Lebensjahr haben in der Regel eine schlechtere Prognose. Insgesamt hat sich die Prognose nach einem Hirntumor in den vergangenen 15 Jahren deutlich gebessert. Die Lebensqualität von Patienten mit Hirntumoren wird am besten mit Hilfe des KARNOWSKY-Indexes bestimmt.
Bei der Beurteilung von Kindern mit Zustand nach Hirntumor muß u. a. differenziert werden:

- Was ist Tumorfolge?
- Was ist OP-Folge?
- Was ist sonstige Therapiefolge?
- Was ist psychoreaktiv?

Insgesamt sind die Daten über die Prognose von Kindern mit Hirntumoren noch nicht befriedigend; beispielsweise sollten differenzierte psychologische Nachuntersuchungen mit Überprüfung von IQ, Handlungsstrategien, simultanem Denken, Visuomotorik (augengesteuerter Motorik), feinmotorischer Geschicklichkeit und Arbeitstempo bei allen Kindern nach Hirntumorbehandlung durchgeführt werden [2, 4, 8, 11, 48].

8.13 Hormonstörungen

Vor mehreren Jahrzehnten wurde als häufigste Ursache für schwere mentale Entwicklungsstörungen, vor allem in Gebirgsregionen, eine Schilddrüsenunterfunktion (**Hypothyreose**) angenommen. Dieser **endemische Kretinismus** war Folge eines allgemeinen Jodmangels in der Nahrung und dem Trinkwasser, der naturgemäß auch die schwangeren Frauen betraf; deshalb wurden relativ zahlreiche Kinder schon im Mutterleib ungenügend mit mütterlichen Schilddrüsenhormonen versorgt. Es muß heute aber bezweifelt werden, ob wirklich alle Fälle von Kretinismus allein durch Jodmangel erklärt werden können. Der **sporadische Kretinismus** nämlich beruht auf Fehlbildungen oder Fehlfunktionen der Schilddrüse bei einzelnen Kindern. Auch eine vorübergehende Schilddrüsenunterfunktion soll zu den typischen Symptomen mit Minderwuchs, trockener Haut, tiefer Stimme, abgeflachter Nase, vergrößerter Zunge, spärlichem Haarwuchs, Muskelhypotonie, Nabelhernie, Obstipation und Kropfbildung geführt haben. Die zu späte Entdeckung einer angeborenen Hypothyreose verursacht nicht mehr rückgängig zu machende Entwicklungsstörungen des zentralen Nervensystems, insbesondere durch eine Verminderung der Myelinisierung. Durch die Screening-Untersuchung der Schilddrüsenhormone im Fersenblut des Neugeborenen läßt sich die angeborene primäre Hypothyreose erkennen. Sie kann dann durch medikamentöse Zufuhr der Schilddrüsenhormone behandelt werden und spielt heute als Erklärung für mentale Entwicklungsstörungen praktisch keine Rolle mehr.
Mentale Entwicklungsstörungen können selten mit Wachstumshormonmangelzuständen oder einem Kortisolmangel (Morbus ADDISON) zusammenhängen. Auch angeborene Funktionsstörungen der Nebenschilddrüsen, die hauptsächlich den Kalzium-Stoffwechsel regulieren, können in seltenen Fällen mit Wachstumsstörungen, typischem Aussehen und geistigen Entwicklungsrückständen verbunden sein. Dabei spielen vor allem genetische Anlagestörungen eine Rolle. Es ist derzeit offen, inwieweit *erhöhte* Kortikoid-Konzentrationen, vor allem der Glukortikoide, Einfluß auf die mentale Entwicklung nehmen können. Vor allem im Hippokampus nachweisbare Glukokortikoidrezeptoren spielen möglicherweise bei zerebralen Alterungsprozessen, u. a. bei Störungen des Gedächtnisses und auch bei der Entstehung der ALZHEIMERschen Erkrankung, eine Rolle [4, 26].

8.14 Epilepsien

8.14.1 Ursachen, Auswirkungen und Diagnostik

Unter einer **Epilepsie** versteht man wiederholt auftretende, vom Gehirn ausgehende, anfallsartige Zustände, denen abnorm synchrone, frequenzerhöhte elektrische Entladungen von Nervenzellen zugrunde liegen. Sie sollten von **Gelegenheitsanfällen** und nur im EEG nachweisbaren Zeichen einer zerebralen Anfallsbereitschaft **(hypersynchrone Aktivität)** unterschieden werden. Viele Menschen mit mentalen Entwicklungsstörungen haben im EEG hypersynchrone Aktivität, ohne sicher nachgewiesene zerebrale Anfälle zu zeigen; umgekehrt weisen aber viele Menschen mit Epilepsie eine normale, u. U. auch eine überdurchschnittliche Intelligenz auf.
Die Ursachen der zerebralen Anfälle sind vielfältig; oftmals liegen mehrere dieser Störungen gleichzeitig vor (multifaktorielle Genese):

- Genetische Veranlagung
- Hirnorganische Fehlbildungen
- Akute Schädigung des ZNS (O_2-Mangel, Trauma, Infektion, Blutung)
- Fieber
- Schlafmangel
- Stoffwechselstörung, z. B. Hypoglykämie („Unterzuckerung"), Elektrolytstörung, Säure-Basen-Störung, spezifische ZNS-Stoffwechselerkrankung
- Tumore
- Intoxikation.

Es bestehen sehr komplizierte Zusammenhänge zwischen einer Epilepsie und genetischen Veränderungen; auch hier sind praktisch immer mehrere Funktionsbereiche von Bedeutung, z. B. die Membranfunktion, die Neurotransmitter, der Kalziumeinstrom und die Glutamatwirkung (☞ 2.4).
Unter einem **Kindling** versteht man die langfristige Einwirkung einer erhöhten zerebralen Anfallsbereitschaft auf die ZNS-Funktion. Zwischen auslösenden Störungen und anfallsbedingten Folgestörungen einer Epilepsie bestehen komplexe Zusammenhänge. Sicher kommt es durch kürzere epileptische Anfälle nicht zu erkennbaren Hirnschädigungen, ganz sicher nicht zu einem gesetzmäßigen Untergang von Nervenzellen. Bei langdauernden (mehr als 15 Minuten) Anfällen ist jedoch in vielfältiger Weise eine Schädigung des ZNS möglich, u. a. durch Hypoxie, Ödembildung und zerebrale Durchblutungsstörung. Während noch vor wenigen Jahren grundsätzlich nur bei klinisch erkennbaren zerebralen Anfällen von einer Epilepsie gesprochen wurde, werden besonders auch bei Kindern mit Entwicklungsstörungen zunehmend Auffälligkeiten der Sprache, des Verhaltens, des Schlafens sowie rezidivierende Kopfschmerzen und andere vegetative Symptome in einen Zusammenhang mit erhöhter zerebraler Anfallsbereitschaft im EEG gebracht.
Unverändert ist das EEG die einzige Möglichkeit, außerhalb von Anfällen eine erhöhte zerebrale Anfallsbereitschaft nachzuweisen. Voraussetzung hierfür sind eine technisch regelrechte Ableitung durch erfahrenes Personal, die fachkundige Auswertung und besonders bei jüngeren Kindern die Erkennung von Artefakten. Bei jedem Patienten sollten die klassischen Provokationsmethoden wie Öffnen und Schließen der Augen, wiederholte Lichtreize und bei ausreichender Mitarbeit Hyperventilation eingesetzt werden. Bei entsprechendem klinischen Verdacht sollte eine Ableitung mit Registrierung von Einschlaf- und Schlafphasen, evtl. nach Schlafentzug stattfinden. In seltenen Fällen sind mobile Langzeit-EEG-Ableitungen, gleichzeitige Videoregistrierungen oder Polygraphien mit der Registrierung unterschiedlicher anderer biologischer Parameter sinnvoll (☞ 4.4.3).

8.14.2 Einteilung der Epilepsien

Primäre Voraussetzung für die richtige Einschätzung einer Epilepsie ist die **Beurteilung der beobachteten Anfälle** (Semiologie). Dabei werden folgende Anfallstypen unterschieden:

- Primär generalisierte Anfälle
  - Kleine, d. h. nur wenige Sekunden dauernde Anfälle, z. B. atonisch (schlaff), astatisch oder myoklonisch (s. u.)
  - Große, d. h. mehr als eine Minute dauernde, generalisierte Anfälle, z. B. tonisch, atonisch, tonisch-klonisch (s. u.)
- Fokale Anfälle (Partialanfälle), d. h. solche, die nur umschriebene Hirnregionen und Körperfunktionen betreffen
  - Einfache fokale Anfälle, z. B. motorisch oder sensorisch
  - Komplex-fokale Anfälle mit Bewußtseinsstörung

- Generalisierte Anfälle mit fokaler Genese (d. h. umschriebenem Entstehungsherd im Gehirn)
  - Myoklonische Anfälle
  - Atonisch-astatische Anfälle
  - Atypische Absencen (☞ 8.14.3)
  - Tonisch-klonische Anfälle
  - Tonische Anfälle
- Unklassifizierbare Anfälle.

Unter „tonisch" wird eine Streckbewegung, unter „klonisch" werden rhythmische, unter „myoklonisch" unregelmäßige Zuckungen verstanden, unter „astatisch" ein plötzliches Zusammensacken des Körpers.
Die genaue Beschreibung eines Anfallsgeschehens, evtl. auch die Dokumentation mittels Video, ist für die Beurteilung ganz wesentlich.
Die internationale Klassifikation der Epilepsien und epileptischen Syndrome in der Modifikation von DOOSE (1995) sieht wie folgt aus:

Einteilung der Epilepsien

I. Symptomatische und Gelegenheitskrämpfe, spezifische Syndrome
- Neugeborenenkrämpfe
- Posttraumatische Anfälle (d. h. solche nach Hirnverletzungen)
- Fieberkrämpfe
- benigne Säuglingskrämpfe (Vitamin B_6)

II. Epilepsien mit primär generalisierten Anfällen (idiopathische Epilepsien mit generalisierten Anfällen)
- Frühkindliche Epilepsien mit generalisierten tonisch-klonischen Anfällen
- Frühkindliche myoklonisch-astatische Epilepsien
- Absence-Epilepsie
- Juvenile myoklonische Epilepsie (meist nach dem 10. Lebensjahr)
- Juvenile Epilepsie mit primär generalisierten tonisch-klonischen Anfällen (Aufwachepilepsie)

III. Epilepsien mit Anfällen fokaler und multifokaler Genese
- Epilepsien mit einfachen fokalen Anfällen (meist symptomatisch, z. B. Jackson-Epilepsie mit march of convulsion)
- Epilepsien mit komplexen Partialanfällen
- Altersabhängige epileptische Enzephalopathien:
  - infantile myoklonische Enzephalopathie
  - West-Syndrom (BNS-Epilepsie)
- LENNOX-GASTAUT-Syndrom
- Benigne Partialepilepsien und verwandte Krankheitsbilder bei erblicher zerebraler Entwicklungsstörung
  - Benigne Epilepsie mit zentro-temporalen sharp-waves (ROLANDO)
  - Bioelektrischer Status epilepticus im Schlaf (ESES)
  - LANDAU-KLEFFNER-Syndrom
  - Benigne Partialepilepsie mit affektiver Symptomatik
  - Benigne Partialepilepsie mit okzipitalen Foci (Anfallsherden im Hinterhauptslappen)

IV. Besondere Verlaufsformen

8.14.3 Die wichtigsten Anfallsformen

Unter **symptomatischen Epilepsien** versteht man alle Formen mit nachweisbarer hirnorganischer Ursache, unter **kryptogenen** solche mit vermutlich hirnorganischer Ursache und unter **idiopathischen Epilepsien** solche mit nicht erkennbaren hirnorganischen Ursachen, evtl. auch nicht bekannten Ursachen.
Typischerweise zeigen sich bei einer Epilepsie akut auftretende Anfälle, denen z. T. veränderte Verhaltensweisen oder eigenartige Empfindungen des Patienten vorausgehen (Aura), die mit einer tonischen Streckung des Körpers bei Bewußtlosigkeit, Zyanose (Blauverfärbung) und aus dem Mund fließenden Speichel beginnen, dann mit unterschiedlich lang dauernden generalisierten rhythmischen Muskelzuckungen (Kloni) einhergehen und mit einem Tiefschlaf (Terminalschlaf) enden. Diese generalisierten tonisch-klonischen Anfälle finden sich bei Kindern am häufigsten im Rahmen der sog. Fieberkrämpfe, die in der Regel mit einer günstigen Prognose einhergehen. Dennoch ist es wichtig, die Angst der Eltern, die ein solches Ereignis erstmals erleben, zu verstehen.
Daneben gibt es gerade im Kindesalter eine Vielzahl sehr unterschiedlicher epileptischer Symptome,

deren Erkennung und Einordnung sich u. U. sehr schwierig gestalten kann.
Nachfolgend werden in Anlehnung an die Klassifikation nach Doose die wichtigsten Epilepsie-Formen insbesondere in ihrem Zusammenhang mit der Entwicklung mentaler Störungen besprochen.

I. Symptomatische und Gelegenheitskrämpfe, spezifische Syndrome

a) Neugeborenenkrämpfe

Diese können aus sehr unterschiedlichen Gründen auftreten, z. B. bei zerebralen Fehlbildungen, nach hypoxisch-ischämischen Enzephalopathien, nach Hirnblutungen, nach Infektionen, bei Stoffwechselstörungen, bei Toxineinwirkung oder -entzug, genetisch und im Rahmen sog. gutartiger 5-Tage-Krämpfe. Nachuntersuchungen von Kindern mit Neugeborenenkrämpfen haben gezeigt, daß nur knapp 20% eine weitere normale Entwicklung hatten, vor allem bei nachweislich genetischen Formen und einigen Stoffwechselstörungen (mit Hypoglykämie = Unterzuckerung, Hypokalzämie = verringertem Kalziumspiegel im Blut). In ca. 50% muß nach Neugeborenenkrämpfen mit einer späteren Epilepsie gerechnet werden.

b) Posttraumatische Anfälle

können in sehr unterschiedlicher Art auftreten und sind vor allem abhängig von der zugrundeliegenden Hirnschädigung. Anfälle direkt nach einem Schädel-Hirn-Trauma (sog. Frühanfälle) haben meist eine günstige Prognose.

c) Fieberkrämpfe (s. o.)

sind die häufigsten Anfälle bei Kindern zwischen dem 1. und 6. Lebensjahr und überwiegend familiär. Bei der *unkomplizierten Form* ist die Prognose gut. Komplizierte Fieberkrämpfe sind durch Risikofaktoren gekennzeichnet; hierunter fallen beispielsweise Zeichen einer zerebralen Vorschädigung, langdauernde Krämpfe (über 15 Minuten), häufigere (insgesamt mehr als drei) Krämpfe sowie Lähmungen oder EEG-Veränderungen nach einem Anfall. Das Risiko einer Epilepsieentwicklung liegt nach einfachen Fieberkrämpfen bei ca. 2%; bei komplizierten Fieberkrämpfen beträgt es – in Abhängigkeit von der Ursache – etwa 20%. Bei Fieberkrämpfen von mehr als 30 Minuten Dauer wird ein Zusammenhang mit der Hippokampussklerose vermutet.

II. Epilepsien mit primär generalisierten Anfällen

Bei den primär generalisierten Epilepsien werden viele unterschiedliche Formen differenziert. Die **tonisch-klonischen Anfälle** werden in ihrem typischen Ablauf am Beginn dieses Paragraphen dargestellt.
Unter **Myoklonien** versteht man kurze, irreguläre Körperzuckungen, die bei Epilepsien mit gleichzeitigen Entladungen im EEG einhergehen.
Absencen sind kurze (wenige Sekunden dauernde) geistige Abwesenheiten, evtl. nur an einem starren Blick, Zucken der Lider oder Verdrehen der Augäpfel erkennbar. Im EEG findet sich in allen Ableitungen ein typisches Muster von 3/Sek. spike-wave-Entladungen. Die Kinder haben meist keine schweren mentalen Störungen; allerdings kann sich die Epilepsie im Laufe des Lebens zunehmend verschlechtern. Nach dem 10. Lebensjahr können besonders morgendliche Myoklonien mit und ohne große generalisierte Anfälle auftreten. Auslöser sind nicht selten Schlafmangel und Flackerlicht (Disco-Besuche!).

III. Epilepsien mit Anfällen fokalen oder multifokalen Ursprungs

Bei herdförmigen Epilepsien können die Zuckungen an einer Extremität, z. B. einer Hand beginnen und sich entsprechend dem „Homunkulus" der motorischen Großhirnrinde ausbreiten („march of convulsion" nach Jackson, vgl. Abb. 2.3). Ohne Bewußtseinsstörung spricht man von **einfachen**, mit Bewußtseinsstörung von **komplexen fokalen (Partial-) Anfällen**. Immer muß hierbei an eine organische Ursache, z. B. einen Tumor, gedacht werden.

Komplexe Partialanfälle bei Frontallappenepilepsie (vom Stirnlappen ausgehender Epilepsie) werden sowohl bei normal entwickelten als auch entwicklungsgestörten Kindern zu selten diagnostiziert, da häufig keine oder nur sehr diskrete EEG-Veränderungen nachweisbar sind. Typische Symptome sind

- abrupter Beginn, evtl. aus dem Schlaf heraus,
- akute Stereotypien,
- emotionale Symptome,
- lautes Schreien,
- vegetative Symptome.

In der Regel besteht keine postiktale (nach dem Anfall auftretende) Verwirrtheit, die Symptome können psychogenen Anfällen (☞ 8.14.4) sehr ähnlich sein. Gegebenenfalls muß die Diagnose ex juvantibus (d. h. aus der Wirksamkeit der Behandlung) durch

Gabe von Antikonvulsiva (Epilepsiemedikamente wie z. B. Carbamazepin) erfolgen. Komplexe Partialanfälle neigen zu einer Progredienz mit zunehmender Sklerose (Vernarbung) im Hippocampus-Bereich, die oft mit Persönlichkeitsstörungen verbunden ist. Hierbei muß dann u. U. an spezifische Diagnostik, z. B. mit invasiven Elektroden, und an epilepsiechirurgische Maßnahmen gedacht werden.
Fokale Epilepsien bei hirnorganischen Grunderkrankungen, z. B. dem STURGE-WEBER-Syndrom (☞ 8.4), zeigen eine Tendenz zu immer schwereren Anfällen und müssen sehr konsequent medikamentös, u. U. auch epilepsiechirurgisch behandelt werden.

WEST-Syndrom = BNS-Anfälle

Hierbei kommt es meist zwischen dem 2. und 8. Lebensmonat plötzlich, ohne äußere Einwirkung, zu blitzartigen Zuckungen mit anschließenden tonischen Streck- oder Beugemustern für wenige Sekunden, oft mit anschließendem Weinen oder Umdämmerung. Der klassische BNS-Ablauf mit **b**litzartigen **N**ick- und anschließenden **S**alaam (mohammedanischer Gruß)-Bewegungen zeigt sich nur selten. Im EEG finden sich bei diesen Kindern kontinuierliche schwere Veränderungen mit multifokalen hypersynchronen Wellen, eine **Hypsarrhythmie**. In 90% besteht eine psychomotorische Entwicklungsverzögerung; sehr häufig lassen sich auch unterschiedliche hirnorganische ZNS-Veränderungen nachweisen, z. B. Rindenfehlbildungen, hypoxisch-ischämische, infektiöse oder stoffwechselbedingte Störungen. Man spricht beim WEST-Syndrom auch von einer **altersgebundenen epileptischen Enzephalopathie**. Die Prognose ist insgesamt nicht gut, hängt aber entscheidend von einer frühzeitigen und intensiven Therapie ab. Idiopathische Formen haben eine insgesamt günstigere Prognose als symptomatische Formen. Entscheidend ist, daß durch die medikamentöse Therapie, z. B. mit ACTH, Dexamethason, Valproat, Vigabatrin frühzeitig die Hypsarrhythmie beseitigt werden kann.
Das **LENNOX-GASTAUT-Syndrom** ist eine schwere Mischepilepsie mit Myoklonien, Sturzanfällen und großen generalisierten Anfällen bei Kleinkindern und geht praktisch immer mit einer schweren allgemeinen Entwicklungsstörung einher.
Häufigste Form einer fokalen Epilepsie im Kindesalter sind die **zentro-temporalen sharp-wave-Anfälle (ROLANDO-Epilepsie)**. Zwischen dem 2. und 12. Lebensjahr kommt es meist in den frühen Morgenstunden oder beim Einschlafen zu anfangs einseitigen, später z. T. generalisierten Anfällen, oft mit erhaltenem Bewußtsein, z. T. mit akuter Aphasie (Sprachstörung). Viele der Kinder haben eine normale Entwicklung, gehäuft finden sich jedoch Kinder mit motorischen Koordinationsstörungen, Teilleistungsstörungen und Verhaltensauffälligkeiten. Das EEG zeigt bei normalem Grundrhythmus (vgl. 4.2) besonders in der Einschlafphase typische fünfgipfelige zentro-temporale sharp-waves (spitzzackige Potentiale über dem vorderen Schläfenlappen). Ursächlich haben sich bei familiären Formen molekulargenetische Veränderungen der neuronalen Ionenkanäle, vor allem des nikotinischen Acetylcholinrezeptors und des neuronalen Na^+-Kanals in der Nervenzellmembran nachweisen lassen. Da die Anfälle selten auftreten und die Prognose günstig ist, kann häufig auf eine medikamentöse Therapie verzichtet werden. Andererseits gibt es auch schwere Verläufe mit schlechter Prognose.
Beim **ESES- und LANDAU-KLEFFNER-Syndrom** handelt es sich um progrediente Entwicklungsstörungen bei Klein- und Schulkindern, vor allem im Bereich der aktiven Sprache, der mental-kognitiven Entwicklung und des Hörverständnisses, oft zusammen mit komplexen anderen motorischen und sensorischen Defiziten. Nicht selten ist die primäre Verdachtsdiagnose eine Taubheit. Es werden sowohl allmähliche als auch plötzliche Verschlechterungen der aktiven Sprache, z. B. nach einem zerebralen Anfall, beobachtet. Besonders scheint die zentrale Sprachdifferenzierung betroffen zu sein, wohingegen die visuoverbale Sprache (das Leseverständnis) noch gut erhalten bleiben kann. Nicht selten sind beide Krankheitsbilder mit Verhaltensproblemen vergesellschaftet, so daß differentialdiagnostisch auch an Autismus oder Psychose gedacht werden muß. Beim ESES-Syndrom dominiert mehr die mental-kognitive Beeinträchtigung, während beim LANDAU-KLEFFNER-Syndrom die Sprachstörung im Vordergrund steht. Bei beiden Krankheitsbildern korreliert die hypersynchrone Aktivität im EEG nicht mit der klinischen Symptomatik. Beim ESES-Syndrom kommt es vor allem während des non-REM-Schlafes zu multifokalen ausgeprägten hypersynchronen Aktivitäten oder kontinuierlichen spike-wave-Aktivitäten, die evtl. beidseits im Schläfenlappen betont sein können. Morphologische Hirnveränderungen wurden nicht beschrieben, jedoch werden z. T. auch zerebrale Gefäßveränderungen vermutet. Die Prognose ist insgesamt nicht günstig. Durch gezielte medikamentöse antikonvulsive Behandlung, z. B. mit Sultiam evtl. in Kombination mit Clobazam, mit Kortikoiden, Val-

proat oder Carbamazepin, selten auch durch epilepsie-chirurgische Maßnahmen, kann es vor allem zu einer Verbesserung der Sprachfähigkeit kommen.
Der Begriff „benigne" Epilepsie gilt nur in bezug auf die Anfallsprognose, nicht jedoch in bezug auf die Gesamtprognose, insbesondere auch die mentale Entwicklung.
Umfangreiche psychologische Untersuchungen bei Patienten mit Epilepsie haben gezeigt, daß es keine typische „epileptische Persönlichkeit" gibt. Wesensänderungen bei Menschen mit Epilepsien können durch

- genetische Faktoren,
- primäre Hirnschädigung,
- psychoreaktive Störungen,
- medikamentöse Effekte und
- anfallsbedingte Hirnfolgeschäden, z. B. Hippokampus-Sklerose, erklärt werden.

8.14.4 Nicht-epileptische Anfälle

Immer muß bei anfallsartigen Zuständen auch an nicht-zerebrale bzw. nicht hirnelektrische Ursachen gedacht werden. Wichtige differentialdiagnostische Überlegungen können sein:

- Apnoen (Atempausen)
- Stoffwechselstörungen, z. B. Hypoglykämie, Hypokalzämie; ein verringerter Kalziumspiegel im Blut kann beispielsweise durch übermäßige Atmung (z. B. bei Aufregung) zustande kommen und zu Muskelkrämpfen (Tetanien) führen
- Hypotone Blutdruckregulationsstörungen = vasovagale Synkope
- Respiratorische Affektsynkope („Wegschreien")
- Herzrhythmusstörungen
- Intoxikation
- Zerebrale Durchblutungsstörungen
- Anfallsartiger Schwindel
- Migräne
- Psychogene Anfälle mit z. T. bizarren Symptomen, meist nur bei Anwesenheit anderer Personen und ohne Verletzungen. Leider gibt es nicht selten psychogene Anfälle auch bei Patienten mit definitiver Epilepsie
- Tic-Syndrome (☞ 7.1.3)
- Schlafstörungen (☞ 9.7).

Entscheidend für die Abgrenzung dieser Anfallstypen von echten zerebralen Anfällen sind vor allem die möglichst genaue Anamnese, insbesondere durch Beschreibung der beobachteten Anfälle oder, noch besser, durch Anfallsregistrierung (z. B. mittels Videokamera), und die korrekte EEG-Ableitung. Zusätzlich sollten bei jedem Patienten eine EKG-Ableitung, Blutdruckmessung an Armen und Beinen, evtl. ein SCHELLONG-Test (Messung von Puls, Blutdruck und EKG in Ruhe sowie bei Steh- bzw. Kniebeugenbelastung) und eine Bestimmung von Blutzucker und Kalzium im Serum erfolgen. Oft ist eine differenzierte psychologische Untersuchung sinnvoll.

8.14.5 Therapie der Epilepsien

Viele Epilepsieformen können durch eine konsequente, regelmäßige Medikamentenbehandlung in bezug auf die Anfallsfrequenz entweder geheilt oder deutlich gebessert werden. Allerdings ist nicht die möglichst vollständige Reduktion der Anfälle, sondern die Verbesserung der Lebensqualität oberstes Ziel einer Behandlung. Dies gilt vor allem auch für behinderte Patienten, die durch Medikamenten-Nebenwirkungen evtl. erhebliche Beeinträchtigungen erfahren können. Prinzipiell sollte nur dann an eine medikamentöse Behandlung gedacht werden, wenn mehr als zwei sichere Anfälle innerhalb von 6 Monaten aufgetreten sind. So ist bei sog. benignen Partialanfällen, die sich von selbst zurückbilden, eine Therapie nicht unbedingt notwendig. Aufgrund der Erkennung von Zusammenhängen mentaler Entwicklungsauffälligkeiten mit erhöhter zerebraler Anfallsbereitschaft im EEG, z. B. bei der ROLANDO-Epilepsie, insbesondere aber beim ESES- und LANDAU-KLEFFNER-Syndrom, muß aber umgekehrt überlegt werden, ob in bestimmten Fällen auch ohne erkennbare Anfälle eine antikonvulsive Therapie empfohlen werden sollte. Dies kann vor allem dann indiziert sein, wenn im Schlaf ausgeprägte hypersynchrone Aktivität nachweisbar ist.
Die wichtigsten Medikamente zur Epilepsiebehandlung sind:

- Phenobarbital (Luminal®, Luminaletten®, Phenaemal®, Phenaemaletten®)
- Carbamazepin (Timonil®, Tegretal®, Sirtal®)
- Oxcarbazepin (Trileptal®)
- Valproat (Ergenyl®, Orfiril®)
- Ethosuximid (Petnidan®, Suxinutin®)
- Clonazepam (Rivotril®)
- Clobazam (Frisium®)
- Hydantoin (Zentropil®, Phenhydan®, Epanutin®)
- Sultiam (Ospolot®)
- Vigabatrin (Sabril®)

- Lamotrigen (Lamictal®)
- Brom (Dibro®)
- Felbamat (Taloxa®)
- Topiramat (Topamax®).

Tendenziell werden immer mehr Medikamente ohne sedierende, muskelrelaxierende und aktivitätshemmende Nebenwirkungen (wie sie Phenobarbital und Clonazepam haben) eingesetzt. Besonders die Behandlung mit Carbamazepin, Valproat, bedingt auch mit Vigabatrin und Lamotrigen kann evtl. zu einer Verbesserung verschiedener Verhaltensmerkmale wie Aufmerksamkeitsspanne, Konzentration, Ausgeglichenheit und sozialer Reaktivität führen.
Bei unzureichender Beeinflußbarkeit durch Medikamente sollte rechtzeitig an epilepsiechirurgische Eingriffe gedacht werden. Dies gilt vor allem bei eindeutigen hirnorganischen Veränderungen, z. B. einem STURGE-WEBER-Syndrom (☞ 8.4). Aber auch bei schweren kryptogenen Epilepsien können mit verschiedenen Operationen, z. B. einer Balkendurchtrennung, Verbesserungen erzielt werden. Weitere Maßnahmen wie z. B. spezielle Diäten oder bio-feedback-Methoden können im Einzelfall diskutiert werden, spielen aber eine untergeordnete Rolle [1, 5, 27, 48, 52].

8.15 Autismus

Basissymptome für die Diagnose Autismus sind Störungen der sozialen Interaktion, der sprachlichen und nichtsprachlichen Kommunikation, der normalen Variabilität von Verhalten sowie umschriebene Lernstörungen. Typische Symptome dabei sind fehlender Blickkontakt, fehlende sprachliche Äußerungen, evtl. Echolalie, eingegrenzte Interessen, stereotype Körperbewegungen, fehlender Zeitbegriff, Schlafstörung, Autoaggression, hyperkinetisches Verhalten und fehlende Lernbereitschaft bei z. T. aber guten visuellen und visuomotorischen Fähigkeiten.
Man unterscheidet

- die **frühinfantile Form KANNER** mit einer Häufigkeit von 1 : 1000 und einer Bevorzugung des männlichen Geschlechts von 3 : 1 und
- die **autistische Psychopathie ASPERGER** mit einer Häufigkeit von 2–4 : 10000 und einer Bevorzugung des männlichen Geschlechts von 10 : 1.

Ursachen und Entstehung des Autismus sind unklar; sicher handelt es sich nicht um ein einheitliches Krankheitsbild. Dennoch besteht eine hohe Übereinstimmung bei monozygoten („eineiigen") Zwillingen, das Risiko für Geschwister ist 50–100fach erhöht. Neuerdings werden molekulargenetische Veränderungen im langen Arm von Chromosom 7, aber auch Virusinfektionen in der Gravidität als die wesentliche Ursache vermutet. Es werden sehr unterschiedliche Funktionsstörungen des zentralen Nervensystems diskutiert, z. B.

- Veränderungen im limbischen System
- Imbalancen im dopaminergen System (☞ auch 2.4)
- Imbalance der Endorphine (Endorphine = körpereigene Peptide, die mit Opiatrezeptoren reagieren und dementsprechend schmerzblockierend und stimmungshebend wirken)
- Funktionsstörung der Glia
- Gestörte Zytoarchitektur des Großhirns
- Anlagestörung im oberen Kleinhirnwurm

Neben den sehr vielfältigen organischen Störungen werden aber auch zusätzlich psycho-soziale und emotionale Belastungen als Erklärung für autistische Verhaltensweisen herangezogen.
Bei der frühinfantilen Form lassen sich mit den heute zur Verfügung stehenden diagnostischen Methoden in ca. 40% definierbare Erkrankungen, z. B. Hirnanlagestörungen wie Rindenfehlbildungen, primärer Mikrozephalus, Balkenagenesien, genetische Störungen wie das Fragile X-Syndrom (☞ 8.3), neurokutane Syndrome (☞ 8.4), Stoffwechselstörungen, Epilepsiesyndrome wie das ESES- und das LANDAU-KLEFFNER-Syndrom sowie spezifische Toxinschädigungen (Blei) nachweisen. In weiteren 50% können gravierende Hirnfunktionsstörungen festgestellt werden, davon in 70–90% mental-kognitive Störungen, in 30–40% eine erhöhte zerebrale Anfallsbereitschaft, in 20% meist zentrale Hörstörungen und in 10–20% Sehstörungen. Darüber hinaus werden häufig Störungen der Groß- und Feinmotorik, der Visuomotorik, der Tast- und Gleichgewichtsfunktionen sowie weitere Teilleistungsstörungen festgestellt.
Nach der amerikanischen Diagnoseklassifikation DSM-III-R von 1987 gelten für den Autismus folgende *diagnostische Kriterien*:

- Beginn während der frühen Kindheit (1. und 2. Lebensjahr)
- Qualitative Störung der sozialen Interaktion in folgenden Bereichen:
  - Mangelnde Fähigkeit, an andere zu denken
  - Mangelnde Suche nach Entspannung unter Belastung

- Gestörte Nachahmung
- Gestörtes Sozialverhalten, z. B. die Unfähigkeit, mit Gleichaltrigen Freundschaft zu schließen
- Qualitative Störung der verbalen und nichtverbalen Kommunikation
- Keine adäquate Mimik und Gestik, fehlende oder inadäquate Sprache
- Abnorme nonverbale Kommunikation, kein Auge-Auge-Kontakt
- Kein Rollenspiel, kein Interesse an Geschichten, keine Phantasie
- Ausgeprägte Sprechanomalien, z. B. bei Intonation, Rhythmus, Wortproduktion
- Sprachauffälligkeiten mit Stereotypien und Echolalien
- Unfähigkeit, eine Konversation mit anderen zu führen
- Deutlich eingeschränktes Repertoire an Aktivitäten und Interessen
- Gleichförmige Körperbewegungen, z. B. Händeflattern, Drehen, fortdauernde Beschäftigung mit einzelnen Teilen
- Ausgeprägte Irritation durch Umgebungsänderung
- Insistieren auf unsinnigen Details
- Sehr eingeengtes Interesse an einzelnen Themen.

Von den 16 Items sollten für die Diagnose eines Autismus mindestens 8 erfüllt sein.
Bei der *Diagnostik* stehen wie üblich die Anamnese, die Verhaltensbeobachtung und die klinische Untersuchung des Kindes im Vordergrund. Man sollte bei eindeutiger klinischer Symptomatik zumindest ein EEG mit Einschlafen, eine Hörtestung, einen Sehtest mit Gesichtsfeldbestimmung, eine Chromosomenanalyse einschl. der Molekulargenetik auf Fragiles X-Syndrom (☞ 8.3, 10.5.2), eine Kernspintomographie, Untersuchungen auf organische Säuren im Urin sowie eine Laktatbestimmung im Serum und im Liquor (☞ 8.6.4) durchführen.
Bei der psychologischen Diagnostik sollten primär die üblichen Entwicklungs- und Intelligenztests eingesetzt werden, die gerade bei autistischen Verhaltensstörungen jedoch sehr unterschiedliche Ergebnisse aufweisen. Weitere psychologische Tests werden im Kapitel 12 besprochen.
Therapeutisch sollten bei autistischen Störungen spezifische Maßnahmen in der Regel nur bei nachgewiesener Indikation eingesetzt werden, z. B. Diät bei angeborener Stoffwechselstörung oder Antiepileptika bei nachgewiesener Epilepsie. Bei den meisten Patienten ist eine spezifische medizinische Therapie nicht möglich. Hier sollte die *Betreuung* durch ein spezialisiertes, interdisziplinäres Team stattfinden, bei dem die Individualität des Patienten und seiner Familie in ausreichendem Maße berücksichtigt werden kann.
Im Vordergrund stehen familienorientierte praktische Hilfen mit einer Strukturierung von Umgebung und Tagesablauf,

- einer Kontinuität der Bezugspersonen und des Aufenthaltsortes,
- einer Vermeidung abrupter Veränderungen,
- regelmäßiger körperlicher Aktivierung, z. B. durch sportliche Betätigung im Freien,
- Förderung spezifischer Interessen, z. B. Musik, Malen, Basteln,
- Aufzeigung langfristiger Perspektiven.

Wichtig sind darüber hinaus vor allem psychologische Maßnahmen wie unterstützende Psychotherapie für die Patienten und ihre Eltern, evtl. auch eine Familientherapie, sowie verhaltenstherapeutische Maßnahmen mit Aneignung spezieller Kommunikationsmethoden. Bei einzelnen Patienten konnte mit der „gestützten Kommunikation" eine deutliche Verbesserung der Lebensqualität erreicht werden. Eine abschließende Bewertung dieser aufwendigen Methode ist aber noch nicht möglich.
Eine Vielzahl verschiedener *Medikamente* wird bei autistischen Verhaltensstörungen immer wieder eingesetzt, z. B.

- Vitamin-B-Komplex, vor allem Vitamin B_6 hochdosiert, sowie Folsäure,
- Magnesium
- Neuroleptika, z. B. Haloperidol
- Antidepressiva, z. B. Clomipramin und Lithium
- Antiepileptika wie Carbamazepin, Valproat oder Lamotrigen
- Flufenramin, Naltrexon.

Die Wirksamkeit ist in der Regel begrenzt. Benzodiazepine, z. B. Diazepam, haben oft einen paradoxen und eher negativen Effekt. Behandlungsversuche mit dem Hormon Sekretin haben keine Verbesserung gebracht.
Die Prognose des Autismus ist sehr von der IQ-Entwicklung abhängig. Bei einem IQ <50 vor dem 8. Lebensjahr ist die Prognose schlecht, bei einem IQ >70 vor dem 8. Lebensjahr eher günstig.
Die Langzeitprognose des frühkindlichen Autismus ist relativ ungünstig:

- 60% der Betroffenen sind langfristig vollständig auf fremde Hilfe angewiesen,
- 25% machen kontinuierliche Fortschritte und werden teilweise selbständig,
- 10–20% verschlechtern sich in der Adoleszenz,
- 10% werden überwiegend selbständig und
- nur 5% werden auf Dauer geheilt.

Die **autistische Psychopathie** ASPERGER wird als Störung der sozialen Interaktion mit Pedanterie, eingeengtem Interesse, Sprach- und Sprechproblemen sowie Auffälligkeiten in der nichtverbalen Kommunikation (z. B. Mimik, Körperbewegung und Verhalten) bei normaler bis überdurchschnittlicher Intelligenz definiert.
Unter **elektivem Mutismus** versteht man Verhaltensstörungen, bei denen der Patient nur mit bestimmten Personen und unter besonderen äußeren Bedingungen spricht. Oft bestehen zusätzliche Sprech- und Sprachprobleme, z. T. auch in Form von Teilleistungsstörungen. In der Familienanamnese finden sich gehäuft psychiatrische Erkrankungen.
Kindliche Schizophrenien müssen z. T. von autistischen Verhaltensstörungen abgegrenzt werden. Sie sind insgesamt sehr selten; katatone Formen mit motorischer Erregung oder Erstarrung können jedoch schon ab dem 5. Lebensjahr auftreten. Hierbei kommt es zu schweren Störungen im Denkablauf und im affektiven Verhalten mit Illusionen, Halluzinationen und gestörter Emotionalität.
Alle autistischen Krankheitsbilder sind langfristig in kinder- und jugendpsychiatrischen Spezialeinrichtungen zu betreuen [2, 7, 12, 31, 46].

8.16 Das hyperkinetische Syndrom

Vermehrte motorische Unruhe ist vor allem im Kleinkindesalter ein physiologisches Symptom. Dennoch hat sich in den vergangenen Jahrzehnten gezeigt, daß es neben der kindertypischen, sehr variablen Bewegungsunruhe ein Störungsbild gibt, das zunehmend als eigenständiges Krankheitsbild abgegrenzt wird. Bereits vor 150 Jahren wurde es eindrucksvoll von dem Frankfurter Psychiater H. HOFFMANN als **Zappelphilipp** beschrieben. Seither werden sehr unterschiedliche Bezeichnungen hierfür eingesetzt; u. a. wurde der Begriff des „minimal (bzw. minor) brain defect"-Syndroms oder der **minimalen** (oder minor) **cerebralen Dysfunktion** (MCD) geprägt. Aus verschiedenen Gründen sollen diese Begriffe nicht mehr verwendet werden. In der Schweiz spricht man u. a. auch aus versicherungstechnischen Gründen vom **psychoorganischen Syndrom** des Kindesalters, in den USA häufig vom **attention-deficit-syndrome** (ADS), in England u. U. von clumsiness. Die amerikanische Diagnoseklassifikation DSM IV spricht überwiegend von einer Aufmerksamkeits- und Hyperaktivitätsstörung, während die ICD 10 die Hypermotorik im Vordergrund sieht. Seit vielen Jahren wird das **hyperkinetische Syndrom** am besten mittels der standardisierten Verhaltenseinschätzung im CONNERS-Fragebogen beurteilt (☞ 12.3.2): Hierbei bewerten verschiedene Kontaktpersonen des Kindes zehn Items (Merkmale) mit Punkten zwischen 0 und 3. Bei mehr als 15 Punkten spricht man von einem hyperkinetischen Syndrom, wobei die Unterscheidung, was als noch normal und was als sicher pathologisch anzusehen ist, oft ausgesprochen schwierig sein kann. Demnach wird auch die Häufigkeit bei Kindern zwischen 5 und 15 Jahren sehr unterschiedlich, z. B. zwischen 1–20% (!) angegeben. In größeren deutschen Studien werden 4,2% nach dem 5. Lebensjahr gefunden, wobei die Jungen deutlich überwiegen.
Die *Ursachen* für ein hyperkinetisches Syndrom sind sehr komplex: Sicher besteht oftmals eine eindeutige genetische Komponente, die sich u. a. auch in Zwillingsstudien hat nachweisen lassen. Bei einigen Kindern konnten hirnorganische Schädigungen, z. B. ein Zustand nach ZNS-Infektion, nach Frühgeburt, Intoxikation oder Stoffwechselstörung festgestellt werden. So werden als hirnorganische Erklärungsmodelle Funktionsstörungen im frontalen Kortex (Rinde des Stirnhirns), im Dienzephalon (Zwischenhirn) bzw. im Corpus callosum (Balken) wie neuronale Verknüpfungsstörungen, Neurotransmitterstörungen und neuroimmunologische Störungen vermutet. Daneben spielen bei einem großen Teil der Kinder psycho-soziale Probleme eine wesentliche Rolle, die oft mit ungünstigen familiären Situationen in Zusammenhang stehen.
In einem Teil der Fälle sind *Auffälligkeiten* schon in der Frühschwangerschaft nachzuweisen. Bei vielen Kindern bestanden vorzeitige Wehen, und es mußten Tokolytika (wehenhemmende Medikamente) gegeben werden; häufig gab es leichtere Komplikationen vor, unter und nach der Geburt. Ca. 60% der Kinder waren als Säuglinge auffällig, überwiegend durch vermehrtes Schreien und Bewegungsunruhe, gegebenenfalls aber auch durch auffallende Bewegungs-

armut, als sog. „pflegeleichte" Säuglinge. Bei vielen Kindern lassen sich Störungen der emotionalen und sozialen Entwicklung und Ernährungsstörungen nachweisen. Häufig ist die Sprachentwicklung sowohl expressiv als auch rezeptiv gestört. Die Kinder sind stark unfallgefährdet, fallen durch expansive, oft ziellose Verhaltensweisen, eine hohe Ablenkbarkeit, Störungen der Groß- und Feinmotorik sowie mangelnde Impulskontrolle auf. Sie zeigen verminderte Frustrationstoleranz, Ich-Schwäche, Kontaktschwäche und vermehrtes Vermeidungsverhalten. Sie können sich häufig nicht an Regeln binden, wollen nicht schmusen, zeigen eine vermehrte Reizbarkeit und können Wesentliches von Unwesentlichem nicht unterscheiden. Verbal sind sie oft wesentlich besser als bei schriftlichen Aufgaben; in der Schulklasse spielen sie häufig den „Klassenkasper". Bei 15–30% der Kinder mit hyperkinetischem Syndrom lassen sich Teilleistungsstörungen (☞ 8.17) feststellen, die durch die Unruhe z. T. wesentlich verstärkt werden. Bei den Müttern der Kinder bestehen häufig z. T. unbewußte Schuldgefühle, bei den Vätern eine erhöhte Ablehnungsrate.

Bei differenzierter neurologischer Untersuchung, z. B. nach TOUWEN, finden sich vermehrt neurologische Auffälligkeiten (Dyspraxien), darüber hinaus oft diskrete Dysmorphiesyndrome. Sehr häufig besteht bei den Kindern eine chronische Schlafstörung, z. B. durch eine Obstruktion der oberen Luftwege infolge vergrößerter Adenoide. Nicht selten finden sich eine Allergiedisposition, eine Beeinträchtigung der Sehschärfe (Visus) und eine Hörstörung. In 15–40% lassen sich, vor allem in der Einschlafphase, EEG-Veränderungen wie ein zentro-temporaler sharp-wave-Fokus (ROLANDO-Fokus, ☞ 8.14.3) nachweisen. Auch bei den visuell und akustisch evozierten Potentialen (☞ 4.4.2) und in der zerebralen Bildgebung lassen sich in Einzelfällen Veränderungen feststellen. Ferner kommen Abweichungen der Leberwerte und der organischen Säuren vor. Bei der psychologischen Beurteilung von Kindern mit hyperkinetischem Syndrom muß zum einen eine IQ-Bestimmung stattfinden. Nicht wenige der Kinder werden chronisch über-, evtl. auch unterfordert und zeigen deshalb die Verhaltensauffälligkeiten. Außerdem sind differenzierte Überprüfungen des Schulleistungsstandes und eine Untersuchung auf Teilleistungsstörungen notwendig.

Differentialdiagnostisch muß bei jedem Kind mit vermehrter Unruhe an eine Normvariante gedacht werden; dies gilt vor allem für Säuglinge und Kleinkinder. Andererseits führt eine Vielzahl vor allem hirnorganischer Erkrankungen, zu sekundären Verhaltensstörungen (Epilepsie, zerebrale Fehlbildungen, Hydrozephalus, Medikamentennebenwirkungen usw.) Ganz wichtig ist die Feststellung einer intellektuellen Minderbegabung. Aber auch emotionale Spannungen oder eine psychische Vernachlässigung können Unruhezustände erklären.

Bei manchen als hyperkinetisch bezeichneten Kindern sollte auch an positive, sinngebende Gründe für gerade diese Art von Verhaltensauffälligkeit gedacht werden: Vielleicht benötigen sie die körperliche Unruhe, um ihr Unwohlsein in der Familiensituation auszudrücken, oder können durch ihre auffälligen Verhaltensweisen andere eigene oder familiäre Probleme überdecken.

Es gibt keine monokausale *Behandlung des hyperkinetischen Syndroms*, immer müssen mehrdimensionale Strategien und immer eine psychotherapeutische Stützung der Familie eingesetzt werden. Primär kann durch verhaltenstherapeutische Maßnahmen eine Besserung versucht werden. Erwünschtes Verhalten wird dabei durch positive Verstärkung wie Lob und vermehrte Aufmerksamkeit beantwortet; bei negativen Verhaltensmustern sollten klare Absprachen zu den Konsequenzen getroffen werden (z. B. „time out" beim Ausrasten). Es sollten Ziele definiert werden, die in kleinen Schritten angegangen werden. Es können Entspannungsübungen und autogenes Training versucht werden, evtl. Musiktherapie, Psychomotorik, sensorische Integration (☞ 15.2) oder bestimmte Sportarten (z. B. fernöstliche Kampfsportarten, aber auch andere Mannschaftssportarten). Ganz wichtig ist eine Elternberatung, die vor allem die Akzeptanz des Kindes mit seinen Symptomen sowie eine Entlastung von Schuldgefühlen zum Ziel haben sollte. Aber auch Lehrer und Erzieher sollten in eine Beratung mit einbezogen werden, damit sie das Kind nicht als Störobjekt, sondern als besonders hilfsbedürftige Person betrachten. Dabei können konkrete Richtlinien zum Umgang mit einem betroffenen Kind vermittelt werden: So kann es häufig positiv angesprochen werden und kleine Aufgaben übertragen bekommen; außerdem können Krisenbewältigungsstrategien besprochen werden. Durch spezielle Maßnahmen im Unterricht, z. B. vermehrte körperliche Betätigung („bewegte Schule") können hyperkinetische Kinder positiv beeinflußt werden; ggf. kann in Schulen mit spezieller Pädagogik, z. B. der MONTESSORI-Pädagogik (☞ 16.2), ein positiver Einfluß ausgeübt werden. Wichtig ist eine genaue Ernährungs-

anamnese, ggf. die Vermeidung von Schokolade, Soja, Kuhmilch, Eiern und fast food.
Es gibt viele Erfahrungsberichte über die Auswirkung spezieller Diäten bei kindlicher Hyperaktivität, z. B. eine Diät nach FEINGOLD, phosphatarme Diät, eine allergenarme Oligodiät nach EGGERT, Vermeidung von Konservierungs- und Farbstoffen usw. (☞ 17.4). Eine objektiv nachweisbare Wirkung läßt sich nur in seltenen Fällen erkennen; oft bewirkt die Einleitung diätetischer Maßnahmen auch Änderungen des elterlichen Verhaltens. Eine ganz konsequente Einhaltung der vorgeschriebenen Diäten ist oft nicht praktikabel; eine Oligodiät wird bei nachgewiesener allergischer Veranlagung am ehesten wirksam sein. Ganz wichtig ist es, für einen ausreichenden und geregelten Nachtschlaf zu sorgen (Ruhe, Vermeidung von Reizüberflutung, frische Luft, keine zu großen abendlichen Nahrungsmengen, Behandlung vergrößerter Adenoide). Gelegentlich kann durch Verabreichung einer Tasse Bohnenkaffee am Morgen eine bessere Wachheit und damit ein ruhigeres Verhalten erreicht werden.
Seit 1937 ist bekannt, daß sog. Weckmittel, meist Amphetaminabkömmlinge wie Methylphenidat, eine deutliche Wirkung auf das hyperkinetische Verhalten haben können. Dennoch ist ihr Stellenwert umstritten; Gegner sprechen von der „chemischen Disziplinierung" und von „Pillen für den Störenfried". Ein Ansprechen ist primär nicht vorhersehbar: In 30% kommt es zu einer dramatischen Verbesserung, in ca. 30% spricht man von non-respondern. Die höhere Vigilanz führt wahrscheinlich zu einer gezielteren Aufmerksamkeit; möglicherweise spielt der Neurotransmitter Dopamin hierbei eine wesentliche Rolle. Es wird empfohlen, primär eine möglichst niedrige Dosierung von 0,2 mg/kg Methylphenidat (Ritalin®) zu wählen, die evtl. auf bis zu 1 mg/kg gesteigert werden kann. Die Wirkung sollte mit dem CONNERS-Bogen dokumentiert werden. Als Nebenwirkungen einer Stimulantientherapie können u. a. Schlafstörungen, Übelkeit, Appetitmangel, Tachykardie und arterielle Hypertonie auftreten. Kopfschmerzen, Schwindel, Tic-Symptome und eine dysphorische Verstimmung sind oft passager; Wachstumsstörung und eine Suchterzeugung sind nicht bewiesen. Bei Persistenz der Symptomatik bis ins Erwachsenenalter besteht jedoch aufgrund der primären Persönlichkeitsstörung eine erhöhte Suchtgefahr. Immer wieder sollten Auslaßversuche unternommen werden. Die Stimulantienbehandlung ist bei Psychosen und Tics, evtl. auch bei Epilepsien, Hyperthyreose und arterieller Hypertonie kontraindiziert. Evtl. ist eine Kombination mit einem Antiepileptikum, z. B. Carbamazepin, sinnvoll. Vor dem 5. Lebensjahr sollte eine Stimulantienbehandlung eine absolute Ausnahme darstellen. Medikamentöse Alternativen sind die Gabe von trizyklischen Antidepressiva, von Monoaminoxidasehemmern, von Serotoninantagonisten und von Lithium.
70% der Kinder mit hyperkinetischem Syndrom zeigen auch als Erwachsene noch Auffälligkeiten. Obwohl die Unruhe insgesamt geringer wird, neigen sie zur Impulsivität und haben häufiger Probleme mit konstanten sozialen Bindungen [2, 7, 25, 41, 45, 46, 54].

8.17 Teilleistungsstörungen

Hierunter versteht man nach A. R. LURIJA und J. GRAICHEN umschriebene Störungen sehr unterschiedlicher Hirnfunktionen, die aus dem übrigen Leistungsniveau bzw. Entwicklungsstand eines Kindes herausfallen (verschiedene Bedeutungsaspekte ☞ 12.6.2). Sicher handelt es sich nicht um eine einheitliche Krankheitsentität, die bis heute befriedigend definiert werden könnte. Oft wird bei Kindern mit allgemeinen Entwicklungsstörungen, die in unterschiedlicher Ausprägung auftreten, fälschlicherweise von Teilleistungsstörungen gesprochen. Je jünger ein Kind ist, um so weniger ist es möglich, umschriebene Hirnfunktionen eindeutig zu lokalisieren. Dennoch geht das Konzept der Teilleistungsstörung davon aus, daß Subsysteme kortikaler Funktionen isoliert beeinträchtigt sein können. Auf jeden Fall sollten diese Symptome aber von umschriebenen Leistungsausfällen, die nach anfänglich normaler Entwicklung aufgetreten sind, unterschieden werden. Hier spricht man bei erworbenen Störungen im Handlungsablauf von einer **Apraxie**, bei erworbenen Sprachstörungen von einer **Aphasie**, bei erworbenen Wahrnehmungsstörungen von einer **Agnosie** und bei erworbenen Lesestörungen von einer **Alexie**.
Ähnlich wie beim hyperkinetischen Syndrom ist die Nomenklatur des Erscheinungsbildes in der Literatur sehr unterschiedlich; vor allem mit den Bezeichnungen MCD (minor cerebral dysfunction) und ähnlichen, dem POS (psycho-organischen Syndrom) und dem ADS (attention deficit syndrome) gibt es Überschneidungen. Der Begriff einer „spezifischen Lernstörung" ist nicht ausreichend.

Im anglo-amerikanischen Schrifttum wird versucht, bei umschriebenen Entwicklungsstörungen mehrere diagnostische Kategorien zu bezeichnen (BELIND-Klassifikation):

1. Störungen von Verhalten und/oder Emotionen, z. B. Impulsivität, Aufmerksamkeitsstörung, Hyperaktivität, aggressives oder zerstörendes Verhalten, emotionale Labilität, Ungeduld, Angstsyndrome, Depressionen.
2. Lernstörungen
   Unvermögen, spezifische Lehrinhalte aufzunehmen, z. B. Lesen, Rechtschreibung, Schriftbild, Rechnen.
3. Intellektuell-kognitive Störungen
   Umschriebene Störung im Intelligenztest, z. B. Schwäche des Gedächtnisses, der rezeptiven oder expressiven Sprache (s. u.).
4. Neurologische Störungen
   Umschriebene neurologische Symptome wie beeinträchtigte motorische Koordination (clumsiness), Wahrnehmungsstörung, z. B. in Bezug auf das Hören (auditiv), das Sehen (visuell) oder den eigenen Bewegungsapparat (propriozeptiv), Störung des Zeitbegriffes und der Rechts-Links-Diskrimination.

Nach D. ESSER werden unter **Teilleistungsstörungen im engeren Sinne** Auffälligkeiten in folgenden Bereichen verstanden:

1. der Motorik im Sinne einer **motorischen Koordinationsstörung** ohne nachweisbare neurologische Erkrankung (z. B. Zerebralparese)
2. der Wahrnehmung
   Hierbei unterscheidet man **visuomotorische** und **taktil-kinästhetische Störungen**. Weitere Aussagen hierzu finden sich im Kapitel 15 „Ergotherapie"
3. der Sprech- und Sprachentwicklung
   Hierunter werden die Störung der aktiven Sprachentwicklung (**expressive Sprachstörung**) und Artikulationsstörungen sowie ein Rückstand im Sprachverständnis (**rezeptive Sprachstörung**) verstanden.
4. **Umschriebene Lese-Rechtschreibschwäche**
   Hierbei handelt es sich um eine Störung der Entwicklung der Lese- und Rechtschreibfähigkeit, die nicht durch eine allgemeine intellektuelle Beeinträchtigung oder inadäquate schulische Betreuung erklärt werden kann. Der häufig benutzte übergeordnete Begriff der **Legasthenie** (Leseschwäche) wird in den meisten Fällen ungenau eingesetzt.
5. Umschriebene **Rechenschwäche = Dyskalkulie**
6. Umschriebene Lernschwächen in anderen Bereichen, z. B. Musik, Zeichnen, Fremdsprachen.

Über die Häufigkeit von Teilleistungsstörungen gibt es in der Literatur sehr unterschiedliche Angaben, was mit der ungenauen Definition und den Problemen der Abgrenzung zur Normalität bzw. zu umschriebenen anderen Krankheiten und Störungen zusammenhängt. Eine der gründlichsten Studien in Deutschland, die Mannheimer „Kurpfalz"-Studie, geht von einer Häufigkeit von 4–5% der Kinder eines Jahrgangs aus. Weitere Ausführungen hierzu ☞ 12.6.2.

Die *Ursachen* von Teilleistungsstörungen sind vielfältig: Besonders die Lese-Rechtschreibschwäche scheint häufig genetisch determiniert zu sein; oft lassen sich bei mehreren Mitgliedern einer Familie umschriebene Störungen nur in diesem Bereich nachweisen, die sich z. T. im Sinne einer Antizipation von Generation zu Generation verstärken können. Neuerdings werden Schwächen der akustischen Verarbeitung mehr auf Chromosom 6, der visuellen Verarbeitung auf Chromosom 15 vermutet. Darüber hinaus können organische oder funktionelle Hirnstörungen (z. B. ein Hydrozephalus) die Symptomatik verstärken. Über den Einfluß von Umweltschadstoffen gibt es – ähnlich wie beim hyperkinetischen Syndrom – sehr unterschiedliche Meinungen. Neben ideologischen Erklärungsversuchen können im Einzelfall evtl. doch allergische Dispositionen, Reizüberflutung, Schlafmangel, spezifische Ernährungsstörungen oder Toxine eine Rolle spielen.

Während Störungen im Bereich der Motorik, der Wahrnehmung, der expressiven und rezeptiven Sprachentwicklung bereits im Vorschulalter erkannt werden können, lassen sich definitionsgemäß Lese-Rechtschreibstörungen und Rechenstörungen erst während der Schulzeit erkennen. Häufig haben diese Kinder aber bereits vor Schulbeginn in den genannten anderen Bereichen Auffälligkeiten gezeigt. Dennoch lassen sich aufgrund der Symptomatik im Vorschulalter nur selten dezidierte Prognosen für das Schulalter stellen.

Die *Diagnostik* der Teilleistungsstörungen sollte neben einer genauen neurologischen Untersuchung des Kindes (☞ auch Kap. 13 „Physiotherapie"), einer Untersuchung der Sprachentwicklung (☞ Kap. 14 „Logopädie") und der psychologischen Test-Diagnostik (☞ Kap. 12 „Psychologische Grundlagen") auch die Ableitung eines EEGs beinhalten. In 10–20% lassen sich bei Kindern mit Teilleistungsstörungen EEG-Veränderungen, vor allem zentro-temporale Herdbefunde (ROLANDO-Fokus) nachweisen. Dies kann als Hinweis für eine Hirnreifungsstörung bzw. eine genetische Disposition angesehen werden. Weitergehende Untersuchungen einschl. laborchemischer Analysen, zerebraler Bildgebung und evtl. Molekulargenetik sollten nur bei definierten klinischen Verdachtsmomenten stattfinden. Es gibt keine für eine Teilleistungsstörung beweisende objektive Untersuchungstechnik.

Problematisch ist bei der Beurteilung von Kindern die Beantwortung der Frage, ob „nur" eine Teilleistungs- und Konzentrationsstörung vorliegt oder ob die Diagnose einer **„Wahrnehmungs-"** oder **„intermodalen Störung"** die in Wirklichkeit vorliegende mentale Entwicklungsstörung im Sinne einer geistigen Behinderung verdrängen soll.

Die Betreuung von Kindern mit Teilleistungsstörungen ist ein typisches Beispiel für interdisziplinäre Zusammenarbeit. Nach Ausschluß anderer medizinischer Ursachen können Methoden der Krankengymnastik (BOBATH-Therapie, Psychomotorik), der Ergotherapie (sensorische Integration nach J. AYRES und F. AFFOLTER), der Logopädie, der Heilpädagogik (MONTESSORI-Pädagogik), der Sonderpädagogik und der Psychologie (z. B. nach GRAICHEN) eingesetzt werden. Leider fehlt es in allen Bereichen am eindeutigen Nachweis einer Effizienz, weswegen die Begutachtung über die Notwendigkeit verschiedener Therapiemaßnahmen z. T. erhebliche Schwierigkeiten bereiten kann.

Die Betreuung von Kindern mit Teilleistungsstörungen ist sehr stark vom Erziehungssystem und kulturellen Besonderheiten abhängig. Allein in Deutschland gibt es in den einzelnen Bundesländern unterschiedliche Konzepte und Vorgehensweisen: Während einerseits versucht wird, die Persönlichkeit der Kinder zu stabilisieren und ihre Probleme zu „umschiffen", werden andererseits spezifische Lernprogramme angeboten. Einerseits wird versucht, die Kinder in Regeleinrichtungen zu integrieren und ihre umschriebenen Schwächen, z. B. im Diktat oder Rechnen, zumindest in den ersten Schulklassen nicht zu benoten, andererseits wird versucht, frühzeitig eine sonderpädagogische Betreuung einzuleiten. Hierbei hat sich vor allem die MONTESSORI-Pädagogik bewährt; sie ist jedoch in entscheidendem Maße von äußeren Voraussetzungen (Gruppengröße, Engagement der Pädagogen und Eltern, Verständnis der Klassenkameraden) abhängig. Auf die Möglichkeit einer Finanzierung der Behandlung einer Schreib-Lese-Schwäche wegen „drohender seelischer Behinderung" durch das Jugendamt (§ 35a SGB VIII KJHG) wird in Unterkapitel 18.5 eingegangen.

Die *Prognose* von Kindern mit Teilleistungsstörungen ist sehr unterschiedlich: Es gibt Beispiele von guter Integration und Kompensation vorhandener Probleme, z. T. mit später überdurchschnittlichen Leistungen. Bei einem großen Teil der Betroffenen ist die Entwicklung jedoch weniger günstig; sie haben lebenslange soziale Schwierigkeiten, z. B. in Beruf und Familie, und häufiger psychiatrische Auffälligkeiten [2, 25, 28, 41, 45, 46, 77, 90, 96, 101, 127].

Häufige Erkrankungen und Probleme im Zusammenhang mit Entwicklungsstörungen

9

H.-M. Strassburg

Inhalt

9.1	**Sehstörungen und damit verbundene Erkrankungen**	138
9.1.1	Zentrale Sehstörungen	138
9.1.2	Schielen	139
9.1.3	Katarakte	139
9.1.4	Andere Augenerkrankungen	139
9.2	**Hörstörungen und damit verbundene Erkrankungen**	140
9.2.1	Früherkennung von Hörstörungen	140
9.2.2	Innenohrschäden	140
9.2.3	Mittelohrfunktionsstörungen	140
9.2.4	Therapiemöglichkeiten bei Hörstörungen	141
9.3	**Zähne und Gebiß bei Kindern mit Entwicklungsstörungen**	142
9.4	**Der gastro-ösophageale Reflux**	142
9.5	**Enuresis (Einnässen)**	144
9.6	**Obstipation (Stuhlverstopfung)**	145
9.7	**Schlafstörungen**	146
9.8	**Hüftgelenkserkrankungen**	147
9.9	**Andere Organbeteiligungen**	148
9.9.1	Atemorgane	148
9.9.2	Herz	148
9.9.3	Bauchorgane	148
9.9.4	Harn- und Geschlechtsorgane	149
9.9.5	Skelett	149
9.9.6	Haut	150
9.9.7	Infektanfälligkeit, Schmerzen	150
9.10	**Kindesmißhandlung**	151
9.11	**Sexualverhalten bei Kindern und Jugendlichen mit Entwicklungsstörungen**	152
9.12	**Linkshändigkeit**	153
9.13	**Hochbegabung**	154

9.1 Sehstörungen und damit verbundene Erkrankungen

Sehstörungen sind häufig und in sehr unterschiedlicher Form mit Entwicklungsstörungen assoziiert. Insgesamt sind mehr als 750 Erkrankungen mit Mehrfachbehinderung und Sehschädigung bisher beschrieben worden. Das mehrfachbehindert-sehgeschädigte Kind kann als typisches Beispiel für schwere Mehrfachbehinderungen angesehen werden. Ca. 10% aller Kinder mit geistiger Behinderung sind sehbehindert oder blind. In 80% besteht bei einer Mehrfachbehinderung mit Sehschädigung eine zerebrale Bewegungsstörung, in 67% eine Epilepsie. Nur bei 3% der mehrfachbehindert-sehgeschädigten Kinder liegt gleichzeitig auch eine Hörstörung vor.

Von einer **Sehbehinderung** wird gesprochen, wenn der Visus (Sehschärfe) des besseren Auges 0,3 (ein Drittel der Norm) oder weniger beträgt. **Blindheit** besteht bei einem Visus von 0,02 oder weniger auf dem besseren Auge. Bei mehrfachbehinderten-sehgeschädigten Kindern ist in 75% die Sehbahn (Nervenverbindung vom Auge zur Sehrinde im Hinterhauptslappen des Gehirns) Hauptursache der Sehstörung.

Die Visusbestimmung kann besonders bei behinderten Kindern erhebliche Schwierigkeiten bereiten. Eine Orientierung ist am besten mit dem BRÜCKNER-Test möglich. Von einer erfahrenen Orthoptistin kann eine genauere Bestimmung mit dem Preferential Looking-Test (z. B. TELLER-Acuity-Cards) vorgenommen werden. Hierbei wird beobachtet, wie ein Kind schwarze Balken auf einer sich bewegenden weißen Tafel erkennen und verfolgen kann.

Die orientierende Bestimmung des Visus und möglicher Brechungsfehler mit Hilfe einer speziellen Fotoaufnahme der Pupillen kann noch nicht abschließend beurteilt werden.

Diagnostische Schwierigkeiten können vor allem bei Störungen der Verarbeitung des Sehreizes im Sinne einer Schädigung der subkortikalen Sehbahnen oder Rindenblindheit bestehen.

9.1.1 Zentrale Sehstörungen

Unter einer zentralen Sehstörung versteht man eine Beeinträchtigung des Sehvermögens durch Schädigung des am Sehvorgang beteiligten Nervengewebes, d. h. der Netzhaut des Auges (Retina), der Sehbahn (s. o.) bzw. der Sehrinde des Gehirns (vgl. Abb. 2.2.b). Viele Ursachen können im Rahmen einer Mehrfachbehinderung eine zentrale Sehstörung herbeiführen; am häufigsten sind Schädigungen der Sehbahnen bei Frühgeborenen, Druckschädigungen der Sehnerven, z. B. durch Tumore, und Netzhaut-Erkrankungen.

Beispiele für pränatale Ursachen:

- Chromosomenaberrationen, z. B. DOWN-Syndrom und andere numerische Anomalien mit mangelnder Ausbildung der Sehbahnen
- Monogene Erkrankungen, z. B. die LEBERsche Amaurose (Blindheit aufgrund einer Funktionsstörung der Netzhaut) und der Albinismus, bei dem es durch Pigmentmangel der Netzhaut zur Sehschwäche kommt
- Fehlbildungs- und Dysmorphiesyndrome, z. B. CHARGE-Assoziation, ein Fehlbildungssyndrom mit unterschiedlich ausgebildeten Spaltbildungen von Iris, Netzhaut und Sehnerv, verbunden mit Anlagestörungen von Herz, Nieren und evtl. Ohren, Lissenzephalie (s. 8.7), Enzephalozele (s. 8.7), angeborene Optikushypoplasie (mangelnde Ausbildung des Sehnerven)
- Intrauterine Infektionen, z. B. Röteln, Toxoplasmose, Zytomegalie, Lues (☞ 8.9)

Perinatale Ursachen:

- Hypoxisch-ischämische Schädigung der Sehstrahlung vor allem infolge einer periventrikulären Leukomalazie bei Frühgeborenen (☞ 8.10.3)
- Hydrozephalus internus nach Hirnblutung (☞ 8.7.2, 8.10.4)
- Retinopathia praematurorum (Netzhautschaden bei Frühgeborenen).

Postnatale Ursachen:

- Infektionen, z. B. Herpes-Enzephalitis oder bakterielle Meningitis (☞ 8.12.3)
- Schädelhirntrauma, z. B. Schütteltrauma mit Subduralblutungen und Retinablutungen (☞ 9.10)
- Akute zerebrale Hypoxien, z. B. Beinahe-Kindstod (☞ 8.12.1), Strangulationen, Ertrinkungsunfälle
- Intoxikationen (Vergiftungen)
- Tumore, vor allem Kraniopharyngeom und Mittellinienastrozytom (☞ 8.12.4)
- Akuter Hydrocephalus internus
- Intrakranielle Drucksteigerung durch vorzeitige Verknöcherung der Schädelnähte (Kraniostenose-

Syndrome) oder venöse Abflußstörung (Sinusvenenthrombose, Pseudotumor cerebri)
- Zustand nach akuter intrakranieller Druckentlastung
- Stoffwechselstörungen (Gangliosidose, metachromatische Leukodystrophie, Lipofuszinose, ☞ 8.6).

9.1.2 Schielen

Schielen (Strabismus) kommt erheblich gehäuft bei Kindern mit Zerebralparese, schwerer mentaler Entwicklungsstörung mit Mikrozephalus und verschiedenen Erkrankungen des Hirnstamms vor und ist immer mit der Gefahr einer zunehmenden Abschwächung der Sehleistung des nichtdominanten Auges verbunden (Sekundäramblyopie).
Schielstellungen, insbesondere nach dem 3. Lebensmonat und wenn sie konstant nachweisbar sind, erfordern eine genaue Abklärung und sind nicht selten mit Entwicklungsstörungen verbunden, z. B. bei
- Augenanlagestörungen
- Brechungsanomalien wie schwerer Myopie (Kurzsichtigkeit), Hyperopie (Weitsichtigkeit) oder Astigmatismus („Stabsichtigkeit")
- einseitiger oder doppelseitiger Amblyopie (Schwachsichtigkeit)
- zugrundeliegender Hirnstammfunktionsstörung (Anlagestörung, Tumor, hypoxische Schädigung).

Ein akut aufgetretenes Lähmungsschielen muß immer rasch abgeklärt werden (z. B. Hirntumor), während seitenwechselnde Schielformen eine eher gute Prognose haben. Wichtigste Behandlungsmethode ist das zeitweise Abdecken des dominanten Auges, um eine bleibende Schwachsichtigkeit des vermehrt schielenden Auges zu vermeiden.

9.1.3 Katarakte

Linsentrübungen (Katarakte) können bei einer Vielzahl von Entwicklungsstörungen auftreten, z. B. bei
- Chromosomenabweichungen (DOWN-Syndrom u. a.),
- Kalziumstoffwechselstörungen,
- Galaktosämie (Störung im Stoffwechsel des Milchzuckers),
- Aminosäurenstoffwechselstörungen,
- pränatalen Infektionen, wie Röteln, Zytomegalie, Toxoplasmose,
- myotoner Muskeldystrophie (☞ 7.3.2),
- seltenen Syndromen wie beispielsweise dem LOWE-Syndrom mit Nierenfunktionsstörung und Katarakt.

Ihre frühzeitige Operation erhält u. U. die Sehfähigkeit. Ob Katarakte ohne frühzeitige Op, wie bei Tieren, zu einer unwiederbringlichen Störung im Aufbau der Sehrinde führen, ist beim Menschen nicht sicher nachgewiesen.

9.1.4 Andere Augenerkrankungen

Weiterhin können eine Vielzahl von Symptomen am Auge Hinweise auf die Ursache einer Entwicklungsstörung geben. Hierzu gehören:
- Herabhängende Augenlider **(Ptose)** bei Myopathien (☞ 7.3), Mitochondriopathien (☞ 8.6.4) und dem MOEBIUS-Syndrom (Fehlen des Fazialis-Nervenkerns)
- Enge Lidspalten **(Blepharophimose)** bei Chromosomopathien und anderen Syndromen
- Zusammenwachsen der Augenbrauen **(Synophrys)** und lange Wimpern beim CORNELIA-DE-LANGE-Syndrom (☞ 8.5) und dem embryofetalen Alkoholsyndrom (☞ Abb. 8.9)
- **Hornhautanomalien** z. B. bei angeborener Lues
- **Irisanomalien**, z. B. Spaltbildungen (Kolobome) bei der CHARGE-Assoziation (☞ 9.1.1)
- Pigmentablagerungen in der Netzhaut (Retinopathia pigmentosa), z. B. bei BARDET-BIEDL-Syndrom (☞ 8.5), LEBERscher Amaurose (☞ 9.1.1), verschiedenen Stoffwechselsstörungen und mehreren angeborenen Infektionen
- **Nystagmus** („Augenzittern") als Ausdruck einer Sehschwäche bei Schädigungen im Hirnstammbereich, bei verschiedenen Hirntumoren und bei neurodegenerativen Erkrankungen, z. B. dem PELIZAEUS-MERZBACHER-Syndrom, einer angeborenen Störung der zentralen Markscheidenbildung.

Diagnostik und Therapie der Sehstörungen im Kindesalter obliegt einem erfahrenen Augenarzt, möglichst in Verbindung mit einer Sehschule. Auf die Bedeutung einer Frühbehandlung von Sehstörungen, insbesondere von Katarakten, Netzhautablösung und Schielstellung für die Entwicklung der Sehfähigkeit wird auch in Unterkapitel 2.8 (Plastizität und Prägung) hingewiesen.

9.2 Hörstörungen und damit verbundene Erkrankungen

Die Fähigkeit des Hörens ist eine der wesentlichen Grundvoraussetzungen für eine normale Entwicklung, insbesondere zum Erwerb der aktiven Sprache und des Sprachverständnisses, damit verbunden aber auch zur Ausbildung der mental-kognitiven Fähigkeiten und der sozialen Kompetenz. Es gibt eine Vielzahl von Ursachen für Hörstörungen im Kindesalter. Während intrauterin und in der Neugeborenenphase vor allem die empfindlichen Strukturen des Innenohres, z. B. die Sinneszellen, geschädigt werden können, liegt die häufigste Ursache für Hörstörungen nach der Geburt in Funktionsstörungen des Mittelohres. Um eine ungünstige Entwicklung der betroffenen Kinder zu verhindern, ist eine möglichst frühzeitige Erkennung anzustreben.

9.2.1 Früherkennung von Hörstörungen

Folgende Möglichkeiten der **Früherkennung von Hörstörungen** haben sich als sinnvoll erwiesen:

- In der Neugeborenenphase die Ableitung otoakustischer Emissionen; hierbei wird die Funktion der Haarzellen in der Schnecke nachgewiesen, indem diese Geräusch-Wellen reflektieren
- Anamnestische Angaben der Eltern, insbesondere ein sekundäres Verstummen bzw. die fehlende Ausbildung von Doppellauten nach der Lallphase bis zum 8. Monat
- Screening-Untersuchungen mittels Ableitung akustisch evozierter Hirnstamm-Potentiale (☞ 4.4.2)
- Die Hochtonrassel
- Nach dem 6. Lebensmonat die Spielaudiometrie, z. B. nach Bisalski
- Am genauesten sind die basale elektrische Reflexaudiometrie (BERA), eine Weiterentwicklung der akustisch evozierten Potentiale mit unterschiedlichen Tonhöhen, und die Untersuchung der evozierten Kochleapotentiale, d. h. der von der Hörschnecke bei Beschallung erzeugten elektrischen Aktivität, in Narkose.

Gezielte **Screening-Untersuchungen auf Hörstörungen** sind sinnvoll bei

- bekannten angeborenen Hörschäden in der Familie,
- durchgemachten Virusinfektionen in der Frühschwangerschaft,
- schwerem Sauerstoffmangel in der Perinatalperiode,
- angeborenen Fehlbildungen der Ohren, des Schädels und des Gaumens,
- Frühgeborenen mit einem Geburtsgewicht unter 1500 g,
- während bzw. nach schweren Hirnhaut- und Gehirnentzündungen.

9.2.2 Innenohrschäden

Innenohrschädigungen können auftreten bei

- intrauterinen Infektionen, z. B. mit Röteln oder Lues (☞ 8.9),
- Einwirkung von Toxinen, z. B. Antibiotika (Aminoglykoside), vor oder nach der Geburt,
- bei Chromosomenabweichungen sowie
- Syndromen wie z. B. dem Pendered-Syndrom bei Hypothyreose, dem Alport- (☞ 9.9.4), Senear-Usher- und Waardenburg-Syndrom, die mit zusätzlichen Fehlbildungen an den Nieren oder der Haut einhergehen. Zunehmend besser können mit Hilfe der hochauflösenden Bildgebung (CT und MRT) anatomische Anlagestörungen festgestellt werden, z. B. eine druckbedingte Erweiterung des inneren Gehörkanals.

9.2.3 Mittelohrfunktionsstörungen

Mittelohrfunktionsstörungen bestehen grundsätzlich bei allen Erkrankungen mit Ventilationsstörungen der oberen Luftwege, z. B. aufgrund angeborener Fehlbildungen, funktioneller Störungen oder rezidivierender Infektionen.

Zur primären Erkennung von Flüssigkeitsansammlungen im Mittelohr hat sich die **Tympanometrie** sehr bewährt (☞ 4.5.1). Mittels der Otoskopie kann das Trommelfell zusätzlich inspiziert (z. B. akut infiziert, vorgewölbt, eingezogen, defekt usw.), evtl. auch auf seine Beweglichkeit geprüft werden.

Genaue Untersuchungen des Nasen-Rachen-Raumes sollten dem HNO-Arzt bzw. Phonaudiologen vorbehalten sein. Akute Flüssigkeitsansammlungen im Mittelohr werden als **Serotympanon**, chronische Schleimansammlungen als **Mukotympanon** bezeichnet. Eine akute Otitis media entsteht in der Regel auf der Basis einer Tubenfunktionsstörung mit Serotympanon durch bakterielle Superinfektion. Wiederholte eitrige Otitiden sollten nicht ständig mit Anti-

biotika behandelt werden; vielmehr sollte die Mittelohrfunktionsstörung ursächlich angegangen werden.
Alle Kinder mit **Lippen-Kiefer-Gaumenspalten** haben auch Ventilationsstörungen der oberen Luftwege mit Mittelohrproblemen, in seltenen Fällen Herzfehlbildungen (SHBRINZEN-Syndrom). Bei medianen Lippen-Kiefer-Gaumenspalten sollte immer auch an zusätzliche Syndrome (PIERRE-ROBIN-Sequenz, ☞ 9.9.1) oder zerebrale Fehlbildungen gedacht werden.
Kinder mit **kraniofazialen Dysplasiesyndromen** (Fehlbildungssyndromen von Schädel und Gesicht, ☞ 9.9.1, 9.9.5), insbesondere dem APERT-Syndrom, dem CROUZON- (vgl. Abb. 4.7) und PFEIFFER-Syndrom haben praktisch immer eine ausgeprägte Einengung des oberen Rachenraumes bis hin zu Choanalstenose oder Choanalatresie (Einengung oder Verlegung der hinteren Nasenöffnung) mit den sich daraus ergebenden Tubenfunktionsstörungen.
Bei vielen Kindern mit Zerebralparesen, insbesondere spastischen Tetraparesen oder Mischformen, bestehen funktionelle Störungen der Ventilation der oberen Luftwege mit offener Mundatmung, chronischer Schleimhautreizung und Schluckstörungen, die häufig mit Mittelohrproblemen assoziiert sind. Desgleichen haben viele Kinder mit ausgeprägten Muskelhypotoniesyndromen mundmotorische Störungen sowie chronische Mittelohrergüsse. Typisch ist dies besonders auch bei Kindern mit Trisomie 21.
Hyperplastische Adenoide (vergrößerte Rachenmandeln, im Volksmund Polypen) sind ein ausgesprochen häufiges Symptom bei vielen Kindern mit und ohne Entwicklungsstörungen. Ihre Entstehung ist äußerst vielfältig. Neben anlagebedingten Ventilations- und Koordinationsstörungen spielen die chronische Belastung des Kindes mit Reizstoffen (insbesondere Tabakrauch innerhalb der Wohnung), möglicherweise aber auch schlechte Wohnverhältnisse, verminderter Aufenthalt an der frischen Luft und Industrieabgase eine wesentliche Rolle. Darüber hinaus kommt es durch rezidivierende, entweder virale oder bakterielle Infektionen der oberen Luftwege zu zusätzlichen Vergrößerungen des lymphatischen Gewebes. Durch die Einengung der Nasenatmung mit Zunahme der Mundatmung trocknen die Schleimhäute zusätzlich aus, und die Symptomatik verstärkt sich.
Typische Symptome der vergrößerten Adenoide sind

- offener Mund, besonders während des Schlafens,
- vermehrtes Schnarchen,
- häufiges Erwachen während der Nacht, evtl. aber auch subklinische Störungen der normalen Schlafrhythmik,
- evtl. längerdauernde nächtliche Apnoen (Atempausen) mit vermehrter Rechtsherzbelastung,
- Verhaltensprobleme, insbesondere Quengeligkeit, Unruhe, vermehrte Ablenkbarkeit und akute Müdigkeit während des Tages,
- gehäufte Infekte der oberen Luftwege, insbesondere auch wiederholte Mittelohrentzündungen,
- Appetitmangel,
- Entwicklungsstörung des aktiven Sprechens, zunehmend auch des Sprachverständisses und der mental-kognitiven und sozialen Fähigkeiten,
- gehäuft neurologische Auffälligkeiten, insbesondere der sensorischen Integration, des Gleichgewichts und der zentralen Koordination.

9.2.4 Therapiemöglichkeiten bei Hörstörungen

Ausgeprägte Hörstörungen (mehr als 80 dB) sollten möglichst bis zum Ende des ersten Lebenshalbjahres diagnostiziert werden, damit eine frühzeitige Hörgeräteanpassung stattfinden kann. Zur Förderung der Sprachentwicklung werden vielfältige Methoden eingesetzt, wobei immer wieder Diskussionen zwischen Vertretern einer ausschließlich oralen Sprachanbahnung und denen einer zusätzlichen bzw. überwiegenden Anbahnung durch Gebärden- und Zeichensprache bestehen. Neuerdings kann bei schweren Innenohrschädigungen nach dem 2. Lebensjahr ein elektronisches Kochleaimplantat operativ eingesetzt werden (Kochlea = Schnecke des Innenohres, Sitz der Hörsinneszellen).
Alle Kinder mit chronischen Mittelohrfunktionsstörungen sollten regelmäßig HNO-ärztlich untersucht werden. Nach dem 2. Lebensjahr empfiehlt sich bei eindeutigen Symptomen die operative Adenotomie (Entfernung der Adenoide), die z. T. erstaunliche Verbesserungen in sehr unterschiedlichen Bereichen (Verhalten, Appetit, Schlaf, Infektanfälligkeit, Sprachentwicklung usw.) bewirken kann. Gegebenenfalls muß zusätzlich eine Drainage des Mittelohres durch Einsetzen eines Röhrchens stattfinden. Nach dem 4. Lebensjahr können Maßnahmen zur Verbesserung der Tubendurchlässigkeit sinnvoll sein, z. B. das Aufblasen eines Luftballons durch ein Nasenloch (Otovent®). Evtl. ist auch eine Wiederholung der Adenotomie sinnvoll. Weitere Maßnahmen zur Verbesserung der Mundmotorik werden in Kap. 14 (Logopädische Beurteilung und Therapie) besprochen.

9.3 Zähne und Gebiß bei Kindern mit Entwicklungsstörungen

Viele Kinder mit Entwicklungsstörungen haben entweder anlagebedingt oder sekundär, z. B. infolge von Karies oder Parodontose, **Fehlstellungen** und **Schädigungen** der Zähne.

Zahnanlagestörungen gibt es bei einigen Syndromen mit allgemeiner Entwicklungsstörung (COCKAYNE-Syndrom, HALLERMANN-STREIFF-Syndrom, KOHLSCHÜTTER-Syndrom (☞ 8.5), WILLIAMS-BEUREN-Syndrom, ☞ 8.3), bei angeborenen Infektionen (z. B. Lues, ☞ 8.9.2) und als Medikamentennebenwirkung (z. B. nach Einnahme von Tetrazyklin-Antibiotika während der Schwangerschaft).

Bei gestörter Mundmotorik kommt es sekundär zu Fehlhaltungen von Ober- und Unterkiefer und, damit verbunden, zu Fehlstellungen der Zähne. Viele Kinder mit Entwicklungsstörungen, aber auch Kinder mit psychischen Belastungen, zeigen gehäuftes **Zähneknirschen** z. T. tagsüber, meist nachts (Bruxismus).

Einige Medikamente, z. B. das Antiepileptikum Hydantoin, können zu erheblichen **Hyperplasien (Wucherungen) der Mundschleimhaut** führen.

Trotz der genannten Probleme sind in der Regel schwerere Schäden am Gebiß kein unabwendbares Schicksal. Der Zahnstatus eines Kindes, insbesondere das Vorhandensein von Karies, hat viel mit der hygienischen Versorgung und dem Sozialstatus des Kindes und seiner Familie zu tun. Von entscheidender Bedeutung ist auch bei schweren Entwicklungsstörungen die frühzeitige Motivation der Eltern und der Betreuer, die Bedeutung des Zähneputzens, aber auch möglichst normaler Kaufunktionen zu erkennen und zu fördern. Frühzeitige, regelmäßige Mundhygiene verhindert nicht nur schmerzhafte Entzündungen und vorzeitigen Zahnverlust, sondern fördert auch die Kau-, Schluck- und Sprachfähigkeit, letztlich somit auch soziale Kontakte.

Zur Vermeidung sekundärer Zahnschäden ist in erster Linie regelmäßiges Zähneputzen nach jeder Mahlzeit notwendig. Dabei soll eine Zahnfleischpflege stattfinden, indem mittels einer adäquaten Zahnbürste von „rot nach weiß", d. h. vom Zahnfleisch zur Zahnspitze, gebürstet wird. Durch tägliche Fluoridgabe (z. B. Fluortabletten 0,25 mg im 1. Lebensjahr, ab dem 7. Lebensjahr 1 mg), evtl. auch das Einbürsten eines 1,25%igen Fluoridgels ab dem 4. Lebensjahr, kann der Entwicklung von Karies am besten vorgebeugt werden. In größeren Abständen sind Entfernungen von Plaques auf den Zähnen sinnvoll. Wesentlich ist ab dem Säuglingsalter auch eine richtige Ernährung, wobei neben zuckerhaltigen Tees vor allem Getränke mit erhöhten Säurewerten vermieden werden sollten (Fruchtsäfte, Cola-Getränke). Feste, zuckerhaltige Süßigkeiten sind natürlich für die Zähne besonders schlecht. Bei Jugendlichen mit Zahnschmelzerosionen sollte man an rezidivierendes Erbrechen, z. B. im Rahmen einer Bulimie, denken.

Bei Kindern mit Störungen der Mundmotorik sollte durch Bürsten und spezielle Reizgeräte frühzeitig eine Mundbereichsstimulation stattfinden; schwerbehinderte Kinder können am besten im Hochstuhl (z. B. Tripp-Trapp) regelmäßig an den Zähnen behandelt werden. Zusätzlich werden bei Kindern mit Mundmotorikstörungen verschiedene Übungen empfohlen: Dazu gehören Klappern mit den Zähnen, Spülen mit Wasser, Spritzen von Wasser aus dem Mund, Lippenspiele, Blasespiele oder Zielspucken. Bei vermehrtem Speicheln sollte immer wieder versucht werden, den Schluckreflex auszulösen, und verbal an den Mundschluß zu erinnern.

Bei Kindern mit Hyperplasien des Zahnfleisches ist regelmäßige Mundhygiene, evtl. in Verbindung mit adstringierenden Lösungen notwendig. Operative Maßnahmen zur Reduktion hyperplastischer Schleimhaut sind meist langfristig nicht effektiv.

Weitere Angaben zur Mundtherapie (z. B. orofaziale Therapie) finden sich in Kapitel 14 „Logopädische Beurteilung und Therapie".

9.4 Der gastro-ösophageale Reflux

Vom frühen Säuglingsalter an spielt der gastroösophageale Reflux, d. h. der Rückfluß von Mageninhalt in die Speiseröhre, bei vielen Kindern mit Entwicklungsauffälligkeiten und -störungen eine wesentliche Rolle. Dabei ist die Grenze zwischen noch physiologischen Formen einer Verschlußstörung im Mageneingangsbereich und schwerwiegenden Erkrankungen, z. B. im Sinne einer **Hiatushernie**, nicht immer einfach zu ziehen. (Unter einer Hiatushernie versteht man das Hochtreten von Magenanteilen aus der Bauch- in die Brusthöhle durch den Speiseröhrenspalt des Zwerchfells.)

Beim jungen Säugling besteht aus verschiedenen Gründen eine physiologische Funktionsstörung des unteren Ösophagussphinkter (Speiseröhren-Schließmuskel). Verantwortlich hierfür sind u. a.

- die nach der Geburt rasch zunehmende, bezogen auf das Körpergewicht gewaltige Flüssigkeitsmenge, die vom Magen aufgenommen werden muß (bei Erwachsenen würde das einer täglichen Flüssigkeitsmenge von ca. 12 l entsprechen);
- die überwiegende Rückenlage mit relativ schwach ausgeprägter Bauchmuskulatur;
- die in den ersten Wochen nach der Geburt noch geringe Salzsäureproduktion der Magenschleimhaut.

Viele Säuglinge zeigen ein mehr oder weniger ausgeprägtes Herausspucken der Nahrung nach den Mahlzeiten ohne Zeichen einer Gesundheitsstörung. Der Volksmund spricht von „Speikind = Gedeihkind". Folgende Faktoren können für eine nach der Neugeborenenperiode zunehmende Funktionsstörung, die eine **gastro-ösophageale Refluxkrankheit** verursacht, verantwortlich gemacht werden:

- Übermäßige Nahrungszufuhr, oft mit wechselnder Nahrung, (z. B. Stillen und zusätzliche Flaschenfütterung), zusätzliche Teegaben unter der falschen Vorstellung, vermehrte Unruhe und Schreien des Kindes wäre Ausdruck von Hunger
- Falsche Lagerung des Kindes in zu weichen Unterlagen mit Decken und Beeinträchtigung der Strampelbewegungen, gehäufte Lagerung in bewegungseinschränkenden Wippen
- Die zunehmende Konzentration von Salzsäure im Magensaft mit immer stärkeren Reizungen der unteren Speiseröhrenschleimhaut
- Störungen der Schluckfunktion bzw. der Kontraktilität der Speiseröhre, die dazu führen, daß der Reflux nicht sofort hinausgespuckt wird, sondern in der Speiseröhre verbleibt (stiller Reflux).

Die typische Symptomatik eines Säuglings mit gastro-ösophagealem Reflux ist im Paragraphen 5.1.2 an einem Beispiel dargestellt. Neben dem chronisch exzessiven Schreien meist einige Zeit nach den Mahlzeiten, evtl. jedoch auch während oder kurz nach den Mahlzeiten, und den neurologischen Auffälligkeiten (mit Rumpfhypotonie, muskulärer Hypertonie der Extremitäten, Übererregbarkeit und Rumpfasymmetrie) können durch den Reflux wiederholte Reizungen des Rachenraumes und Mikroaspirationen (Einatmen kleiner Mengen von Mageninhalt) auftreten, die zu obstruktiven Bronchitiden führen. Eindeutig lassen sich Zusammenhänge zwischen saurem Reflux und rezidivierenden, meist obstruktiven Apnoen (Atempausen durch Einengung der Atemwege) nachweisen, so daß in Einzelfällen sichere Zusammenhänge zwischen saurem gastro-

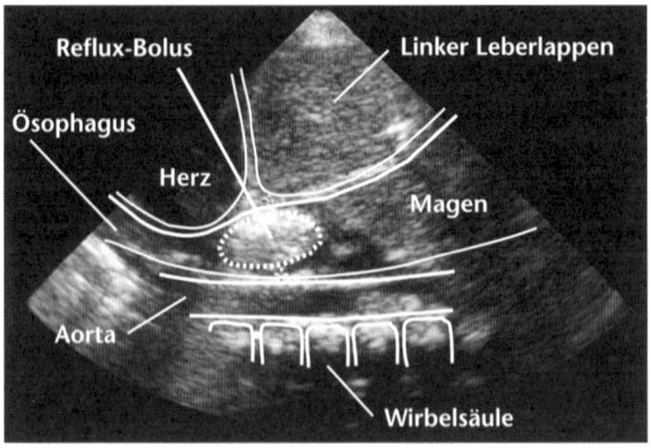

*Abb. 9.1: Sonographische Darstellung eines gastro-ösophagealen Reflux bei einem **5 Monate alten Säugling**. Man erkennt echodichten Mageninhalt in der unteren Speiseröhre. [M 143, V 229]*

ösophagealem Reflux und dem plötzlichen Kindstod bestehen. Fehlendes Spucken schließt einen Reflux nicht aus (sog. „stiller Reflux", s. o.).

Durch die zunehmende muskuläre Kräftigung insbesondere der Bauchmuskulatur, die Aufrichtung, die festere Nahrung und die physiologische Reifung der unteren Ösophagussphinkterfunktion bildet sich in der Regel der gastro-ösophageale Reflux beim neurologisch gesunden Kind bis zum Ende des 1. Lebensjahres zurück. Evtl. weiterhin bestehende Schlafstörungen können jetzt nicht allein mehr als Ausdruck des Refluxes gedeutet, sondern müssen zunehmend als „Lerneffekt" des Kindes angesehen werden. Da Kinder mit einem Reflux sich rasch wohler fühlen, wenn sie aus der horizontalen in die vertikale Position gebracht werden, kommt es häufig dazu, daß diese Kinder zu früh hingesetzt und hingestellt werden, ggf. auch in ein sog. „Gehfrei". Dadurch erlernen sie nicht die notwendigen Bewegungsübergänge, insbesondere auch die Fähigkeit, sich abzustützen und fallen zu können. Die Kinder neigen deshalb dazu, frühzeitig zu gehen, dabei häufig zu fallen, dann heftig zu schreien und so meist die Mutter ständig an sich zu binden. Nicht selten entwickeln sich bei solchen Kindern respiratorische Affektsynkopen („Wegschreien") und unterschiedliche, meist hyperkinetische Verhaltensweisen, Schlafstörungen, Eßstörungen usw.

Bei schwerer entwicklungsgestörten Kindern, die nicht oder später in die Senkrechte kommen, kann der im Säuglingsalter noch z. T. physiologische gastro-ösophageale Reflux zunehmend die untere Speiseröhrenschleimhaut reizen; es kommt zur Ausbildung von Geschwüren und Narbenbildung sowie zu chronischen Funktionsstörungen des unteren Ösophagus bis hin zur Hiatushernie. Der Zusammenhang von schweren Bewegungsstörungen, meist Torsionsdystonien, mit einem gastro-ösophagealen Reflux wird als SUTCLIFF-SANDIFER-Syndrom (☞ 7.1.3) bezeichnet. Vor allem Kinder mit spastischer Zerebralparese, aber auch mit schweren hypotonen Entwicklungsstörungen, haben oft einen unerkannten gastro-ösophagealen Reflux, der chronische Schmerzen und Bewegungsstörungen mit schweren Rumpfasymmetrien und die Entstehung einer Skoliose herbeiführen kann. Gleichzeitig bestehende Schluckstörungen, insbesondere auch bei Verwendung einer naso-gastralen Sonde (d. h. einer durch die Nase eingeführten Magensonde) verstärken die Refluxproblematik.

Therapeutisch ist neben einer Erkennung der Zusammenhänge im Säuglingsalter vor allem eine Kräftigung der Bauchdeckenmuskulatur und Förderung der eigenständigen Aufrichtung sinnvoll. Nach den Mahlzeiten empfiehlt sich die Gabe eines leichten Antazidums, möglichst in Verbindung mit einem Alginat, das zu einer Eindickung der Nahrung und einem Schutzfilm über der Speiseröhrenschleimhaut führt (Gaviscon®). Bei schwerer Symptomatik werden peristaltikanregende Substanzen (Cisaprid), evtl. auch H_2-Blocker zur Verminderung der Salzsäureproduktion verordnet (Ranitidin, Omeprazol).

Bei Säuglingen, aber auch bei Kindern mit schwereren Bewegungsstörungen, empfiehlt sich eine konsequente krankengymnastische Behandlung, ggf. mit intensiver Förderung der Rotationsbewegung, z. B. nach VOJTA (☞ 13.5).

Hochlagerungen während des Schlafes, beim Säugling in einem Leibchen, sind nur vorübergehend sinnvoll, da so die aktive Bewegungsfähigkeit unterdrückt wird.

Nur äußerst selten muß heute bei einem insgesamt nicht schwer entwicklungsgestörten Kind eine Operation, z. B. eine Fundoplicatio (Manschettenbildung aus dem oberen Magenteil) durchgeführt werden.

Bei Kindern mit schwerer Entwicklungsstörung und ausgeprägten Ernährungsstörungen empfiehlt sich die Anlage einer PEG-Sonde (☞ Kap. 11). Durch Entlastung der Speiseröhre, kontinuierliche Nahrungszufuhr und Vermeidung einer naso-gastralen Sonde kann damit auch bei leichteren Hiatushernien auf eine Operation verzichtet werden.

Differentialdiagnostisch kann bei Kindern mit Entwicklungsstörung eine chronische Gastritis (Magenschleimhautentzündung), evtl. auch ein Ulcus duodeni (Geschwür des Zwölffingerdarms) infolge einer Helicobacter-pylori-Infektion für chronische Oberbauchschmerzen und Ernährungsstörungen verantwortlich sein [4, 34].

9.5 Enuresis (Einnässen)

Eine Kontrolle über die Blasenfunktion wird von den meisten Kindern tags bis zum Ende des 2. Lebensjahres und nachts bis zum Ende des 3. Lebensjahres erworben. Einnässen ist ein häufiges Symptom; bei normal entwickelten 8jährigen Kindern kommt es in 1–2% vor. Bei schweren Entwicklungsstörungen, insbesondere im mental-kognitiven Bereich, besteht sehr häufig eine Störung der Blasen- und Mastdarmkontrolle. Aber auch bei vielen Kindern mit leichteren Entwicklungs- und Verhaltensauffälligkeiten findet man unterschiedliche Formen einer Enuresis. Man unterscheidet eine **primäre Enuresis** von einer **sekundären Enuresis**, bei der zumindest vorübergehend eine Kontrolle der Blasenfunktion bestanden hat. Liegt keine schwerwiegende mentale Entwicklungsstörung vor, muß vor allem bei sekundärer Enuresis immer eine organische Grundkrankheit ausgeschlossen werden. Dies können z. B. sein:

- Rezidivierende Harnwegsinfekte
- Glomerulonephritis (nicht-infektiöse Nierenentzündung)
- Beginnender Diabetes mellitus
- Diabetes insipidus („Wasserharnruhr"), z. B. bei Tumoren im Hypothalamus-Hypophysenbereich, insbesondere einem Kraniopharyngeom (Hypophysengangstumor, ☞ 8.12.4); durch Mangel an dem antidiuretischen Hormon ADH (Adiuretin), das im Hypothalamus gebildet wird und zur Wasserrückresorption in der Niere führt, kommt es dabei zu einer stark vermehrten Wasserausscheidung mit dem Urin
- Kaudale Rückenmarkserkrankungen, z. B. durch Tumore, Entzündungen oder das Tethered-cord-Syndrom (☞ 7.2).

Wichtigste Grundlage einer differenzierten Beurteilung der Enuresis ist eine ausführliche Anamnese. Dabei sollten möglichst anhand von Kalenderaufzeichnungen die Zeitpunkte des Einnässens dargestellt werden; von Bedeutung ist, ob z. B. tags und nachts oder nur nachts Einnässen stattfindet, ob ein regelrechter Ablauf der Miktion (Harnentleerung)

mit Ausbildung eines normalen Urinstrahls besteht, ob ein Harnträufeln oder ein Harnverhalten vorhanden ist. Häufig bestehen bei Kindern mit Enuresis psychische Auffälligkeiten, so daß eine genaue Darstellung der Familienbeziehungen notwendig ist. Als wichtigste Grundlagen einer organischen Abklärung sind vor allem eine Urinuntersuchung auf Zucker, Leukozyten, Eiweiß und spezifisches Gewicht und eine Ultraschalluntersuchung der Nieren sowie der Harnblase vor und nach Miktion durchzuführen. Mittels einer Uroflowmetrie läßt sich der Miktionsablauf genauer untersuchen, mit Hilfe einer Elektromyographie der Beckenbodenmuskulatur mit Oberflächenelektroden eine Aussage über die Koordination der Muskelkontraktionen machen.
Nach Olbing werden folgende Enuresisformen unterschieden:

- Die **primär isolierte Enuresis nocturna (nächtliches Einnässen)**

Sie besteht bei ca. 50% der betroffenen Kinder, überwiegend Knaben, und ist stark genetisch bestimmt. Typischerweise werden dabei auch in der Nacht große Urinmengen produziert, die Enuresis ist wenig von äußeren Faktoren abhängig, die Spontanheilungsquote pro Jahr liegt bei 15%. Das Einnässen findet in jeder Schlafphase, meist innerhalb der ersten Stunden nach dem Einschlafen statt. Die Blasenentleerung ist nicht gestört. Ätiologisch wird eine verminderte Wirkung des Hypophysenhinterlappenhormons Adiuretin vermutet; möglicherweise kann die Störung in einem Teil der Fälle monogenetisch auf Chromosom 20 lokalisiert werden. Als Therapiemaßnahme empfiehlt sich vor allem Abwarten, regelmäßige vollständige Miktion tagsüber und evtl., vor allem beim Schlafen außerhalb der Familie (Ferien, Übernachtung bei Freunden, Landschulheim) die Gabe von künstlichem Adiuretin in Form eines Nasensprays (Minirin®). Länger dauernde Behandlungen hiermit werden u. a. wegen der Gefahr einer Entgleisung des Salz-Elektrolyt-Haushaltes nicht empfohlen.

- Die **sekundäre Enuresis nocturna**

Sie tritt in ca. 16% auf und ist in der Regel mit ausgeprägten psychischen Problemen, z. B. bei schweren Familienkonflikten, verbunden. Häufig haben die Kinder Teilleistungsstörungen, z. T. sind sie auch in psychischen Belastungssituationen Tagnässer. Als Therapie empfiehlt sich vor allem eine psycho-soziale Entlastung und eine kindgerechte Psychotherapie.

- Die **idiopathische Dranginkontinenz**

Hierbei besteht eine Funktionsstörung des für die Öffnung der Blase zuständigen Muskels (Musculus detrusor vesicae). Hierdurch kommt es zu einem plötzlichen Harndrang, zu deutlichen Druckerhöhungen innerhalb der Blase und zum Absetzen kleiner Harnmengen. Meist wird tags und nachts eingenäßt. Als Therapie empfiehlt sich Blasentraining, Verhaltenstherapie und evtl. die Gabe von Oxibutinin (Dridase®).

- **Harninkontinenz bei Miktionsaufschub**

Hierbei zögern die Kindern die Miktion deutlich heraus; oft kommt es zu rezidivierenden Harnwegsinfekten. Meist bestehen erhebliche psychische Probleme, z. B. Verweigerung oder soziale Auffälligkeiten wie Mutismus, zusätzlich Obstipation und Kotschmieren. Zur Behandlung werden eine konsequente Verhaltenstherapie und familientherapeutische Maßnahmen empfohlen.

- **Sphinkter-Detrusor-Dyssynergie** (mangelhaftes Zusammenspiel von Blasenschließmuskel und „Entleerungsmuskel")

Vor allem hierbei müssen neurologische Störungen ausgeschlossen werden. Die Kinder haben eine Störung in der Uroflowmessung; die Harnblasenwand ist deutlich verdickt. Häufig bestehen Harnwegsinfekte und Einkoten. Neben einer organischen Behandlung muß hierbei sowohl mittels Verhaltenstherapie als auch mit anderen Entspannungsmethoden eine Normalisierung der erhöhten Muskelanspannung erreicht werden.
Übungen zur Blasendehnung, Einschränkungen der abendlichen Trinkmenge, nächtliches Wecken und medikamentöse Behandlungen zur Beeinflussung der Schlaftiefe sind in der Regel nicht sinnvoll. Bei langdauernder, primär isolierter Enuresis nocturna kann eine Klingelhosenbehandlung am ehesten eine Heilung erbringen. Diese sollte jedoch möglichst in Zeiten ohne psychische Anspannung, z. B. in den Ferien, eingesetzt werden, da hierbei u. U. über mehrere Wochen regelmäßiges nächtliches Wecken vor dem Toilettengang notwendig ist [4, 23, 46].

9.6 Obstipation (Stuhlverstopfung)

Eine Störung der Stuhlentleerung ist ein häufiges Symptom bei Kindern mit überwiegend mentaler Entwicklungsstörung, aber auch bei leichteren Ent-

wicklungs- und Verhaltensauffälligkeiten. Wie bei der Enuresis muß hierbei eine überwiegend organisch bedingte Form von funktionellen Störungen abgegrenzt werden.
Bei allen Kindern mit eingeschränkter Bewegungsmöglichkeit, vor allem auch in Verbindung mit Ernährungsstörungen, kann es leicht zu einem zunehmenden Kotaufstau kommen. Wiederholter Abgang von dünnflüssigem, übelriechendem Stuhl darf nicht darüber hinwegtäuschen, daß bei diesen Kindern evtl. große Stuhlmengen im Enddarm, z. T. auch im gesamten Dickdarm lagern. Diese können bei mangelnder muskulärer Bauchpresse bzw. fehlender Mitarbeit nicht abgesetzt werden, sie können zunehmend eindicken und z. T. Kalksalze aufnehmen.
Weiterhin kann bei einer Unterfunktion der Schilddrüse (Hypothyreose) und bei unterschiedlichen Medikamentengaben, insbesondere verschiedenen Antiepileptika, eine erhebliche Darmträgheit mit Obstipation auftreten.
Nicht selten liegt bei chronischer Obstipation auch eine Dysfunktion der vegetativen Nervenversorgung des Dickdarms vor. Dies kann entweder vorübergehend in den ersten Lebensjahren oder in Verbindung mit einem Mangel an Ganglienzellen (Aganglionose) in der Wandung des Enddarms (Morbus Hirschsprung) auftreten. Hierfür wurde eine monogenetische Ursache gefunden. Wahrscheinlich ist ein Morbus Hirschsprung öfters mit unterschiedlichen Entwicklungs- und Verhaltensauffälligkeiten verbunden.
Ferner können verschiedene Funktionsstörungen des unteren Rückenmarkes, z. B. Anlagestörungen, ein Tethering (☞ 7.2), Infektionen und Tumore auch zu einer Mastdarmentleerungsstörung führen.
Vor allem bei einer Obstipation mit sekundärem Einkoten und Stuhlschmieren muß an psychische Ursachen im Rahmen schwerer psycho-sozialer Konflikte sowie als Ausdruck von Verweigerung und Protest, z. B. bei Überforderung oder seelischer Vernachlässigung, gedacht werden.
Therapeutisch ist ballaststoffreiche Kost mit ausreichenden Quellstoffen (z. B. Salat, Gemüse, Obst, Körner) in Verbindung mit reichlicher Flüssigkeitszufuhr einzusetzen. Daneben können intensive Krankengymnastik, verschiedene Quell- und Gleitmittel sowie die Verordnung spezieller Zäpfchen (Lecicarbon®, Dulcolax®) oder von Einläufen (X-Prep®) sinnvoll sein. Unter Umständen ist auch eine Behandlung der zugrunde liegenden Störung möglich, z. B. durch Gabe von Schilddrüsenhormonen bei Hypothyreose oder Operation bei Morbus Hirschsprung [4, 26].

9.7 Schlafstörungen

Das durchschnittliche Schlafbedürfnis eines Kindes sinkt von der Neugeborenenzeit bis zum Schulalter von ca. 16 Stunden bis auf 8 Stunden Schlaf. Es besteht jedoch eine erhebliche Variabilität, so daß nicht eine genaue Angabe von Stunden als Kriterium dafür herangezogen werden kann, ob eine Schlafstörung vorliegt; wichtig ist vielmehr, ob das Kind tagsüber ausgeschlafen ist.
Die Entwicklung eines regelmäßigen Schlaf-Wach-Rhythmus in den ersten Lebensmonaten ist von vielen inneren und äußeren Faktoren abhängig: Hierzu gehören die Ausbildung eines zirkadianen Rhythmus unterschiedlicher Hormonkonzentrationen, z. B. von Cortisol und Melatonin, die Registrierung von Nacht und Tag, die Nahrungszufuhr, sowie der Wechsel von Phasen mit äußerer Stimulation und Ruhe. Auf die Bedeutung von Ernährungsstörungen, insbesondere die Fehlinterpretation von Unruhe, wird im Abschnitt 9.4 „Gastro-ösophagealer Reflux“ eingegangen.
In der zweiten Hälfte des 1. Lebensjahres kommt es immer mehr zur Einübung von Zu-Bett-geh- und Einschlafritualen, die ab dem 2. Lebensjahr bei einigen Kindern sich zu einem Drama ausweiten können. Die Kinder weigern sich, alleine ins Bett zu gehen, sie bestehen darauf, daß die Mutter nicht nur vorübergehend anwesend ist, sie verlassen in der Nacht ihr Bett und legen sich in das Bett der Eltern usw. So sehr solche Verhaltensweisen bei vorübergehenden Belastungen, z. B. auch im Rahmen von Krankheiten des Kindes, verständlich sind, so sehr führen sie auf Dauer doch zu einer Störung des Familienlebens; meist verläßt der Vater das gemeinsame Schlafzimmer. Rett spricht von dem Symptom der „Verwöhnungsverwahrlosung“, was besonders bei Kindern mit Entwicklungsstörungen, Verhaltensstörungen und Epilepsien zu beobachten ist. Durch die ständigen Forderungen des Kindes entwickelt sich eine Eigendynamik, die von den Eltern, insbesondere der Mutter, entweder zu spät erkannt oder nicht mehr rechtzeitig kontrolliert wird. Von daher ist es unerläßlich, daß möglichst ab der zweiten Hälfte des 1. Lebensjahres klare Regeln und Grenzen eingeübt werden, an die das Kind sich verläßlich halten kann. Hierzu gehören eine ruhige Atmosphäre beim abendlichen Zubettgehen, keine zusätzliche Flüssigkeitszufuhr (Teeflasche) vor dem Einschlafen, das Vermeiden von unnötigen Reizen (Aktionsspielgerät, Fernsehen, unruhige Kassetten) und die konsequente Verabschiedung nach einem beruhigenden Einschlafritual.

Kommt es bei älteren Kindern zu Schlafstörungen, sollte u. a. auch an eine Beeinträchtigung der Nasenatmung, z. B. infolge vergrößerter Adenoide, gedacht werden (☞ 9.2). Medikamente zur Schlafeinleitung oder Schlafaufrechterhaltung sind auch bei schwer entwicklungsgestörten Kindern nur sehr selten indiziert. Versuche können mit Phenothiaziden (Atosil®), Chloralhydrat und evtl. Benzodiazepinen (Adumbran®) gemacht werden. Neuerdings wird bei Kindern mit schweren Schlafstörungen, besonders im Rahmen einer Mehrfachbehinderung mit Erblindung über günstige Effekte durch Verabreichung des Zirbeldrüsenhormons Melatonin berichtet.

9.8 Hüftgelenkserkrankungen

Anlagestörungen des Hüftgelenks sind relativ häufig. Mit Hilfe der Hüftgelenksonographie lassen sich bei ca. 1–2% der Neugeborenen Störungen der Hüftgelenks-Pfannen *(Hüftgelenksdysplasie)* feststellen. Die *Ursachen* hierfür sind vielfältig:

- Über familiär-genetische Ursachen wird immer wieder diskutiert, eine umschriebene Genveränderung konnte jedoch bisher nicht festgestellt werden.

Wichtig sind

- verminderte oder falsche intrauterine Bewegungen,
- fehlerhafte Wickeltechnik mit Bewegungseinschränkung und übermäßiger Adduktion (Aneinanderlegen der Oberschenkel) beim Säugling,
- eine Anlagestörung der unteren Rückenmarksstrukturen, z. B. eine Meningomyelozele,
- andere neuromuskuläre Erkrankungen,
- eine Arthrogryposis (angeborene „Krummgelenkigkeit", d. h. Versteifung zahlreicher Gelenke in Fehlstellungen),
- eine primäre Knochenerkrankung,
- eine zerebrale Bewegungsstörung u. v. m.

Die *Diagnose* einer Hüftgelenksanlagestörung ist beim jungen Säugling mittels Ultraschall problemlos möglich, insbesondere durch Bestimmung des Pfannendachwinkels α. Nach GRAF werden folgende Stadien unterschieden:

- Stadium I a und b: $\alpha > 60°$
- Stadium II a: $\alpha = 51–59°$ (bis 3. Lebensmonat)
- Stadium II b: $\alpha = 51–59°$ nach dem 3. Lebensmonat
- Stadium II g: $\alpha < 50°$ mit zentriertem Hüftkopf
- Stadium III a: $< 50°$, beginnende Luxation (Verrenkung) mit regelrechtem Labrum
- Stadium III b: beginnende Luxation mit Kompression des Labrum
- Stadium IV: vollständige Luxation.

Eine Früherkennung durch die klinische Untersuchung des jungen Säuglings, z. B. auf eine Abspreizhemmung, eine Faltenasymmetrie oder ein ORTOLANI Phänomen (fühl- und hörbares Gelenkschnappen), hat sich als ebenso unsicher erwiesen wie eine Röntgenuntersuchung des Beckens in den ersten Lebensmonaten.
Röntgenologisch lassen sich nur Spätzeichen einer Hüftgelenksdysplasie, z. B. in Form eines zu steilen Pfannendachs nachweisen. Dieses darf nicht mit dem sonographischen Pfannendachwinkel verwechselt werden.
Es empfiehlt sich, daß bei jedem Kind mit einer eindeutigen Dysplasie (ab Stadium II g) eine genaue Untersuchung auf mögliche neurologische Ursachen stattfindet.
Umgekehrt muß bei allen Kindern mit Bewegungsstörungen im Hüftgelenk (z. B. spastische Zerebralparese, Meningomyelozele) immer an die Entstehung einer sekundären Hüftgelenksluxation gedacht werden, die sich auch bei primär normaler Hüfte entwickeln kann. Sie wird überwiegend durch korrekt eingestellte Röntgenaufnahmen des Beckens diagnostiziert. Deshalb sind solche Röntgenaufnahmen bei allen Kindern mit einer Zerebralparese nach dem 1. Lebensjahr in regelmäßigen halb- bis einjährigen Abständen angezeigt.
Über die *Behandlung* einer Hüftgelenksdysplasie gibt es kontroverse Angaben: Einerseits wird beim Stadium IIa bis zum Stadium IIg eine intensive Krankengymnastik möglichst nach VOJTA empfohlen, andererseits wird eine Spreizhosenbehandlung verordnet. Dabei muß auf die Gefahren einer längerdauernden Spreizhosenbehandlung mit möglichen Entwicklungen von Drucknekrosen des Hüftkopfes, Überdehnung der vorderen Leistenbänder und mangelnder Entwicklung der Rumpfrotation ausdrücklich hingewiesen werden.
Ab Stadium IIg wird eine PAVLIK-Bandage oder eine HOFFMANN-DAIMLER-Schiene zur Behandlung eingesetzt, ab Stadium III ein Hock-Spreiz-Gips, eine Overhead-Extension (Streckverband in 90–100° Hüftbeugung), evtl. auch eine operative Reposition.
Ist es bei einer Zerebralparese oder einer Meningomyelozele zu einer Hüftgelenksluxation gekom-

men, kann deren Behandlung z. T. äußerst problematisch sein. Deshalb wird neuerdings bei einer drohenden Hüftgelenksluxation die Injektionsbehandlung mit Botulinum-Toxin in die Adduktoren-Muskeln empfohlen.
Beim gesunden Säugling ist in den ersten Lebensmonaten die freie Bewegung der Beine in Hock-Spreiz-Stellung, d. h. in Rückenlage ohne dicke Zudecken auf einer Bodendecke eine sinnvolle *Prophylaxe*. Außerdem können Kinder durch Tragen auf der Hüfte eines Erwachsenen in die Hock-Spreiz-Position mit abgespreizten Oberschenkeln gebracht werden, die am ehesten die normale Entwicklung der Hüftgelenkspfanne fördert.

9.9 Andere Organbeteiligungen

Viele verschiedene Organsysteme müssen bei Kindern mit Entwicklungsstörungen besonders untersucht und berücksichtigt werden.

9.9.1 Atemorgane

Bei vielen Kindern mit Entwicklungsstörungen besteht eine Einengung bzw. Funktionsstörung der Luftwege, die entweder anlagebedingt oder sekundär infolge von Störungen der Atmungsvorgänge auftreten kann.
Bei einigen Kindern mit Fehlbildungen von Schädel und Gesicht besteht eine ausgeprägte Einengung der oberen Luftwege bis hin zur Choanalstenose bzw. -atresie (Einengung oder Verschluß der hinteren Nasenöffnung). Im Säuglingsalter ergibt sich hieraus eine erhöhte Gefahr von obstruktiven Apnoen (Atempausen durch Verengung der Luftwege). Aber auch später können vor allem im Schlaf immer wieder entwicklungsgefährdende Hypoxien auftreten. Ebenso können beim PIERRE-ROBIN-Syndrom, einer Hypoplasie (Unterentwicklung) des Unterkiefers mit Gaumen- und Kehlkopfanomalien, schwerwiegende Sauerstoffmangelzustände auftreten.
Bezüglich weiterer Probleme und Erkrankungen im Bereich der oberen Luftwege bei entwicklungsgestörten Kindern wird auf die Kapitel 9.2.1 und 14 (Logopädie) verwiesen.
Viele Kinder mit Entwicklungsstörungen haben chronische Probleme mit den Bronchien, z. B. aufgrund einer Störung des Schleimaushustens, oftmals verbunden mit vermehrter oder abnorm zäher Schleimproduktion und häufigen Infektionen der Luftwege *(chronische Bronchitis)*. Auch muß immer an wiederholte Aspirationen von Mageninhalt in die Bronchien gedacht werden.
Bei ehemaligen Frühgeborenen kann durch langdauernde maschinelle Beatmung eine chronische Lungenerkrankung im Sinne einer bronchopulmonalen Dysplasie (Umbaulunge) bestehen.

9.9.2 Herz

Angeborene Herzfehler und chronische Herzerkrankungen sind bei Kindern mit Entwicklungsstörungen signifikant gehäuft. So besteht bei 30% aller Kinder mit DOWN-Syndrom ein Herzfehler, meist in Form eines Defektes der Vorhof- und Kammerscheidewand (offener AV-Kanal = Endokardkissendefekt). Kinder mit TURNER-Syndrom (☞ 6.2.1) haben häufiger Aortenisthmusstenosen (d. h. Einengungen der Aorta (Hauptschlagader) in Brusthöhe). Andere Beispiele für Herz- und Gefäßfehlbildungen bei Syndromen mit Entwicklungsstörungen sind das WILLIAMS-BEUREN-Syndrom (☞ 8.3), das SMITH-LEMLI-OPITZ-Syndrom (☞ 8.6.5), das GREGG-Syndrom (Rötelnembryopathie, ☞ 8.9.1) und das SHBRINZEN-Syndrom (Lippen-Kiefer-Gaumenspalte und Herzfehler).
Andererseits kann es bei Kindern mit komplexen angeborenen Herzfehlern (z. B. einer FALLOTschen Tetralogie) zu begleitenden Entwicklungsstörungen kommen, deren Entstehungsmöglichkeiten vielfältig sind: Zum Teil liegt es an zusätzlichen Anlagestörungen oder bereits intrauterin erworbenen Erkrankungen (Dystrophie), z. T. an akuten Folgen der Herzerkrankung (hypoxische Hirnschädigung nach Herzstillstand, embolische Hirninfarkte, Hirnblutungen), u. U. aber auch an psychosozialen Problemen. Primär erklärt ein Herzfehler nicht eine allgemeine Entwicklungsstörung.

9.9.3 Bauchorgane

Besonders bei Chromosomenanomalien können im **Magen-Darm-Trakt** gehäuft Fehlbildungen und Funktionsstörungen bestehen. Beim DOWN-Syndrom findet man häufiger einen Morbus HIRSCHSPRUNG (☞ 9.6), der mit schwerer Obstipation einhergehen kann. Auch ein Nabelbruch bis hin zur Omphalozele (Vorlagerung von Bauchorganen in die Nabelschnur), kommt öfters bei Kindern mit Entwicklungsstörungen vor. Ferner haben diese häufiger Darmprobleme aufgrund einer Malrotation (Hemmungsfehlbildung, bei der die physiologische Darmdrehung unvollständig bleibt, so daß sich eine Fehllage von Darmteilen ergibt). Bei einigen Erkrankungen mit Entwicklungsstörung finden sich Vergrößerungen von **Leber** und **Milz**, z. B. bei Speicherkrankheiten von Mukolipiden, bei Glykogenosen und Gangliosidosen (☞ 8.6.2).

9.9.4 Harn- und Geschlechtsorgane

Besonders häufig sind Anomalien und Erkrankungen im **Urogenitalbereich** bei Kindern mit Entwicklungsstörungen. Sie zeigen gehäuft Lageanomalien der Nieren, Fehlbildungen der ableitenden Harnwege und der Blase, die zu chronischen Harnwegsinfekten neigen. Bei allen neurogenen Blasenentleerungsstörungen, insbesondere aufgrund einer Meningomyelozele (☞ 7.2), müssen Nieren und ableitende Harnwege besonders gut untersucht werden. Aber auch bei komplexen Syndromen lassen sich unterschiedliche Nierenveränderungen feststellen: Das ALPORT-Syndrom beispielsweise ist gekennzeichnet durch die Kombination einer erblichen chronischen Nierenschädigung mit Innenohrschwerhörigkeit und Augenfehlbildungen.

Häufig sind Anomalien der **Geschlechtsorgane** bei Kindern mit Entwicklungsstörungen festzustellen. Bei Mädchen mit Klitorisvergrößerung besteht Verdacht auf ein adrenogenitales Syndrom (☞ 6.2.2). Fehlmündungen der Harnröhre, Anomalien der großen und kleinen Schamlippen oder Scheidenverwachsungen finden sich gehäuft bei unterschiedlichen Entwicklungsstörungen, u. a. Chromosomopathien.

Besonders bei adipösen Knaben muß ein echter von einem scheinbaren Mikropenis durch Berücksichtigung des subkutanen Fettgewebes unterschieden werden. Verschiedene Syndrome sind u. a. durch eine Genitalhypoplasie gekennzeichnet, z. B. BARDET-BIEDL-Syndrom, KLINEFELTER-Syndrom (☞ 6.4), PRADER-WILLI-Syndrom (☞ 8.3), SMITH-LEMLI-OPITZ-Syndrom (☞ 8.6.5).

Ein unzureichender Abstieg der Hoden in die Hodensäcke (Maldescensus testis) ist primär kein Hinweis auf eine allgemeine Entwicklungsstörung: Er findet sich zwar gehäuft bei verschiedenen Entwicklungsstörungen, tritt aber insgesamt bei ungefähr 2–4% aller reifgeborenen und bei bis zu 20% der frühgeborenen Knaben auf.

Es muß daran gedacht werden, daß infolge verschiedener Toxineinwirkungen (Radioaktivität, Chemotherapie), aber auch nach manchen Virusinfektionen neben anderen Organmanifestationen auch eine Schädigung der Genitalorgane stattfinden kann.

9.9.5 Skelett

Es gibt vielfältige Zusammenhänge zwischen **Skelettanomalien** und unterschiedlichen Entwicklungsstörungen bei Kindern. Viele Bewegungsstörungen, vor allem Zerebralparesen und neuromuskuläre Erkrankungen, gehen mit Wirbelsäulenanomalien, insbesondere der Ausbildung z. T. schwerer Skoliosen einher, die frühzeitig diagnostiziert und differenziert behandelt werden sollten. Ebenso müssen bei allen Kindern mit Entwicklungsstörungen frühzeitig Untersuchungen auf Gelenkkontrakturen (Versteifungen) und deren Komplikationen, z. B. im Bereich der Füße, des Hüftgelenkes, der Knie und der Ellbogen durchgeführt werden.

Bei Kindern mit DOWN-Syndrom besteht eine erhöhte Neigung zur Subluxation (Teilverrenkung) *zwischen Hinterhauptsloch und 2. Wirbelkörper*, was in Einzelfällen zu Rückenmarksläsionen bis hin zu Querschnittsymptomen führen kann. Auf die vielfältigen Skelettanomalien im Rahmen einer Meningomyelozele wird in dem entsprechenden Kapitel (7.2) eingegangen; besonders erwähnt seien Verschlußstörungen der Wirbelsäule und des Rückenmarkes im Rahmen einer Diastematomyelie (Spaltbildung des Rückenmarkes), oft in Kombination mit schweren Skoliosen, und das Symptom des angehefteten Rückenmarkes („Tethered-cord-Syndrom"), an das vor allem bei chronischen Rückenschmerzen, progredienten Fußfehlstellungen und Blasen-Mastdarm-Entleerungsstörungen gedacht werden muß.

Eine besondere Gruppe stellen die Kinder mit **kraniofazialen Fehlbildungssyndromen** dar. Ein typisches Beispiel für eine solche schwere Mehrfachbehinderung ist das APERT-Syndrom: Hierbei bestehen eine vorzeitige Verknöcherung verschiedener Schädelnähte, insbesondere der Kranznaht, eine Hypoplasie des Oberkiefers mit Einengung der oberen Luftwege, zusammengewachsene Finger und Zehen (Syndaktylien), Gelenkkontrakturen und eine unterschiedlich ausgeprägte mentale Entwicklungsstörung. Als Ursache konnten genetische Veränderungen an Rezeptoren verschiedener Fibroblasten-Wachstumsfaktoren festgestellt werden. Durch frühzeitige

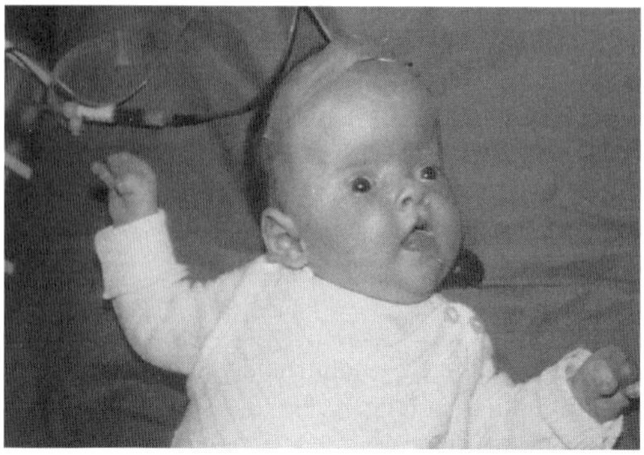

Abb. 9.2: 2 Monate alter Säugling mit Apert-Syndrom. [T 150]

und nur interdisziplinär planbare Operationen wird versucht, dem Gehirn genügend Raum zu schaffen (kraniofaziales Advancement), für eine ausreichende Nasenatmung zu sorgen, die Kieferanomalien zu beheben sowie die Finger- und Zehenfunktion zu verbessern. Ein weiteres Beispiel für kraniofaziale Syndrome ist das Crouzon-Syndrom (Abb. 4.7). Insgesamt unterscheidet man klinisch mehr als 60 verschiedene kraniofaziale Fehlbildungssyndrome.
Einfache prämature Schädelnahtsynostosen (vorzeitige Verknöcherungen einzelner Schädelnähte) gehen in der Regel nicht mit einer gravierenden allgemeinen Entwicklungsstörung einher, sollten aber dennoch gut beobachtet werden.
Bei weiteren Skelettanomalien der Extremitäten und des Thorax können Aussagen zur Entwicklung nur aufgrund einer genauen Diagnose gemacht werden.

9.9.6 Haut

Hautveränderungen spielen bei vielen Entwicklungsstörungen eine wegweisende Rolle. So lassen sich verschiedene neurokutane Syndrome eindeutig vom äußeren Aspekt her diagnostizieren (☞ 8.4). Auch bei einigen Speicherkrankheiten und angeborenen Infektionen lassen sich typische Hautveränderungen in Kombination mit Entwicklungsstörungen feststellen: Ein Beispiel hierfür ist die – in Deutschland selten gewordene – angeborene Syphilis (☞ 8.9.2), bei der Ausschläge an Handflächen, Fußsohlen und in der Nachbarschaft des Mundes bestehen, die später narbig abheilen.
Die zu den erblichen Hauterkrankungen gehörenden **Ichthyosen** sind durch Verhornungsstörungen mit trockener, schuppiger Haut gekennzeichnet und kommen in seltenen Fällen in Verbindung mit geistigen Entwicklungsstörungen vor.
Besonders bei Säuglingen und älteren, meist übergewichtigen Patienten mit Bewegungsstörungen können pflegerische Hautprobleme, z. B. im Anogenitalbereich, aufgrund einer vermehrt fettenden Haut (Seborrhoe) auftreten.

9.9.7 Infektanfälligkeit, Schmerzen

Immer wieder erfolgen Untersuchungen zur Frage, ob und warum Kinder mit Entwicklungsstörungen eine erhöhte **Infektanfälligkeit** haben. Auch hierbei spielen mit Sicherheit sehr unterschiedliche Faktoren wie mangelnde Bewegung, eine Ventilationsstörung der oberen und unteren Luftwege sowie psychosoziale Faktoren eine wichtige Rolle. Daneben sollte man in Einzelfällen auch an speziellere Beeinträchtigungen der Infektabwehr, z. B. aufgrund einer Störung der zellulären oder humoralen (d. h. in Körperflüssigkeit gelösten) Faktoren denken.
Kinder mit Entwicklungsstörungen haben primär keine **Schmerzen**. Chronische Unruhe und Äußerungen von Unwohlsein können sehr vielfältige Ursachen haben, z. B.

- juckende Hauterkrankungen (Neurodermitis, Skabies = Krätze),
- chronische Otitis (Ohrenentzündung),
- Fremdkörper, z. B. der Augenhornhaut,
- Entzündungen der Speiseröhren- und Magenschleimhaut,
- Stuhlverstopfung,
- Hernie (Bruch), evtl. mit Einklemmungserscheinungen,
- Hüftluxation (☞ 9.8),
- Osteoporose (Knochenschwund).

Eher selten sind:

- Vasomotorische Kopfschmerzen
- Hirndruck-Kopfschmerzen
- Migräne
- Muskelschmerzen.

Vor der Verabreichung von Schmerzmitteln sollte immer nach der Ursache der Schmerzen gesucht werden. Oft sind Unmutsäußerungen mehrfach-behinderter Kinder aber auch Ausdruck von mangelnder Zuwendung, u. U. wollen sie ihre Umgebung damit provozieren [4, 26, 47, 50].

9.10 Kindesmißhandlung

Unter den Überbegriff der Kindesmißhandlung fallen
1. die **körperliche Mißhandlung**,
2. die **seelische Mißhandlung** einschließlich **Vernachlässigung** und
3. der **sexuelle Mißbrauch**.

Kindesmißhandlung kommt in allen gesellschaftlichen Schichten und bei allen Völkern vor, ist jedoch gehäuft in Familien aus Randgruppen bei psycho-sozialen Belastungen, z. B. Arbeitslosigkeit, ehelichen Auseinandersetzungen, Alkohol, Drogen usw. Viele mißhandelnde Eltern sind als Kind auch mißhandelt worden.

Über die Häufigkeit von körperlichen Mißhandlungen und psychischem bzw. sexuellem Mißbrauch bei entwicklungsgestörten und behinderten Kindern gibt es keine sicheren Angaben; leider sind sie wahrscheinlich nicht selten.

Die am stärksten gefährdete Gruppe von Kindern, die mit schweren Folgen für Gesundheit und Leben körperlich mißhandelt werden, sind Säuglinge und Kleinkinder. Vor allem chronisch schreiende Säuglinge, Kinder mit unterschiedlichen Krankheiten und Entwicklungsstörungen, insgesamt Kinder, die den Erwartungen der Eltern nicht entsprechen, sind vermehrt mißhandlungsgefährdet.

Typische Folge einer **körperlichen Mißhandlung** beim Säugling ist das **Schütteltrauma**. Hierbei kommt es zu Einrissen der dünnen Gefäße zwischen der Hirnoberfläche und der Innenwand des Schädelknochens mit Entwicklung von **subduralen** (unter der harten Hirnhaut gelegenen) **Blutungen** und Ergüssen. Typischerweise kommt es gleichzeitig zu Einblutungen in die Netzhaut. Oft lassen sich röntgenologisch charakteristische Veränderungen an der Knochenhaut der Oberarme und der Oberschenkel, Knochenabsprengungen im Bereich der großen Gelenke oder unterschiedlich alte Rippenfrakturen nachweisen. Ersticken, Erwürgen, Verbrühen und Vergiften kommt ebenfalls bereits vom Säuglingsalter an vor.

Bei älteren Kindern werden vielfältige Formen von Schlägen, umschriebene Verbrühungen und Verbrennungen, aber auch Nahrungsentzug mit schweren Gedeihstörungen beobachtet. Typischerweise kommen Eltern nach einem Mißhandlungstrauma nicht sofort zum Arzt; die Kinder werden herausgeputzt, als Erklärung werden ein Sturz, eine Unachtsamkeit des Kindes oder Verletzungen durch andere Kinder angegeben.

Chronisch mißhandelte Kinder fallen entweder durch übergroße Ängstlichkeit, z. B. auch im Rahmen der körperlichen Untersuchung, oder aber durch auffallende Distanzlosigkeit und gespielte Freundlichkeit („frozen attention") auf.

Der Kinderarzt muß bei der Diagnosefindung eine Vielzahl von Differentialdiagnosen, z. B. Blutgerinnungsstörungen, Knochenstoffwechselstörungen, Ernährungsstörungen, angeborene Hauterkrankungen, evtl. auch Infektionserkrankungen in Betracht ziehen.

Die Folgen **seelischer Mißhandlung** und Vernachlässigung sind besonders bei Säuglingen und Kleinkindern sehr schwer zu erfassen. Hierzu gehören Apathie, Störungen der Sprachentwicklung und vor allem Störungen der sozialen Interaktion wie mangelnde Kontaktaufnahme. Die Häufigkeit und Ausprägung des psychischen Kindesmißbrauchs wird in der Literatur sehr unterschiedlich angegeben.

Unter einem **sexuellen Mißbrauch** versteht man die Einbeziehung von Kindern in sexuelle Aktivitäten

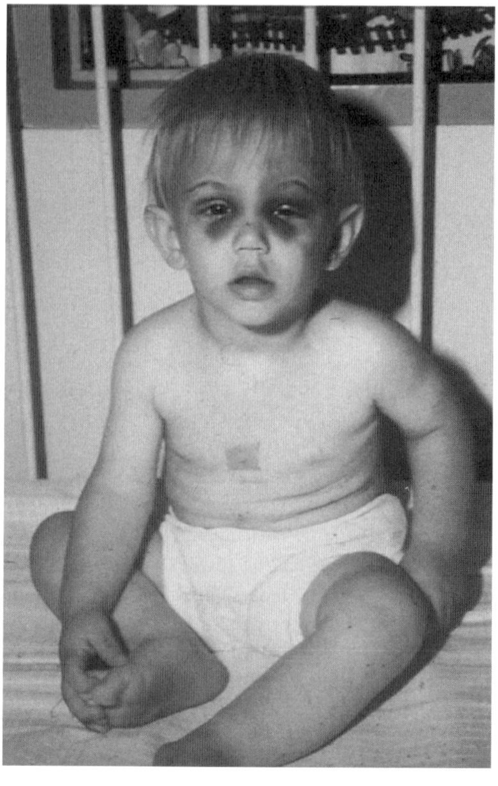

Abb. 9.3: *2jähriger Junge mit Schädelbasisfraktur nach Mißhandlung. [T 149]*

der Erwachsenen, die sie selbst nicht kontrollieren und nicht ausreichend verstehen. Das Kind wird, ohne sich wehren zu können, in die sexuelle Erregung des Erwachsenen mit einbezogen. Dies kann vom Exhibitionismus über die Benutzung für pornographische Handlungen bis zum Petting und zum penetrierenden Mißbrauch oral, anal und genital führen. Der sexuelle Mißbrauch muß als eine Sucht verstanden werden, bei der das Kind eine Droge ist. Er ist ein strafwürdiges Unrecht nach § 176 des Strafgesetzbuches. Der sexuelle Mißbrauch an Kindern findet meist innerhalb der Familien, evtl. auch in Institutionen, selten in der Anonymität, statt.

Es besteht ein großes Verleugnungspotential und eine Tendenz zur Geheimhaltung, da es durch Benennung des sexuellen Mißbrauchs zu einer existentiellen Bedrohung der gesamten Familie kommen kann. Der sexuelle Mißbrauch findet in 90% der Fälle bei Mädchen, meist ab dem frühen Kleinkindalter bis zur Pubertät, statt; aber auch bei Jungen wird er zunehmend häufiger beschrieben.

Verdächtige Symptome sind

- ungeklärte Verhaltensauffälligkeiten,
- Leistungsknick,
- Ängste,
- sekundäres Einnässen und Einkoten,
- Bauchschmerzen,
- Magersucht und
- dissoziative Störungen, z. B. psychogene Anfälle oder neurogene Symptome wie Lähmungen oder Bewegungsstörungen (ohne neurologische Ursache).

Bei jedem Verdacht auf schwere körperliche Mißhandlung oder sexuellen Mißbrauch ist die stationäre Aufnahme eines Kindes in einer Kinderklinik oder einer Kinder- und Jugendpsychiatrischen Klinik notwendig. Weitere Maßnahmen müssen in interdisziplinärer Zusammenarbeit zwischen den primär betreuenden Ärzten, evtl. unter Hinzuziehung eines Rechtsmediziners, dem zuständigen Jugendamt, der Polizei, der Gerichtsbarkeit sowie anerkannten Organisationen wie dem Kinderschutzbund und dem Gesundheitsamt geklärt werden. Bei der strafrechtlichen Verfolgung von Kindesmißhandlung kann sich eine Vielzahl von Problemen ergeben, weshalb eine sehr gute und verantwortungsbewußte Planung des Vorgehens zwischen den verschiedenen Institutionen abgesprochen werden muß. So sollten gegenüber den betroffenen Kindern möglichst keine Suggestivfragen verwendet werden. Dies ist wichtig zur Wahrheitsfindung und Vermeidung von falschen belastenden Angaben durch verstörte Kinder; denn es versteht sich von selbst, daß eine unbegründete Anschuldigung ebenso katastrophale Folgen für eine Familie haben kann wie die Aufdeckung einer tatsächlichen Mißhandlung. In der Regel ist es notwendig, daß ein Täter aus der Familie entfernt wird; die betroffenen Familien brauchen jedoch umfangreiche und langdauernde weitere Betreuung. Gerade beim sexuellen Mißbrauch besteht eine erhebliche Suizidgefahr der Täter.

Unter dem MÜNCHHAUSEN-Syndrom (MEADOWS-Syndrom) versteht man die Präsentation unklarer Erkrankungssymptome, z. B. Bauchschmerzen, Krampfanfälle, Miktions- und Defäkationsstörungen durch nahe Angehörige gegenüber Ärzten, die dann zu unterschiedlichen medizinischen Maßnahmen einschließlich unnötiger Medikamentenbehandlung und Operationen beim Kind führen. Es handelt sich also um eine spezielle Form der Kindesmißhandlung. Auch beim plötzlichen Kindstod muß an Mißhandlungen gedacht werden. Die Ursachen hierfür sind sehr unterschiedlich, z. T. sind die Täter psychiatrisch krank, z. T. bestehen nicht eingestandene, schwere Aggressionen gegenüber den Kindern oder schwere seelische Konflikte [4, 21, 42].

9.11 Sexualverhalten bei Kindern und Jugendlichen mit Entwicklungsstörungen

Kinder und Jugendliche mit Entwicklungsstörungen haben ebenso wie ihre normal entwickelten Altersgenossen ein Sexualverhalten, das jedoch vor allem auch in Abhängigkeit von ihrer Intelligenz und möglichen zugrundeliegenden Erkrankungen deutlich verändert, meistens verspätet auftritt. Grundsätzlich muß zwischen mental Entwicklungsgestörten und Körperbehinderten unterschieden werden.

Bei hirnorganischen Schädigungen, insbesondere im Hypothalamusbereich, kann es zu einer vor- bzw. frühzeitigen Pubertätsentwicklung kommen. Nicht selten wird dabei die Menarche als Bauchschmerz fehlgedeutet, manchmal lassen sich periodische Zustände mit vermehrter Aggressivität und Hyperkinese feststellen. Kinder und Jugendliche mit schwerer geistiger Behinderung zeigen oftmals stereotype Manipulationen im Genitalbereich, wobei u. U. auch die

Stuhlentleerung als Sexualausgleich angesehen werden kann. Es lassen sich vielfältige Formen der Masturbation beobachten, evtl. nur Scheuern der Genitalien oder Reiben mit einem Stofftier, an Möbeln oder Schuhen; evtl. werden solche Zustände als Jaktationen (Hin- und Herbewegen, meist im Einschlafstadium), Alpträume oder als zerebraler Anfall mit nachfolgendem Erschöpfungszustand fehlgedeutet. Oft lassen sich solche Handlungen nach negativen Erfahrungen, aus Langeweile, Zorn, Enttäuschung usw. feststellen. In der Regel sind sie kein Zeichen für eine sexuelle Überfunktion und kein Ausdruck einer Perversion. Jugendliche mit DOWN-Syndrom z. B. unterdrücken ihre Gefühlsäußerungen weniger, zeigen kein normales „Schamgefühl", verwenden häufig ohne negative Absichten obszöne Ausdrücke und können durch „entsetzte Reaktionen" der Erwachsenen in ihrem Verhalten bestärkt werden. Bei Männern mit schwereren mentalen Entwicklungsstörungen kommt es praktisch nie zu einem Koitusvollzug oder zum Einsatz von Gewalt.

Ob Menschen mit geistiger Behinderung durch ihr Verhalten sexuelle Aktivitäten anderer provozieren, muß zum großen Teil in Frage gestellt werden. In jedem Fall sind sie viel häufiger Opfer als Auslöser sexueller Handlungen. Frauen mit DOWN-Syndrom beispielsweise, die fruchtbar sein können, sind nicht selten sexuell mißhandelt worden. Die Frage des Umgangs hiermit, insbesondere auch eines dauerhaften Schutzes vor Schwangerschaft, ist ein ständig wiederkehrendes, meist unbefriedigend gelöstes Problem. Nach der in Deutschland geltenden Rechtsprechung darf eine Sterilisierung durch Unterbindung der Eileiter bzw. der Samenstränge grundsätzlich nur mit Einwilligung des/der Betroffenen durchgeführt werden (§ 1905 Betreuungsgesetz). Ausführliche Vorgespräche mit den Betroffenen sind notwendig, um genügend Zeit für den Entscheidungsprozeß zu geben. Solange Zweifel an der Einwilligungsfähigkeit der betreffenden Person bestehen, darf keine Sterilisation mit Einwilligung von Dritten durchgeführt werden. Minderjährige dürfen nicht sterilisiert werden.

Von großer Bedeutung ist deshalb eine konsequente Sexualerziehung auch von Geistigbehinderten, möglichst ohne Bestrafungen und ohne Provokation. Außerdem kann bei Frauen z. B. durch regelmäßige Hormoninjektionen mit Langzeitwirkung oder Einlegen von Intrauterinpessaren ein sicherer Schutz vor einer Schwangerschaft erreicht werden.

Schwangerschaft und Geburt eines Kindes bringen für Geistigbehinderte, ihre Eltern und die Betreuer große, kaum lösbare Schwierigkeiten mit sich. Die Wahrscheinlichkeit einer Schwangerschaft unmittelbar nach dem Eintritt der Geschlechtsreife ist bei Geistigbehinderten größer als bei Nichtbehinderten, vor allem wegen der Gefahr der Ausnutzung ihrer Unerfahrenheit durch andere. Die Entscheidung zu einem Schwangerschaftsabbruch ist juristisch schwierig und kann nur im Rahmen eines interdisziplinären Teams getroffen werden. In Einzelfällen haben Frauen mit DOWN-Syndrom Kinder ausgetragen, die überwiegend auch eine Trisomie hatten; angeblich wurden aber auch chromosomal normale Kinder von Frauen mit DOWN-Syndrom geboren. Bekannt ist auch der Fall einer Frau mit RETT-Syndrom, deren Kind an einer schweren Form der gleichen Krankheit erkrankte. Über die Langzeitprognose von Kindern geistigbehinderter Mütter liegen keine sorgfältigen Untersuchungen vor.

Die Sexualität von Menschen mit Körperbehinderungen bei normaler Intelligenz, z. B. mit Meningomyelozele oder spastischer Zerebralparese, ist mit der von Normalpersonen vergleichbar. Sie können in vollem Umfang zu partnerschaftlicher Liebe fähig sein, bedürfen jedoch in hohem Maße eines Anpassungs- und Einfühlungsvermögens des Partners; es besteht die erhöhte Gefahr einer Enttäuschung, die evtl. zu Verhaltensproblemen führen kann. In betreuten Wohneinrichtungen leben immer wieder Paare mit z. T. erheblichen Körperbehinderungen zusammen, die durchaus auch ein befriedigendes Sexualleben haben können; hierbei sind u. U. auch Hilfen durch dritte Personen mit entsprechender Diskretion sinnvoll und durchführbar [36, 39].

9.12 Linkshändigkeit

Die Bevorzugung einer Hand ist einerseits erblich, andererseits von vielen Kulturgewohnheiten geprägt – sowohl bei Primaten als auch bei Säuglingen läßt sie sich nicht nachweisen. 60–70% aller Menschen sind echte Rechtshänder, 5–10% echte Linkshänder, 20–30% sog. Ambidexter. Meist liegt bei Rechtshändigkeit das Sprachzentrum in der linken Hemisphäre, bei Linkshändigkeit jedoch nur in ca. 50%. Linkshändigkeit ist statistisch häufiger mit Verhaltens-, Lern- und Sprachproblemen kombiniert, ohne daß man dies erklären könnte. Andererseits entwickelt sich bei Linkshändern meist eine gleichmäßigere Leistungsfähigkeit beider Seiten als bei Rechtshändern.

Eine verläßliche *Beurteilung der Händigkeit* ist in der Regel frühestens ab dem 3. Lebensjahr möglich. Bei eindeutiger Bevorzugung einer Hand vor dem 2. Lebensjahr muß immer an einen pathologischen Prozeß, z. B. eine leichte Hemiparese, evtl. auch eine Schädigung des Rückenmarks oder peripherer Nerven gedacht werden.

Die Beurteilung der Handgeschicklichkeit – das „Begreifen" oder die Perzeption – ist in den ersten Lebensjahren wesentlicher Bestandteil der Entwicklungsbeurteilung. Dies darf bei Kindern mit Störungen der Handfunktion, z. B. Syndaktylien beim APERT-Syndrom (☞ 9.9.5), aber nicht überbewertet werden, um Fehleinschätzungen der mental-kognitiven Entwicklung zu vermeiden.

Eine genaue Feststellung der Hemisphärendominanz kann vor neurochirurgischen Operationen von Bedeutung sein und ist mit der selektiven Verabreichung von kurz wirksamen Barbituraten in die innere Halsschlagader (A. carotis interna) möglich (WADA-Test mit dem kurzwirkenden Barbiturat Amytal) [73, 90, 100].

9.13 Hochbegabung

Überdurchschnittliche Begabungen können in sehr unterschiedlichen Bereichen, z. B. bei sportlichen, musischen und sozialen Fähigkeiten bestehen. Als hochbegabt im engeren Sinn werden Kinder bezeichnet, die vor allem in ihrer kognitiven Entwicklung deutlich über dem Altersdurchschnitt, d. h. über der 97. Perzentile, liegen.

Die Erkennung dieser Kinder kann u. U. nicht leicht sein: Sie gelten als rasch aufnehmend, leistungsorientiert und bei adäquaten Anforderungen motiviert und konzentriert – aber auch als leicht ablenkbar, passiv, empfindsam-verletzlich. Das bildhafte Gedächtnis spielt bei ihnen offensichtlich eine wichtige Rolle; sie versuchen oft, unkonventionelle Lösungen zu finden und erfragen viel.

Über den *Umgang mit diesen Kindern* sind die Meinungen geteilt – einerseits wird von Pädagogen Wert darauf gelegt, daß ihre sozialen, fein- und großmotorischen Fähigkeiten durch das Zusammensein mit Gleichaltrigen gefördert werden, um ihnen mehr lebenspraktische Erfahrungen zu vermitteln. Andererseits belegen viele Beispiele, daß eine Unterforderung dieser Kinder in Kindergarten und Schule zu Leistungsverweigerung, Unruhe, Verhaltensstörungen und psychosomatischen Symptomen führen kann, evtl. sogar zu einem hyperkinetischen Syndrom (☞ 8.16) oder zu psychiatrischen Diagnosen wie Depression oder Zwangsneurose. Deshalb werden die vorzeitige Einschulung, Freistunden für die Beschäftigung mit adäquaten Schulaufgaben, das Überspringen von Schulklassen, das Zusammensein mit anderen Hochbegabten, Spezialkurse oder die Umschulung in Sonderklassen gefordert. In jedem Fall sollte bei Verhaltensauffälligkeiten eines begabt erscheinenden Kindes eine differenzierte psychologisch-psychiatrische Diagnostik und Beratung stattfinden [46, 54, 94].

Zytogenetische und molekulargenetische Methoden in der Differentialdiagnose von Entwicklungsstörungen

10

W. KRESS

Inhalt

10.1	**Einleitung**	155
10.2	**Definitionen**	156
10.2.1	Chromosomen, klassische MENDELsche Erbregeln, Zellteilung	156
10.2.2	Chromosomenorganisation	157
10.2.3	RNA und Mitochondrien	158
10.2.4	Mutationen und ihre Bestimmungsmethoden	158
10.3	**Numerische und strukturelle Chromosomenanomalien**	159
10.3.1	Fehlverteilungen von Geschlechtschromosomen	161
10.3.2	Fehlverteilungen von Autosomen	162
10.3.3	Strukturanomalien	162
10.4	**Mikrodeletionssyndrome**	163
10.5	**Molekulargenetische Diagnostik von monogenen Entwicklungsstörungen**	165
10.5.1	Mutationen und klinische Symptomatik	165
10.5.2	Auffinden von Genen durch Positionsklonierung	165
10.6	**Humangenetische Beratung**	169
10.7	**Ethische Überlegungen und Aussichten**	171

10.1 Einleitung

Bis zu 50% aller Entwicklungsstörungen im Kindesalter sind genetisch mitbedingt, wobei sich chromosomale Anomalien und monogen bedingte Erkrankungen die Waage halten (☞ auch 1.7). Deswegen ist es lohnend, die Möglichkeiten der **humangenetischen** Diagnostik im Rahmen dieses Buches zu besprechen, damit sie rechtzeitig und sinnvoll zum Einsatz kommen. In der Folge werden die Chromosomenanomalien, Mikrodeletionssyndrome (Krankheitsbilder durch Verlust kleinster, mikroskopisch nicht sichtbarer Chromosomenstücke) und monogene Erbkrankheiten nur stichwortartig abgehandelt, da die klinische Symptomatik in anderen Kapiteln zu-

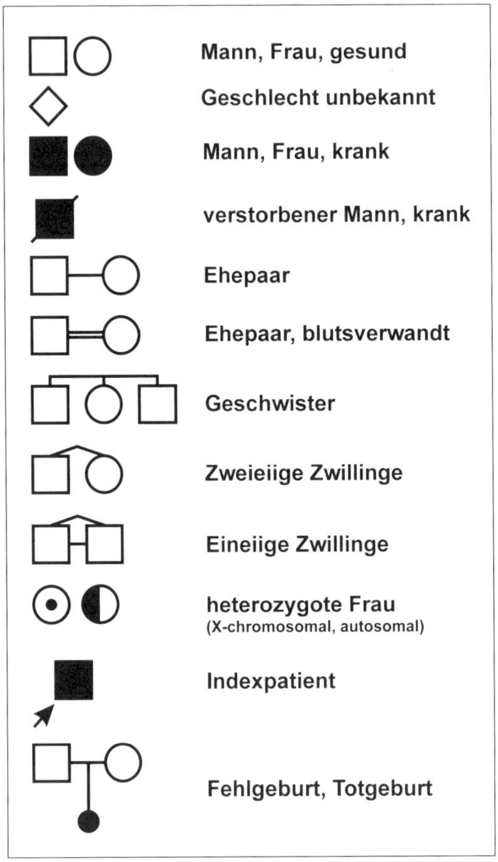

Abb. 10.1: *Bedeutung der Symbole zur Erstellung eines genetischen Stammbaums. Der* ***Indexpatient*** *ist der untersuchte Erkrankte in einer Familie. Bei einem* ***Heterozygoten*** *ist eines der jeweils zwei entsprechenden Gene (von Mutter bzw. Vater) verändert, das andere normal (☞ Erbgänge 10.2.1). [M 144]*

sammengefaßt ist. Dargestellt wird überwiegend die spezifische molekulargenetische Methodik, die von der sonstigen Labordiagnostik stark abweicht.
Zur Zeit nimmt die **sichere Diagnose einer Erbkrankheit** (noch) keinen wesentlichen Einfluß auf die Therapie, die meist symptomatisch fördernd bleibt. Eine Diagnostik ist trotzdem wichtig für

- die Kenntnis der Prognose einer Erkrankung,
- die Schul- und Lebensplanung,
- die Vermeidung von Überforderungssituationen,
- die Einsparung häufiger Kontrolluntersuchungen sowie
- die Familienplanung der Eltern und evtl. anderer Familienangehöriger.

10.2 Definitionen

Am Beginn jeder genetischen Analyse steht die Erhebung des **Stammbaums**. Zu dessen Aufzeichnung sollte man sich an eine festgelegte Symbolik halten (Abb. 10.1).

10.2.1 Chromosomen, klassische MENDELsche Erbregeln, Zellteilung

Die kleinsten mikroskopisch sichtbaren Träger von Erbinformation sind die im Zellkern gelegenen **Chromosomen**. Ein menschlicher Zellkern enthält normalerweise 46 Chromosomen, von denen jeweils 23 von der Mutter und vom Vater stammen (Keimzellen s.u.); die einander entsprechenden Chromosomen eines *Paares* werden als *homologe Chromosomen* bezeichnet. Nicht-Geschlechtschromosomen heißen **Autosomen**, Geschlechtschromosomen **Gonosomen** (X- und Y- Chromosom). Der **Karyotyp** gibt die Chromosomenkonstellation eines Zellkernes wieder, z. B. 46, XX für einen normalen weiblichen und 46, XY für einen normalen männlichen Karyotyp.
Beim *autosomal dominanten Erbgang* setzt sich ein dominanter Genzustand **(Allel = Erbanlage)** gegenüber dem zweiten Allel auf dem homologen Chromosom durch und bestimmt so das Erscheinungsbild (den **Phänotyp**) des betreffenden Menschen. Bei diesem Erbgang erfolgt die Weitergabe eines Merkmals oder einer Krankheit über ein Autosom von einem Merkmalsträger auf die Hälfte der Kinder, unabhängig vom Geschlecht. Zur Ausprägung genügt also *eine* Anlage, d. h. ein *heterozygoter Zustand.*
Zur Merkmalsausprägung muß beim *autosomal rezessiven Erbgang* der verantwortliche Genzustand doppelt vorliegen, d. h. ein *homozygoter Zustand* bestehen. Beide Eltern sind meist unauffällige (gesunde) heterozygote Überträger des Merkmals; die Weitergabe erfolgt an ein Viertel der Kinder unabhängig vom Geschlecht. Durchschnittlich 50% der Kinder sind ihrerseits heterozygote Überträger, ein weiteres Viertel ist reinerbig gesund.
X-chromosomal rezessive Vererbung bedeutet, daß nur Männer (mit einzelnem X-Chromosom) in einer Familie erkranken und Frauen die Krankheit übertragen. Die Hälfte der Söhne solcher heterozygoter Frauen sind wiederum betroffen, die Hälfte der Töchter Überträgerinnen. Die Töchter kranker Väter erben

zwangsläufig ein „krankes" X-Chromosom und werden deswegen obligate Überträgerinnen.
Beim seltenen *X-chromosomal dominanten Erbgang* erkranken beide Geschlechter, Männer sind stärker (u. U. tödlich) betroffen.
Von diesen klassischen Regeln kennt man inzwischen viele Abweichungen, die von der Molekulargenetik aufgedeckt wurden. Manches wird in der Folge besprochen.
Die Zellteilung in den proliferierenden somatischen Geweben (d. h. außerhalb der Keimzellen) wird als **Mitose** bezeichnet. Sie ist Teil des allgemeinen Zellzyklus und besteht aus vier Stadien (Abb. 10.2).
In der Prophase und Metaphase besteht jedes Chromosom aus zwei Strängen **(Chromatiden)**, die in der Zentromerregion aneinanderhaften; in der Anaphase werden sie voneinander getrennt und in der anschließenden Zellteilung (Telophase) auf zwei Tochterzellen verteilt. In der Interphase ruht bzw. erholt sich die Zelle nach der Teilung.
Ein **Zellklon** ist eine Ansammlung von Zellen, deren Ursprung eine einzige Mutterzelle ist. Dies spielt z. B. bei der Zell-Mosaikbildung (einem Nebeneinander von gesunden und kranken Zellen im Körper) eine Rolle.
In der **Meiose der Keimzellen** durchläuft die ursprünglich *diploide Keimzelle* (mit 2 × 23 Chromosomen) die beiden Reifeteilungen mit dem Ergebnis einer *haploiden Ei- oder Samenzelle* (mit 1 × 23 Chromosomen). In der Prophase I paaren sich die homologen Chromosomen, und es kommt zum wechselseitigen Austausch entsprechender Abschnitte homologer Chromosomen, d. h. zu einem Austausch von väterlichen und mütterlichen Genen (**Rekombination**).

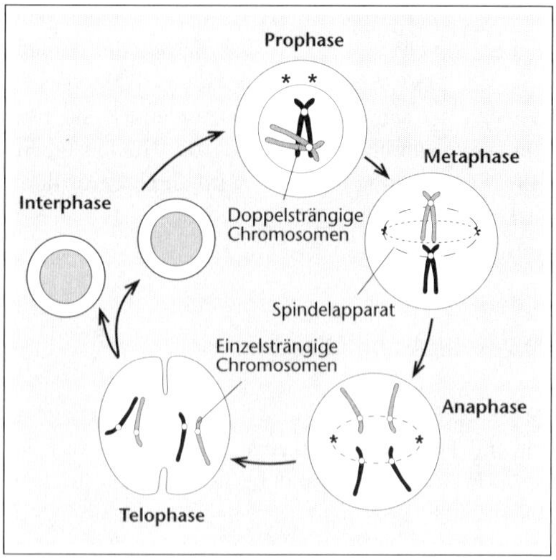

Abb. 10.2: Schematische Darstellung der Stadien einer Mitose. [M 144]

10.2.2 Chromosomenorganisation

Die materielle Grundlage der Informationsspeicherung in den Chromosomen ist die Desoxyribonukleinsäure (**DNA**). Sie besteht aus einer Kette von Nukleotidbausteinen; das Gerüst bilden Phosphat- und Desoxyribose-Zucker-Moleküle, an die vier verschiedene Basen gebunden sind:

- Adenin **A**
- Guanin **G**
- Cytosin **C** und
- Thymin **T**.

Zwei DNA-Ketten bilden die **Doppelhelix**, wobei der Zusammenhalt durch Wasserstoffbrücken-Bindung zwischen den Basen (nach den Regeln der **Basenpaarung**) garantiert ist:
Adenin paart dabei immer mit Thymin und Guanin mit Cytosin; so gibt ein Strang die Basenabfolge auf dem sog. Komplementärstrang vor. Einen Doppelstrang kann man z. B. durch Hitzeeinwirkung trennen (Denaturierung); bei Erniedrigung der Temperatur finden sich die Einzelstränge wieder, sie **hybridisieren**.
Gene speichern die Information zur Herstellung von spezifischen Proteinen. Eine bestimmte Zusammenstellung von 3 Basen zu einem **Basentriplett** kodiert dabei jeweils für *eine* Aminosäure (genetischer Code). Ein Gen besteht aus kodierenden DNA-Bereichen **(Exons)**, die in mRNA (s. u.) und anschließend in Aminosäureketten umgeschrieben werden, und nicht-kodierenden DNA-Abschnitten **(Introns)** als Abstandshalter dazwischen, die oft viel länger sind als die Exons. Manche Intronsequenzen haben Regulatorfunktionen. Der **haploide menschliche Genbestand (Genom)** besteht aus etwa 3 Milliarden Basenpaaren und ist in ca. 100000 Genen organisiert. Mit einer geschätzten Durchschnittslänge von 10000 Basenpaaren (Exons und Introns) machen die Gene nur etwa ein Drittel des Gesamtgenoms aus. Der Rest des Genoms besteht aus nicht-kodierenden Bereichen zwischen den Genen *(spacer)* und Wiederholungen von DNA-Sequenzen *(repetitive Sequenzen)*.
Die Chromosomenfaser besteht aus einem Nukleoproteingerüst *(Chromatin)*, dessen Grundbaustein

das sog. *Nukleosom* ist, (Abb. 10.3). Nukleosomen sind basische Proteinkörper, um die sich der *doppelsträngige DNA-Faden* windet. Spacer-DNA-Stücke trennen diese Einheiten voneinander; eine Kondensation erfolgt durch Spiralisierung der Nukleosomenkette. Die Packung der Kette wird durch Verdrillung noch komplexer, es entsteht schließlich das *Bandenmuster* (☞ 10.3).

10.2.3 RNA und Mitochondrien

Bei der **Transkription** wird die genetische Information mit Hilfe eines Enzyms (Polymerase) von der DNA in RNA (Ribonukleinsäure) umgeschrieben. RNA besteht aus einem instabileren Einzelstrang mit einem Phosphat-Ribose-Gerüst. Die Base Thymin ist durch Uracil ersetzt. Reife **Boten-RNA (mRNA)** enthält nur die Information der Exons, die Introns werden durch **Spleißen** entfernt. Sie verläßt den Kern und steht für die Proteinsynthese an den **Ribosomen** zur Verfügung **(Translation)**. Der translatierbare Bereich einer mRNA wird durch ein Start- und ein Stopcodon (**Codon** = spezifisches Basentriplett) festgelegt. Dazwischen befindet sich ein **offenes Leseraster**: Die Aufeinanderfolge von Basentripletts bestimmt die Aminosäuresequenz des Proteins. Spezifische Transfer-RNAs **(tRNA)** mit dem jeweils passenden (kongruenten) Basentriplett transportieren die Aminosäuren zum Ribosom.

Die **Mitochondrien** als Energielieferanten der Zelle besitzen ein gesondertes extrachromosomales Genom (ringförmiges DNA-Molekül von 16000 Basenpaaren), das rein maternal (von der Mutter) vererbt wird und hauptsächlich Proteine für die Atmungskette und Transfer-Ribonukleinsäuren (tRNA) kodiert (☞ 2.3).

10.2.4 Mutationen und ihre Bestimmungsmethoden

DNA-Polymorphismen sind (neutrale) Änderungen der Basensequenz, die in der Regel ohne phänotypische Auswirkungen sind und in der Bevölkerung mit einer Häufigkeit von mehr als 1% vorkommen. Da

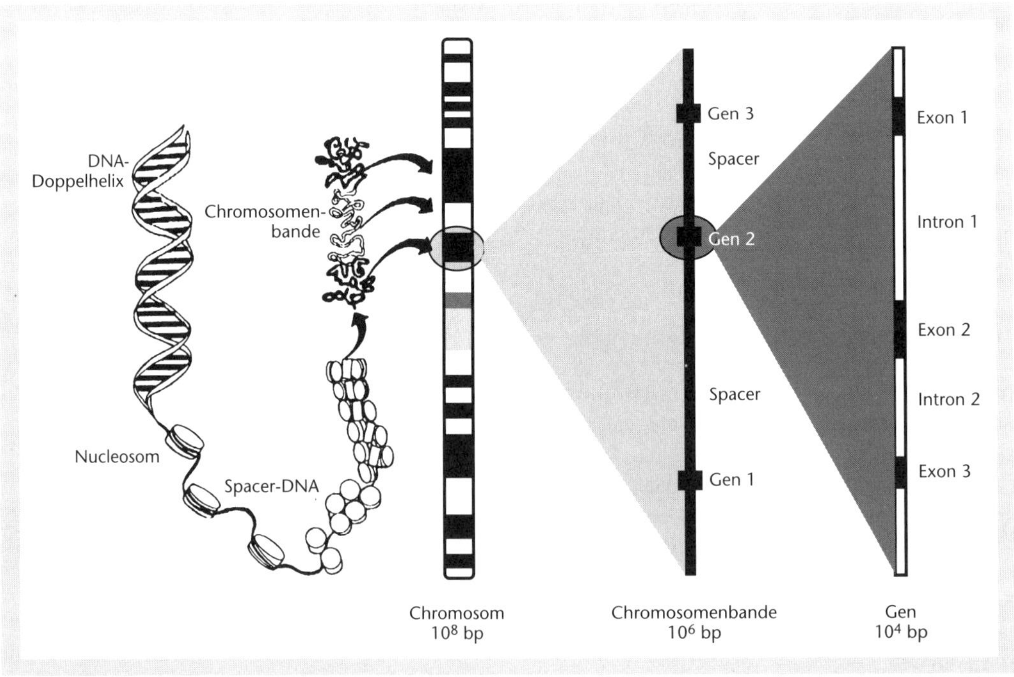

Abb. 10.3: Organisation des strukturellen Chromsomen-Aufbaus; die Größenverhältnisse zwischen Chromosom, Chromosomenbande und Gen sind dargestellt (bp = Basenpaare). [M 144]

sie auf den homologen Chromosomen mit variablen Allelen vertreten sein können, machen sie das Paar unterscheidbar. Wenn sie klar einer Chromosomenregion zugeordnet sind, werden sie oft als **DNA-Marker**, z. B. für *Kopplungsanalysen* (☞ 10.5.2) eingesetzt. Die Allele mehrerer solcher Marker aus einer eng benachbarten Region eines Chromosoms fügen sich zum **Haplotyp** zusammen.

Als **Mutation** bezeichnet man die Veränderung der Information einzelner Gene (Genmutation) oder die veränderte Struktur oder Anzahl von Chromosomen (Chromosomen- bzw. Genommutation). Dies ist in der Regel mit einem veränderten Phänotyp verbunden. Für Gene gilt eine Mutationsrate von 1 auf 10000 bis 100000 je Genort und Generation. *Punktmutationen* führen zum Austausch eines Basenpaares, *Deletionen* zum Verlust eines oder mehrerer Basenpaare und *Duplikationen* zum zusätzlichen Einbau von Basenpaaren.

Die **DNA-Sequenzierung** ist eine Labortechnik zur Bestimmung der exakten Abfolge der Basen in einem DNA-Stück. Unter der **Klonierung** versteht man die identische Vermehrung eines DNA-Stückes *in einer Wirtszelle*, z. B. einem Bakterium, nach Einbau in einen Vektor (Überträger in Form einer vermehrbaren ringförmigen extrachromosomalen DNA-Struktur).

Die *Polymerase-Ketten-Reaktion (PCR)* ist eine zyklische enzymgesteuerte Reaktion zur Vermehrung von DNA-Fragmenten in der Größe zwischen 100 und 5000 Basenpaaren *im Reagenzglas*. Dies geschieht durch DNA-Denaturierung (Einzelstrangbildung bei Temperaturen über 90 °C), Anlagerung von Startsequenzen (Primern = synthetischen kurzen DNA-Einzelsträngen mit passender Basenfolge) bei spezifischen Temperaturen und Strang-Neusynthese mit Hilfe einer thermostabilen Polymerase bei 72 °C. Ein neuer Zyklus beginnt wieder mit der Denaturierung. Automatisch gesteuert wird dieser zyklische Prozeß von einem Thermocycler (automatisch gesteuerter Heizblock). Die Amplifikationsrate beträgt im optimalen Fall 2^n (n = Anzahl der Zyklen) und kann Millionen von Kopien hervorbringen.

Der sogenannte **Southernblot** ist die historisch ältere Methode, *Gensequenzen erkennbar zu machen*, vor allem wenn es sich um lange Stücke handelt. Dabei wird natürliche hochmolekulare DNA mit **Restriktionsenzymen** in Stücke gespalten. Diese bakteriellen Enzyme schneiden den Doppelstrang an sequenzspezifischen Stellen. Die elektrophoretische Auftrennung (negativ geladene DNA-Stücke wandern im elektrischen Feld) erfolgt nach Fragmentgröße in einem bestimmten Gel. Durch pH-Änderung wird die DNA einzelsträngig gemacht (denaturiert) und aus dem Gel auf eine positiv geladene Nylonmembran übertragen. Dort ist sie stabil gebunden. Anschließend wird die gebundene DNA mit klonierten, radioaktiv markierten DNA-Abschnitten *(Sonden)* zur Paarung gebracht **(hybridisiert)**. Die Schwärzung eines Röntgenfilms auf dem Southernblot (durch die radioaktive Strahlung der Sonden) weist definierte Gensequenzen in der Patienten-DNA nach (Abb. 10.4).

Werden *Proteine* elektrophoretisch auf Gelen aufgetrennt und anschließend zur immunologischen Identifikation mit Antikörpern auf Membranen aufgebracht (geblottet), so nennt man dies einen **Westernblot** [59, 61, 63, 64, 69].

10.3 Numerische und strukturelle Chromosomenanomalien

Die Erkenntnis, daß die Chromosomen die Träger der Erbanlagen (Gene) sind, stammt von R. Sutton und Th. Boveri (Chromosomentheorie der Vererbung, 1904). Seit 1946 ist bekannt, daß die Chromosomenzahl des Menschen 46 beträgt. 1959 wurde von Lejeune die Trisomie 21 beim Down-Syndrom entdeckt; noch im gleichen Jahr folgte die Aufklärung des Ullrich-Turner-Syndroms (45, X), des Klinefelter-Syndroms (47, XXY) sowie die Beschreibung des 47, XXX-Karyotyps (☞ 10.3.1).

Schließlich ermöglichte die Chromsomenbänderung mittels Anfärbung durch spezifische Farbstoffe, z. B. Giemsa, ab 1970 die Identifizierung jedes einzelnen menschlichen Chromosoms; jedes der 24 verschiedenen Chromosomen (22 Autosomen, X- und Y-Chromosom) zeigt nämlich bei dieser Anfärbung ein charakteristisches *Bandenmuster* (Querstreifung, ☞ Abb. 10.3, Abb. 10.5). Diese Methode ebnete den Weg für die Analyse auch kleiner Strukturveränderungen.

Als **Untersuchungsmaterial zur Chromosomenanalyse** genügen in der Regel wenige Milliliter **Heparinblut**, ggf. auch Fibroblasten (gezüchtet aus einer Hautbiopsie), Amnionzellen oder Chorionzotten. Nach Anlegen einer Zellkultur werden die im peripheren Blut sich nicht teilenden Lymphozyten stimuliert und treten in einen neuen Teilungszyklus

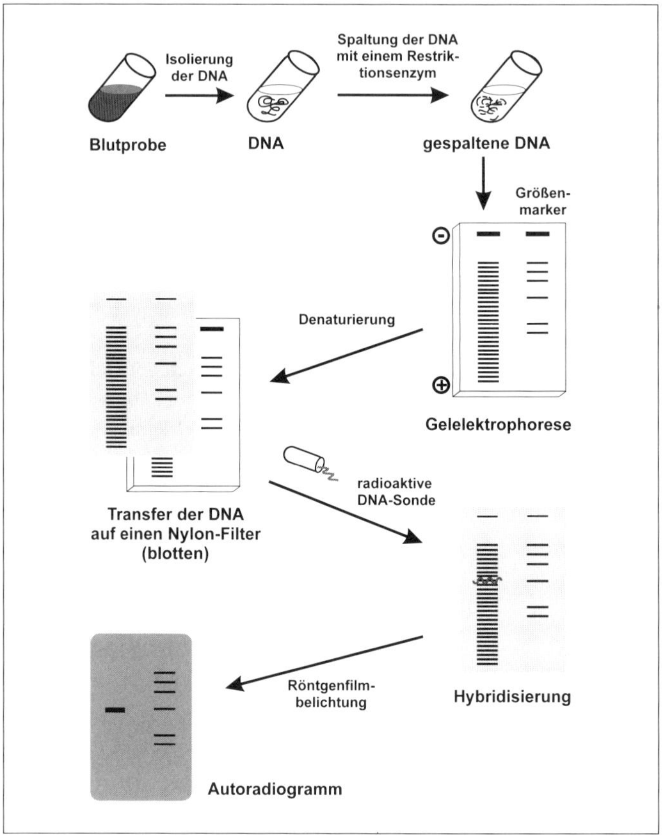

Abb. 10.4: Schematische Darstellung eines Southernblots. [M 144]

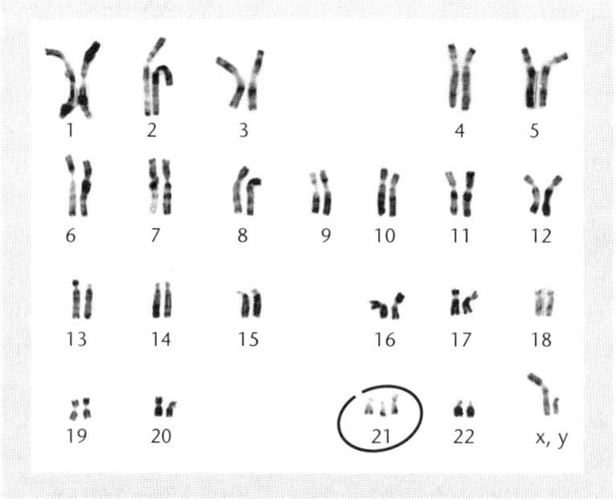

Abb. 10.5: Karyogramm bei Trisomie 21: Metaphase-Chromosomen in R-Bänderung („reversal"-Bänderung, Negativbild einer Giemsa-Bänderung); die relativ Guanosin- und Cytosin-(GC)-reichen Chromosomensegmente werden hervorgehoben. Die Chromosomen sind ausgeschnitten und zum Karyogramm geordnet. Es sind drei Chromosomen 21 vorhanden. [M 144]

ein. Die mitotische Zellteilung (Abb. 10.2) beginnt mit der Prophase, in der sich die Chromosomen kondensieren und als Fasern mikroskopisch sichtbar werden. In der **Metaphase** wandern sie durch Anheftung der sog. Spindel in die Äquatorialebene der Zelle und kontrahieren maximal. Durch Abbruch des Wachstums der Lymphozytenkultur im Metaphasenstadium mit dem Spindelgift Colchicin werden sie der mikroskopischen Analyse zugänglich.

Nach mehreren Fixierungsschritten wird die gestoppte Zellkultur auf Objektträger aufgetropft und gefärbt. Man erkennt im Mikroskop bei 100facher Vergrößerung die kondensierten Chromosomen der Metaphasen neben ruhenden Lymphozytenkernen. Die Chromosomenfeinstruktur läßt sich bei 1000facher Vergrößerung beobachten. Die Metaphasen werden photographiert, die Chromosomen aus den Photos ausgeschnitten und zum **Karyogramm** geordnet. Man legt fortlaufend die 22 Autosomenpaare und die 2 Geschlechtschromosomen (das XX-Paar im weiblichen und das XY-Paar im männlichen Karyotyp) nebeneinander. Für das nach Anfärbung sichtbare hell-dunkle Bandenmuster wurde eine internationale Standardnomenklatur festgelegt. Begrenzt werden die Chromosomen durch die Chromosomenenden (Telomere). Dort wo sich die Schwesterchromatide treffen, liegt das Zentromer; jedes Chromatid ist unterteilt in einen kurzen Chromosomenarm p und einen langen Arm q.

Chromosomenkonstellation: Die Gesamtzahl der Chromosomen wird mit einer arabischen Ziffer angegeben, dahinter steht, durch ein Komma getrennt, die Geschlechtschromosomenkonstellation. Zusätzliche Autosomen gibt man durch ein weiteres Komma getrennt an.

Beispiele:

46,XY	normal männlich
46,XX	normal weiblich
47,XY, +21	Knabe mit einer Trisomie 21
47,XXY	Klinefelter-Syndrom
45,X	Turner-Syndrom

Grenzen der Routine-Chromosomenanalyse: Selbst die beste mikroskopische Auflösung des Bandenmusters kann nur Veränderungen sichtbar machen, die auf molekularer Ebene deutlich mehr als zwei Millionen Basenpaare umfassen. In einem solchen Bereich liegen bis zu 100 Gene. Kleine Deletionen oder Duplikationen von Chromosomenmaterial können rein zytogenetisch (d. h. durch mikroskopische Untersuchungen des zellulären Chromosomenbestandes) nicht erkannt werden. Hier bietet sich die **Fluoreszenz-in situ-Hybridisierung (FISH)** als zusätzliche Technik an (☞ 10.4).

Als Faustregel für die **Häufigkeit** von numerischen und grobstrukturellen Chromosomenaberrationen kann gelten:

- Bei Spontanaborten bis zu 50%.
- Bei Totgeburten bis zu 5%.
- Bei Lebendgeburten bis zu 0,5%.

Numerische Chromosomenanomalien entstehen meist neu durch eine Fehlverteilung, d. h. durch das Nichtauseinanderweichen (Nondisjunction) einzelner Chromosomen während der elterlichen Keimzellreifung. Das kann sowohl in der ersten Reifeteilung, in der die homologen Chromosomen voneinander getrennt werden, als auch in der zweiten Reifeteilung, in der die Schwesterchromatiden auseinanderweichen, oder sogar in beiden Reifeteilungen passieren.

Tab. 10.1: Inzidenz des Down-Syndroms in Abhängigkeit vom Alter der Mutter (multizentrische kanadische Studie, 1978)

Mütterliches Alter	Häufigkeit
29	1:1743
30	1:1163
31	1: 999
32	1: 610
33	1: 756
34	1: 771
35	1: 324
36	1: 510
37	1: 340
38	1: 322
39	1: 132
40	1: 95
41	1: 69
42	1: 80

Ist der ganze haploide Chromosomensatz mehrfach vorhanden, spricht man von *Polyploidie*, bei Fehlen eines Chromosoms von Hypodiploidie *(Monosomie)* und bei überzähligen Chromosomen von Hyperdiploidie *(Trisomie, Tetrasomie)*.

Fehlverteilungen der Chromosomen werden mit zunehmendem mütterlichen Alter häufiger, wie die Tabelle 10.1 für das Down-Syndrom zeigt. Das überzählige Chromosom 21 beim Down-Syndrom entspringt zu mehr als 90% einer mütterlichen Nondisjunction. Ein signifikanter väterlicher Alterseffekt ist nur beim Klinefelter-Syndrom nachweisbar.

Aber nicht nur in der Keimbahn, sondern auch während des ganzen Lebens können Fehlverteilungen einzelner Chromosomen in der Mitose auftreten. Überleben derart veränderte Zellen, so bilden sich abnorme Zellhaufen (aberrante Zellklone), und es entsteht ein *Zellmosaik*, z. B. ein Trisomie 21-Mosaik, das nur in dem betroffenen Gewebe nachgewiesen werden kann. Solche Mosaik-Trisomien sind dann möglicherweise in Lymphozyten nicht erkennbar, wohl aber in Fibroblasten.

10.3.1 Fehlverteilungen von Geschlechtschromosomen

Körperliche und geistige Störungen sind bei gonosomalen Aberrationen nur milde ausgeprägt. Die Inzidenz (Häufigkeit) liegt insgesamt bei ca. 1 unter 500 Geburten. Beispiele sind:

- **ULLRICH-TURNER-Syndrom** (Karyotyp 45,X; ☞ auch 6.2.1):
  Inzidenz 1:2500. Symptome: Minderwuchs, Flügelfellbildung im Halsbereich, Cubitus valgus (Knickung des Unterarms gegenüber dem Oberarm zur Daumenseite), primäre Amenorrhoe, mangelhafte Ausbildung der Eierstöcke; bei Mosaiken ist eine Fertilität (Fruchtbarkeit) allerdings möglich. Meist durchschnittliche mentale Begabung. Behandlung evtl. durch Substitutionstherapie mit Sexualhormonen und Wachstumshormonen.
- **Tripel-X-Frauen** (47,XXX):
  Inzidenz 1:1000; meist Zufallsbefund bei der Amniozentese. Symptome: Zyklusstörungen und frühe Menopause, milde geistige Entwicklungsstörung vor allem im verbalen Bereich.
- **KLINEFELTER-Syndrom** (47,XXY; ☞ auch 6.4):
  Inzidenz 1:1000. Symptome: Hochwuchs, Gynäkomastie (Brustentwicklung), Hodenatrophie mit Störung der Spermienproduktion (Azoospermie) und Unfruchtbarkeit; Patienten mit einem Mosaik können fertil sein. Leicht verminderte Intelligenz, Kontaktarmut, Labilität. Das zusätzliche X-Chromosom stammt je zur Hälfte vom Vater oder der Mutter.
- **XYY-Männer**:
  Inzidenz 1:1000. Symptome: Hochwuchs, Fertilität meist vorhanden; leicht verminderte Intelligenz, Anpassungsschwierigkeiten, Kontaktprobleme.

10.3.2 Fehlverteilungen von Autosomen

Sie beeinträchtigen deutlich die geistige und körperliche Entwicklung. Es treten, wie in anderen Kapiteln (z. B. 8.2) beschrieben, zahlreiche Dysmorphien auf. Autosomale Monosomien, d. h. das Fehlen eines Autosoms, sind nicht mit dem Leben vereinbar. Die häufigsten Trisomien sind:

- **Trisomie 21, DOWN-Syndrom**:
  Inzidenz 1.5:1000, eine der häufigsten Ursachen geistiger Behinderung, aus historischen Gründen (leider!) das Musterbeispiel für die Entwicklung der vorgeburtlichen Diagnostik. In 92% der Fälle besteht eine freie Trisomie, in 5% eine Translokationstrisomie, d. h. eine Bindung des überzähligen Chromosoms an ein anderes Chromosom (zur Hälfte neu entstanden, zur Hälfte geerbt). Frauen mit Trisomie 21 sind fertil, Männer nicht. Das klinische Bild ist in Kap. 8.2 dargestellt.
- **Trisomie 18, EDWARDS-Syndrom**:
  Inzidenz 1:3000, Verhältnis männlich:weiblich = 1:4. Nur 10% der Lebendgeborenen überleben ein Jahr; in 80% der Fälle handelt es sich um eine freie Trisomie, in 20% um Translokationstrisomien und Mosaike. Wichtige Symptome sind dysmorphe Ohren, eine Kieferunterentwicklung, Fehlbildungen und Fehlstellungen an den Händen (mit Fingerüberkreuzung) und Füßen, Hirnreifungsstörungen mit prominentem Hinterkopf und Untergewicht.
- **Trisomie 13, PÄUTAU-Syndrom**:
  Inzidenz 1:6000; in 80% liegt eine freie Trisomie vor, in 20% Translokationstrisomien und Mosaike. Klinisch finden sich schwerwiegende Hirnfehlbildungen mit zerebralen Anfällen, kleine fehlgebildete Augen, Lippen-Kiefer-Gaumenspalten, überzählige Finger und Herzfehler. Die mittlere Lebenserwartung beträgt nur 4 Monate.

10.3.3 Strukturanomalien

Strukturumbauten von Chromosomen ohne Verlust oder Zugewinn chromosomalen Materials werden als *balanciert* bezeichnet; ein Beispiel hierfür ist die reziproke Translokation, d. h. der Austausch der Endstücke von zwei nicht-homologen Chromosomen. Diese balancierten Strukturveränderungen haben in der Regel keine phänotypische Auswirkung. Sie können über mehrere Generationen unentdeckt vererbt werden und machen sich allenfalls durch gehäuft familiär auftretende Fehlgeburten bemerkbar. Der Verlust oder Zugewinn von Chromosomensegmenten hingegen führt zu *unbalancierten* Genverhältnissen; sie sind für alle Autosomen bekannt und prägen unterschiedliche Dysmorphie-Syndrome. Für die genetische Beratung ist die Unterscheidung zwischen vererbten Anomalien (elterliche balancierte Translokation, in 50% der Fälle) und neu entstandenen Strukturaberrationen (in den restlichen 50% der Fälle bei normalem elterlichen Karyotyp) sehr wichtig. Bei jeder entdeckten Strukturanomalie muß daher bei den Eltern eine Chromosomenuntersuchung durchgeführt werden.

Beispiele:

- **Partielle Monosomie 5p, Katzenschrei-Syndrom:**

Inzidenz 1:50000. DNA-Verlust am kurzen Arm des Chromosoms 5. Typisch ist ein hochfrequentes, monotones Schreien, charakteristische Gesichtsdysmorphien und eine ausgeprägte allgemeine Entwicklungsstörung. Die Lebensspanne kann fast normal sein. In 80% der Fälle ist die Veränderung neu entstanden, in 20% ist sie Folge einer elterlichen balancierten Translokation.

- **Partielle Monosomie 4p, WOLF-HIRSCHHORN-Syndrom:**
  Inzidenz 1:50000. 80% der Patienten stellen Neumutationen dar, bei 20% der Patienteneltern liegt eine balancierte Translokation vor. Das klinische Bild ist in Kap. 8.3 dargestellt.

Viele andere solcher Störungen sind bekannt. Der SCHINZEL-Katalog der Chromosomenaberrationen führt ca. 1200 verschiedene Chromosomenumbauten auf [56, 58, 62, 67, 69].

10.4 Mikrodeletionssyndrome

Genetisch bedingte Syndrome können, wie oben beschrieben, eine mikroskopisch sichtbare chromosomale Ursache haben. Daneben gibt es etliche Syndrome mit einer Mikrodeletion an der Grenze der mikroskopischen Auflösung von ca. 2 Millionen Basenpaaren. Fehlen mehrere Gene in Reihe, spricht man auch von einem „contiguous gene syndrome". Aber auch ein einziges Gen kann multiple systemische Auswirkungen haben und das komplexe Krankheitsbild eines Syndroms hervorrufen. Ein Beispiel ist das SMITH-LEMLI-OPITZ-Syndrom mit einer Störung der Cholesterinbiosynthese (☞ 8.6.5). Für viele seltene genetisch bedingte Syndrome kennt man den Defekt noch nicht. Der Erbgang ist u. U. aus der Vererbung des Krankheitsbildes in Familien abzuleiten. So spricht z. B. das Auftreten in Verwandtenehen für einen autosomal rezessiven Erbgang.

Um trotz eines fehlenden biochemischen oder genetischen Tests differentialdiagnostisch bei der Fülle von Syndromen weiter zu kommen, bedient man sich der Hilfe von Katalogen und Checklisten, in vermehrtem Maße auch von Computer-Suchprogrammen, in denen die Variationsbreite der Symptome spezifischer Syndrome aufgelistet ist. Beispiele für solche Suchprogramme sind POSSUM (**P**ictures **o**f **S**tandard **S**yndromes and **U**ndiagnosed **M**alformations) und LDDB (**L**ondon **D**ysmorphology **Data**-**base**).Trotz dieser Hilfsmittel bleibt die Erfahrung des Diagnostikers unerläßlich.

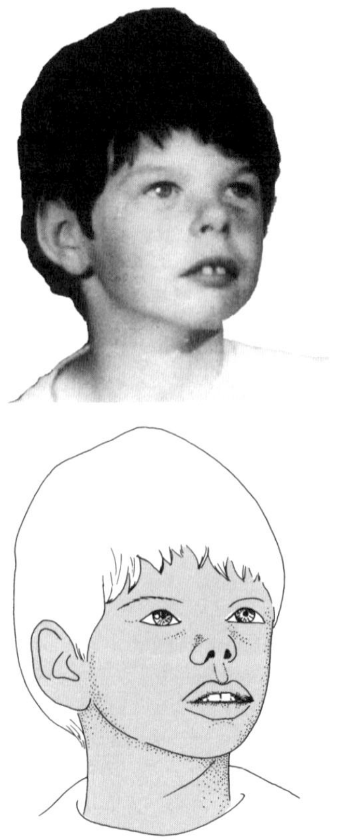

Abb. 10.6: Typische Auffälligkeiten beim WILLIAMS-BEUREN-Syndrom.
Hauptsymptome bei einem betroffenen Jungen (☞ auch 8.3): breite Stirn, niedrige Nasenwurzel, Epikanthus, tiefsitzende Ohren, nach oben gerichtete Nasenlöcher, langes Philtrum (Rinne in der Oberlippenmitte) und großer Mund mit dicken Lippen. [M 144, L 157]

Ein charakteristisches Spektrum von Dysmorphiezeichen führt gelegentlich zu einer unverwechselbaren **„Gestalt"** des Syndroms, wodurch eine Blickdiagnose möglich wird.

Zu den wichtigsten heute bekannten Mikrodeletionssyndromen mit mentaler Entwicklungsstörung und Verlust eines (in der Regel) mikroskopisch nicht sichtbaren Chromosomensegments auf **einem** der homologen Chromosomen gehören:

WILLIAMS-BEUREN-Syndrom	Del. 7q11
LANGER-GIEDION-Syndrom (s. u.)	Del.8q24
WAGR-Komplex (**W**ilms-Tumor der Niere, **A**niridie Fehlen der Iris, **g**enito-urethrale Fehlbildungen, geistige **R**etardierung)	Del. 11p13
PRADER-WILLI-Syndrom (☞ 8.3)	Del. 15q12
ANGELMAN-Syndrom (☞ 8.3)	Del. 15q12
MILLER-DIEKER-Syndrom (Lissenzephalie-Sequenz)	Del. 17p13
RUBINSTEIN-TAYBI-Syndrom (s. u.)	Del. 16p13.3
DI GEORGE-Sequenz (CATCH 22 = **c**ardiac abnormality, **a**bnormal face, **T** cell deficit, **c**left palate, **h**ypocalcemia on chr. 22)	Del. 22q11.2

Sehr elegant können diese Deletionen durch **Fluoreszenz-in situ-Hybridisierung (FISH-Technik)** nachgewiesen werden. Dabei wird eine chemisch markierte DNA-Sonde aus der entsprechenden Bandenregion direkt auf das Chromosomenpräparat hybridisiert. Unter dem Fluoreszenzmikroskop leuchtet die Zielbande auf, wenn die passende Sequenz vorhanden ist. Eine Deletion macht sich durch ein fehlendes Signal bemerkbar.

- **WILLIAMS-BEUREN-Syndrom (WBS):** Inzidenz 1:10000. Die Klinik wird in Kap. 8.3 beschrieben. Auch eine isolierte supravalvuläre Aortenstenose (SVAS = Einengung der Aorta oberhalb der Klappe) ist durch Deletionen im Elastingen bedingt. Sowohl WBS als auch SVAS sind meist Neumutationen, selten autosomal dominant vererbt.
- **LANGER-GIEDION-Syndrom**: Seltenes Krankheitsbild mit einer leichten bis mäßiggradigen geistigen Behinderung und sehr charakteristischen Knorpel-Exostosen (Wucherungen) an den langen Röhrenknochen (röntgenologisch nachweisbar ab dem 3.–4. Lebensjahr). Weitere Merkmale: Minderwuchs, kleiner Kopf, spärliches Kopfhaar, tiefliegende Augen, eine knollige Nase, ein zurücktretendes Kinn sowie Pigmentflecken an der oberen Körperhälfte.
- **RUBINSTEIN-TAYBI-Syndrom**: Kann durch die o. g. Mikrodeletion oder auch durch Punktmutationen verursacht werden. Häufigkeit unter geistig Behinderten relativ groß, sicher größer als 1:300. Die geistige Entwicklungsstörung ist schwer, der IQ meist kleiner als 50. Neben Minderwuchs und einer Mikrozephalie haben die Patienten folgende charakteristische Merkmale: eine schnabelförmig gebogene Nase mit breiter Nasenwurzel und hervorstehendem Nasensteg, ausgeprägte Augenbrauen und einen kleinen Mund. Wegweisend sind breite Endglieder der Daumen und Großzehen.
- **PRADER-WILLI-Syndrom (PWS)** (s. 8.3): Ursache ist ein Verlust des väterlichen Allels der Chromosomenregion 15q11.2-q13: 75% der Patienten haben eine Deletion auf dem väterlichen Chromosom 15; in 25% der Fälle stammen beide homologen Chromosomen von der Mutter (uniparentale maternale Disomie, s.u.).
- **ANGELMAN-Syndrom (AS)**: Verlust eines mütterlichen Allels der Region 15q11.2-q13: Deletion auf dem mütterlichen

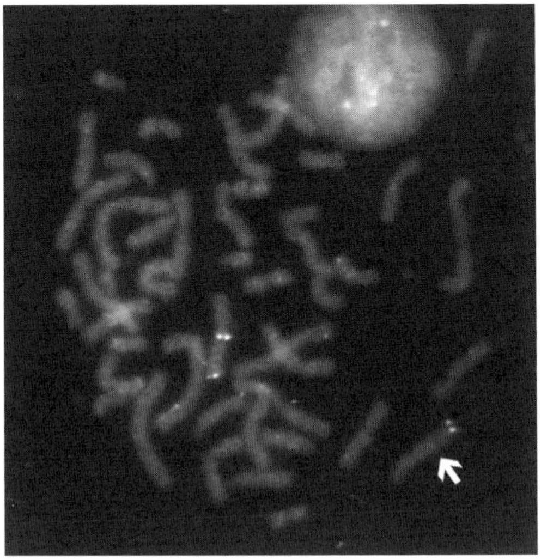

Abb. 10.7: *Nachweis einer Deletion im Elastingen beim WILLIAMS-BEUREN-Syndrom durch FISH-Technik. Die Enden der beiden homologen Chromosomen 7 sind zur Orientierung fluoreszenzmarkiert. Nur innerhalb **eines** Chromosoms 7 ist das (zentromernahe) Signal der Elastin-Gen-Sonde (➔) vorhanden. [M 144]*

Chromosom 15; selten stammen beide homologen Chromosomen nur vom Vater.

Anhand der Krankheitsbilder PWS und AS wurde beim Menschen zum ersten Mal nachgewiesen, daß Gene in Abhängigkeit von ihrer elterlichen Herkunft wirken können. In der zum PWS gehörigen Chromosomenregion 15q11.2-q13 sind normalerweise nur väterliche Gene „angeschaltet"; kommen beide homologen Chromosomen von der Mutter, so bleiben die betreffenden Gene auf beiden „ausgeschaltet" und bewirken dasselbe Krankheitsbild wie eine Deletion der väterlichen Gene. Eng benachbart liegen die das AS betreffenden Gene, die nur aktiv werden (und die Krankheit verhindern) wenn sie mütterlicher Herkunft sind. Diese „Erinnerung" an den elterlichen Ursprung ist auf die keimbahnspezifische Aktivierung bzw. Inaktivierung von Genen zurückzuführen (**Genomic Imprinting**). Dies geschieht z. B. durch eine chemische Veränderung bestimmter Basen. Sie persistiert lebenslang während der Teilung von Körperzellen; nur in der Keimzellentwicklung verliert sich das Imprinting und wird in der Ei-bzw. Samenzelle neu gebildet. Genomic Imprinting steht somit im Widerspruch zu den MENDELschen Erbregeln [3, 48, 56, 59, 60, 69].

10.5 Molekulargenetische Diagnostik von monogenen Entwicklungsstörungen

10.5.1 Mutationen und klinische Symptomatik

Ein großer Teil genetisch bedingter Entwicklungsstörungen hat einen klaren MENDELschen Erbgang. Falls an der monogenen Vererbung Zweifel bestehen sollte, kann z. B. die **Zwillingsforschung** weiterhelfen. Eineiige Zwillinge zeigen bei MENDELscher Vererbung Übereinstimmung (Konkordanz). Dies wäre nicht der Fall, wenn eine polygene Vererbung vorliegen oder Umweltfaktoren eine entscheidende Rolle spielen würden.

Vererbt werden die monogenen Krankheiten entweder *autosomal dominant* (manchmal verdeckt durch eine Neumutation), charakteristischerweise mit Mutationen in Strukturgenen (z. B. im Kollagen-Gen bei der Osteogenesis imperfecta, einer Knochenbildungsstörung, ☞ auch 10.6), *autosomal rezessiv* mit Mutationen charakteristischerweise in Stoffwechselgenen oder *X-chromosomal rezessiv* (selten X-dominant). Die folgenden Abschnitte skizzieren kurz den Stand der DNA-Diagnostik der monogenen Entwicklungsstörungen im Kindesalter. Sie ist aufgrund des raschen Fortschritts einem ständigen Wandel unterworfen.

Mit der Entwicklung molekulargenetischer Methoden setzte eine stürmische Suche nach krankheitsspezifischen Gendefekten im menschlichen Genom ein. Nach der Aufdeckung der Gensequenz führt der Weg zum (pathologischen) Genprodukt und erlaubt auf längere Sicht Einblicke in die krankheitsspezifische Pathophysiologie.

Darüber hinaus entsteht so ein kausales Klassifikationssystem von Erkrankungen unabhängig von wechselnden klinischen Befunden. Der pathophysiologische Zusammenhang zwischen (Gen-)Mutation und Krankheit ist bei vielen Genen, die durch Positionsklonierung (s. u.) gefunden wurden und für völlig neu entdeckte Proteine kodieren, nicht einfach herzustellen; dies nimmt oft mehr Zeit in Anspruch als das Auffinden der Mutation. So entdeckte man 1995 bei der kindlichen Form der Spinalen Muskelatrophie (☞ Abb. 7.3) Deletionen auf Chromosom 5q11.2-13.3. Es ist zur Zeit bei weitem nicht klar, welche Gene wirklich betroffen sind, und ob diese Deletionen eine hinreichende Ursache des Krankheitsbildes darstellen, da auch einige klinisch unauffällige Personen Träger solcher Deletionen sind.

Nichts Ungewöhnliches ist andererseits die Aufsplitterung einer Krankheit mit klinisch-morphologisch einheitlichem Erscheinungsbild in genetisch definierte Untergruppen. Die schwere Form der progredienten Muskeldystrophie kann beispielsweise durch Defekte im Dystrophingen, im Adhalingen oder im γ-Sarkoglykangen verursacht sein. Im ersten Fall handelt es sich um die wohlbekannte DUCHENNEsche Muskeldystrophie (☞ 7.3.1, 10.5.2); die neu abgegrenzten, ähnlich verlaufenden Formen werden unter dem Namen SCARMD (**S**evere **C**hildhood **A**utosomal **R**ecessive **M**uscular **D**ystrophy) zusammengefaßt.

10.5.2 Auffinden von Genen durch Positionsklonierung

Der bis in die 90er Jahre beschrittene Weg der Genklonierung ist die Reinigung eines Proteins mit bekannter oder vermuteter Funktion aus Geweben,

Zellkulturen oder Körperflüssigkeiten. In dem reinen Protein werden bestimmte Sequenzen von Aminosäuren ermittelt und entsprechend deren Codons in die Nukleotidsequenz übersetzt. Diese Information verwendet man zur Herstellung synthetischer Oligonukleotide (= umschriebene DNA-Abschnitte), mit denen man eine sog. Genbibliothek absucht. Die Genstücke solcher Bibliotheken sind in Bakteriophagen (Viren, die sich in Bakterien vermehren) oder Plasmiden (reduplizierbare DNA-Ringe außerhalb des Bakterienchromosoms) enthalten. Wird eine Bakteriophagen- oder Bakterienkolonie gefunden, die das gesuchte Sequenzstück enthält, besitzt man einen **Genklon**. Die Aufklärung der Nukleotidsequenz einschließlich Start- und Stopcodon des Genklons (bzw. bei großen Genen mehrerer überlappender Genklone) sowie die Festlegung der Position des gefundenen Gens auf einem Chromosom und dessen Nachbarschaft zu anderen Genen schließen sich unmittelbar an. Mit Hilfe des genetischen Codes läßt sich aus der Basensequenz auch die Aminosäurekette des Proteins ableiten. Viele der Enzyme im Stoffwechsel wurden auf diesem klassischen Weg definiert und kloniert.

Da bei den meisten menschlichen Erkrankungen das zugrundeliegende Genprodukt (Protein) unbekannt ist, scheidet das beschriebene Vorgehen aus. Die neue Methode der Positionsklonierung setzt das Vorhandensein anonymer vielgestaltiger (polymorpher) DNA-Marker mit einer genauen Lokalisation auf den menschlichen Chromosomen voraus (☞ 10.2.4). Das Auffinden solcher **Polymorphismen** ist neben der Gesamtsequenzierung des menschlichen Genoms eines der Hauptziele der internationalen **Humangenom-Projekte**.

Beispiele für DNA-Polymorphismen:

RFLP = Restriktions-Fragmentlängen-Polymorphismus
Die Variation einer Base führt zur Veränderung der Schnittstelle eines Restriktionsenzyms, das die DNA sequenzspezifisch schneidet.

VNTR = variable number of tandem repeats
Es gibt eine variable Zahl von Blöcken repetitiver DNA.

STR = short tandem repeat
Es gibt eine variable Zahl sehr kurzer Sequenzmotive, z. B. von CA-Dinukleotiden hintereinander: $(CA)_n$.

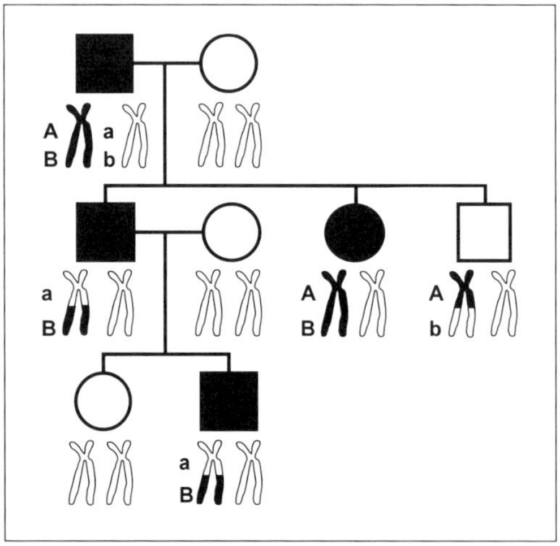

Abb. 10.8: *Kopplungsanalyse.*
*Im Stammbaum wird eine autosomal dominant vererbte Erkrankung mit Allel **B** des Markers **B/b** weitergegeben. Alle Personen mit **B** sind erkrankt, alle mit **b/b** gesund. Der Marker **A/a** zeigt keine Kopplung mit der Erkrankung: sowohl Allel **A** als auch **a** findet sich bei Erkrankten. [M 144]*

Wie angesprochen sind diese Polymorphismen in der Regel nicht selbst für eine untersuchte Krankheit verantwortlich, sondern dienen der Markierung von Chromosomen und ihren Abschnitten. So machen die DNA-Marker väterlich und mütterlich vererbte homologe Chromosomen unterscheidbar. Untersucht man die familiäre Weitergabe der Markerallele oder ganzer Haplotypen (☞ 10.2.4) in Familien in Korrelation zum Phänotyp einer Erkrankung, ergeben sich Hinweise auf die chromosomale Lokalisation des unbekannten Krankheitsgens. Diese Analyse nennt man **Kopplungsanalyse**. Im optimalen Fall wird ein Allel des DNA-Markers widerspruchsfrei mit der Krankheit vererbt. Liegt der Marker in größerer genetischer Distanz zum Genort (Locus) der Erkrankung, kann ein Rekombinationsereignis (Crossing over) in der Meiose eintreten (☞ 10.2.1), d. h. ein Austausch von väterlichen und mütterlichen homologen Chromosomenabschnitten, der die Kopplung aufhebt. Rekombinationsfreie Marker weisen dem Krankheitslocus eine definierte Position auf einem Chromosom zu.

Der Krankheitslocus kann um so genauer festgelegt werden, je größer die Dichte der DNA-Marker in einer Chromosomenregion ist und je mehr große Familien mit der Krankheit untersucht werden können. Unter optimalen Bedingungen engt diese Methode den Lagebereich eines Gens auf 1–2 Millionen Basenpaare ein. Alle Gene eines solchen Abschnittes müssen dann identifiziert und Base für Base nach Sequenzveränderungen abgesucht werden. Wie aufwendig dies sein kann, zeigt das Beispiel der Chorea HUNTINGTON (☞ 7.1.3): Zehn Jahre dauerte die Klonierung des HUNTINGTIN-Gens auf Chromosom 4p. Der Nachweis schließlich, daß eine bestimmte Mutation tatsächlich Ursache der Erkrankung ist, erfolgt durch Sequenzvergleich mit dem Wildtyp-Gen (auch anderer Spezies) und aufgrund von Untersuchungen des veränderten Genprodukts beim Menschen oder im Tiermodell.

Die sich daraus ableitende Möglichkeit der direkten Mutationsanalyse auf DNA-Ebene weist monogene Erbkrankheiten definitiv nach oder schließt sie aus. Man nennt das eine **direkte Genotyp-Diagnostik**. Möglich wird dadurch auch eine Heterozygoten- oder Überträgerdiagnostik beim autosomal rezessiven und X-gebunden rezessiven Erbgang sowie die vorgeburtliche Diagnostik. Zur Gewinnung von DNA eignen sich die kernhaltigen Leukozyten des peripheren Blutes (z. B. EDTA-Blut), Fibroblasten-Zellkulturen, Chorionzottenbiopsien (☞ 1.5.2) und viele andere Gewebebiopsate.

Anhand zweier Beispiele, dem Fragilen X-Syndrom und der DUCHENNE/BECKERschen Muskeldystrophie, werden allgemein verwendete Techniken besprochen.

Das **Fragile-X-Syndrom** oder MARTIN-BELL-Syndrom (☞ 8.3, 12.6.3) ist eine der häufigsten Formen der genetisch bedingten geistigen Behinderung. Es tritt überwiegend bei Jungen auf. Der zytogenetische Nachweis einer brüchigen Stelle in Xq28 ist weitgehend zugunsten des molekulargenetischen Testes verlassen (Abb. 10.9). Überraschenderweise fand man in der Startregion des FMR-1 (Fragile-X-Mental-Retardation-) Gens eine instabile Trinukleotid-Repeatsequenz (Basenzusammensetzung CGG). Diese mehrfach aufeinanderfolgende Sequenz aus drei Nu-

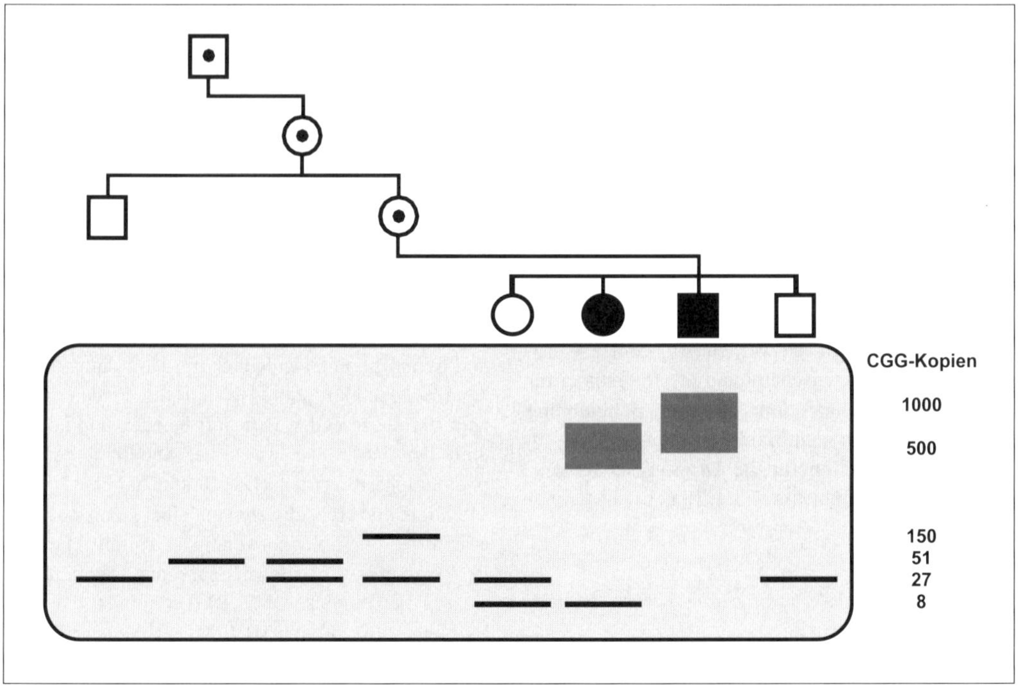

Abb. 10.9: Molekulargenetische Untersuchung auf Fragiles-X-Syndrom bei einer 4-Generationenfamilie mit zwei betroffenen Geschwistern in der 4. Generation mittels Southernblot-Analyse. Die elektrophoretisch nach Größe aufgetrennten DNA-Fragmente enthalten die CGG-Wiederholungssequenz. Der Vater in der 1. Generation trägt eine Prämutation, die er an seine Tochter weitervererbt. Als Frau hat sie gleichzeitig noch ein normales Allel von der gesunden Mutter. Die Tochter in der 3. Generation zeigt schon eine geringfügige Expansion und hat selbst eine behinderte Tochter und einen behinderten Sohn. Deren expandierte Allele zeigen sich nicht mehr als diskrete Bande, sondern als „verschmierter" Bandenbereich. Erklärbar ist dies durch die Größen-Instabilität der CGG-Wiederholungssequenz während der Mitose. Viele diskrete Banden mit Unterschieden von wenigen CGG-Einheiten ergeben eine „Schmiere". [M 144]

kleotiden findet sich bei Erkrankten in wesentlich größerer Anzahl als bei Gesunden (☞ Tab. 10.2) und führt zu einem Funktionsverlust des FMR-1-Gens. Dieser neuartige Typ einer „atmenden" Mutation scheint für neurodegenerative Erkrankungen typisch zu sein: Bei der Chorea HUNTINGTON expandiert, d. h. vermehrt sich $(CAG)_n$ und bei der Myotonen Dystrophie (☞ 7.3.2) die Sequenz $(CTG)_n$. Jenseits eines gewissen Schwellenwertes neigt die Repeatsequenz in der Meiose, manchmal auch in der Mitose, zu Expansionen bis zum Mehrfachen der ursprünglichen Anzahl n. Phänotypisch zeigt sich dann eine Verschlimmerung des Krankheitsbildes von einer Generation zur nächsten **(Antizipation)**, wobei der Schweregrad der klinischen Symptomatik zur Repeatzahl ungefähr korreliert. Selten kommt es auch zu Verringerungen der Repeatsequenz (Kontraktion).
Abweichend vom klassischen X-chromosomal rezessiven Erbgang beobachtet man beim FRA-X-Syndrom:

- Nicht alle männlichen Mutationsträger müssen klinisch betroffen sein; manche tragen nur die Prämutation, und ihre Töchter werden ebenfalls nicht oder nur diskret symptomatisch.
- Symptomatische Frauen (30% der Überträgerinnen) haben die Mutation von der Mutter geerbt.
- Das klinische Bild wird von einer Generation zur anderen schwerer, wenn die Mutation von der Mutter weitervererbt wird (Antizipation).

Das Fragile-X-Syndrom ist ein wichtiges Beispiel dafür, wie die MENDELschen Regeln durch neue Erkenntnisse durchbrochen werden. Auf dem X-Chromosom wurden inzwischen mehr als 18 Genloci für Entwicklungsstörungen mit geistiger Behinderung als Hauptsymptom identifiziert.
Das **Dystrophin-Gen** für die DUCHENNE/BECKERsche Muskeldystrophie (☞ 7.3.1, 12.6.3) wurde 1987

Tab. 10.2: Prinzip der molekulargenetischen Anomalie beim Fragilen-X-Syndrom

Zahl der CGG-Wiederholungen vor dem FMR-1-Gen	Klinisches Bild
6–50	Normal
50–200	Prämutation; keine oder nur diskrete Krankheitssymptome
>200	Erkrankung

durch Positionsklonierung gefunden. Beim Menschen besteht das Dystrophin-Gen aus 79 Exons (☞ 10.2.2) und belegt auf dem X-Chromosom eine Region von über 2 Millionen Basenpaaren. Das Genprodukt ist ein Membranprotein der Muskelfaser, das die Elastizität der Muskelzelle garantiert. Knapp über 60% der Mutationen im Gen sind Verluste (Deletionen) von mindestens einem Exon. Wird die Information in die mRNA überschrieben, müssen die Introns herausgeschnitten (gespleißt) und Exon an Exon gefügt werden, so daß ein regelrechtes Leseraster entsteht. Durch eine Deletion oder Duplikation kann das Leseraster zerstört werden („out of frame"), und die Bildung eines funktionstüchtigen Proteins ist dann nicht mehr möglich: Das Protein Dystrophin fehlt also, und es kommt zum klinischen Bild der DUCHENNEschen Muskeldystrophie (DMD). Bleibt das Leseraster trotz der Deletion oder Dupliktion erhalten („in frame"), wird noch ein teilfunktionsfähiges Dystrophin synthetisiert. Mehr als 5% davon genügen, um den gutartigen Phänotyp der BECKERschen Muskeldystrophie (BMD) zu verursachen.
Deletionen können mit Hilfe der Polymerasenketten-Reaktion (PCR, ☞ 10.2.4) viel schneller und rationeller als mit Hilfe des Southern-Blots nachgewiesen werden. Amplifiziert (im Reagenzglas vermehrt) wird eine ausgewählte Anzahl von Exons des Dystrophingens aus den zwei Regionen, an denen gehäuft Deletionen auftreten. Durch die Auswahl erfaßt man ca. 98% aller bekannten Deletionen. Technisch mixt man bis zu sechs verschiedene Primerpaare in einer einzigen Amplifikationsreaktion (Multiplex-PCR) und trennt die unterschiedlich großen Fragmente im Agarosegel elektrophoretisch auf. Sie werden mit einem fluoreszierenden Farbstoff beladen und können unter der UV-Lampe, wie in der Abbildung gezeigt, photographiert werden. (Das Blotten auf eine Nylon-Membran und Hybridisieren mit einer Gensonde, wie es beim Southernblot notwendig ist, entfällt.) Fehlende Fragmente sind Beweis für eine Deletion und sichern die Diagnose DMD/BMD (Abb. 10.10).
Es bleiben 30–40% DMD/BMD-Patienten, die nur kleine Mutationen in Form von Punktmutationen oder Verluste von wenigen Basen tragen. Zum Nachweis solcher Mutationen wurden in den letzten Jahren Screening-Methoden entwickelt, die sich allesamt der PCR-Amplifikation von DNA-Fragmenten und der anschließenden Auftrennung durch sehr spezielle Elektrophoresetechniken bedienen. Die Verfahren sind sehr arbeitsintensiv und haben noch keine 100%ige Sensitivität. Gibt es im Screening den Hin-

weis auf eine Punktmutation, so muß das Fragment zum endgültigen Nachweis der „kleinen“ Mutation sequenziert werden. Sind sehr viele „private“, also individuell unterschiedliche Punktmutationen ohne Häufungspunkt in einem großen Gen, wie dem Dystrophin-Gen, vorhanden, so kann eine Routine-Analyse wegen des enorm hohen Arbeitsaufwandes im Moment (noch) nicht sinnvoll durchgeführt werden; auch ist die Kostenübernahme durch die Krankenkassen nicht geklärt.

Bringt aus den besprochenen Gründen eine DNA-Untersuchung keine Klärung der Diagnose DMD/BMD, sollte in einer Muskelbiopsie mit Hilfe von Dystrophin-Antikörpern das Protein studiert werden. Fehlendes oder stark vermindertes Dystrophin im histologischen Schnittbild und Westernblot sichern die Diagnose DMD, in der Größe verändertes und/oder mäßig vermindertes Dystrophin die Diagnose BMD.

Die Problematik der Weitergabe genetischer Erkrankungen in der Familie sowie der Überträgerschaft bei Frauen oder einer Pränataldiagnostik kann vor allem dann, wenn die Mutation (oder bei manchen Erkrankungen sogar das Gen) unbekannt ist, nur mit Hilfe der **indirekten Genotyp-Diagnostik** gelöst werden. Diese beruht im Prinzip auf Kopplungsanalysen, wie sie in der Grundlagenforschung zum Auffinden von unbekannten Genen eingesetzt werden (s. o.). Hochpolymorphe DNA-Marker im *bekannten* Krankheits-Gen oder flankierend zum Gen werden in bezug auf mindestens einen Indexpatienten untersucht. Für die Analyse müssen alle wichtigen Familienmitglieder zur Verfügung stehen. Anhand der Allele der hochpolymorphen Marker werden väterliche und mütterliche Chromosomen unterscheidbar; der Defekt vererbt sich mit einer bestimmten Allelkonstellation (bzw. Haplotyp). Die gewonnenen Aussagen sind Wahrscheinlichkeitsaussagen, da zwischen DNA-Marker und Mutation eine Rekombination auftreten kann [59, 61, 63, 64, 66].

10.6 Humangenetische Beratung

Die genetische Beratung soll dem einzelnen oder der ganzen Familie helfen. Ziel ist,

- die medizinischen Fakten einer Erkrankung einschließlich der Diagnose, den mutmaßlichen Verlauf und die zur Verfügung stehende Behandlung zu erklären,

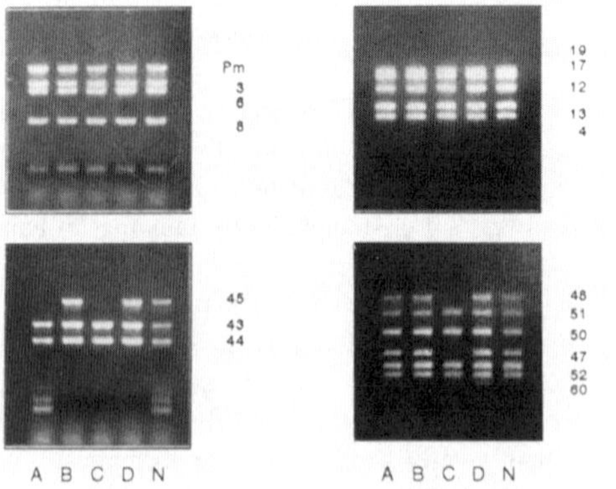

Abb. 10.10: Gelbild der Auftrennung von 18 amplifizierten Exons des Dystrophingens, die bei DMD und BMD am häufigsten fehlen. Patient A: Deletion von Exon 45, Patient B,D: keine Deletion, Patient C: Deletion von Exon 45–48, N: normale Kontrolle. [M 144]

- den erblichen Anteil der Erkrankung und das Wiederholungsrisiko für Kinder und andere nahe Verwandte verständlich zu machen,
- einen Entscheidungsprozeß anzustoßen, der den familiären, ethischen und religiösen Zielvorstellungen der Ratsuchenden entgegenkommt und
- Stützen anzubieten, damit sich die Ratsuchenden evtl. auf eine (lebenslange) Behinderung des betroffenen Familienmitgliedes oder auf ein Risiko einstellen können.

Daraus ergeben sich Folgerungen für die Familienplanung: Ermittelt wird entweder kein bzw. nur ein unbedeutendes Wiederholungsrisiko oder aber ein hohes Wiederholungsrisiko. Dies führt

- entweder zum Verzicht auf eigene Kinder, evtl. zu einer Adoption,

oder

- zum Weiterbestehen des Kinderwunsches mit
  - Akzeptieren des Risikos
  - Akzeptieren einer Therapie, falls diese möglich ist, oder
  - einer pränatalen Diagnostik, evtl. mit möglichem Schwangerschaftsabbruch.

Für **polygene Erkrankungen** (z. B. Diabetes mellitus, rheumatische Polyarthritis) sind nur statistisch erhobene Wiederholungsrisiken anzugeben. Sie können nicht Gegenstand einer Pränataldiagnostik sein.

Beispiel für eine Beratung bei einer autosomal dominanten Erkrankung: schwerverlaufende Form der Osteogenesis imperfecta

Das erste Kind eines Elternpaares ist mit vier Monaten an der Glasknochenkrankheit verstorben. Es kam mit multiplen Knochenbrüchen zur Welt. Ein weiterer Hinweis auf eine ähnliche Erkrankung im Familienstammbaum ist nicht vorhanden. Mit den Eltern wird besprochen, daß die Diagnose biochemisch gesichert werden sollte (z. B. in noch vorhandener Zellkultur oder Gewebe). Die schwere Form der Osteogenesis imperfecta kann sehr selten autosomal dominant vererbt werden, entsteht aber meist – wie in unserem Fall – durch Neumutation. Das Wiederholungsrisiko beträgt aufgrund des möglichen Keimzellmosaiks 5–10% (mehrere Ei- oder Samenzellen können die Mutation tragen) und ist nicht gleich Null, wie für eine Neumutation zu erwarten wäre. Bei weiterem Kinderwunsch ist eine Pränataldiagnostik durch eine genaue Ultraschalluntersuchung ab der 18. Schwangerschaftswoche (SSW) oder durch eine biochemische Untersuchung am Chorionzottenbiopsat in der 12. SSW möglich.

Beispiel für eine autosomal rezessive Erkrankung in der Beratung: Mukoviszidose (= Cystische Fibrose, CF)

Die gesunde Schwester eines Mukoviszidosepatienten fragt nach dem Wiederholungsrisiko für ihre eigenen Kinder. Zunächst wird sie über das Krankheitsbild informiert: Es handelt sich um eine angeborene Erkrankung aller exokrinen Drüsen mit Bildung abnorm zäher Sekrete und erschwertem Sekretabfluß; dadurch kommt es zu gehäuften Atemwegsinfekten und zunehmendem Untergang von Lungengewebe, sowie zur Schädigung des Darmes und der Bauchspeicheldrüse. Die Lebenserwartung beträgt heute etwa 25 Jahre. Die Ratsuchende hat a priori ein Risiko von 50%, Überträgerin zu sein. Sind bei dem kranken Bruder die Mutationen im CF-Gen bestimmt, läßt sich auch bei der ratsuchenden Schwester genau festlegen, ob sie Mutationsträgerin ist. Trägt sie eine Mutation, so liegt das Wiederholungsrisiko bei ihren Kindern in der Größenordnung von $1 \times 1/50 \times 1/4 = 1:200$ (100%iges Überträgerrisiko = 1; Heterozygotenfrequenz in der Bevölkerung = Risiko des Ehepartners = 1/50; Erkrankung von 1/4 der Kinder beim rezessiven Erbgang). Evtl. kann der Ehepartner noch auf die häufigste Mutation Delta F 508 gescreent werden. Das Wiederholungsrisiko fällt bei Abwesenheit der Mutation auf 1:600, ein für die Eltern wahrscheinlich akzeptables Risiko.

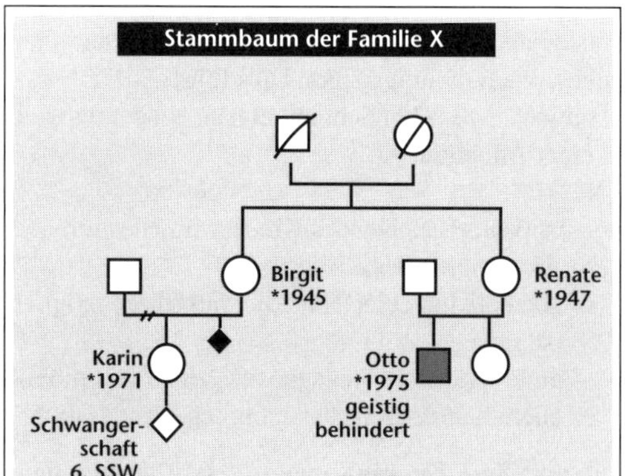

Abb. 10.11: *Familienstammbaum bei einem genetischen Beratungsfall mit unklarer geistiger Behinderung in der Familie (Karin = ratsuchende Schwangere). [M 144, V 229]*

Beispiel für die Bedeutung der X-chromosomal rezessiv vererbten geistigen Behinderung in der genetischen Beratung

Eine Schwangere hat einen geistig schwer behinderten Cousin mütterlicherseits, der in einem Pflegeheim lebt. Sie berichtet, daß es sich wahrscheinlich nicht um ein DOWN-Syndrom handelt, denn das würde sie kennen. Ein Geburtsschaden sei nicht bekannt. Außerdem hatte ihre Mutter eine Fehlgeburt ohne bekannte Ursache. An Unterlagen des kranken Cousins käme man nicht heran, denn dessen Eltern würden überhaupt nicht über die Krankheit sprechen wollen. Mangels einer Diagnose bei diesem Cousin müssen die verschiedenen möglichen Erbgänge in der Familie durchgespielt werden (Abb. 10.11):

Beim autosomal dominanten Erbgang, der für geistige Behinderungen ohne schwere Zusatzsymptomatik kaum in Frage kommt, dürfte eine Neumutation beim Cousin vorliegen, da seine beiden Eltern gesund sind. Hier besteht kein Risiko für die Schwangere. Wäre die geistige Behinderung autosomal rezessiv vererbt (ar), so müßten beide Eltern Überträger sein; die Mutter der Schwangeren könnte mit einer Wahrscheinlichkeit von 50% ebenfalls Anlageträgerin sein und die Schwangere (als Endglied in der Kette) mit einer Wahrscheinlichkeit von 25%. Ein Risiko für das werdende Kind besteht aber nur dann, wenn auch der Partner Anlageträger ist. Hier kommt die Häufigkeit eines autosomalen Allels für geistige Behinderung in der Bevölkerung ins Spiel; sie ist sicher nicht größer

als 1:100 (jeder Hundertste ist Überträger eines solchen Gens). Für das Ungeborene errechnet sich ein theoretisches Wiederholungsrisiko von 1/4 (Überträgerrisiko der Mutter) × 1/100 (Überträgerrisiko des Vaters) × 1/4 (Erkrankungshäufigkeit beim ar Erbgang) = 1/1600, also ein vernachlässigbares Risiko im Vergleich zu dem allgemeinen Risiko für angeborene Störungen von 3–4% in jeder unbelasteten Schwangerschaft. So bleibt als Risikoquelle nur noch der geschlechtsgebundene Erbgang: Auf dem X-Chromosom gibt es schätzungsweise 18 Gene, deren Störung eine geistige Behinderung hervorrufen kann. Das Fragile-X-Syndrom deckt etwa die Hälfte dieser Fälle ab. Unter der Annahme, in der Familie würde eine Prämutation für das Fragile-X-Syndrom über die Frauen weitervererbt werden, könnte man eine molekulargenetische Untersuchung bei der Schwangeren veranlassen. Hat sie keine Prämutation, so bleibt theoretisch ein *maximales Restrisiko* für eine X-chromosomale geistige Behinderung von 1/4 (Überträger-Risiko der Mutter) × 1/2 (Erkrankungshäufigkeit der Söhne beim X-chromosomalen Erbgang) = 1/8 für einen Jungen (ohne Berücksichtigung der Neumutationsrate). Ohne eine sichere Diagnose beim Cousin läßt sich an diesen Zahlen nichts ändern.
Das letzte Beispiel soll zeigen, wie kompliziert der Einzelfall ist und daß (ungezielte) molekulargenetische Untersuchungen keine Garantie für ein gesundes Kind geben können [55, 65].

10.7 Ethische Überlegungen und Aussichten

Die Zahl der molekulargenetisch diagnostizierbaren monogenen Erbkrankheiten, aber auch der multifaktoriell bedingten Erkrankungen mit einer genetischen Hauptkomponente (z. B. Diabetes mellitus Typ I und II, Psychosen, Tumore, Alzheimersche Erkrankung, Arteriosklerose, Bluthochdruck), wird in den nächsten Jahren weiter dramatisch zunehmen. Eine der Herausforderungen an die molekulargenetische Diagnostik muß sein, verfeinerte Nachweismethoden zu entwickeln, die einen zuverlässigen, einfachen und schnellen Test ermöglichen. Gleichzeitig ergeben sich aus der Verfügbarkeit immer weiterer DNA-Untersuchungen neue gesellschaftliche Verantwortungen, die der breiten Öffentlichkeit transparent gemacht und dort diskutiert werden müssen.

Über eine Sicherung der Diagnose bei klinisch Erkrankten hinaus werden auch die pränatale und präsymptomatische Testung zunehmend eingesetzt:
Sinnvoll ist eine **präsymptomatische Testung** (d. h. eine Untersuchung vor dem Auftreten erster Krankheitserscheinungen) sicher dann, wenn sich daraus therapeutische Konsequenzen ergeben; beispielsweise kann eine frühzeitige Therapie in Form einer kupferarmen Diät beim Morbus WILSON (☞ 8.6.5) schwere neurologische Schäden vermeiden helfen. Dies ist im Moment aber nur ausnahmsweise der Fall. Handelt es sich um eine Erkrankung mit spätem Manifestationsalter, wie etwa die Chorea HUNTINGTON (☞ 7.1.3) oder die Myotone Dystrophie (☞ 7.3.2), so geben Risikopersonen als Grund für den Wunsch nach einem prädikativen Test die Planung von Ehe, Familie und Beruf an. Der Proband kann aber unter Umständen viele Jahre vor Ausbruch der Symptome mit der Gewißheit belastet sein, an einem unheilbaren Leiden zu erkranken. Die bisherigen Erfahrungen zeigen, daß ein erheblicher Teil der Risikopersonen, die eine genetische Beratungsstelle mit dem Wunsch nach einem Test aufsuchen, im Verlauf der Beratung davon wieder Abstand nehmen und von ihrem Recht auf Nichtwissen Gebrauch machen.
Vor jeder **Pränataldiagnostik** muß ein ausführliches Beratungsgespräch unter Berücksichtigung aller persönlicher Probleme durch einen humangenetisch versierten Arzt stattfinden. Die Eltern sollen in die Lage versetzt werden, eine verantwortungsvolle Entscheidung für oder gegen einen Schwangerschaftsabbruch zu treffen. *Es ist immer eine individuelle Entscheidung*. Bei Erkrankungen mit frühem Beginn und tödlichem Verlauf entscheiden sich heute viele Eltern für einen Abbruch, wenn der Föt als betroffen diagnostiziert wurde. Die Feststellung einer schweren Störung allein ist jedoch nach dem neuen § 218 noch kein hinreichender Grund für einen Schwangerschaftsabbruch. Nach der 12. Schwangerschaftswoche ist hierfür vor allem die körperliche und seelische Verfassung der Mutter entscheidend. Eine Weiterführung der Schwangerschaft sollte ihr bei schweren seelischen Konflikten nicht zugemutet werden.
Aufgrund der Neumutationsrate ist es auch in Zukunft (zum Glück!?) nicht möglich, durch Pränataldiagnostik bestimmte Formen von Entwicklungsstörungen ganz zu „eliminieren". Das kann auch nicht das Ziel einer humanen Gesellschaft sein!
Fernziel der molekulargenetischen Forschung ist die **somatische Gentherapie** bei Betroffenen, d. h. die

Tab. 10.3: Stellung der Gentherapie in der Behandlung von Erbkrankheiten

Ebene des Eingriffs		Behandlungsstrategie
Gen-Mutation	←	Gentherapie
↓		
Protein (verändert oder fehlend)	←	Proteinersatz
	←	Verbesserung der Restfunktion
↓		
Biochemische Dysfunktion	←	Diät oder Medikamente
↓		
Klinischer Phänotyp	←	operative Korrektur, Hilfsmittel

Reparatur des defekten Gens in somatischen Körperzellen in vivo, um so die Funktion des Genproduktes auf kausale Weise wiederherzustellen. Um das entsprechende Gen in die Zielzellen einzuschleusen, sind als Vehikel sog. rekombinante Vektoren (☞ 10.2.4) notwendig. Das Konstrukt aus Gen und Vektor soll effektiv von den Zellen aufgenommen werden, möglichst dauerhaft (d. h. im Genom) überleben, nicht immunogen sein (d. h. keine Abwehrreaktionen auslösen), keine unerwünschten Neumutationen verursachen und der physiologischen Regulation der Zelle unterliegen. Gebräuchliche Vektoren im Tierversuch und bei ersten tastenden Versuchen am Menschen sind viraler Herkunft (Retroviren, Adenoviren) oder in synthetische Liposomen verpackte Plasmide (vermehrungsfähige DNA-Ringe außerhalb von Chromosomen).

Paradebeispiel für eine mögliche Gentherapie ist im Moment die Mukoviszidose. Das geschädigte Hauptorgan, die Lunge, hat eine sehr große Oberfläche und ist über die äußeren Atemwege durch Vernebelungstechniken leicht zugänglich. Das Einbringen von rekombinanten Adenoviren führte in ersten Versuchen am Menschen zu einer heftigen Immunsensibilisierung. Die Vektoren erfüllen noch keineswegs alle Anforderungen. Der anfängliche Optimismus ist durch die vielen technischen Schwierigkeiten im Moment eher gebremst [55, 59, 64, 66, 70].

Grundsätzliche Therapiemaßnahmen bei Entwicklungsstörungen

11

H.-M. Strassburg

Trotz einer Vielzahl differenzierter Therapiemaßnahmen bei chronischen Krankheiten und Entwicklungsstörungen ist die Beachtung einiger weniger Prinzipien in der Lebensführung und Behandlung oft die wichtigste Therapiegrundlage.
Immer ist die **Vorbildfunktion der Eltern** in der Lebensführung, z. B. beim richtigen Essen, bei der Vermeidung von Rauchen und Alkohol und beim Fernsehkonsum, aber auch in ihrer psycho-emotionalen und psycho-sozialen Kompetenz von grundlegender Bedeutung.
Bei jedem Kind sollte auf **ausreichenden Schlaf**, auf einen Wechsel von Bewegung und Entspannung sowie auf regelmäßigen Aufenthalt an frischer Luft geachtet werden. Mindestens in den ersten 4 Monaten, möglichst in den ersten 6–8 Monaten ist das **Stillen die beste Ernährung** des Säuglings; immer sollte eine **ausgewogene Mischkost** mit ausreichenden Ballaststoffen, Vitaminen und Spurenelementen verabreicht werden. Diäternährungen können besonders im Kindesalter Entwicklungsstörungen und Krankheiten bewirken, z. B. durch mangelnde Zufuhr von resorbierbarem Eisen, Vitamin B_{12} oder fettlöslichen Vitaminen. Medizinisch notwendige Diäten, z. B. beim Diabetes mellitus, bei der Phenylketonurie (☞ 8.6.1), bei Glykogenosen oder beim Morbus Wilson (☞ 8.6.5), sollten mit ausgebildeten Ernährungsberatern/innen ausgearbeitet und zusammengestellt werden. Im übrigen wird die Bedeutung von Nahrungsmittelunverträglichkeiten oft überschätzt. Nahrungsfarbstoffe, z. B. Tartrazin, haben offensichtlich eine negative Auswirkung auf das kindliche Verhalten; die Rolle von anderen Konservierungsstoffen und synthetischen Detergentien (Netzmitteln) in der Ernährung ist nicht befriedigend geklärt. Nur in seltenen Ausnahmenfällen spielen komplexe Nahrungsunverträglichkeiten bzw. Nahrungsallergien bei Entwicklungs- und Verhaltensstörungen eine nachweislich wesentliche Rolle.
Grundsätzlich sollten alle Kinder mit Entwicklungsstörungen wie gesunde Kinder **geimpft** werden. Hier gelten die an den aktuellen medizinischen Stand angepaßten Empfehlungen der ständigen Impfkommission der Deutschen Gesellschaft für Kinderheilkunde (STIKO). Unbestritten ist die Notwendigkeit der Impfung gegen Diphtherie, Tetanus, Haemophilus influenzae, Hepatitis B und Poliomyelitis (Kinderlähmung) bis zum Beginn des 2. Lebensjahres; die Impfung gegen Keuchhusten (Pertussis) hat sich aufgrund der wesentlich besseren Verträglichkeit des neuen Impfstoffes wieder allgemein durchgesetzt und sollte gerade auch bei bronchopulmonal gefährdeten Kindern, z. B. ehemaligen Frühgeborenen so früh wie möglich begonnen werden. Lediglich bei Säuglingen und Kleinkindern mit neurologisch völlig unklarer Entwicklungsstörung wird auf die Durchführung der Pertussisimpfung verzichtet. Im 2. Lebensjahr sollte dann bei allen Kindern die Impfung gegen Masern, Mumps und Röteln stattfinden, u. a. auch zur Vermeidung der subakut sklerosierenden Panenzephalitis infolge einer chronischen Maserninfektion (☞ 8.12.3) und zur Vermeidung einer Rötelnembryopathie in der nächsten Generation.
Bei bewegungseingeschränkten, schwerbehinderten Kindern sollte im Herbst eines jeden Jahres evtl. eine Grippeschutzimpfung stattfinden.
Prinzipiell sollten besonders Kinder mit schweren Entwicklungsstörungen und Behinderungen sich soviel wie möglich frei bewegen können; die Räume, in denen sie sich aufhalten, sollten nicht überhitzt sein und sie sollten nicht durch zuviel Kleidung in ihren Bewegungsmöglichkeiten eingeschränkt werden. Es

ist typisch, daß Menschen mit Bewegungsstörungen häufig kühle Extremitäten haben. Durch übertriebene Schutzmaßnahmen vor angeblicher Unterkühlung werden die Betroffenen zusätzlich in ihren Entwicklungsmöglichkeiten begrenzt. Dies gilt auch bei dem nicht selten übermäßigen Einsatz von Mützen, engen Strampelsäcken, einengenden Sitzen usw.

Die Förderung von **aktiver Körperbewegung** ist eines der wichtigsten Ziele bei allen Kindern mit Entwicklungsstörungen. Deshalb sollten alle Formen von sportlicher Betätigung unterstützt werden und **Sportbefreiungen**, besonders auch in der Schule, immer sehr kritisch bewertet werden. So müssen Kinder mit unterschiedlichsten motorischen Störungen und Epilepsien vom Sportunterricht oft gar nicht oder nur begrenzt befreit werden, wenn z. B. auf extreme Leistungsanforderungen (Lauftraining bis zur Erschöpfung) und natürlich auf eine Vielzahl von Risikosportarten (Schwimmen in unbekannten Gewässern, Bergsteigen usw.) verzichtet wird.

Lediglich bei seltenen Herzerkrankungen (Herzinsuffizienz, Herzrhythmusstörung) muß z. T. eine konsequente körperliche Schonung verordnet werden.

Sicher werden bei entwicklungsauffälligen Kindern viele Erkrankungen, z. B. der oberen Luftwege, **medikamentös übertherapiert**. Dies gilt insbesondere bei der Verordnung von sog. schleimlösenden Mitteln, bei hustenstillenden Maßnahmen, häufig aber auch bei der Verordnung von Antibiotika. Anstelle der wiederholten und langdauernden Medikamentenverordnung sind Untersuchungen der immunologischen Abwehrlage, auf Belastungen durch Umweltbedingte Reizstoffe (z. B. Rauchen) und vor allem auf das Vorhandensein von Mikroaspirationen oft von größerer Bedeutung (☞ 9.4).

Bei vielen Kindern mit schweren Entwicklungsstörungen bestehen erhebliche **Ernährungsprobleme**, z. B. wegen Störung der aktiven Schluckfunktion, sensomotorischer Koordinationsstörungen des Schluckaktes, gastro-ösophagealen Refluxes oder unterschiedlicher Stoffwechselerkrankungen (Mukoviszidose, Glykogenose usw.). Hierbei hat sich die **perkutane endoskopische Gastrotomie (PEG)** sehr bewährt: Mittels einer Magenspiegelung erfolgt eine Inzision (Einschnitt) von Bauchhaut und Magenwand und das Einlegen einer geblockten Magensonde, die je nach Bedarf für unterschiedliche Ernährungsregimes eingesetzt werden kann. Wesentliche Vorteile hiervon sind, daß es nicht mehr zu Reizungen im Nasen-Rachenraum kommt, daß keine Operation notwendig ist, daß keine hygienischen Probleme, (selbst bei Aufenthalt im Wasser) bestehen und die Sonden offensichtlich auch über längere Zeit gut toleriert werden.

Bei schweren Entwicklungsstörungen, vor allem in Verbindung mit neurogener Blasenentleerungsstörung, ist die Verhinderung **rezidivierender Harnwegsinfekte** von wesentlicher Bedeutung. Bewährt haben sich hierzu die vorbeugende Chemoprophylaxe mit einem Antibiotikum wie Cotrimoxazol oder Trimethoprim in niedriger abendlicher Dosis, bei unvollständiger Harnblasenentleerung vor allem aber die wiederholte Einmalkatheterisierung. Zu beachten ist, daß durch häufiges Hantieren mit Latex-haltigen Materialien **Latex-Allergien** auftreten können, die bei Operationen zu gefährlichen Komplikationen führen können.

Ein weiteres wichtiges Problem vieler schwer entwicklungsgestörter Kinder ist die **chronische Obstipation** (☞ 9.6). Besonders sedierende und muskelrelaxierende Medikamente können die Darmtätigkeit negativ beeinflussen; auch an das Vorliegen neuronaler Dysfunktionen in der vegetativen Darmversorgung (☞ 9.6) oder hormoneller Störungen (z. B. Schilddrüsenunterfunktion) muß gedacht werden. Wichtigste Grundvoraussetzungen für eine regelmäßige Darmentleerung sind ausreichende körperliche Bewegung, insbesondere die Aktivierung der Bauch-Beckenmuskulatur, die Ernährung mit genügend Ballast- und Quellstoffen sowie die ausreichende Flüssigkeitszufuhr.

Im Säuglingsalter sollten ein pressendes Exspirium (Ausatmung) und wiederholte Schreizustände nicht mit Obstipationsproblemen verwechselt werden; insbesondere sollte möglichst eine Manipulation im Analbereich, z. B. mit einem Fieberthermometer bei einer scheinbaren Obstipation vermieden werden. Manchmal genügt es, den Analbereich mittels schleimhautschonender Salben (Panthenol) vor Einrissen zu schützen; evtl. kann mit der rektalen Einführung von Gleitmitteln (Glycilax®, Mikroclist®) bei Säuglingen und Kleinkindern eine Darmentleerung eingeleitet werden. Die häufig verordnete Gabe von Milchzucker in der Nahrung ist nicht sehr effektiv, besser wirken nicht-resorbierbare Zucker (Lactulose). Auch die Verordnung von sog. „Entblähungsmitteln" (z. B. Sab-Simplex®, Lefax®) besonders bei vermehrter Unruhe von Säuglingen und Kleinkindern ist in der Regel entbehrlich – vermehrte Luft im Darm führt alleine nicht zu Beschwerden [4, 19, 26, 32].

Psychologische Beurteilung und Grundsätze der Betreuung

12

W. DACHENEDER

Inhalt

12.1	**Geschichte der psychologischen Entwicklungsdiagnostik**	176
12.2	**Psychologische Konzepte**	178
12.2.1	Kognitive Entwicklungspsychologie nach PIAGET	178
12.2.2	Neuropsychologische Ansätze	181
12.3	**Anamnese und Verhaltensbeobachtung in der psychologischen Diagnostik**	183
12.3.1	Psychologische Anamnese	183
12.3.2	Verhaltensbeobachtung	185
12.4	**Psychologische Tests**	187
12.4.1	Psychologische Testtheorie	187
12.4.2	Allgemeine Entwicklungstests	192
12.4.3	Intelligenztests	199
12.4.4	Tests zur Sprachentwicklung	212
12.4.5	FROSTIGS Entwicklungstest der visuellen Wahrnehmung (FEW)	216
12.4.6	Motorik-Tests	217
12.4.7	Neuropsychologische Tests	223
12.4.8	Projektive Tests	225
12.5	**Diagnosemitteilung**	227
12.6	**Psychologische Befunde bei Entwicklungsstörungen**	229
12.6.1	Geistige Behinderung	229
12.6.2	Teilleistungsstörungen	230
12.6.3	Psychologische Befunde bei ausgewählten Entwicklungsstörungen	232
12.7	**Psychologische Betreuung in Institutionen**	239
12.7.1	Frühförderung	240
12.7.2	Regelkindergarten und Regelschule	240
12.7.3	Sondereinrichtungen	240
12.7.4	Integrative Einrichtungen	241
12.7.5	Heime	241
12.8	**Psychologische Therapie**	241
12.8.1	Psychotherapie	241
12.8.2	Verhaltenstherapie	243
12.8.3	Familientherapie	245

12.1 Geschichte der psychologischen Entwicklungsdiagnostik

Entwicklungsdiagnostik und allgemeine Diagnostik in der wissenschaftlichen Psychologie beginnen im Wesentlichen im ersten Jahrzehnt dieses Jahrhunderts, als 1905 in Frankreich A. Binet und Th. Simon ihre Aufgabensammlung zur Messung der Intelligenz, die *échelle métrique de l'intelligence* veröffentlichten. Wenn wir ihre Quellen zurückverfolgen, so laufen in der Psychodiagnostik vor allem drei wissenschaftliche Wurzeln zusammen, nämlich aus der

- Astronomie und Physik,
- Biologie,
- Psychologie und Pädagogik.

Ende des 18. und zu Beginn des 19. Jahrhunderts wurde in der **Astronomie** und in der **Physik** der Vorgang der Messung selbst zum Gegenstand wissenschaftlicher Betrachtungen. Der Königsberger Astronom F. W. Bessel untersuchte 1816 die damals übliche *Auge-Ohr-Methode*, die die Durchgangszeiten von Sternbewegungen erfassen sollte. Bei seinen Untersuchungen wurde deutlich, daß die Beobachtung selbst nicht fehlerfrei ist, sondern durch die Person des Beobachters beeinflußt wird. Die individuellen Abweichungen wurden in einer sog. *persönlichen Gleichung* ausgedrückt, das ist jene intra-individuell (relativ) konstante Abweichung von einem Beobachter zum anderen. Die persönliche Gleichung stellt einen *systematischen Fehler* dar, einen **bias**.

Darüber hinaus wurde aber auch deutlich, daß es *unsystematische, zufällige Fehler* bei jeder Messung (in der Physik) gibt, so daß sich ein empirischer Meßwert immer aus dem *wahren Meßwert* und dem *Meßfehler* zusammensetzt. Der wahre Meßwert läßt sich erst ermitteln, wenn die Messungen beliebig wiederholt werden können, so daß er als der *Erwartungswert (Mittelwert)* der wiederholten Messungen *berechnet* werden kann.

Diese Methodik ist als Fehler- und Ausgleichsrechnung bekannt geworden; in der psychologischen Testtheorie taucht sie als Idee der *Reliabilität* wieder auf (☞ 12.4.1).

In der **Biologie** hatte die Evolutionstheorie von Ch. Darwin auch Konsequenzen für das Studium menschlichen Verhaltens. Gewissermaßen ein Nebenprodukt der Darwinschen Theorie ist die große Bedeutung, die Vergleichsstudien erfahren haben. Der englische Biologe Sir Francis Galton versuchte die Gesetze der Variation, Selektion und Anpassung auf die Beurteilung des Menschen zu übertragen. Seine Studien brachten es mit sich, daß er eine große Zahl von Individuen untersuchte, um Ähnlichkeiten und Unterschiede festzustellen. Dabei wurde ihm schnell klar, daß für die Bearbeitung der gesammelten Daten statistische Methoden eingesetzt werden mußten: Galton fand, daß viele der von ihm gemessenen Merkmale sich nach der *Gaussschen Glockenkurve* verteilten.

Er richtete 1882 in London ein anthropometrisches Labor ein, in dem vor allem sensorische Differenzierungsfähigkeiten und motorische Fähigkeiten untersucht wurden. Entsprechend der vorherrschenden Theorie vom menschlichen Geist als einer *tabula rasa* (d. h. einer zunächst leeren Tafel) wurden Sinnesdifferenzierungen auch als geeignete Indikatoren für menschliche Intelligenz betrachtet.

Die frühe **Kinderpsychologie** bestand aus den anekdotischen Berichten pädagogisch interessierter Personen, aus Tagebüchern und aus Biographien (J. J. Rousseau, J. H. Pestalozzi). Im Umfeld vergleichender Studien wurde bis zum Ende des 19. Jahrhunderts deutlich, daß die Entwicklung bei der Mehrzahl der Kinder nach ähnlichen Mustern verläuft, daß aber gleichzeitig unterschiedliche Entwicklungsgeschwindigkeiten und Variationen für die individuellen Verhaltensausprägungen verantwortlich sind.

Die psychologisch/pädagogische Wurzel hat einen weiteren Ausgangspunkt in der Psychiatrie Frankreichs: J. E. D. Esquirol legte 1836 eine Publikation unter dem Titel *Des maladies mentales* vor, in der er deutlich die Geisteskrankheiten von den Schwachsinnsformen unterschied und auch objektive Erfassungsmethoden forderte. Einige Jahre vorher hatte in Frankreich der Arzt J. M. Itard sich um die Erziehung des *Wilden von Aveyron* gekümmert, eines Kindes, das bis zum Alter von 12 Jahren völlig verwildert und ohne menschliche Kontakte im Wald aufgewachsen war. Der Junge hatte viele Gewohnheiten von Tieren übernommen, er hatte keine Sprache erlernt. Über die Entwicklung dieses Kindes verfaßte Itard Gutachten, die auch heute noch lesenswert sind. Einerseits war er deprimiert, da er erkennen mußte, daß eine Normalisierung des Jungen nicht gelingen konnte, andererseits berichtet er über erstaunliche Entwicklungen und Fortschritte, die im Jahr 1837 E. Seguin, einen Schüler Itards und Esqui-

ROLS, veranlaßten, eine Schule für geistig behinderte Kinder zu gründen. In Deutschland wurde die Beeinflußbarkeit der Entwicklung des Kindes u. a. am Beispiel des *Caspar Hauser* von P. J. A. FEUERBACH und G. F. DAUMER diskutiert.

Bis zum Ende des 19. Jahrhunderts wurde in Frankreich ein geradezu modern anmutendes Problem deutlich, daß nämlich in die Schule für Geistig Behinderte auch unbequeme, unmotivierte und verhaltensauffällige Kinder *abgeschoben* wurden. Die Schule war aber nur für Schwachbegabte gedacht, und so benannte der französische Minister für Unterricht eine Kommission zur Behebung dieses Problems. Sehr schnell kamen der beauftragte Psychologe A. BINET (1857–1911) und seine Mitarbeiter auf die Idee, daß eine Überweisung nur nach entsprechender Untersuchung der Kinder möglich sein sollte. Ziel einer solchen Untersuchung sollte die Identifikation jener Schüler sein, die aufgrund intellektueller Beeinträchtigungen dem normalen Unterricht nicht folgen konnten. Den direktesten Zugang zu diesem Problem eröffnete die psychologische Methode (und nicht die medizinische oder die pädagogische). Das Dilemma der Alltagsbeobachtung und der Lehrerbeurteilung sollte durch psychologische Tests bewältigt werden.

BINET definierte: „Gut zu urteilen, gut zu verstehen und gut zu denken, sind die wesentlichen Bestandteile der Intelligenz.“ Diese Fähigkeit wächst mit dem Alter der Kinder und unterscheidet verschiedene Kinder voneinander. BINET wählte einen direkten Weg zur Messung der Intelligenz, er verließ die Idee GALTONS der indirekten Erfassung mittels sensorischer Differenzierungen. So mußten nur geeignete Aufgaben gefunden werden, in denen Probleme des *Urteilens, Verstehens und Denkens* angeboten werden.

Neben diesem *inhaltlichen* Aspekt der Intelligenzdiagnostik wurde aber auch eine neue *formale* Idee verwirklicht: Eine Aufgabe ist nur dann für die Entwicklungsdiagnostik geeignet, wenn mit ihr auch die Altersabhängigkeit der Intelligenz gezeigt werden kann. Eine Aufgabe muß für eine *bestimmte* Altersgruppe geeignet sein, während sie für die jüngeren Kinder zu schwer und für die älteren Kinder zu leicht sein muß. Diese Bedingung wird empirisch geprüft, indem die fraglichen Testaufgaben einer Stichprobe von Kindern vorgelegt werden. Dieser Vorgang wird heute als *Normierung* bezeichnet und bedeutet, daß vor der Individualdiagnostik eine Aufgabenanalyse stattzufinden hat, eine *Diagnostik der Testaufgabe.* Eine Testaufgabe oder auch *Item* wurde einer Altersgruppe zugeordnet, wenn sie von 60% der Kinder in dieser Altersstufe gelöst werden konnte.

Aus den gelösten Aufgaben wurde für ein Kind der geistige Entwicklungsstand, ein sog. **Intelligenzalter** ermittelt. Im Vergleich mit dem Lebensalter konnte so beurteilt werden, ob ein Vorsprung oder ein Rückstand bestand, wobei die Differenz aus Lebensalter und Intelligenzalter beurteilt wurde. Diese Methode hatte und hat auch heute den Vorteil, daß sie intuitiv

Tab. 12.1: *Beispielaufgaben aus den BINET-Tests zum geistigen Entwicklungsstand von Kindern*

Altersgruppe 6 Jahre:
1. Kennt rechts und links (Bezeichnung durch Anfassen der Ohren)
2. Wiederholt einen Satz von 16 Silben.
3. Wählt das hübschere Gesicht aus jedem von 3 Paaren.
4. Kennt Morgen und Nachmittag.

Altersgruppe 7 Jahre:
1. Erzählt, was in einem unvollständigen Bild fehlt.
2. Kennt die Zahl der Finger an jeder Hand und an beiden Händen, ohne sie zusammenzuzählen.
3. Wiederholt 5 Ziffern.
4. Beschreibt Bilder als Szenen.
5. Kennt die Namen von vier häufig gebrauchten Münzen.
6. Malt einen Diamanten unter Gebrauch von Federhalter und Tinte ab.

Altersgruppe 8 Jahre:
1. Liest eine Textpassage und erinnert sich an zwei Details.
2. Benennt vier Farben – rot, gelb, blau, grün.
3. Zählt rückwärts von 20 auf Null.
4. Schreibt einen kurzen Satz nach dem Diktat unter Verwendung von Federhalter und Tinte.
5. Kennt die Unterschiede zwischen zwei Gegenständen aus dem Gedächtnis.

leicht verständlich erscheint. Wahrscheinlich wird deshalb in der Elternaufklärung auch gern dieses Argumentationsmuster verwendet. Die Normierung durch Zuordnung von Testaufgaben zu einem Intelligenzalter bezeichnet man als *Äquivalenznormierung*. Später wurde kritisiert, daß diese Differenz unterschiedliche Bedeutung habe, je nachdem, wie hoch das Ausgangsalter sei: Ein Rückstand von einem Jahr ist für ein vierjähriges Kind viel bedeutsamer als ein gleichgroßer Rückstand für ein vierzehnjähriges Kind. W. STERN schlug deshalb 1911 vor, das Intelligenzalter durch das Lebensalter zu dividieren, um den **Intelligenzquotienten** zu erhalten. Um Dezimalzahlen zu vermeiden, wird dieser Bruch mit 100 multipliziert.

In Analogie zum Intelligenzquotienten **(IQ)** wurde von C. BÜHLER & H. HETZER 1932 ein sog. **Entwicklungsquotient (EQ)** vorgeschlagen. Im Unterschied zu den Intelligenztests gehen in das Entwicklungsalter (EA) die Aufgaben aus verschiedenen (auch nicht-intellektuellen) Entwicklungsbereichen ein. Bei BÜHLER & HETZER sind das:

1. Sinnliche Rezeption
2. Körperbewegungen
3. Sozialität
4. Lernen
5. Materialbetätigung
6. Geistige Produktivität.

Wahrnehmungsquotienten wurden bei M. FROSTIG gebildet (☞ 12.4.5), *Motorikquotienten* bei E. J. KIPHARD (☞ 12.4.6).

In der Literatur der dreißiger Jahre taucht auch an dieser Quotientenbildung Kritik auf: Wie groß müssen die Abweichungen vom Quotienten 100 sein, damit man einen bestimmten Wert als unter- oder überdurchschnittlich bezeichnen darf? Da sich aus der Ermittlung des Intelligenzalters bzw. Entwicklungsalters hierauf keine Antwort ableiten läßt, wurde nach einer anderen Normierung gesucht.

Heute werden sog. *Abweichungsquotienten* gebildet. Dabei wird für ein Aufgabenset *einer Altersgruppe* die Verteilung der *Rohwerte* ermittelt. Aus dem Mittelwert und der Standardabweichung wird jetzt auf die durchschnittliche Leistung/Entwicklung geschlossen. Werte kleiner als *eine* Standardabweichung unter dem Mittelwert gelten als unterdurchschnittlich und kleiner als zwei Standardabweichungen als weit unterdurchschnittlich.

Hiermit werden aus den Äquivalenznormen die sog. **Abweichungsnormen** entwickelt. Obwohl der IQ heute fast ausschließlich über die Abweichungsnormen ermittelt wird, hat sich der Ausdruck *Quotient* erhalten!

12.2 Psychologische Konzepte

12.2.1 Kognitive Entwicklungstheorie von PIAGET

Das Werk des Schweizer Psychologen Jean PIAGET (1896–1980) ist für die Entwicklungspsychologie von großer Bedeutung. In seiner kognitiven Entwicklungspsychologie ist er vor allem an der *Entwicklung der Erkenntnisfähigkeit* interessiert. Er hat eine psychologische Erkenntnistheorie, eine genetische Epistemologie, aufgestellt, die er vor allem durch umfangreiche Einzelbeobachtungen an seinen eigenen Kindern gewonnen hat.

Wenn Erkenntnis in ihren Ursprüngen begriffen werden soll, müssen auch jene Früh- und Vorstufen erfaßt werden, die traditionellerweise nicht als höhere geistige Tätigkeiten bezeichnet werden. Das geistige Wachstum muß dann nicht nur bis zur Geburt zurückverfolgt werden, sondern auch in die Embryologie hinein, denn bereits dort gibt es *präperzeptives Verhalten*.

Die kognitive Entwicklung ist nach PIAGETS umfänglicher Begriffsdefinition immer *aktive Anpassung (Adaptation)* des Individuums an seine Umwelt; die Anpassung gelingt durch Tätigkeiten, das sind *handelnde und symbolische Operationen*.

Die Struktur einer komplexen, organisierten Handlungssequenz wird als *Schema* bezeichnet. Der Anpassungsprozeß selbst kann auf zweierlei Weise geschehen, durch *Assimilation* und durch *Akkommodation*.

„Assimilation ... heißt, jede neue Beziehung wird in ein bereits bestehendes Schema oder in eine bereits bestehende Struktur integriert".

Assimilation ist also das Anwenden alter Gewohnheiten und Gedanken auf neue Objekte und bedeutet, daß neue Ereignisse als ein Teil bestehender Schemata angesehen werden. Ein junger Säugling, der automatisch an allem saugt, was den Weg in seinen Mund findet (z. B. Finger, Schnuller) hat ein *Saugschema*, er assimiliert die Gegenstände im Mund in sein Saugschema.

Im Gegensatz dazu ist *Akkommodation* „die Tendenz, sich an ein neues Objekt anzupassen, sein Aktions-

schema durch Abändern auf das neue Ding einzustellen". Durch die Akkommodation wird das Schema modifiziert, meist differenziert und erweitert.
Am Beispiel der frühen Sprachentwicklung sollen diese Vorgänge verdeutlicht werden:

> Ein Kind verfügt über das Schema *Ball* und assimiliert alle runden Gegenstände in diesen Begriff, so daß auch ein Mond oder ein Apfel als Ball begriffen werden (in der Sprachentwicklungspsychologie spricht man auch von Übergeneralisierung).
> Wenn der Mond ausgegliedert wird, weil er hoch am Himmel steht und scheint, dann wird das Schema durch die Akkommodation neu gegliedert und differenziert.

Zur kognitiven Entwicklung, zum geistigen Wachstum, gehört, „das Lösen der Spannung zwischen Assimilation und Akkommodation"; dadurch wird ein besser passendes Schema, eine besser angepaßte Struktur erzeugt. Dieser Vorgang wird auch *Äquilibration* genannt.
Die kognitive Entwicklung folgt bei PIAGET einer festen Ordnung; die niedrigen Stufen sind Vorbedingungen für die höheren Stufen und werden in diese integriert und modifiziert. Die Stufen sind kontinuierlich, jede baut auf der früheren auf und ergibt sich aus ihr; kein Kind kann eine Stufe überspringen.
Diese Reihung ermöglicht es festzustellen, in welchem Stadium der kognitiven Entwicklung sich ein Kind befindet. PIAGET selbst war an einer genauen Zuordnung der Stadien zu Altersangaben nicht interessiert, die Altersangaben aus der Literatur sind deshalb eher als grobe Orientierung gedacht. Klinische Diagnostik ist bei PIAGET also die Identifikation der aktuellen kognitiven Stadien.
Die Reihenfolge der kognitiven Stadien ist nicht umkehrbar. Da die niedrigeren Stufen in den höheren Stufen aufgegriffen, modifiziert und integriert werden, ist es aus der Sicht von einer höheren Stufe schwer nachvollziehbar, wie ein Kind auf einer niedrigeren Stufe argumentiert. Diese Tatsache muß man sich vor Augen halten, wenn die Denkgewohnheiten und Denkstrukturen von Kindern betrachtet werden; sie sind *kognitiv anders* als die von Erwachsenen.
Die Reihenfolge der Entwicklung gilt im Prinzip auch für entwicklungsgestörte Kinder, von denen dann angenommen wird, daß sie u. U. nicht die höchsten Stufen erreichen, z. B. weil die Kapazität begrenzt oder die Reihenfolge zeitlich gedehnt ist.

1. Senso-motorische Intelligenz (ca. 0–24 Monate)
   - Übung der angeborenen Reflexmechanismen
   - Primäre Kreisreaktionen
   - Sekundäre Kreisreaktionen
   - Koordination sekundärer Schemata und Anwendung auf neue Situationen
   - Tertiäre Kreisreaktionen
   - Übergang zur symbolischen Repräsentation
2. Präoperationales Stadium (ca. 2–7 Jahre)
   - Stufe des symbolisch-vorbegrifflichen Denkens (ca. 2–4 Jahre)
   - Stufe des anschaulichen Denkens (ca. 4–7 Jahre)
3. Stufe der konkreten Operationen (ca. 7–12 Jahre)
4. Stufe der formalen Operationen (etwa ab 12 Jahren)

1. Stufe – Sensomotorische Intelligenz

- *Übung angeborener Reflexmechanismen* (erster Lebensmonat): Der Begriff *Reflex* wird hier nicht wie in der Medizin üblich verwendet; man sollte besser von einfachen, angeborenen *Reaktionen* sprechen. Angeborene Reaktionen wie das Saugen oder das Greifen werden durch die Übung sicherer, schneller und gezielter. Nach einigen Tagen saugt das Neugeborene mit mehr Sicherheit, es findet die Brustwarze, nachdem es sie verloren hat, schneller wieder. Eine Assimilation findet statt, indem das Kind lernt, auch an neuen Gegenständen zu saugen oder leeres Saugen zwischen den Mahlzeiten zeigt.
  PIAGET mißt diesen Reaktionen eine große Bedeutung zu, da sie die angeborene Basis der kognitiven Entwicklung darstellen.
- *Primäre Kreisreaktionen* (ca. 2.–4. Monat): Es bilden sich einfache Gewohnheiten, indem Handlungen aus der *Funktionslust* heraus wiederholt werden. Funktionslust bedeutet dabei die Tendenz, einen Zustand aufrecht zu erhalten, weil die Empfindungen aufrechterhalten werden sollen.
  PIAGET analysiert einfachste Handlungen und nennt als Beispiel für eine primäre Kreisreaktion den Versuch, eine bewegte Lichtquelle zu finden. In seiner Terminologie ist die Teilhandlung, die Licht-

quelle im Auge zu behalten, eine Assimilation und der Versuch, die Lichtquelle wiederzufinden, eine Akkommodation (s. o.).

- *Sekundäre Kreisreaktionen* (ca. 4.–8. Monat): Während auf der vorherigen Stufe die Handlungen aus Funktionslust aufrechterhalten werden, scheint der Säugling jetzt eine interessante Tätigkeit gezielt zu wiederholen.
  Das Muster beginnt, wenn es dem Säugling gelingt, eine motorische Bewegung auszuführen, die zufällig ein für die Wahrnehmung interessantes Resultat zeigt. Das Kind hält erstaunt bzw. erfreut inne und wiederholt die Handlung, um den Effekt nochmals zu erleben. Das Baby zeigt ein wachsendes Interesse an den Wirkungen seiner Handlungen auf Objekte; es treten damit erste Zweck-Mittel-Differenzierungen auf; PIAGET nennt das *Intentionalität.*
- *Koordination sekundärer Schemata und Anwendung auf neue Situationen* (ca. 8.–12. Monat): Die verschiedenen sekundären Zirkulärreaktionen sind zunächst voneinander getrennt. Jetzt können sie so koordiniert werden, daß eine Tätigkeit zum Mittel wird, um eine andere auszuführen, beispielsweise wenn das Kind in der Lage ist, ein Hindernis aus dem Weg zu räumen, um an ein Spielzeug heranzukommen. Die größte Neuerung auf dieser Stufe ist das eindeutig absichtliche Zweck-Mittel-Verhalten.
- *Tertiäre Kreisreaktionen* (ca 12.–18. Monat): Die Zirkulärreaktionen können jetzt erstmals systematisch variiert werden, es kommt zum aktiven Experimentieren. PIAGET beschreibt beispielsweise, wie Kinder verschiedene Gegenstände absichtlich fallen lassen und die Fallbewegungen untersuchen, nachdem ursprünglich zufällig beobachtet wurde, daß Gegenstände herunterfallen.
- *Übergang zur symbolischen Repräsentation* (ca. 18.–24. Monat): Mit dem Aufkommen der frühen Sprache ist das Kind in der Lage, innere geistige Vorstellungen zu entwickeln. Ein wichtiger Hinweis hierauf ist bei PIAGET die aufgeschobene oder verzögerte Nachahmung, denn sie setzt ein geistiges Bild voraus. Ein Kind muß auch nicht mehr alle möglichen Umstände ausprobieren, um die Folgen zu bestimmen, sondern es kann einige Folgen geistig vorwegnehmen, voraussehen. Das Kind kann Symbole wie z. B. Wörter gebrauchen, um sich auf nicht gegenwärtige Gegenstände zu beziehen.

2. Stufe – Präoperationales Stadium

Das Denken in dieser Phase scheint häufig ein mentales Analogon zur sensomotorischen Handlung der ersten Phase zu sein. Die Kinder experimentieren erstmals im Geist in der gleichen Sequenz wie in der realen Handlung, anstatt mit den Gegenständen tatsächlich zu hantieren. Wegen der engen Verbindung zum realen Handeln wird diese Phase *präoperativ* genannt. Dieses mentale Repräsentieren läuft gewissermaßen wie ein innerer Film der realen Handlung ab, aber diesem Denken fehlt noch die Flexibilität und Reversibilität des symbolischen Denkens späterer Phasen.

Das Denken in der präoperativen Phase ist *zentriert*, d. h., daß das Kind sich nur auf *einen* Aspekt eines Problems bezieht und nicht gleichzeitig auf andere. Bei der Aufgabe, Wasser von einem Glas in eine flache Schale umzufüllen, würde ein Kind beispielsweise argumentieren, daß das Wasser in der Schale weniger sei, weil es nicht so hoch steigt; das Kind könnte aber auch äußern, daß es mehr geworden sei, weil die Schale so breit ist. Die Konstanz der Menge wird noch nicht erkannt.

Das Denken ist *egozentrisch*: Das Kind kann noch nicht die Perspektive anderer Personen einnehmen, sich noch nicht in die Lage anderer Kinder versetzen und aus ihrer Position urteilen. Im sog. Drei-Berge-Versuch sehen die Kinder eine einfache Landschaft, die aus Pappmaschè aufgebaut ist. Die Kinder in der präoperativen Phase sind nicht in der Lage zu erkennen, daß ein Kind auf der anderen Seite des Tisches eine andere Perspektive dieses Szenarios hat. Im sozialen Kontext macht sich die Egozentrizität als mangelndes Einfühlungsvermögen bemerkbar.

3. Stufe der konkreten Operationen

Das bisher anschauungsgebundene Denken der präoperativen Phase erhält die Qualität geistiger Handlungen. Das Denken ist zwar noch an anschaulich erfahrbare Inhalte gebunden, aber nicht mehr unmittelbar an den sinnlichen Eindruck. Die wahrgenommenen Erscheinungen können von der erschlossenen Wirklichkeit abgelöst werden.

Sinnliche Eindrücke erhalten den Charakter von Merkmalen, sie können nun zueinander in Beziehung gesetzt werden, so daß das Denken jetzt *dezentriert* wird (s. o.): Die Umfüllaufgabe gelingt auf dieser Stufe, weil gleichzeitig mehrere Aspekte berücksichtigt werden können (Höhe und Durchmesser der Wassergläser). Gleichzeitig argumentieren die Kinder dieser Phase damit, daß die Konstanz deshalb besteht, weil kein Wasser vergossen wurde; sie berücksichtigen also auch den *Vorgang* des Umschüttens, nicht nur den Anfangs- und Endzustand in den Gläsern.

Die *Reversibilität des Denkens* ist ein weiteres wesentliches Kennzeichen der Stufe der konkreten Operationen. Im Denken können die Operationen rückgängig gemacht und der Ausgangszustand wieder erreicht werden. Die Kinder wissen zugleich, daß die Umkehrung oft nur in Gedanken möglich ist, sie wissen, daß die Zeit nicht zurückgedreht werden kann.

4. Stufe der formalen Operationen

Während das konkrete Denken auf das Greifbare und Wirkliche beschränkt ist, können formale Operationen auf abstrakte Größen ausgedehnt werden. Hypothetisch-deduktives Denken wird möglich, und das reife intellektuelle Funktionieren des Erwachsenenalters wird sichtbar.

Große Kinder bewältigen jetzt Schlußfolgerungen vom Allgemeinen zum Besonderen (Syllogismen), weil sie logisch zwingend sind, und nicht weil sie aus der Erfahrung abgeleitet werden, wie in der Stufe der konkreten Operationen.

Ein Beispiel nach LURIJA verdeutlicht dies:

> „Baumwolle kann nur dort wachsen,
> wo es heiß und trocken ist.
> In England ist es kalt und feucht.
> Kann dort Baumwolle wachsen?"

Auf der konkret operationalen Stufe könnte ein Kind argumentieren, daß es das nicht wüßte, weil es noch nicht in England gewesen sei, während auf der formal-operationalen Stufe die Frage aufgrund der Schlußfolgerung beantwortet werden kann [73, 78, 90, 93, 94].

12.2.2 Neuropsychologische Ansätze

Die Neuropsychologie versucht die Zusammenhänge zwischen den Funktionen des ZNS und dem Verhalten, Erleben sowie den psychischen Funktionen aufzuklären. Den historischen Grundstein zur heutigen Neuropsychologie legte die klassische Hirnpathologie mit ihrer Lehre von den ‚Werkzeugstörungen' am Ende des 19. und Beginn des 20. Jahrhunderts. Diese Werkzeugstörungen waren:

- Aphasien: Störungen der höheren (symbolischen) Sprachleistungen
- Apraxien: Störungen bei der Ausführung von Zweckbewegungen, Gesten oder Handlungen
- Agnosien: Störungen des Erkennens vertrauter Objekte.

Heute werden in der Neuropsychologie sowohl die Zusammenhänge zwischen ungestörten Gehirnfunktionen und dem Verhalten (*allgemeine* Neuropsychologie) als auch die Zusammenhänge bei gestörten oder abweichenden Hirnfunktionen (*klinische* Neuropsychologie) behandelt.

In der Neuropsychologie der 30er und 40er Jahre spielte die Suche nach psychologischen Methoden zur Unterscheidung von hirngeschädigten und nicht-hirngeschädigten Patienten eine große Rolle. Es wurden verschiedene Tests entworfen, die eine möglichst gute Trennung (Diskriminanzfunktion) zwischen diesen beiden Gruppen ermöglichen sollten. Hierbei wurde vor allem auf kognitive Funktionen zurückgegriffen, die heute zum Teil als Wahrnehmungsfunktionen verstanden werden. Beispielsweise wurde im Rahmen der Gestaltpsychologie nach K. WERTHEIMER und K. GOLDSTEIN der sog. *Gestaltzerfall* bei hirngeschädigten Patienten beschrieben, dem die Fähigkeit zur *Gestalterfassung* oder *Gestaltschließung* beim Gesunden gegenübersteht.

Die Verbindungen von Gehirnfunktionen mit Verhalten und Erleben dürfen nicht einseitig als Ursache-Wirkungs-Verhältnis verstanden werden. In der heutigen Neuropsychologie wird nicht mehr die Auffassung vertreten, daß eine definierte Hirnregion für verschiedene kognitive Funktionen und perzeptive Fähigkeiten allein verantwortlich sei. Vielmehr wird die zentralnervöse Grundlage als eine Partialbedingung, als eine notwendige Bedingung für Verhalten und Erleben betrachtet und nicht als einzige oder hinreichende Bedingung.

Die Bezugnahme auf die hirnorganische Grundlage darf sich also nicht in einer materialistischen Psychologie erschöpfen; der Hinweis auf die Gehirnfunktionen ist in der Neuropsychologie mehr als nur der Hinweis auf die materielle Basis.

In diesem Sinne tritt heute allerdings öfters ein inflationärer Gebrauch des Begriffs Neuropsychologie auf, und *Neuropsychologie* wird nicht mehr von *kognitiver Psychologie* unterschieden. Wir meinen, daß die Neuropsychologie den Zusammenhang von Verhalten mit den Gehirnfunktionen näher spezifizieren muß, während die kognitive Psychologie die Informationsverarbeitung, die Wahrnehmungs-, Denk-, Lern- und Gedächtnisprozesse analysiert, ohne auf

das neurophysiologische und neuroanatomische Substrat zurückzugreifen.
Die Neuropsychologie des Kindesalters muß darüber hinaus die Entwicklungskomponenten berücksichtigen. Viele Differenzierungs- und Reifungsvorgänge sind noch nicht abgeschlossen, so daß nicht automatisch davon ausgegangen werden darf, daß die Hirnorganisation und -funktion des Erwachsenenalters auf Erscheinungen des Kindesalters übertragen werden können.
Die Zusammenhänge von Gehirnfunktion und psychischen Funktionen werden in der Neuropsychologie meist an drei verschiedenen Basistheoremen abgehandelt. Die Korrelationen werden von der hirnorganischen Grundlage aus nach den Gesichtspunkten

- Hierarchie,
- Lokalisation und
- Lateralisation

spezifiziert.

Hierarchie

Nach verschiedenen hirnanatomischen und neurologischen Überlegungen seit JOHN HUGHLINGS JACKSON ist das menschliche Gehirn hierarchisch aufgebaut, d. h. niedrige Funktionsebenen bedingen umschriebene Verhaltensweisen, die durch höhere Ebenen integriert und modifiziert werden.
Die enge Korrelation von (niedrigen) ZNS-Funktionen und umschriebenen Verhaltensweisen ist die Grundlage für die Topologie in der neurologischen Diagnostik. Die Neuropsychologie befaßt sich traditionell mit höheren Funktionsebenen des ZNS und damit mit komplexeren Verhaltensweisen.
Bei einer hierarchischen Organisation ist zu erwarten, daß Funktionsstörungen in niedrig organisierten Strukturen zu einem Funktionszerfall in höher organisierten Strukturen führen werden. Störungen in höher organisierten Strukturen werden auch dazu führen, daß die betroffene Person auf hierarchisch niedriger organisierte Strukturen zurückgreift, ausweicht. Im Kapitel über den Hydrozephalus bei Meningomyelozele (☞ 12.6.3) wird beispielsweise gezeigt, daß Kinder mit *semantisch-pragmatischem Syndrom* ihren Mangel an semantischen Fähigkeiten (d. h. die gestörte Erkennung der Wortbedeutungen) spontan durch Rückgriff auf phonologische Strukturen (Lautähnlichkeiten) zu kompensieren versuchen, was zu eigenen Sprachgebilden führt. Diese Modellvorstellung hat in der Dysphasie- und Dyslexieforschung ihre Parallelen.
In der allgemeinen Neuropsychologie werden solche Modellvorstellungen eingesetzt, um die Sprachproduktion zu verstehen (Neurolinguistik), etwa durch die Analyse von „Versprechern".

Lokalisation

Die topologische Zuordnung vieler psychischer Funktionen im menschlichen Gehirn kann heute als gesichert gelten. Primäre und sekundäre sensorische und motorische Rindenfelder lassen sich in diesem Sinne lokalisatorisch fassen. Man denke an den sensiblen oder an den motorischen Homunkulus mit ihrer differenzierten Lokalisation der Empfindung und Steuerung einzelner Körperteile (☞ 2.5).
Noch höhere psychische Funktionen sind dagegen nicht mehr so klar topologisch zuzuordnen. Der russische Neuropsychologe A. R. LURIJA (1902–1977) hat das bereits vor vielen Jahren in seiner Überlegung von der *dynamischen Lokalisation von Funktionskreisen* zum Ausdruck gebracht: Da sich elementare Funktionseinheiten in vielfältiger Weise zu höher organisierten Funktionskreisen zusammenschließen, wirken sich umschriebene Funktionsstörungen variabel auf die Leistungen in verschiedenen komplexeren Verhaltensformen aus. Elementare Funktionseinheiten sind somit Teile in verschiedenen *funktionellen Systemen* (Ganzheiten).
Durch moderne bildgebende Methoden (z. B. MRT, EEG-Brain-Mapping) in der Hirnforschung erhalten die Ansätze der Lokalisation wieder Auftrieb, da gezeigt werden kann, daß mit bestimmten psychischen Aktivitäten (meist Problemlöseaufgaben) biochemische und bioelektrische Aktivitäten verknüpft sind, die lokalisiert werden können. Durch diese Methoden werden den psychischen Tätigkeiten biochemische bzw. bioelektrische Aktivitätszentren zugeordnet.
In der klinischen Neuropsychologie mußte man häufig von Funktionsverlusten bei umschriebenen Hirnschädigungen ausgehen. In diesem Sinne werden die hirnorganischen Zentren negativ durch den Funktionsverlust definiert.

Lateralisation

Unter *Lateralität* oder *Seitigkeit* versteht man die Unterschiede in Bau oder Funktion von paarig angelegten Organen auf den beiden Körperseiten, während man als *Dominanz* die Überlegenheit der einen Seite (des Gehirns) in Bezug auf eine bestimmte Funktion bezeichnet.
Die Überlegenheit muß immer als *relative Überlegenheit* verstanden werden, sowohl beim individuel-

len Menschen als auch in Bezug auf eine Population.
Beim Einzelfall bedingt die relative Überlegenheit, daß sich die Dominanz erst im Laufe der Entwicklung oder Reifung des Gehirns voll ausprägt. Dies wurde von F. SCHILLING am Beispiel der Händigkeit gezeigt. Wahrscheinlich ist auch die relative Überlegenheit im Einzelfall die Bedingung dafür, daß bei frühkindlichen Hirnschädigungen eine Funktionsübernahme durch die kontralaterale Seite möglich ist.
In Bezug auf Populationen gilt, daß die relative Überlegenheit sich in der Dominanzverteilung zeigt. Bei der (lexikalischen) Sprachfunktion wurde von RASMUSSEN und MILLNER mit Hilfe des WADA-Tests (Funktionsblockierung einer Hemisphäre mit Natrium-Amytal) folgende Verteilung nachgewiesen:

	Sprachdominanz		
	linkshemisphärisch	bilateral	rechtshemisphärisch
Rechtshänder	95%	1%	4%
Linkshänder	70%	15%	15%

Es ist keine Funktion bekannt, bei der eine hundertprozentige Dominanz der rechten oder linken Hemisphäre besteht.
Die links-hemisphärische Sprachdominanz ist seit P. P. BROCA (1864) und C. WERNICKE (1870) bekannt; heute wird man allerdings differenzierter bemerken, daß paraverbale und prosodische Aspekte der Sprache (Sprechmelodie, Dynamik, Rhythmus) meist rechtshemisphärisch dominant sind (☞ 14.2).
Eine weitere wichtige Dominanz stellt die Händigkeit dar (☞ 9.12, 12.4.6).
Auch bei vielen anderen psychischen Phänomenen ist eine Lateralisation bekannt, wenn auch nicht in so klaren Verhältnissen wie bei der Sprache. Dies zeigt sich in verschiedenen Untersuchungen: Bei Funktionen der visuellen Wahrnehmung wird häufig mit apparativer Darbietung von Bildern gearbeitet, die sich für das rechte und das linke Gesichtsfeld unterscheiden; bei akustischen Ereignissen werden mit der Methode des dichotischen Hörens gleichzeitig unterschiedliche Schallreize oder Sprechreize auf das rechte und das linke Ohr gegeben.
In der klinischen Neuropsychologie wurde die Lateralisation häufig bei einseitigen Hirnschädigungen und bei *Split-Brain*-Patienten (Zustand nach Durchtrennung des Balkens, ☞ 2.5) untersucht.

Relativ eindeutige Verhältnisse hinsichtlich der Lateralisation liegen bei Rechtshändern vor; Linkshänder sind meist diffuser lateralisiert. Knaben und Männer sind meist deutlicher lateralisiert als Mädchen und Frauen.
Die Kenntnis von Lateralisationsverhältnissen ist für die neuropsychologische Diagnostik von hirngeschädigten Kindern unerläßlich, da sich daraus oft eine syndromatische Ordnung ergibt. Bisweilen sind dazu die neurologischen Befunde über die Bewegungsstörung, Befunde aus bildgebenden Verfahren, aber auch über epileptische Foci richtungsweisend.
Auf der anderen Seite werden die Befunde zur Lateralisation heute oft sehr populärwissenschaftlich vertreten (‚Das linke Gehirn denkt analytisch – das rechte Gehirn denkt ganzheitlich'); dadurch geht die Differenziertheit und die Komplexität der Beobachtungen verloren. Zum Teil werden wissenschaftlich kontroverse Phänomene vorschnell entschieden und diese Überlegungen dann in populären Therapieformen wie z. B. der Edukinästhetik eingesetzt (☞ 17.3.3) [73, 84, 90, 93, 100].

12.3 Anamnese und Verhaltensbeobachtung in der psychologischen Diagnostik

12.3.1 Psychologische Anamnese

Die Anamnese ist in der Anfangsphase des diagnostischen Prozesses meist von zentraler Bedeutung. Das initiale Anamnesegespräch gilt bei den meisten klinischen Psychologen als sehr universelle und flexible Methode: Die Offenheit der Methode ermöglicht ihnen, ein nahezu unbegrenztes Themenfeld in nahezu beliebiger Differenziertheit anzusprechen.
Neben dem Begriff der Anamnese finden wir in der Literatur auch verwandte Bezeichnungen wie biographisches Interview, Exploration, problemzentrierte Exploration, Problemgeschichte, anamnestische Exploration, biographische Analyse usw. Die Begriffe sind zum Teil nicht deutlich voneinander abgegrenzt: Die Bezeichnungen „Anamnese" für retrospektive Daten und „Exploration" für derzeitige Krankheitserscheinungen werden leider nicht immer konsequent benutzt.
Bei psychiatrischer Problematik und bei Verhaltensstörungen bildet die Anamnese zusammen mit der

Exploration die wichtigste diagnostische Methode. Rund 70% aller klinisch-psychiatrischen Diagnosen können so gestellt werden.
Nach SCHMIDT und KESSLER dient die psychologische Anamnese der *Sammlung, Systematisierung und diagnostischen Verarbeitung von Informationen*, sie ist damit im Prinzip breiter angelegt als eine reine Krankengeschichte.
Die primäre Aufgabe einer Anamnese ist die Datengewinnung und nicht die therapeutische Wirkung eines Gesprächs, auch wenn der zweite Aspekt nicht vernachlässigt werden darf, vor allem weil das Anamnesegespräch meist in der Initialphase der Kontakte mit den Ärzten und Psychologen stattfindet.
In der Literatur existieren viele Vorschläge zur Anamneseerhebung. Teilweise wird die Anamnese durch Ausfüllen eines *Fragebogens* ermittelt: Diese Methode spart in der klinischen Praxis viel Zeit und ermöglicht vergleichbare Anamneseerhebungen. Allerdings wird die Komplexität möglicher Zusammenhänge nicht durch die festgelegte Form des Anamnesebogens abgedeckt; meist werden deshalb die Anamnesebögen nur zur ersten Orientierung benutzt. Dem steht ein mehr oder weniger strukturiertes Gespräch bzw. Interview gegenüber. In der sozialpädiatrischen und kinderpsychologischen Praxis spielt die *Fremdanamnese* eine größere Rolle, d. h. die Datenerhebung mit den Eltern des kleinen Patienten; u. U. müssen aber auch andere Betreuungspersonen der Kinder (z. B. Kindergarten-Erzieherinnen, Lehrer, Therapeuten etc.) um Informationen gebeten werden. Die *Eigenanamnese*, das Gespräch mit dem Betroffenen selbst, kann bei etwas älteren Kindern (ca. ab dem 6. Lebensjahr) eingesetzt werden, um die individuelle Situation aus der Kindperspektive aufzuhellen, z. B. wenn Probleme in der Auseinandersetzung mit den eigenen Eltern oder der Schule auftreten. Der Begriff *Eigenanamnese* wird manchmal auch für die Erfassung der Patientenprobleme verwendet und steht dann im Gegensatz zur *Familienanamnese*.
Ein solches Gespräch mit Kindern verlangt vom Untersucher, daß er über kindliche Vorstellungen von Gesundheit/Krankheit und von der Entstehung ihrer Probleme/Krankheiten informiert ist. Wir begegnen immer wieder der Vorstellung, daß Kinder ihre (psychischen oder somatischen) Probleme/Krankheiten als Bestrafung interpretieren. Kinder haben auch andere Vorstellungen von ihrem Körper und seinem Aufbau; einige befürchten beispielsweise, daß sie durch das Blutabnehmen sterben könnten, weil sie die Haut wie einen Körpersack interpretieren, der durch die Spritze ein Loch bekommt, aus dem dann das ganze Blut ausläuft. Das muß besonders auch bei Familien aus anderen Kulturkreisen berücksichtigt werden.
Als mögliche **Gliederung der Exploration und Anamnese** schlagen wir folgende Reihung vor:

Augenblicklicher Vorstellungsgrund bzw. Entwicklung des Problemverhaltens oder der Erkrankung. Weitere Beschwerden, Störungen und Erkrankungen

Familienanamnese
- Leiblicher Vater des Kindes
- Eltern des Vaters
- Ehe der Eltern des Vaters
- Geschwister des Vaters
- Leibliche Mutter des Kindes
- Eltern der Mutter
- Ehe der Eltern der Mutter
- Geschwister der Mutter
- Familienstand
- Ökonomische Verhältnisse
- Geschwister des Kindes
- Wohnung
- Wohnort

Patientenvorgeschichte
- Schwangerschaft
- Geburt
- Stillzeit
- 1. Lebensjahr des Kindes
- Frühkindliche Entwicklung
- Temperament und Verhalten in den ersten drei bis vier Lebensjahren
- Kinderpflege und -erziehung in den ersten drei bis vier Lebensjahren
- Ernsthafte Erkrankungen

- Kindergarten
- Schule
- Verhaltensprobleme in der Schule bzw. im Leistungsbereich
- Trennung des Kindes von den Eltern
- Berufswunsch
- Geschätztes Begabungsniveau

- Freizeit
- Taschengeld
- Verhältnis zu den Geschwistern

⇩

Verhältnis zu den Eltern
Verhältnis zu Gleichaltrigen und Erwachsenen
Erziehung
Ehe der Eltern
Sexualanamnese
Verhaltens- und Persönlichkeitseinstufung des Kindes in den letzten 6 Monaten
Sonstige Probleme oder Behinderungen

Im Einzelfall muß entschieden werden, ob die genannten Punkte der Problemlage des vorgestellten Kindes angemessen sind und immer erhoben werden müssen. Gerade bei Fragen zur Privatsphäre der Eltern muß berücksichtigt werden, daß ein für die Eltern erkennbarer Zusammenhang mit den Problemen des Kindes bestehen muß [75, 99].

12.3.2 Verhaltensbeobachtung

Die Verhaltensbeobachtung liefert in der Psychodiagnostik unmittelbar Informationen über ein Kind sowie die anwesenden Eltern oder Betreuer.

Der Diagnostiker kann damit Auffälligkeiten erst einmal feststellen, er kann die Aussagen der betroffenen Kinder und ihrer Eltern prüfen und Abhängigkeiten erkennen.

Wir unterscheiden zwei Arten der Verhaltensbeobachtung: die *unsystematische Verhaltensbeobachtung* (auch freie Beobachtung oder Gelegenheitsbeobachtung) und die *systematische Verhaltensbeobachtung*.

Spontan wird die *unsystematische Beobachtung* während der Untersuchungsgespräche, der Interaktion mit den Eltern bei der Vorstellung, in Leistungssituationen (z. B. beim Test), beim Verhalten gegenüber Psychologen und Arzt, u. U. gegenüber Mitpatienten auf der Station und beim Verhalten in Familie und Schule bzw. Kindergarten eingesetzt.

Die unsystematische Beobachtung hat von daher eine zentrale heuristische Funktion, d. h. sie ist ein wichtiger Weg zur Gewinnung neuer Erkenntnisse. Verhaltensweisen können spontan auffallen und dann im Sinne einer Hypothesenprüfung einer genaueren systematischen Beobachtung zugeführt werden.

Für die *systematische Verhaltensbeobachtung* sind objektive Abgrenzungen von Verhaltensweisen, deren Abstraktion, Klassifizierung und Kodierung notwendig.

Da unsere Wahrnehmung nicht ohne weiteres in der Lage ist, objektive Untergliederungen vorzunehmen, muß der Beobachter für die Objektivität sorgen.

Je nach Art der Maßnahmen lassen sich verschiedene Methoden unterscheiden.

Beobachtungsrahmen (setting)

Das Verhalten des beobachteten Kindes wird durch die Umgebungsbedingungen wesentlich beeinflußt.

Die Verhaltensbeobachtung kann nicht die Gesamtheit des Verhaltens und die Gesamtheit der möglichen Einflüsse erfassen, sondern nur eine repräsentative Stichprobe interessierender Verhaltensweisen.

Dazu muß geklärt werden,

a) wie strukturiert die Situation ist und
b) in welchem Ausmaß der Beobachter an der Situation teilnimmt.

Strukturierung der Situation

Die Beobachtungssituation kann unter natürlichen, kontrollierten oder geplanten Bedingungen stattfinden.

Unter *natürlichen* Bedingungen sind Situationen im Alltagsleben des Kindes gemeint, z. B. in Familie, Kindergarten, Schule oder in der Freizeitumgebung.

In den natürlichen Situationen werden normalerweise die Reizbedingungen und deren Auswirkungen auf das Verhalten untersucht, weniger die Verhaltensweise selbst. Das bedeutet, daß der Beobachter sich auf die Suche nach auslösenden und aufrechterhaltenden Bedingungen bzw. Personen macht.

Bei den *kontrollierten* Bedingungen werden durch eine künstliche Beobachtungssituation die Verhaltensmöglichkeiten so eingeschränkt, daß nur eine oder wenige klar definierte und unterscheidbare Verhaltensweisen auftreten können. Die Einschränkungen erfolgen durch Instruktionen (wie z. B. beim Test) oder durch mehr oder weniger experimentelle Anordnungen. Natürlich muß für die kontrollierten Bedingungen geklärt werden, ob sie für bestimmte Verhaltensaspekte repräsentativ sein können (Validitätsprüfung).

Bei den *geplanten* Bedingungen erstreckt sich der Einfluß auf die vorherige Gestaltung der Umgebungsbedingungen, ein Eingreifen in das Geschehen im Verlauf der Beobachtung wird nicht vorgenommen. Dieses Setting ist angezeigt, wenn die interessierende Verhaltensweise unter natürlichen Bedingungen nur sehr selten auftritt und dann provoziert werden muß oder wenn das Verhalten für den Beobachter normalerweise unzugänglich ist. Man kann mit diesen Bedingungen aber auch den Einfluß bekannter Reizbedingungen auf das Verhalten überprüfen.

Position des Beobachters

Der Beobachter verhält sich normalerweise *passiv* gegenüber dem beobachteten Kind, d. h. er geht keine Interaktionen mit dem Kind ein. Solche Beobachtungen sind gut möglich, wenn das Kind sich mit anderen Personen oder mit Material auseinandersetzen kann. Es ist jedoch zu bedenken, daß bereits die Anwesenheit einer relativ fremden Person ein milder aversiver Reiz sein kann und so die Verhaltensweisen beeinflußt.

U. U. leiden die Eltern oder Lehrkräfte darunter, daß sie das (provozierende) Verhalten eines Kindes in der Beobachtungssituation nicht ‚vorführen' können.

Bei einer *nicht-teilnehmenden* Beobachtung hat das Kind keine Kenntnis von dem Beobachter, z. B. weil der Beobachter vom Geschehen entfernt ist oder über eine Einwegscheibe aus dem Nebenraum beobachten kann. Die Videotechnik z. B. macht es möglich, Beobachtungen auch zu Hause unter natürlichen Bedingungen durchzuführen, um sie anschließend in Ruhe auszuwerten.

Bei der *teilnehmenden* Beobachtung geht der Beobachter mit dem Kind Interaktionen ein, er spielt mit ihm oder ist als Testleiter direkter Interaktionspartner. Oft ist es nicht möglich, sich gleichzeitig mit dem Kind zu beschäftigen und Protokoll zu führen („Was machst Du da?"); deshalb müssen die Beobachtungen meist im Nachhinein aufgezeichnet werden. Oftmals leidet darunter die Genauigkeit, die Beobachtungen werden als globale Schätzurteile erfaßt.

Eine Sonderrolle im Ausmaß der Teilnahme an der Beobachtung spielt die *Selbstbeobachtung*; hier sind Beobachter und Beobachteter ein und dieselbe Person. Die Selbstbeobachtung kann sich auf nicht zugängliche innerpsychische Ereignisse oder Erlebnisse beziehen und ist dann schwer überprüfbar; bei äußerlich beobachtbaren Verhaltensweisen ist die Zuverlässigkeit leicht zu kontrollieren.

Die Selbstbeobachtung ist stark von der Reife und Intelligenz des beteiligten Kindes abhängig, sie verbietet sich deshalb bei jungen sowie lern- oder geistig behinderten Kindern. Die Selbstbeobachtung kann auch mit therapeutischen Ambitionen eingesetzt werden, z. B. zur Selbstkontrolle von impulsivem Verhalten.

Instrumente der Verhaltensbeobachtung

Bei jeder Verhaltensbeobachtung stellt sich die Frage nach der Abgrenzung von Verhaltenseinheiten. Die objektive Untergliederung des Verhaltensstroms kann durch die besondere Gestaltung der Registrierung erfolgen.

Kodiersysteme

Das Medium der Registrierung durch den Beobachter ist die Sprache oder eventuell ein spezifisches Zeichensystem. Das bedeutet, daß zur Abgrenzung der Verhaltenseinheiten die Beschreibungsbegriffe durch den Beobachter vorgegeben sein müssen. Die Begriffe müssen auf einem annähernd gleichen Abstraktionsniveau gebildet werden, das sich vor allem durch die Zielsetzung der Beobachtung definiert.

Man unterscheidet im Detail weiterhin:

Zeichen-System: Der Beobachter hat die Aufgabe, nur das Auftreten eines oder mehrerer, vorher festgelegter Ereignisse zu registrieren. Der Beobachter wird nur tätig, wenn eines der vorher definierten Ereignisse auftritt, er führt eine Strichliste.

Mit Zeichen-Systemen können Hypothesen über die Auftretenshäufigkeit von bestimmten Verhaltensweisen erstellt und überprüft werden.

Kategorien-System: Dieses System ist so angelegt, daß jede mögliche Verhaltensweise, die in der Beobachtungszeit auftritt, registriert und damit einer Kategorie zugeordnet wird. Es soll ein möglichst vollständiges Abbild des Verhaltensstroms erfolgen.

Je mehr Kategorien das System umfaßt, desto konkreter und detaillierter kann der Ablauf registriert werden, desto höher sind aber auch die Anforderungen an den Beobachter.

Kategoriensysteme sind vor allem für die Interaktionsbeobachtung entwickelt worden.

Schätz-Skalen (Rating-Skalen)

Die Schätz-Skalen dienen in der Regel dazu, die Eindrücke des Beobachters im Anschluß an Beobachtungsphasen zu erfragen und u. U. zu quantifizieren. Die Beobachtungen werden also nicht sofort und unmittelbar registriert, sondern als summarischer Eindruck über die Beobachtungszeit. Damit sind selbstverständlich größere Quellen für Beobachtungsfehler gegeben. Dennoch spielen die Schätz-Skalen in der Praxis eine große Rolle; vor allem können Schätz-Skalen auch den Eltern oder Betreuungspersonen an die Hand gegeben werden, um bestimmte Verhaltensaspekte zu erfassen.

Tab. 12.2: CONNERS-Skala zur Erfassung eines hyperkinetischen Syndroms – Eltern/Lehrer-Fragebogen (Kurzform)

Bitte beurteilen Sie das Kind .... hinsichtlich der aufgeführten Verhaltensweisen! Datum:				
	überhaupt nicht	ein wenig	ziemlich stark	sehr stark
	0	1	2	3
1. ist unruhig oder übermäßig aktiv	□	□	□	□
2. ist erregbar, impulsiv	□	□	□	□
3. stört andere Kinder	□	□	□	□
4. bringt angefangene Dinge nicht zu einem Ende – kurze Aufmerksamkeitsspanne	□	□	□	□
5. ist ständig zappelig	□	□	□	□
6. ist unaufmerksam, leicht abgelenkt	□	□	□	□
7. Erwartungen müssen umgehend erfüllt werden, ist leicht frustriert	□	□	□	□
8. weint leicht und häufig	□	□	□	□
9. zeigt schnellen und ausgeprägten Stimmungswechsel	□	□	□	□
10. hat Wutausbrüche, explosives und unvorhersagbares Verhalten	□	□	□	□
ausgefüllt von: Mutter/Vater/Lehrer(in)				

Weitere Beispiele für Rating-Skalen finden sich bei STEINHAUSEN (1993):

- Eltern- und Lehrerfragebogen nach RUTTER zur Erfassung von emotionalen und dissozialen Störungen
- Eltern-Fragebogen zum Verhalten von Kindern und Jugendlichen (CBCL) nach ACHENBACH, deutsch von REMSCHMIDT und WALTER
- Autismus-Beurteilungsskala (CARS) nach SCHOPLER
- Beobachtungsbogen für aggressives Verhalten von PETERMANN.

Eine besondere Form bilden die Selbsteinschätzungs-Skalen (Self-Rating). Sie können vor allem im Jugendlichenalter eingesetzt werden, z. B. Youth Self Report von ACHENBACH (deutsch von REMSCHMIDT und WALTER), Körperwahrnehmung von STEINHAUSEN, Einstellung zum Essen (EAT) von GARNER [2, 46, 74, 93, 94].

12.4 Psychologische Tests

12.4.1 Psychologische Testtheorie

In der psychologischen Diagnostik gehören die psychometrischen Tests zu jenen Verfahren, die die höchsten methodologischen Ansprüche erfüllen. Die Theorie psychologischer Tests wird im wesentlichen in der sog. *klassischen Testtheorie* formuliert, die von G. A. LIENERT zusammengefaßt wurde. Die klassische Testtheorie wird als deterministisches Modell betrachtet; sie befaßt sich im wesentlichen mit den Meßfehlern, d. h. sie formuliert das Verhältnis von Meßwert (Testwert) und der zugrundeliegenden psychischen Eigenschaft als Problem der Meßgenauigkeit.

Daneben existieren inzwischen weitere testtheoretische Entwürfe, insbesondere die *probabilistische Testtheorie* nach G. RASCH. Hier wird unterstellt, daß die beobachtbare manifeste Reaktion (der Testwert) mit der latenten, nicht beobachtbaren Eigenschaft in einem wahrscheinlichkeitstheoretischen Zusammenhang steht.

Ein **Test** ist ein wissenschaftliches Routineverfahren zu Untersuchung eines oder mehrerer empirisch ab-

grenzbarer Persönlichkeitsmerkmale mit dem Ziel einer möglichst genauen quantitativen Aussage über den relativen Grad der individuellen Merkmalsausprägung.
Zur methodischen Absicherung dieses Anspruches soll ein Test folgenden *Testgütekriterien* entsprechen:

- Objektivität
- Reliabilität
- Validität
- Normierung
- Vergleichbarkeit
- Ökonomie
- Nützlichkeit.

Objektivität

Unter *Objektivität* eines Tests versteht man den Grad der Übereinstimmung verschiedener Diagnostiker hinsichtlich seiner Durchführung, Auswertung und Interpretation. Die numerische Größe dafür ist ein Korrelationskoeffizient.
Dieses Kriterium soll durch genau definierte und im Testhandbuch festgelegte Bedingungen sichergestellt werden. In der Praxis bedeutet das, daß sich der Diagnostiker streng an diese Vorgaben zu halten hat.
Tatsächlich jedoch berichten immer wieder einzelne Diagnostiker davon, daß sie aufgrund ihrer klinischen Erfahrung von den Bedingungen abweichen, in der gut gemeinten Absicht, den Informationsgehalt ihrer Untersuchung weiter zu erhöhen.
Die Durchführungsobjektivität steigt im allgemeinen mit der Erfahrung des Testleiters, sie kann bei einzelnen Tests durch computerunterstützte Darbietung sichergestellt werden.
Auch in der Auswertung ergeben sich häufig Schwierigkeiten. Bisweilen sind die Auswertungsregeln nicht eindeutig festgelegt (oder festzulegen), z. B. bei projektiven Tests (etwa RORSCHACH-Test, WARTEGG-Zeichentest, ☞ 12.4.8).
Eigene Untersuchungen zu HAWIK-R-Protokollen (☞ 12.4.3) haben gezeigt, daß zwischen 7% und 20% der Protokolle falsch ausgewertet sind (fehlerhafte Berechnung des Testalters; fehlerhaftes Ablesen der Normtabellen; fehlende Umrechnung von 6 auf 5 Tests im Verbalteil usw.). Ca. ein Drittel der vorkommenden Fehler sind für den Einzelfall tatsächlich relevant. Hierbei ist nicht berücksichtigt, wie komplexe Auswertungskategorien erfaßt werden (z. B. signifikante Differenzen zwischen Testteilen, Profilinterpretation u. ä.). Zur Vermeidung der *einfachen* Fehler kann eine computerunterstützte Auswertung nützlich sein.

Reliabilität

Das Kernstück der *klassischen Testtheorie* bildet die Lehre von der Reliabilität, denn die Testtheorie geht in Anlehnung an physikalische Experimente davon aus, daß der Meßwert eines psychischen Merkmals aus der wahren Größe dieses Merkmals und der Größe eines zufälligen Meßfehlers zusammengesetzt ist.
Reliabilität oder *Zuverlässigkeit* eines Tests meint den Grad der Genauigkeit, mit dem er ein bestimmtes Persönlichkeits- oder Verhaltensmerkmal mißt, gleichgültig, ob er dieses Merkmal auch zu messen beansprucht. Eine Messung wäre vollkommen reliabel, wenn sie fehlerfrei ein zu messendes Merkmal widerspiegelte. Eine hohe Reliabilität sichert, daß verschiedene Menschen einer Population hinsichtlich eines bestimmten Merkmals gut unterschieden werden können.

In der Testkonstruktion wird die Reliabilität durch folgende Maßnahmen ermittelt:

1. Testwiederholung: Test-Retest-Reliabilität = Stabilität
2. Testwiederholung mit einer Parallelform, d. h. einer zweiten Version desselben Tests mit geringfügig anderen Aufgaben gleichen Schwierigkeitsgrades = Paralleltest-Reliabilität
3. Testhalbierungsmethode = split-half-Reliabilität
4. Interne Konsistenz, d. h. ein Test wird in mehrere äquivalente Teile untergliedert und dann analysiert.

In der praktischen Diagnostik sind die Maße der Reliabilität in verschiedenen Situationen von Bedeutung. Der Reliabilitätskoeffizient wird benötigt, um den Meßfehler zu bestimmen und damit das *Konfidenzintervall*, d. h. jenen Bereich um den Meßwert (Testwert), in dem mit bestimmter Wahrscheinlichkeit (meist 95%) der wahre Wert eines Probanden liegt. Ein Meßwert (z. B. ein IQ) kann nicht nur als Zahl angegeben werden, sondern ist ein *Bereich*.
Die Reliabilität wird auch benötigt, um die Unterschiede zweier Meßwerte zu prüfen, die sog. *kritische Differenz*. Das Erreichen der kritischen Differenz ist die numerische Voraussetzung dafür, daß Unterschiede psychologisch interpretiert werden dürfen – daß also beispielsweise Aussagen darüber gemacht werden dürfen, ob ein Kind besser oder schwächer abschneidet als ein anderes Kind; ob sich ein Kind nach einer bestimmten Zeit verbessert oder verschlechtert hat im Vergleich zum Vorzustand.
Gerade die Beschreibung von Veränderungen gelingt mit Hilfe der klassischen Testtheorie nur sehr unvollkommen.
Bei einer einzelnen Messung bezieht sich eine solche Differenz auf die Unterschiede zwischen verschiede-

nen Merkmalsaspekten (Subtests, Testteile); es geht z. B. darum, ob ein Unterschied zwischen den Subtests ‚Allgemeines Wissen' und ‚Gemeinsamkeitenfinden' behauptet werden darf oder ob ein Unterschied zwischen dem Verbal- und dem Handlungsteil beim HAWIK-R (☞ 12.4.3) besteht.

Auch komplexere diagnostische Situationen verlangen die Berücksichtigung der kritischen Differenzen. Wenn die ICD-10 bei den *umschriebenen Entwicklungsstörungen*, z. B. der Lese- und Rechtschreibstörung (F81.0) verlangt, daß „eine umschriebene und eindeutige Beeinträchtigung in der Entwicklung der Lesefertigkeiten" vorliegt, „die nicht allein durch das allgemeine Entwicklungsalter ..." erklärbar ist, dann heißt das in der Testdiagnostik, daß die kritische Differenz zwischen dem Lese-Rechtschreib-Testergebnis und einem Intelligenztestergebnis bestehen muß.

In der psychometrischen Einzelfalldiagnostik wird mit Hilfe der Reliabilitätskoeffizienten die Echtheit eines Profils bestimmt, das ist der Verlauf der einzelnen Subtestwerte. Ein Profil ist *echt*, wenn diese Schwankungen auf die Merkmalsunterschiede der Person zurückgeführt werden können. Ein Profil ist ein *Scheinprofil*, wenn diese Schwankungen ausreichend durch die Meßungenauigkeiten erklärt werden können. Die Unterscheidung der Profilarten kann nur in trivialen Fällen visuell vorgenommen werden; normalerweise muß die Signifikanz mit einer statistischen Analyse (Chi-Quadrat) bestimmt werden.

Bei einem Scheinprofil bekommt der Gesamtmeßwert ein höheres Gewicht (in der Abbildung 12.1 der Handlungs-IQ), und die beteiligten Subtests können nicht voneinander abgegrenzt werden, während bei einem echten Profil der Gesamtwert eine ungeeignete Charakteristik ist und die Unterschiede zwischen Subtests betont werden können (in der Abbildung 12.1 der Verbalteil).

Validität

Die *Validität* oder *Gültigkeit* eines Tests gibt den Grad der Genauigkeit an, mit dem dieser Test dasjenige Persönlichkeitsmerkmal oder diejenige Verhaltensweise, das (die) er messen oder vorhersagen soll, tatsächlich mißt oder vorhersagt. Zweifellos ist dieser Aspekt für den inhaltlichen Anteil der Testauswertung von großer Bedeutung. Es könnte nämlich Tests geben, die mit großer Objektivität und Reliabilität ein Merkmal messen, welches aber mit dem Gegenstand der Untersuchung (z. B. der Intelligenz) nicht viel zu tun hat.

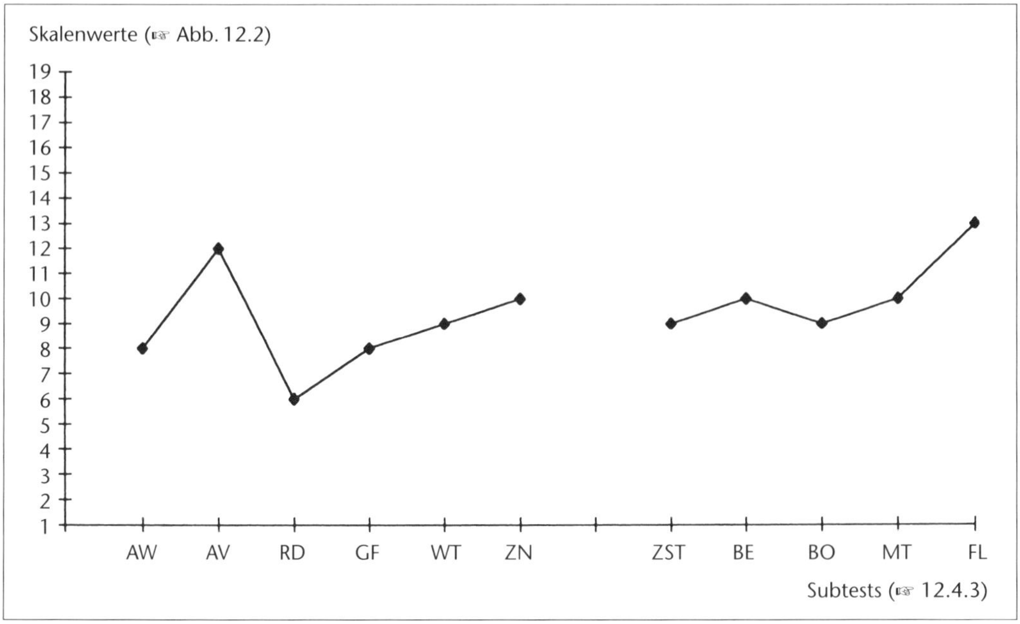

***Abb. 12.1:** Signifikantes Profil im Verbalteil, Scheinprofil im Handlungsteil des Hamburg-Wechsler-Intelligenztests für Kinder (HAWIK-R, ☞ 12.4.3). [M 145]*

In der Praxis der Testkonstruktion wird die Validität überwiegend als *Kriteriumsvalidität* bestimmt, das ist die Korrelation mit anderen inhaltsgleichen Testverfahren. Oft darf man allerdings von einer sog. *inhaltlichen* Validität (manchmal auch Augenscheinvalidität) ausgehen. Hier ist der Gültigkeitsanspruch offenkundig, trivial und sofort einsehbar, beispielsweise wenn die Rechtschreibefertigkeit durch ein Diktat im Rechtschreibetest geprüft wird.

Wie schwierig aber in manchen Fällen Validitätsfragen zu klären sind, belegen interpretierende (Test-) Verfahren wie z. B. die Auswertung von Kinderzeichnungen oder der RORSCHACH-Test u. v. a. m. Es läßt sich nicht immer zweifelsfrei feststellen, ob es eindeutige Beziehungen zwischen den Beobachtungen und den psychologisch relevanten Merkmalen gibt.

Die Validität eines Test erweist sich in der zunehmenden praktischen Anwendung des Verfahrens als akkumulierte Erfahrung mit ihm. In den empirischen Untersuchungen mit dem Test muß sich zeigen, ob die inhaltlichen Ansprüche, wie sie von dem Testautoren formuliert wurden, sich auch in wiederholten Untersuchungen erfüllen lassen. So ist der psychologische Diagnostiker darauf angewiesen, sich ein Bild über die verschiedensten empirischen Untersuchungen zu den wichtigsten Testverfahren zu machen.

Nur selten wird in den Testhandbüchern der aktualisierte Stand der Empirie wiedergegeben. Vorbildlich in dieser Hinsicht ist der FEW (FROSTIGS Entwicklungstest der visuellen Wahrnehmung, ☞ 12.4.5): Hier werden in jeder Neuauflage des Testhandbuchs auch die zwischenzeitlich veröffentlichten Untersuchungen referiert.

Normierung

Unter dem Güte-Kriterium der *Normierung* versteht man, daß über einen Test Angaben vorliegen sollen, die als Bezugssystem für die Einordnung des individuellen Testergebnisses dienen können. Danach werden die Ergebnisse verschiedener Tests vergleichbar.

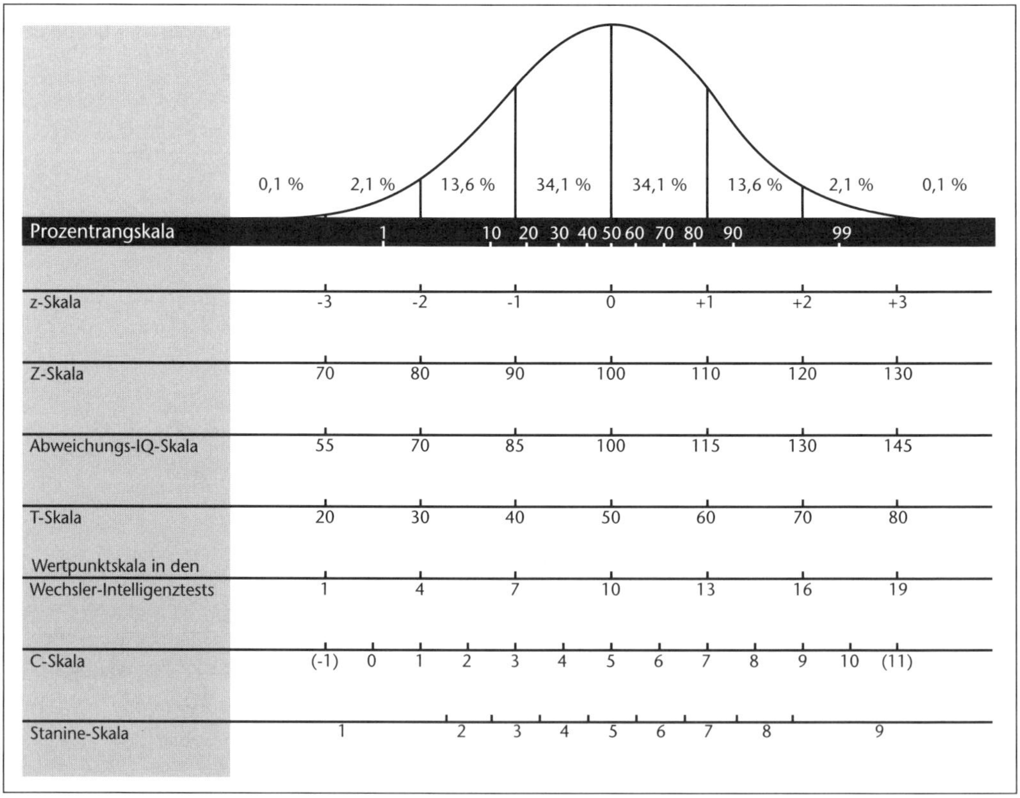

Abb. 12.2: Verschiedene Standardskalen und ihre Beziehung zur GAUSS-Normalverteilung. [E 129, V 229]

Im allgemeinen beruhen die Normierungen auf unausgelesenen, repräsentativen Stichproben. Einschränkungen werden hinsichtlich der Altersstruktur vorgegeben; die Aussagemöglichkeit besteht demnach darin, daß ein Testergebnis verglichen mit den Gleichaltrigen als unterdurchschnittlich, durchschnittlich oder überdurchschnittlich eingestuft wird. Die Güte dieser Einstufung hängt von der Güte der Normierungsgruppe ab, insbesondere von ihrem Umfang und ihrer Repräsentativität.

Beispielsweise ist es notwendig, daß ein Testverfahren an die verschiedenen sozio-kulturellen Bedingungen angepaßt wird. Ein Testverfahren, das in den USA entwickelt wurde, muß hinsichtlich der Repräsentativität der Normierungsstichprobe in Deutschland überprüft und angepaßt werden; eine bloße Übersetzung des Testhandbuches ist nicht ausreichend. Für wichtige psychologische Tests gibt es diese interkulturellen Adaptationen, so daß kulturvergleichende Untersuchungen möglich werden.

Der Vorgang der Normierung erlaubt dem Diagnostiker, die individuellen Testleistungen in Normwerten oder **Skalenwerten** auszudrücken. In einfachen Fällen sind dies Prozentränge, d. h. mit dem Prozentrang X wird ausgedrückt, daß X% der Kinder eine gleichgroße oder geringere Leistung erbringen. Diese Skala ist in der Handhabung einfach und in der Diagnosevermittlung auch leicht zu erklären. Allerdings ist aufgrund von Verteilungseigenschaften die Prozentrangskala nicht gleichabständig, so daß eine Beschreibung von Entwicklungsfortschritten oder der Vergleich zwischen zwei Kindern nicht ganz korrekt erfolgen kann. Gleichabständige Skalen berücksichtigen die Verteilungseigenschaften der Gauß'schen Normalverteilung.

Leider gibt es eine Vielzahl von verschiedenen Skalen (Abb. 12.2); deshalb ist eine genaue Kennzeichnung bei der Darstellung der Testergebnisse notwendig.

Normierungen von psychologischen Tests können *altern*: Die Normierung des Hamburg-Wechsler-Intelligenztests (HAWIK, ☞ 12.4.3) im Jahr 1956 ist für die Kinder der 90er Jahre nicht mehr repräsentativ. Die Kinder heute leben unter deutlich veränderten sozio-kulturellen Bedingungen verglichen mit den 50er Jahren; auch biologische Faktoren (z. B. Ernährung) haben sich verändert.

Derartige Faktoren haben es mit sich gebracht, daß die Testuntersuchungen mit dem HAWIK in den frühen 80er Jahren meistens erstaunlich gute Testergebnisse ergaben. Im Bereich der Entwicklungsstörungen mußten wir feststellen, daß immer mehr Kinder im Alltag Auffälligkeiten zeigten, aber in den Testuntersuchungen sich als normal begabt darstellten. Heute wissen wir, daß es sich hierbei nur um ein Artefakt handelte und daß regelmäßig neue Normierungen eines Testes stattfinden müssen.

Im Bereich der sonderschulbedürftigen Kinder führte dieses Phänomen zum *intelligenten Sonderschüler*, der trotz durchschnittlicher oder guter Intelligenz zum Schulversager wurde.

Die Tabelle 12.3 soll diesen Sachverhalt verdeutlichen:

Tab. 12.3: *Beispiel für eine Normverschiebung: Intelligenzverteilung im Sonderschul-Überweisungsverfahren in Hamburg, getestet mit dem HAWIK und ab 1984 mit dem HAWIK-R*

Jahr N	**1977** 493	**1978** 417	**1979** 343	**1983** 339	**1984** 347	**1985** 282
>110	–	0.5	0.6	0.6	–	–%
90–109	17.6	18.4	22.6	**25.1**	**7.2**	3.5%
80–89	47.1	48.9	44.9	46.3	27.1	23.8%
70–79	26.8	25.7	26.7	19.8	32.6	33.0%
<69	8.5	6.5	5.2	**8.2**	**33.1**	39.7%

Ähnliche Normverschiebungen werden auch für andere Tests beschrieben.

Auf der Ebene der einzelnen Subtests stellt sich die Normverschiebung z. B. beim HAWIK sehr differenziert dar, so daß verschiedene Autoren aus ihren Untersuchungen eine sog. *Problemkinderkurve* (typische M-Form im Verbalteil) beschrieben. Da diese Problemkinderkurve ein echtes Profil darstellte, mußten die Untersucher davon ausgehen, daß signifikante, interpretierbare Muster von Stärken und Schwächen bei diesen Kindern vorliegen. Die (damals unerkannte) Normverschiebung hatte weitreichende inhaltlich-psychologische Folgen.

Diesem Phänomen wurde durch die Neunormierung des HAWIK zum revidierten HAWIK-R (1983) Rechnung getragen; andererseits haben sich kurz nach der Veröffentlichung des HAWIK-R einige Autoren über seine besondere Strenge beklagt.

Dies soll an zwei Beispielen verdeutlicht werden:

Beispiel 1: Ein Kind wird im Abstand von 2 Jahren einer Intelligenztestuntersuchung unterzogen. Das Ergebnis der zweiten Untersuchung ist deutlich schlechter, so daß die Mitarbeiter der Klinik den Verdacht auf eine zerebrale Abbauerscheinung (z. B. durch einen Tumor) äußern.

Der Verdacht löst sich in Wohlgefallen auf, nachdem erkannt wurde, daß bei der ersten Untersuchung der *HAWIK* und bei der zweiten Untersuchung der *HAWIK-R* eingesetzt wurde.

Allein durch die Normverschiebung treten im Durchschnitt kritische Differenzen (s. o.) auf.

Beispiel 2: Eine Jugendliche wird im Alter von 14 und im Alter von 17 Jahren untersucht, wobei sich in der Nachuntersuchung eine bemerkenswerte Verbesserung der Intelligenztestwerte herausstellt. Da bei der jungen Frau ein TURNER-Syndrom (XO) vorliegt, wird die Intelligenzverbesserung mit der Stabilisierung der hormonellen Bedingungen erklärt. In Wirklichkeit handelt es sich jedoch um ein Artefakt, denn die Erstuntersuchung wurde mit dem *HAWIK-R* durchgeführt, während die Zweituntersuchung mit dem *HAWIE (Hamburg-Wechsler-Intelligenztest für Erwachsene)* erfolgte. Zum damaligen Zeitpunkt war die Neunormierung des *HAWIE* zum *HAWIE-R* noch nicht veröffentlicht; der zweite Test war also tendenziell leichter.

Der Vergleich von neunormierten Tests mit anderen älteren Tests zeigt ähnliche Probleme, so daß zwischen dem HAWIK-R und den CPM (Coloured Progressive Matrizen) von RAVEN (☞ 12.4.3) im Durchschnitt Differenzen von 12 IQ-Punkten auftreten.

Vergleichbarkeit

Man bezeichnet einen Test als vergleichbar, wenn
- eine oder mehrere Parallelformen vorhanden sind,
- validitätsähnliche Tests verfügbar sind.

Dieses Nebengütekriterium ermöglicht wiederholte Testungen eines Merkmals mit verschiedenen Verfahren, ohne daß Lern- und Gewöhnungseffekte bei Kindern befürchtet werden müssen.

Ökonomie

Ein Test ist dann *ökonomisch*, wenn er
- eine kurze Durchführungszeit beansprucht,
- wenig Material verbraucht,
- einfach zu handhaben ist,
- als Gruppentest durchführbar und
- schnell und bequem auszuwerten ist.

Nützlichkeit

Von einem *nützlichen* Test wird erwartet, daß es ein praktisches Bedürfnis gibt, das durch diesen Test befriedigt wird; ein Test ist sehr nützlich, wenn die betreffende Fragestellung nicht oder nur sehr schlecht auf andere Weise beantwortet werden kann. Dieses Kriterium steht in einem Gegensatz zur Vergleichbarkeit.

Die Nebengütekriterien Normierung, Vergleichbarkeit, Ökonomie und Nützlichkeit werden nicht durch einen numerischen Kennwert dargestellt.

Die Kritik an psychometrischen Tests hat in der psychologischen und vor allem in der sonderpädagogischen Öffentlichkeit zum Teil dazu geführt, auf Tests zu verzichten und die diagnostischen Urteile aus der Beobachtung und der (klinischen) Erfahrung der Diagnostiker abzuleiten. So werden zunehmend Beobachtungsverfahren veröffentlicht, die eine hohe Augenscheinvalidität und Plausibilität aufweisen, zu denen aber keine empirische Prüfung der Testgüte vorgelegt wird [72, 74, 88, 94, 97, 102].

12.4.2 Allgemeine Entwicklungstests

Unter allgemeinen Entwicklungstests verstehen wir jene Verfahren, die die Entwicklung der Kinder in verschiedenen Entwicklungs- und Funktionsbereichen beschreiben. Diese Tests sind vor allem für das Säuglings- und Kleinkindalter entwickelt worden, weil man davon ausgeht, daß eine isolierte Betrachtung der verschiedenen Funktionsbereiche noch nicht zulässig ist.

Allgemeine Entwicklungstests sind *mehr-dimensional*.

Bei vielen allgemeinen Entwicklungstests werden zusammengefaßte Aussagen über den *globalen Entwicklungsstand* getroffen und teilweise als *Entwicklungsquotient EQ* ausgedrückt. Bei den neueren Tests wird die relative Unabhängigkeit der Entwicklungsdimensionen betont und deshalb auf die Angabe von zusammenhängenden Maßen verzichtet.

Zwei amerikanische Verfahren sollen hier nur kurz erwähnt, aber nicht näher beschrieben werden. Diese Verfahren werden auch in Deutschland an einigen Kliniken und Sozialpädiatrischen Zentren eingesetzt. Sie sind derzeit nicht für deutsche Verhältnisse überprüft und normiert; ihr Einsatz wird vor allem bei Vergleichen mit der internationalen Literatur sinnvoll, z. B. bei Forschungsarbeiten oder bei Kindern mit seltenen oder schwerwiegenden Syndromen.

Die **BAYLEY-Scales of Infant Development** von N. BAYLEY wurden ursprünglich 1963 veröffentlicht, sie liegen jetzt in einer Neubearbeitung von 1993 vor. Unter *mentalen* und *motorischen* Gesichtspunkten werden die vier Dimensionen
- Kognition,
- Sprache,
- Sozialverhalten und
- Motorik

beurteilt.

Die motorischen Aspekte werden durch 111 und die mentalen Aspekte durch 178 Aufgaben repräsentiert. Die Durchführung des Verfahrens verlangt gute Einarbeitung vom Untersucher; für die Kinder gibt es je nach Altersgruppe differenzierte Einstiegsitems.

Die **McCarthy-Scales of Children's Abilities** wurde 1972 von McCarthy veröffentlicht. Sie erfaßt die kindliche Entwicklung im Alter von 2½ bis 8½ Jahren unter folgenden Aspekten:

- Verbale Skala (z. B. Wortschatz, verbales Gedächtnis, Wortflüssigkeit)
- Handlungsskala (z. B. Puzzle, Musterabzeichnen, Rechts-Links-Orientierung)
- Quantitative Skala (z. B. Zählen und Sortieren, numerisches Gedächtnis)
- Allgemein kognitive Skala (verschiedene kognitive Aufgabenfolgen)
- Gedächtnisskala (z. B. Bildgedächtnis, verbales und numerisches Gedächtnis)
- Motorische Skala (z. B. Arm- und Beinkoordination, Bewegungseinleitung).

Münchener Funktionelle Entwicklungsdiagnostik (MFED)

Hellbrügge und Pechstein veröffentlichten 1968 die *Entwicklungsphysiologischen Tabellen für das Säuglingsalter*. Aus der Literatur hatten sie für das erste Lebensjahr für acht Dimensionen die Aufgaben zusammengestellt. Im Rahmen einer Längsschnittuntersuchung wurde deutlich, daß einige Items ungeeignet waren oder in der Entwicklungsskala falsch plaziert waren. Aus dieser Überarbeitung entstand die *Münchener Funktionelle Entwicklungsdiagnostik* von Hellbrügge et al. im Jahr 1978.

Ziel des Verfahrens ist die Aufdeckung von Entwicklungsrückständen bzw. die Klärung des Verdachts auf einen Entwicklungsrückstand.

1984 wurde eine weitere Version für das 2. und 3. Lebensjahr von Köhler und Engelkraut veröffentlicht.

Für das erste Lebensjahr werden in acht Entwicklungsbereichen Aufgaben vorgelegt, aus deren Erfüllung das jeweilige Entwicklungsalter festgestellt wird:

- Krabbelalter: Maß für die Entwicklung des Kriechens und Krabbelns
- Sitzalter: Maß für die Entwicklung des Sitzens
- Laufalter: Maß für die Entwicklung des Stehens und Gehens
- Greifalter: Maß für die Entwicklung des Greifens
- Perzeptionsalter: Maß für die Entwicklung der Wahrnehmung und des Auffassungsvermögens
- Sprechalter: Maß für die Entwicklung der Lautäußerungen und des Sprechens
- Sprachverständnisalter: Maß für die Entwicklung des Sprachverständnisses
- Sozialalter: Maß für die Entwicklung des sozialen Verhaltens.

Die Normierung des Verfahrens wurde im Rahmen einer längsschnittlichen Untersuchung an 85 Kindern durchgeführt. Die Autoren bemühten sich um eine repräsentative Stichprobe, bemerken aber, daß bei solchen Untersuchungen eine Beteiligung von Unterschichtsfamilien schwer zu erreichen ist. Diese Kritik wurde später von Ernst 1983 aufgenommen, die feststellt, daß die Normen tendenziell zu streng seien. Entsprechend dem Untersuchungsziel des Tests, der Aufdeckung von Entwicklungsrückständen, wurden als Norm nicht Durchschnittsfähigkeiten, sondern Mindestfähigkeiten ermittelt, d. h. eine Testaufgabe wurde einem bestimmten Entwicklungsalter zugeordnet, wenn 90% der gleichaltrigen Kinder diese Aufgabe lösen konnten (Abb. 12.3).

Die Zusammenfassung zu einem Gesamtmaß der Entwicklung (z. B. EQ) ist nicht vorgesehen; eine Profildarstellung zur Zusammenschau und Interpretation wird vorgeschlagen.

In der **Version für das 2. u. 3. Lebensjahr** werden die Entwicklungsdimensionen etwas anders angeordnet:

- Statomotorische Entwicklung
- Sensomotorische Entwicklung (Handmotorik)
- Sensomotorische Entwicklung (Wahrnehmungsverarbeitung)
- Sprachentwicklung (aktive Sprache)
- Sprachentwicklung (Sprachverständnis)
- Sozialentwicklung (Kontaktverhalten)
- Sozialentwicklung (Selbständigkeit).

Dem veränderten Untersuchungsziel entsprechend werden nicht nur Mindestnormen, hier *95%-Normen*, sondern auch Altersmittelwerte, also *50%-Normen* angegeben.

Auch hier ist eine Profildarstellung vorgeschlagen.

Griffiths Entwicklungsskalen (GES)

Die Griffiths-Entwicklungsskalen wurden von Ruth Griffiths erstmals 1954 und in einer Revision 1970 veröffentlicht. Im englischen Original wird die Entwicklung von Kindern bis zum Alter von 8 Jahren beurteilt.

Die deutsche Bearbeitung für die Entwicklungsbeurteilung der ersten beiden Lebensjahre erfolgte von I. Brandt 1983.

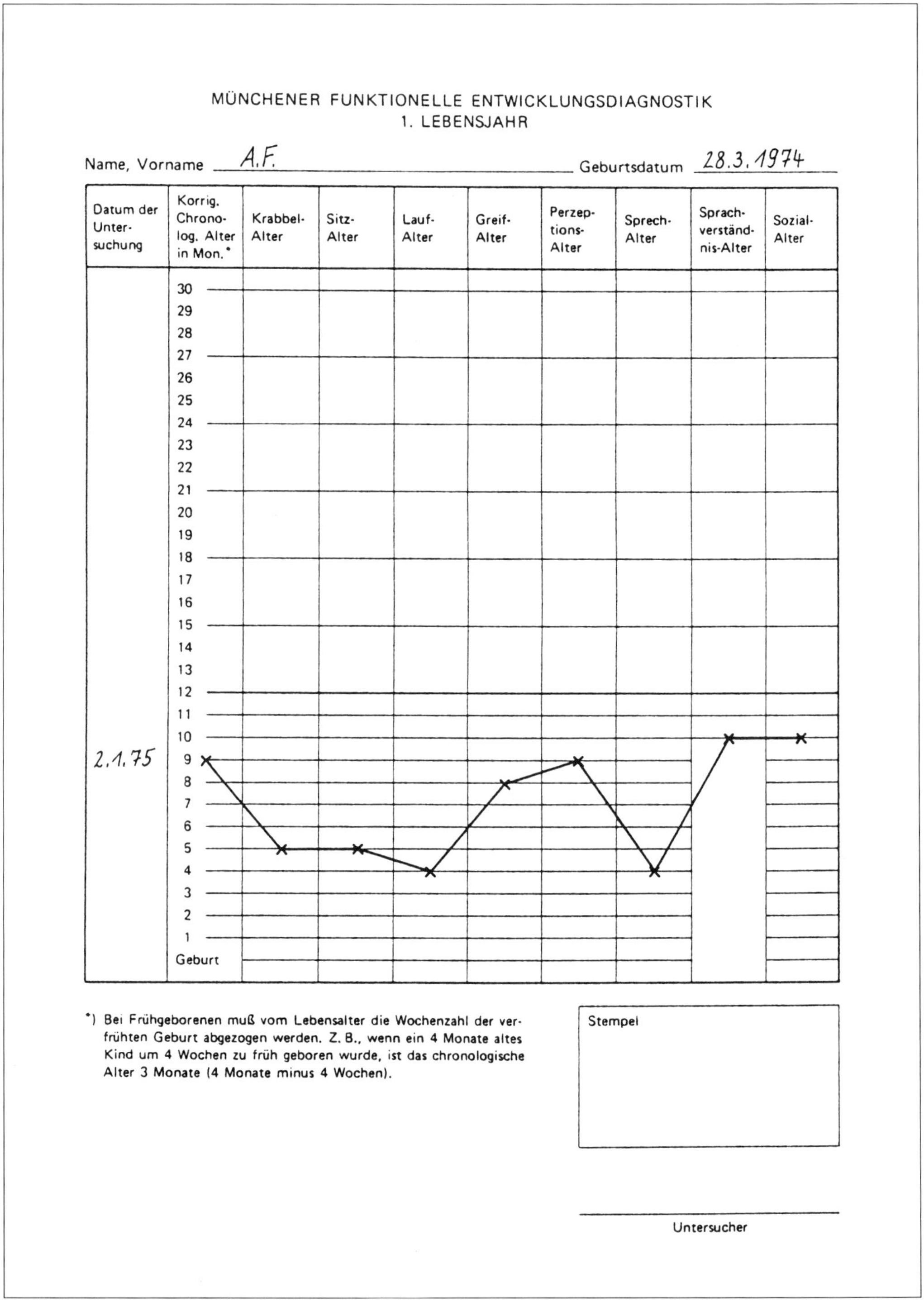

Abb. 12.3: Entwicklungsprofil eines Säuglings mit zerebraler Bewegungsstörung in der Münchener Funktionellen Entwicklungsdiagnostik. [E 130]

Es werden fünf Entwicklungsdimensionen erfaßt (A–E in Abb. 12.4):
A. Motorik
B. Persönlich-soziale Entwicklung
C. Hören und Sprechen
D. Auge und Hand
E. Leistungen (im Umgang mit Gegenständen).

Die Normierung des Tests erfolgte im Rahmen einer pädiatrischen Längsschnittsuntersuchung an 58 Reifgeborenen mit unkomplizierter Schwangerschaft sowie 44 Frühgeborenen. Bei den Frühgeborenen wird das Lebensalter korrigiert.
Für die meisten Altersstufen (in Monaten) stehen zwei Aufgaben je Dimension zur Verfügung.
Die Auswertung erfolgt nach den fünf Dimensionen getrennt, d.h. es werden Entwicklungsalter je Dimension ermittelt. Es können aber auch zusammengefaßte Maße, nämlich ein Entwicklungsquotient, errechnet werden. Darüber hinaus wird eine Profildarstellung der Ergebnisse vorgeschlagen.

DENVER-Entwicklungs-Screening (DES)

Das DENVER-Entwicklungs-Screening (DES von W.K. FRANKENBURG) ist eine der weltweit am häufigsten eingesetzten und am besten standardisierten Methoden zur Erfassung von Entwicklungsauffälligkeiten im Säuglings- und Kleinkindesalter. Die deutsche Fassung wurde von I. J. FLEHMIG erarbeitet. In seiner Kurzform werden
- Großmotorik,
- Sprache,
- Feinmotorik – Adaptation und
- sozialer Kontakt

überprüft.

Die Anteile eines Normalkollektivs, die ein bestimmtes Niveau erreicht haben, werden in Balkendiagrammen mit „Perzentilenkurven" für 25, 50, 75 und 90% dargestellt.
Liegt ein untersuchtes Kind in mehr als einem Bereich außerhalb der 90. Perzentile, sollten genauere Untersuchungen angeschlossen werden. Das Screening nimmt

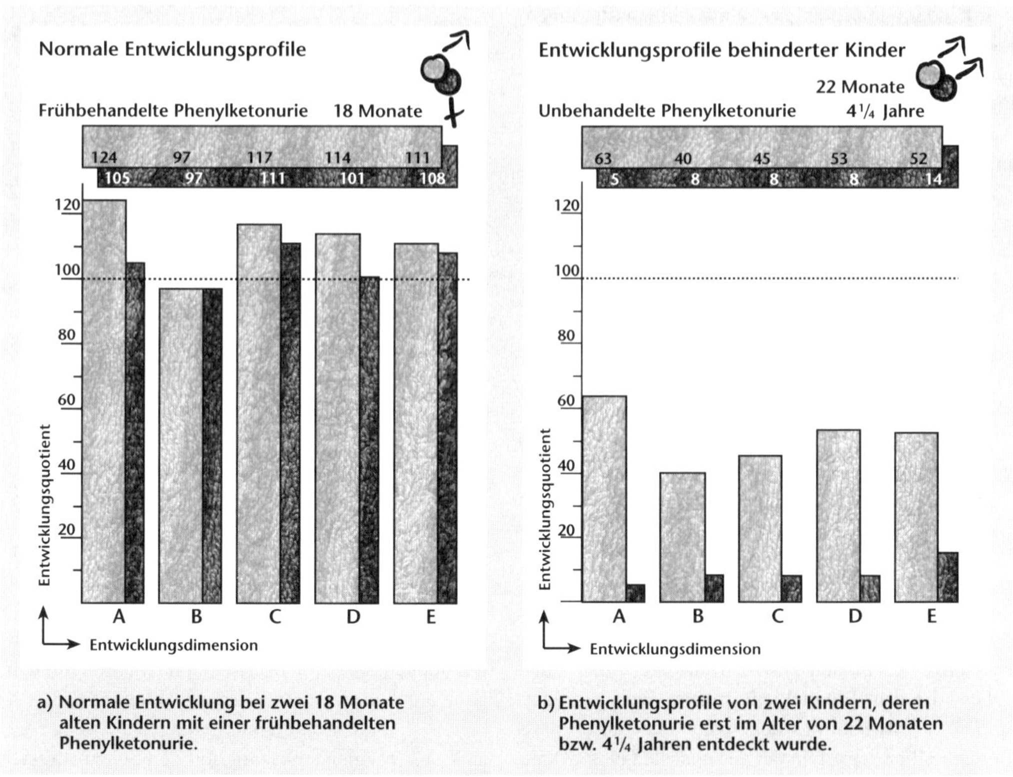

a) Normale Entwicklung bei zwei 18 Monate alten Kindern mit einer frühbehandelten Phenylketonurie.

b) Entwicklungsprofile von zwei Kindern, deren Phenylketonurie erst im Alter von 22 Monaten bzw. 4 1/4 Jahren entdeckt wurde.

Abb. 12.4: Entwicklungsprofile mit den GRIFFITHS Entwicklungsskalen; Entwicklungsdimensionen A–E ☞ Text. [E 131, V 229] nicht für sich in Anspruch, eine spezielle Diagnose stellen zu können. Die Stärke dieser Methode liegt vor allem in der Beurteilung der Entwicklung innerhalb der ersten drei Lebensjahre. Zwischen dem 4. und 6. Lebensjahr ist nur eine begrenzte Differenzierung der Entwicklung möglich. 1992 wurde eine Revision und Restandardisierung des DENVER-Entwicklungs-Screenings veröffentlicht, bei der vor allem die Sprachentwicklung stärker berücksichtigt wird. Leider erfolgte bisher noch keine Übertragung ins Deutsche.

Ordinalskalen zur sensomotorischen Entwicklung (UZGIRIS und HUNT, 1975, deutsch SARIMSKI, 1987)

Unter den Diagnoseverfahren gibt es nur wenige, die sich explizit auf die kognitive Entwicklungspsychologie von PIAGET beziehen (☞ auch 12.4.3, TEKO). Wie bereits verdeutlicht (☞ 12.2.1), stellt er die kognitive Entwicklung als eine geordnete Reihung von Stufen dar, so daß in einem Test diese Ordnung erscheinen sollte.
Für die sensomotorische Stufe der Intelligenzentwicklung wurde ein Verfahren erarbeitet, das für Kinder in den ersten beiden Lebensjahren vorgesehen ist; bei Kindern mit mentalen Entwicklungsstörungen kann auch eine spätere Anwendung sinnvoll sein.
Nach mehreren Voruntersuchungen entschieden sich die Autoren UZGIRIS und HUNT 1975 dafür, verschiedene Verhaltensbereiche bzw. Skalen zu bilden, in denen sich unterscheidbare Aspekte der Sensomotorik darstellen:

I	Objektpermanenz
II	Zweck-Mittel-Verbindungen
IIIa	Lautimitation
IIIb	Gestenimitation
IV	Wahrnehmung kausaler Zusammenhänge
V	Wahrnehmung räumlicher Zusammenhänge
VI	Schemata im Umgang mit Objekten

Die 6 (bzw. 7) Bereiche sind strukturell miteinander verbunden, sie entwickeln sich in der gleichen Sequenz aufeinander folgender Verarbeitungsstrukturen, wenn auch nicht zeitlich parallel.
Die einzelnen Skalen bestehen aus 16 bis 25 Aufgaben, die dem Entwicklungsniveau nach geordnet sind. Als Entwicklungsstand wird jene Stufe eines Bereiches bezeichnet, in der das höchste gelöste Item auftritt. Die Mehrheit der erreichten Stufen bezeichnet den Gesamt-Entwicklungsstand.

Eine Normierung im Sinne der psychologischen Testtheorie (☞ 12.4.1) liegt nicht in der Absicht der Testkonstruktion, vielmehr geht es um zeitlich geordnete, qualitative Veränderungen; die Hauptaufgabe der Testkonstruktion bestand darin, die Reihenfolge (Ordinalskala) der Items empirisch zu prüfen.
Die Brauchbarkeit der Ordinalskala zur Beurteilung der sensomotorischen Entwicklung für die Diagnostik bei behinderten Kindern wurde empirisch mehrfach überprüft. In den meisten Untersuchungen zeigte sich, daß die gleiche Reihenfolge auch für diese Kinder gilt. Bei Sinnesbehinderten wird teilweise vorgeschlagen, einzelne Skalen unberücksichtigt zu lassen (z. B. die Lautimitation bei tauben Kindern) oder funktionell äquivalente Reaktionsmöglichkeiten zu suchen (z. B. bei zerebralparetischen Kindern). Die Skala *Wahrnehmung räumlicher Zusammenhänge* weist bei behinderten Kindern Abweichungen in der Reihenfolge auf.

Interpretation der Resultate

Die Darstellung der Ergebnisse im Profilblatt des Tests erlaubt verschiedene Entscheidungen:

- Verzögerung in der sensomotorischen Entwicklung
- Normales oder atypisches Muster
- Ausmaß der Entwicklungsdiskrepanzen
- Art der Abweichungen
- Geeignete Fördermaßnahmen zur Kompensation.

Die Interpretation des Profilmusters ist allerdings mit erheblicher Vorsicht vorzunehmen, da bereits PIAGET ein Phänomen beschrieben hat, das als ‚horizontale Verschiebung' bezeichnet wird; demnach zeigen auch normale Kinder Diskrepanzen über zwei oder mehr Stufen zwischen verschiedenen Untersuchungsbereichen.
Mit diesem Verfahren zur Beschreibung der kognitiven Entwicklung im Sinne von PIAGET wird auch versucht, Anhaltspunkte für therapeutische und pädagogische Maßnahmen zu finden. Eine Entwicklungsförderung kann am ehesten erreicht werden, „wenn die Förderung in den alltäglichen Situationszusammenhängen der Auseinandersetzung des Kindes mit seiner Umwelt geschieht. Im alltäglichen Zusammensein und in der spielerischen Interaktion mit dem Kind ergeben sich hierzu bereits zahlreiche Gelegenheiten ..." Entwicklungsförderung wird so zur gelenkten Auseinandersetzung mit den Schemata nach PIAGET, d. h. Assimilationen und Akkommodationen werden angeregt. Bei der spielerischen Förderung

stehen die Assimilationen im Vordergrund [16, 25, 79, 97, 124, 156].

Der Wiener Entwicklungstest

Ursula Kastner-Koller und Pia Deimann veröffentlichten 1998 ein allgemeines Entwicklungstestverfahren für Kinder von 3 bis 6 Jahren. Sie stellen sich mit ihrer Arbeit in die Tradition des Wiener psychologischen Instituts zur Entwicklungsdiagnostik mit Charlotte Bühler und Hildegard Hetzer (Kleinkindertests, Entwicklungstests vom 1. bis 6. Lebensjahr, 1953).

Entwicklung besteht im Erwerb von Handlungskompetenzen und vollzieht sich in einer ständigen Interaktion zwischen dem Individuum und der Umwelt. Optimale Entwicklung kann nach diesem Verständnis stattfinden, wenn es zu einer optimalen Passung von Individuum und Lernumwelt kommt, so die Grundaussagen der kontextualistischen, ökologischen Entwicklungstheorie.

Daneben wird bei der Beurteilung des Zusammenhangs von biologischen und Umwelteinflüssen auf die Entwicklung des Kindes auf das sog. Schaufelmodell der Entwicklung von Kopp und McCall (1982) zurückgegriffen. Es geht davon aus, daß die Entwicklung in den ersten beiden Lebensjahren interindividuell sehr einheitlich verläuft, weil zu diesem frühen Zeitpunkt genetische und biologische Einflüsse stärker dominieren als in späteren Lebensjahren. Schon bei Zweijährigen haben Umwelteinflüsse zunehmend stärkere Bedeutung. Mit zunehmender interindividueller Varianz erhöht sich die Vorhersagbarkeit des Verhaltens, zugleich läßt sich aber daraus auch eine gezieltere Einflußnahme auf das Entwicklungsgeschehen ableiten, z. B. Fördermaßnahmen.

Über den Altersbereich (von 3 bis 6 Jahren) verläuft die Entwicklung in den einzelnen Funktionsbereichen relativ kontinuierlich, d. h. ohne auffällige Sprünge, in Richtung zunehmender Kompetenz, wobei die Entwicklung der einzelnen Funktionsbereiche nicht notwendigerweise synchron verläuft.

Entwicklungsrelevante Funktionsbereiche:
- Visuelle Wahrnehmung/Visumotorik
- Kognitive Entwicklung
- Sprache
- Gedächtnis und Lernen
- Sozial-emotionale Entwicklung
- Motorik

Zu jedem Entwicklungsbereich wurden mehrere Subtests/Skalen entwickelt, so daß insgesamt 13 Subtests plus ein Elternfragebogen zur sozial-emotionalen Entwicklung zusammengestellt wurden.

Kurzbeschreibung der Subtests

In Klammer steht die Vorgabeposition des Subtests.

Visuelle Wahrnehmung/Visumotorik

Bilderlotto(3): Bilder sind auf einer Bildertafel mit 6 Feldern zuzuordnen; die Bilder unterscheiden sich durch die räumlichen Beziehungen der dargestellten Gegenstände.

Nachzeichnen (11): Einfache Strichzeichnungen sind graphomotorisch zu reproduzieren.

Kognitive Entwicklung

Bunte Formen (6): Prüft Aspekte des induktiven Denkens durch logische Multiplikation von Klassen, anhand von Matrizenaufgaben.

Muster Legen (8): Erfaßt das räumliche Denken, wobei eine starke Anlehnung an Wahrnehmungsprozesse gegeben ist; die Vorgaben sind ähnlich dem Mosaiktest im HAWIVA.

Gegensätze (12): Es werden sprachlich sehr einfache Analogieschlüsse verlangt, z. B. „Der Würfel ist eckig, der Ball ist ...?"

Quiz (2): Es werden 11 Fragen zur Orientierung in der Lebenswelt gestellt, z. B. „Warum darf man nicht auf der Straße spielen?"

Sprache

Puppenspiel (4): Erfaßt syntaktisch-morphologische Regelkenntnis. Das Kind soll mit dem Spielmaterial die vorgesprochenen Sätze darstellen, z. B. „Der Vater streichelt den Hund."

Wörter erklären (9): Das Wissen um Wort- und Satzbedeutung wird erfragt. „Ich sage dir jetzt immer ein Wort, und du sagst mir, was du darüber weißt." „Bilderbuch".

Gedächtnis

Schatzkästchen (5): Prüft den visuell-räumliche Speicher. In 6 Schubladen eines Kastens mit 20 bemalten Schubkästen sind Gegenstände versteckt. Es wird die unmittelbare Reproduktion bewertet, die Zahl der Lerndurchgänge bis zum vollständigen Wiederfinden und die Reproduktion nach 20 Minuten.

Zahlen Merken (7): Prüft das phonologische Gedächtnis mit Zahlennachsprechaufgaben; es werden Ziffernfolgen von 2 bis 6 Ziffern angeboten.

Motorik

Turnen (10): 10 Aufgaben prüfen großmotorische Bewegungsfähigkeiten vom Ball werfen bis zum Hampelmannsprung.

Lernbär (1): Zur Erfassung feinmotorischen Fähigkeiten werden 4 verschieden schwierige Kleidungsverschlüsse vorgegeben, die zu schließen sind.

Sozial-emotionale Entwicklung

Fotoalbum (13): Es wird die Fähigkeit, den mimischen Gesichtsausdruck zu verstehen, erfaßt.

Elternfragebogen: Fragen zur Selbständigkeitsentwicklung, z. B. „Mein Kind zieht sich ohne Hilfe an".

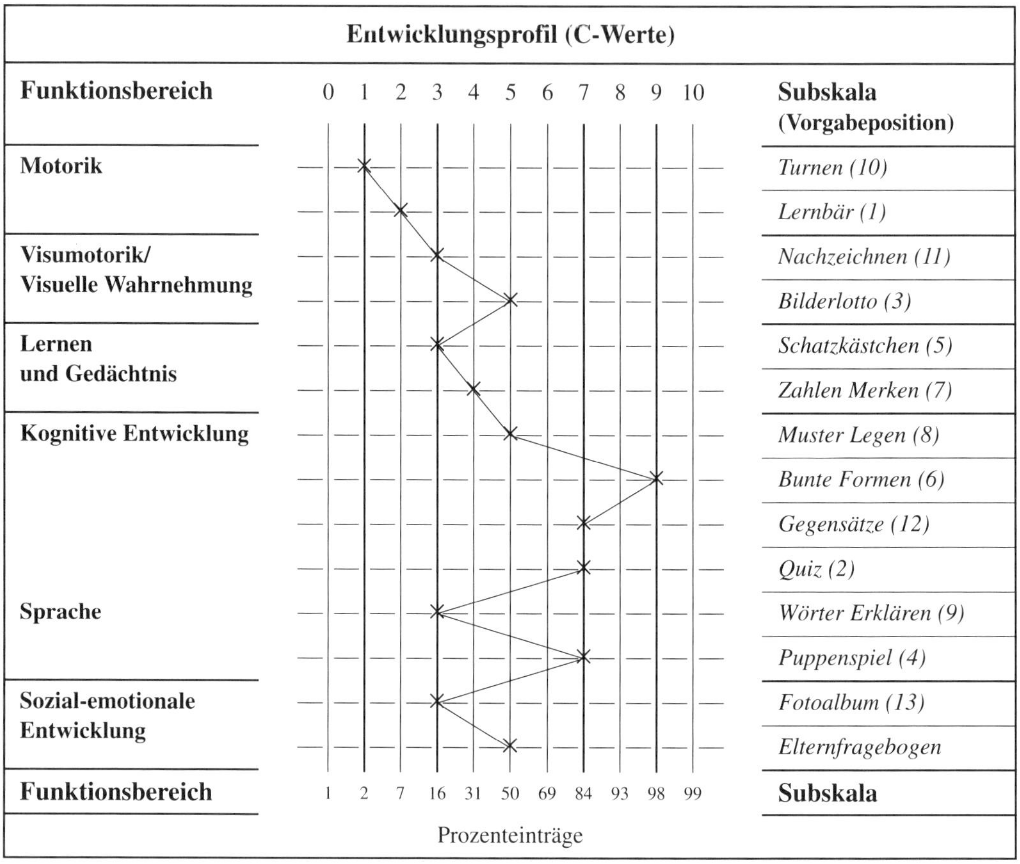

Abb. 12.5: Protokollbogen des Wiener Entwicklungstests bei einem 5jährigen Kind mit motorischem Entwicklungsrückstand.

Aufgabensammlung

Die Aufgaben wurden zum Teil aus bekannten Entwicklungstests entlehnt und neu normiert, aber auch zum Teil neu konstruiert.

Von der Testkonstruktion her ist bemerkenswert, daß die Homogenität und Dimensionalität der Subtests durch Rasch-Analysen überprüft wurde.

Testdurchführung

Das Material ist kindgerecht und motivierend; die Durchführung dauert ca. 1 Stunde bis 1½ Stunden; nach ca. 1 Stunde sollte die Untersuchung unterbrochen werden und ein neuer Überprüfungstermin verabredet werden. Manchmal ist es aber auch möglich, die Untersuchung fortzusetzen, da das Material auch kleinere Kinder stark motiviert.

Die Testdurchführung ist durch die Vorgabe der Instruktion weitgehend objektiv, auch wenn der Psychologe die Freiheit erhält, die Formulierung der Frage kindgerecht umzustellen.

Die Auswertungsobjektivität ist durch die Beispiellösungen weitgehend objektiv.

Reliabilität

Die Split-half-Reliabilitäten sind befriedigend bis gut. Die Stabilität (Retestreliabilität) ist bei Entwicklungstests problematisch, da gerade mit zwischenzeitlichen Entwicklungsfortschritten gerechnet wird.

Normierung

Der Test wurde für Kinder von 3;0 bis 5;11 Jahren normiert; die Altersgruppen umfaßten zwischen 41 und 51 Kinder; sie sind für österreichische Verhältnisse repräsentativ für die Wohnortgrößen und die soziale Schichtzugehörigkeit (Beruf der Vaters/der Mutter) zusammengestellt.

Normen/Ergebnisdarstellung

Die Rohwerte werden in C-Werte transformiert (Mittelwert 5, Standardabweichung 2).

Ein Gesamtwert, analog einem Entwicklungsquotienten ist möglich, darauf sollte aber zugunsten der Profildarstellung und Interpretation verzichtet werden. Zusätzlich wird der Unterschied zwischen intraindividuellen Stärken und Schwächen bewertet, der Range stellt ein Maß für die Ausgewogenheit des Profils dar.

Validität

Zur differentiellen Validität liegen erste Untersuchungen über entwicklungsgestörte Kinder vor. Frühgeborene Kinder (< 1500 g Geburtsgewicht), autistische Kinder und Kinder mit Down-Syndrom wurden untersucht. Die klinischen Gruppen weisen in fast allen Subtests Entwicklungsrückstände auf; der Vergleich der autistischen Kinder mit den Down-Syndrom-Kindern zeigt, daß auch syndromspezifische Unterschiede abgebildet werden.

Entwicklungsprofil vom Protokollbogen

Abbildung 12.5 zeigt das Entwicklungsprofil eine 5jährigen Kindes mit einem motorischen Entwicklungsrückstand.

Kritik

Das Material und der Testaufbau ist kindgerecht, ansprechend und spielerisch. Das Verfahren steht in der Tradition bewährter Entwicklungsdiagnostik und ist testtheoretisch gut fundiert. Bisher liegen allerdings noch wenig publizierte Erfahrungen vor, so daß nur von Einzelerfahrungen berichtet werden kann.

Leider ist der Test nur an österreichischen Kindern normiert worden; so ist es dringend geboten an anderen deutschsprachigen Kindern (Deutschland, Schweiz) die Normierung zu überprüfen.

12.4.3 Intelligenztests

Intelligenztests nach Wechsler
HAWIVA, HAWIK, HAWIE

Die Intelligenztests nach David Wechsler stellen in Theorie und Praxis die wohl bedeutendsten Instrumentarien zur allgemeinen Intelligenzdiagnostik dar. Eine riesige Menge an Literatur existiert hierzu. Da sie in verschiedenen Sprachen erschienen sind und in verschiedenen Ländern und Kulturkreisen normiert wurden (inzwischen in 13 europäischen Ländern), gibt es in verschiedenen soziokulturellen Umfeldern Erfahrungen und Vergleiche mit diesen Tests.

Bei unterschiedlichsten Entwicklungsstörungen wurden empirische Fakten mit den Wechsler-Tests gesammelt.

Wie in der amerikanischen Ursprungsversion gibt es auch in Deutschland drei Versionen, die nach dem Alter der Klienten/Patienten gestaffelt sind:

- HAWIVA (Hannover-Wechsler-Intelligenztest-für-das-Vorschulalter)
  4;6–6;6 Jahre
- HAWIK, HAWIK-R, HAWIK-III (Hamburg-Wechsler-Intelligenztest-für-Kinder)
  6;0–15;11 Jahre
- HAWIE, HAWIE-R (Hamburg-Wechsler-Intelligenztest-für-Erwachsene)
  16;0–70 Jahre

Eine Revision der alten Testversionen (HAWIK 1956, HAWIK-R 1983 bzw. HAWIE 1949, HAWIE-R 1991) wurde notwendig, da die alten Testvarianten zu fehlerhaften Meßergebnissen und damit zu falschen diagnostischen Schlußfolgerungen führten. Die älteren Testversionen führten zu Überschätzungen von 10–15 IQ-Punkten und auch auf der Ebene der Subtests war das Ausmaß der Fehleinschätzung sehr unterschiedlich, so daß sich bereits aufgrund der Normverschiebung Testprofile ohne klinische Bedeutung zeigten. Allerdings war die Irrelevanz dieser Testprofile vor der Revision noch nicht bekannt, sondern diese Profile wurden als *Problemkinderkurve* diskutiert. Im Einzelfall sind immer wieder Probleme beobachtet worden, wenn in einem Befund nicht ausreichend gekennzeichnet wurde, mit welcher Version gearbeitet wurde. Wenn heute noch mit den alten Testversionen gearbeitet wird, dann disqualifizieren sich diese Untersucher und es wird unbedingt nötig, daß eine Nachdiagnostik erfolgt.

Allein die Verwendung der neuen Version des HAWIK hat zur Folge, daß aufgrund der Normverschiebung mit durchschnittlich 10–15 IQ-Punkten weniger zu rechnen ist. Vergleichsuntersuchungen zum HAWIE mit dem HAWIE-R liegen derzeit noch nicht vor.

Im Jugendalter war bis vor kurzem die Situation noch verwirrender: Im Alter bis 16 Jahren konnte der HAWIK-*R* eingesetzt werden; jenseits dieser Altersgrenze der HAWIE. In dieser Situation wurden scheinbar Intelligenzsprünge diagnostiziert. Im Einzelfall konnte das z. B. mit einem Reifungsschub nach der Pubertät begründet werden. Auch hier liegt ein Artefakt vor, wenn der HAWIK-*R* mit dem HAWIE (ohne *R*) verglichen wurde.

HAWIK, HAWIK-R

Der HAWIK bzw. HAWIK-R besteht aus 11 Subtests: die ersten sechs Subtests bilden den Verbalteil, die weiteren fünf Subtests den Handlungsteil.

	Reihenfolge in der Darbietung
Verbalteil	
Allgemeines Wissen (AW)	2
Allgemeines Verständnis (AV)	7
Rechnerisches Denken (RD)	6
Gemeinsamkeitenfinden (GF)	10
Wortschatz Test (WT)	4
Zahlennachsprechen (ZN)	3
Handlungsteil	
Zahlen-Symbol-Test (ZST)	11
Bilderergänzen (BE)	1
Bilderordnen (BO)	9
Mosaik-Test (MT)	5
Figurenlegen (FL)	8

Verbalteil

Allgemeines Wissen: Dieser Subtest erfaßt den Umfang des erworbenen allgemeinen Wissens, insbesondere das Faktenwissen, er prüft aber auch die Aufgeschlossenheit des Patienten gegenüber seiner Umwelt.
Beispiel: Wie heißen die vier Jahreszeiten? Wie entsteht beim Klavier der Ton?

Allgemeines Verständnis: Dieser Subtest wurde als Test des *gesunden Menschenverstandes* bezeichnet; er erfordert praktisches Wissen und die Fähigkeit frühere Erfahrungen auszuwerten, er gibt einen Einblick, wie sich ein Kind mit Situationen des Lebensalltags auseinandersetzt.
Beispiel: Warum hat jeder Mensch einen Namen? Warum schreibt man auf einen Brief seinen Absender?

Rechnerisches Denken: Dieser Subtest erfaßt die Fähigkeit, einfache numerische Operationen im Kopf durchzuführen. Die Aufgaben werden als einfache Textaufgaben vom Kind selbst vorgelesen.
Beispiel: Peter verdient 3 DM am Tag. Er arbeitet 2 Tage. Wieviel verdient er insgesamt?

Gemeinsamkeitenfinden: Dieser Subtest erfaßt logisches und abstraktes Denken auf sprachlicher Ebene.
Beispiel: Was ist das Gemeinsame bei Schmetterling und Fliege?

Wortschatz-Test: Hier erhält man Einblick in die allgemeine Sprachentwicklung und den Bestand an sprachlichen Kenntnissen, indem der Patient Wörter erklären soll.
Beispiel: Du kennst doch das Wort *Brot*, was ist ein *Brot*? Was ist *Streik*?

Zahlennachsprechen: Der Subtest erfaßt akustische Merkfähigkeit, Gedächtnisspanne und Aufmerksamkeit; es wer-

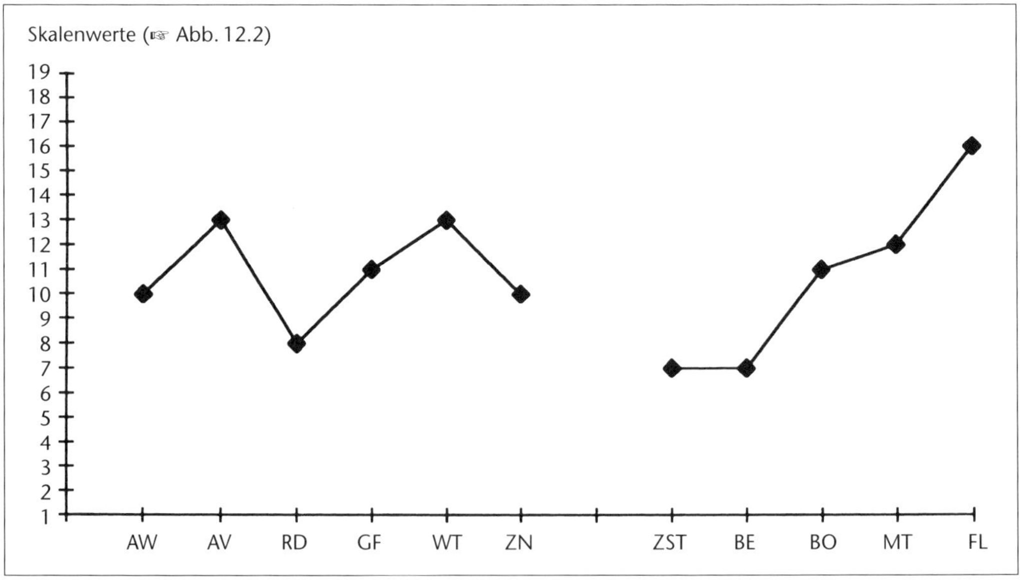

Abb. 12.6: *Typisches Verbalteilprofil im HAWIK-R für einen Lese-Rechtschreibschwachen 9jährigen Knaben. Abkürzungen s.o. [M145]*

den einfache Ziffernfolgen vorgegeben, die reproduziert werden sollen, in einem zweiten Teil sollen die Ziffern in umgekehrter Reihenfolge wiedergegeben werden, so daß hier Gedächtnisstrategien wichtig werden.

Handlungsteil

Zahlen-Symbol-Test: Es wird die Assoziation von Zahlen mit Symbolen verlangt, gleichzeitig wird das visuelle Kurzzeitgedächtnis und die psychomotorische Geschwindigkeit erfaßt.

Bilderergänzen: Auf visuellem Wege sollen bekannte Figuren oder Gegenstände erkannt und fehlende Teile identifiziert werden. So werden optische Differenzierungsfähigkeit und das Unterscheiden von Wichtigem von Unwichtigem geprüft. Dieser Subtest wird in der Darbietungsreihenfolge als erster Test angeboten: ängstliche Kinder zeigen hier häufiger besondere Schwächen und erst im Verlauf der HAWIK-R-Durchführung stabilisieren sie sich.

Bilderordnen: Bildserien werden in einer verkehrten Reihenfolge vorgegeben und sollen zu einer sinnvollen Geschichte geordnet werden. Es wird die Fähigkeit verlangt, soziale Gesamtsituationen und Handlungsabläufe zu erfassen.

Mosaik-Test: Aus Holzwürfeln mit verschiedenfarbigen Flächen sollen abstrakte Muster nach einer Bildvorlage nachgelegt werden. Erfaßt wird dadurch räumliches Vorstellungsvermögen und Kombinationsfähigkeit.

Figurenlegen: Verschiedene Figuren (Haus, Auto) werden als Puzzleteile vorgelegt und müssen nach Vorlage zusammengesetzt werden. Es muß von einem Kind vor allem das Verhältnis von Teilen zueinander und zum Ganzen erfaßt werden.

Für den gesamten Test, sowie für den Verbal- und den Handlungsteil können getrennte Intelligenzquotienten (IQs) ermittelt werden.
Für den Diagnostiker ist relevant, ob die Streuung der Subtestwerte bedeutsam ist, d. h. ob ein Profil echt ist oder ob es ein Scheinprofil ist. Bei einem Scheinprofil können die Subtestschwankungen ausreichend durch die Reliabilitäten erklärt werden.
Bei einem Scheinprofil sind somit die IQ-Maße befriedigende Messungen und Beschreibungen der kindlichen Leistung, während bei echten Profilen die abweichenden Subtestleistungen interpretiert werden können und die IQ-Werte unbefriedigende Globalmaße darstellen.
Die Echtheit von Profilen erfolgt methodisch durch statistische Analysen, z. B. mit dem Chi-Quadrat-Test; in der Praxis bedient man sich der Computerunterstützung.
Darüber hinaus werden gerade beim HAWIK-R verschiedene Subtestkombinationen gebildet, die sich als Interpretationshypothesen anbieten.
Diese Hypothesen sind von A. S. Kaufman (1979), allerdings in leicht veränderter Form, übernommen worden.
Inwieweit Subtestkombinationen bestimmte klinische Gruppen charakterisieren, muß noch weiter geprüft werden: Für rechtschreibschwache Knaben wurden spezifische Subtestkombinationen gefunden, die sich in Diskriminanzanalysen als hochsignifikant erwiesen und damit für die Einzelfalldiagnostik relevant sind.

HAWIK-III

Im Jahr 1991 erschien in den USA die dritte Version des Wechsler-Tests, der WISC-III, die Bearbeitung erfolgte von J. D. Matarazzo. Gegenüber den Vorversionen wurden sowohl Veränderungen auf der Itemebene (veraltete Items wurden eliminiert, Bilder wurden anschaulicher und farbig gestaltet) als auch auf der Skalenebene durchgeführt (zwei neue Subtests wurden hinzugefügt).
Da die Revision des HAWIK bereits auf die Jahre um 1983 zurückging, mußte von Normverschiebungen ausgegangen werden, d. h. von einer Tendenz zur Überschätzung der IQ-Werte der untersuchten Kinder. Durchschnittlich beträgt der Anstieg 0,3–0,5 IQ-Punkte pro Jahr (Flynn-Effekt). Solche Veränderungen müssen zur regelmäßigen Bearbeitung und Neunormierung von Intelligenztests führen.
Die deutsche Bearbeitung des WISC-III von U. Tewes, P. Rossmann und U. Schallberger liegt inzwischen vor (Dezember 1999).
In der Durchführung des Tests wurde die Reihenfolge der Subtests verändert: Es wird abwechselnd je ein Subtest des Handlungs- und des Verbalteils vorgegeben. Beim HAWIK-III gibt es bis zu vier differenzierte Einstiegsstufen je nach dem Alter der untersuchten Kinder, so daß vor allem die Zeitökonomie berücksichtigt wurde. Daneben wurde aber auch eine sog. Umkehrregel eingeführt: Löst ein Kind das Item seiner Einstiegsstufe nicht, so werden in umgekehrter Reihenfolge die leichteren Items angeboten, bis das Kind zwei Items in Folge löst.
Es wurden zwei neue Subtests in den HAWIK-III aufgenommen.

	Reihenfolge in der Darbietung
Verbalteil	
Allgemeines Wissen (AW)	2
Gemeinsamkeitenfinden (GF)	4
Rechnerisches Denken (RD)	6
Wortschatz-Test (WT)	8
Allgemeines Verständnis (AV)	10
Zahlennachsprechen (ZN)	12

⇩

Handlungsteil	
Bilderergänzen (BE)	1
Zahlen-Symbol-Test (ZST)	3
Bilderordnen (BO)	5
Mosaik-Test (MT)	7
Figurenlegen (FL)	9
Symbolsuche (SS)	11
Labyrinth-Test (LAB)	13

Die Beschreibung der Subtests entspricht dem HAWIK-R (s. o.). Neu hinzugekommen sind:

Symbolsuche: Gepaarte Gruppen von abstrakten Formen und Symbolen, die das Kind daraufhin vergleichen muß, ob beide Gruppen ein gemeinsames Symbol enthalten.
Labyrinth-Test: Eine Serie von unterschiedlich komplexen gezeichneten Labyrinthen, die das Kind zu lösen hat, indem es mit einem Bleistift eine Linie vom Zentrum zum Ausgang zieht.

Die Signierung der Aufgabenantworten des Verbalteils erfolgt meist durch die Vergabe von einem oder zwei Punkten; neben den Lösungskriterien sind viele Beispielantworten im Handbuch zu finden.
Der Normierungsbereich wurde in zweierlei Hinsicht erweitert und ergänzt. Das Altersspektrum reicht jetzt von 6;0–16;11 Jahren; die Normierung erfolgte für Deutschland (natürlich einschließlich der neuen Bundesländer), für Österreich und die deutschsprachige Schweiz an insgesamt 1570 Kindern und Jugendlichen. Die Normwerte sind in Viermonatsschritten gestaffelt; in jeder dieser Normgruppen sind damit ca. 40–50 Kinder.
In der Normierung wurden auch verschiedene Schultypen berücksichtigt, und im Hinblick auf die sonderpädagogische Diagnostik wurden bis zu 10% Sonderschüler in einzelnen Jahrgangsstufen in die Normstichprobe aufgenommen.
Die Auswertungsmöglichkeiten wurden standardmäßig erweitert.
Neben dem Gesamt-IQ, dem Verbal-IQ und dem Handlungs-IQ (wie bisher) werden vier Teilleistungsbereiche bestimmt.
Sie bestehen aus folgenden Subtestkombinationen:

Sprachliches Verständnis	Wahrnehmungsorganisation	Unablenkbarkeit	Arbeitsgeschwindigkeit
Allgemeines Wissen	Bilderergänzen	Rechnerisches Denken	Zahlen-Symbol-Test
Gemeinsamkeitenfinden	Bilderordnen	Zahlennachsprechen	Symbolsuche
Wortschatz-Test	Mosaik-Test		
Allgemeines Verständnis	Figurenlegen		

Die referierten Werte zur Reliabilität der Skalen entsprechen in etwa den bekannten Werten aus dem HAWIK-R, d. h. .95 für den Verbal-IQ, .91 für den Handlungs-IQ und .96 für den Gesamt-IQ. Für die vier Teilleistungsbereiche liegen die Reliabilitäten zwischen .85 und .94.
Vergleichende Untersuchungen zwischen HAWIK-R und HAWIK-III liegen noch nicht vor. Zur Validität des Tests werden faktorenanalytische Studien vorgelegt und Vergleiche zwischen verschiedenen Schulformen in Deutschland, Österreich und der Schweiz.

Hannover-Wechsler-Intelligenztest für Kinder im Vorschulalter (HAWIVA)

Der **Ha**nnover-**W**echsler-**I**ntelligenztest für das **V**orschul**a**lter ist eine deutsche Bearbeitung der Wechsler Preschool and Primary Scale of Intelligence.

Die Bearbeitung wird von den Autoren Eggert und Schuck als Experimentalform bezeichnet, da die Normierung nur in begrenztem Umfang durchgeführt wurde (in einigen Altersgruppen bestanden zu kleine Normierungsstichproben). Dennoch hat sich der HAWIVA in der Praxis wie ein korrekt normierter Test durchgesetzt, der für die Intelligenzbeurteilung von Kindern zwischen 4 Jahren und $6^1/_2$ Jahren verwendet wird. Viele Jahre gab es keine adäquatere Alternative zur Intelligenzbeurteilung in dieser Altersgruppe.
Der Test besteht, dem Wechslerschen Konzept folgend, aus einem Verbal- und einem Handlungsteil sowie sog. Zusatztests (diese Zusatztests sind im amerikanischen Original dem Verbal- bzw. Handlungsteil zugeordnet). In der deutschen Bearbeitung werden diese Tests als Zusatztests aufgenommen, weil sie

sich nicht nach den faktorenanalytischen Untersuchungen in den Verbal- bzw. Handlungsteil eingliedern lassen. Erst bei älteren Kindern ist im HAWIK bzw. HAWIK-R diese Zuordnung möglich.

Verbalteil:	Allgemeines Wissen (AW) Allgemeines Verständnis (AV) Wortschatz-Test (WT)
Handlungsteil:	Labyrinthe (LA) Figurenzeichnen (FA) Mosaik-Test (MT)
Zusatztests:	Tierhäuser (TH) Rechnerisches Denken (RD)

Verbalteil

Allgemeines Wissen: Dieser Subtest erfaßt erworbenes allgemeines Wissen, Faktenwissen.
Beispiel: Welches Tier gibt uns Milch?

Allgemeines Verständnis: Dieser Subtest erfordert praktisches Wissen und die Fähigkeit, frühere Erfolge auszuwerten und anzuwenden.
Beispiel: Was machst du, wenn deine Suppe zu heiß ist?

Wortschatz: Es wird die allgemeine Sprachentwicklung und der Bestand an sprachlichen Kenntnissen geprüft, indem das Kind Wörter erklären soll.
Beispiel: Du kennst doch sicher das Wort ‚Hund'; Hund – was ist das?

Handlungsteil

Labyrinthe: Aus den vorgegebenen Labyrinthen soll mit dem Bleistift der Ausweg gefunden und gezeichnet werden.

Figurenzeichnen: Einfache geometrische Figuren sollen nach Vorlage abgezeichnet werden.
Zur Auswertung liegen im Handbuch viele Beispiellösungen vor.

Mosaik-Test: Aus quadratischen Holzplättchen mit verschiedenen Farben sollen vorgelegte und vorgedruckte Mosaikmuster nachgebaut werden.

Zusatztests

Tierhäuser: Vier verschiedenen Tieren sind in der Vorgabe verschiedenfarbige Stecker zugeordnet. Das Kind soll den weiteren Tierbildern die Stecker mit den richtigen Farben zuordnen.

Rechnerisches Denken: Verschiedene Aufgaben zu Größen und Mengen, zum Abzählen und zu einfachen Additionen und Subtraktionen werden vorgegeben.

Die Auswertung des Tests ist an verschiedenen Stellen nicht befriedigend; es wird auch hier deutlich, daß es sich nur um eine Experimentalform handelt: Für den Verbalteil und für den Handlungsteil werden die Rohwerte der jeweiligen Subtests zusammenaddiert und in einen Normwert umgewandelt. Korrekterweise müßten die Normwerte der jeweiligen Subtests zusammenaddiert werden und in einen Normwert höherer Ordnung (Verbal-, Handlungs-IQ) transformiert werden.
Die Normwerte des HAWIVA sind als C-Werte skaliert, d. h. der Mittelwert ist 5 und die Standardabweichung beträgt 2 (☞ auch Abb. 12.2). Diese Skala ist für einen Leistungstest sehr grob, trägt aber der Vorläufigkeit der Normierung Rechnung. Eine Umwandlung dieser C-Werte in IQ-Werte wird angeboten, bringt aber auch nur Scheingenauigkeit.
In den Aussagemöglichkeiten wird neben dem Gesamtniveau der Kinder auch der Unterschied zwischen dem Verbal- und dem Handlungsteil beurteilt.
Die Erfahrungen der letzten Jahre zeigen deutlich, daß offensichtlich bei diesem Verfahren eine Normverschiebung stattgefunden hat; der Test ist tendenziell zu leicht. Eine Neubearbeitung und Neunormierung des HAWIVA wird in der Literatur angekündigt.

Kaufman-Assessment-Battery for Children (K-ABC)

Die **K**aufman-**A**ssessment-**B**attery for **C**hildren (K-ABC) ist ein neuartiges Testverfahren, das von A. S. Kaufman und N. L. Kaufman 1983 in den USA veröffentlicht wurde und in deutscher Bearbeitung von P. Melchers und U. Preuss (1991) vorgelegt wurde.
Der Test besticht vor allem durch seine theoretische Basis, die auf aktuellen kognitions- und neuropsychologischen Forschungen beruht.
Im Rahmen der intellektuellen Fähigkeiten gruppiert er die Skalen nach

- ganzheitlichem Denken und
- einzelheitlichem Denken.

Mit *ganzheitlichem Denken* wird ein kognitiver Verarbeitungsstil gekennzeichnet, der eher wahrnehmungsgebunden, räumlich-gestalthaft und simultan ist und der Analogieschlüsse verlangt. Im Gegensatz hierzu ist das *einzelheitliche Denken* eher sequentiell und analytisch; bei ihm steht in den Schlußfolgerungen jeder Aspekt in sachlicher und logischer Beziehung zum vorhergehenden, so daß das folgerichtige Kurzzeitgedächtnis hier beansprucht wird.
Unter neuropsychologischen Aspekten gibt es viele Befunde, vor allem aus dem Erwachsenenalter, die nahe legen, daß mit der Zweiteilung von ganzheitlich und

Skalen intellektueller Fähigkeiten	ganzheitlich	einzelheitlich	sprachfrei
Zauberfenster	+		
Wiedererkennen von Gesichtern	+		+
Handbewegungen		+	+
Gestaltschließen	+		
Zahlennachsprechen		+	
Dreiecke	+		+
Wortreihe			
Bildhaftes Ergänzen	+		+
Räumliches Gedächtnis	+		+
Fotoserie	+		+
Fertigkeitsskalen			
Wortschatz			
Gesichter und Orte			
Rechnen			
Rätsel			
Lesen/Buchstabieren (fakultativ)			
Lesen/Verstehen			

einzelheitlich die dominanten Verarbeitungsstile der rechten bzw. linken Großhirnhemisphäre korrelieren (☞ 12.2.2).

Natürlich sind sich die Autoren bewußt, daß an realen Denk- und Problemlöseprozessen praktisch immer beide kognitiven Stile beteiligt sind, so daß sich nur ein *relatives* Übergewicht bei bestimmten Aufgaben und Personen ergibt.

Eine weitere diagnostische Dimension ist in die K-ABC mit der Unterscheidung von *intellektuellen Fähigkeiten* und *Fertigkeiten* eingeführt worden: Während die intellektuellen *Fähigkeiten* dem relativ kulturfairen, lernunabhängigen Potential entsprechen (siehe auch CFT), das in neuartigen Situationen verlangt wird, werden als sog. *Fertigkeiten* erworbene Leistungen abgefragt, wie sie gewöhnlich in der Schule gelernt werden (auch *fluid* vs. *crystalize ability*).

Die Skalen der Fähigkeiten erweisen sich in den Untersuchungen als relativ kulturunabhängig, so daß Angehörige verschiedener ethnischer Gruppen und Minderheiten damit besser untersucht werden können, ein Aspekt, der in modernen, multikulturellen Gesellschaften Bedeutung gewinnt.

Aus den Diskrepanzen von Fähigkeiten und Fertigkeiten kann geschlossen werden, wie weit ein Kind in seiner Umgebung gefördert wurde, ob es gute Förderpotentiale gibt oder ob ein Kind bereits längst an bzw. über seiner Leistungsgrenze arbeitet (overachiever, s. u.).

Allerdings warnen die Autoren auch davor, deshalb die intellektuellen Fähigkeiten verkürzt als angeborenes und unveränderbares Potential zu interpretieren.

Kurzbeschreibungen der Subtests

Skalen intellektueller Fähigkeiten

Zauberfenster: Geprüft wird die Fähigkeit eines Kindes, ein Objekt zu erkennen und zu benennen, dessen Bild in einer Drehbewegung hinter einem kleinen Schlitz so gezeigt wird, daß das Bild stets nur zu einem kleinen Teil zu sehen ist.

Wiedererkennen von Gesichtern: Geprüft wird die Fähigkeit des Kindes, sich einem oder zwei Gesichtern intensiv zuzuwenden, deren Fotografien kurz dargeboten werden, und die richtigen Personen auf einem Gruppenfoto wiederzuerkennen, das sie in einer anderen Positur zeigt.

Handbewegungen: Geprüft wird die Fähigkeit, präzise die Folge von Bewegungen nachzumachen, die der Versuchsleiter mit seiner Hand vorgibt, indem er die Tischplatte mit Faust, Handfläche oder der Handkante berührt.

Gestaltschließen: Geprüft wird die Fähigkeit, Lücken in einer teilweise unvollständigen ‚Tintenkleckszeichnung' durch geistige Verarbeitung zu schließen und diese Zeichnung adäquat zu benennen oder zu beschreiben.

Zahlennachsprechen: Gemessen wird die Fähigkeit eines Kindes, eine vom Versuchsleiter vorgesprochene Folge von Zahlen richtig zu wiederholen.

Dreiecke: Geprüft wird die Fähigkeit, eine Anzahl gleicher Gummidreiecke, deren eine Seite blau und die andere gelb ist, so zusammenzulegen, daß diese dem Bild einer abstrakten Figur entspricht.

Wortreihe: Geprüft wird die Fähigkeit, auf die Umrisse von Objekten in derselben Reihenfolge zu zeigen, wie diese vom Versuchsleiter zuvor genannt wurden. Bei Schulkindern wird diese Fähigkeit auch unter Verwendung einer zusätzlichen interferierenden Aufgabe gemessen.

Bildhaftes Ergänzen: Geprüft wird die Fähigkeit, aus einer Auswahl die Abbildung oder die abstrakte Figur auszuwählen, die eine Analogie am besten vervollständigt.

Räumliches Gedächtnis: Geprüft wird die Fähigkeit, sich an die Stellung von Bildern, die nach dem Zufallsprinzip auf einer Seite angeordnet sind, zu erinnern und sie auf der folgenden Seite den Kästchen in einem Raster zuzuordnen.

Fotoserie: Geprüft wird die Fähigkeit, eine ungeordnete Reihe von Fotografien, die ein Ereignis darstellen, zu organisieren und die Fotografien dann in zeitlich richtiger Reihenfolge anzuordnen.

Fertigkeitsskalen

Wortschatz: Geprüft wird die Fähigkeit des Kindes, den richtigen Namen für einen Gegenstand anzugeben, der auf einer Fotografie abgebildet ist.

Gesichter und Orte: Geprüft wird die Fähigkeit, auf der Grundlage einer Abbildung den Namen einer Comicfigur, einer berühmten Persönlichkeit oder eines bekannten Ortes anzugeben.

Rechnen: Gemessen wird die Fertigkeit, Zahlen zu erkennen, zu zählen, zu rechnen sowie das Verständnis für mathematische Konzepte.

Rätsel: Geprüft wird die Fähigkeit des Kindes, den Namen eines konkreten oder abstrakten sprachlichen Konzepts herzuleiten und zu nennen, von dem ihm einige Charakteristika vorgegeben werden.

Lesen/Buchstabieren: Geprüft wird die Fertigkeit des Kindes, Buchstaben zu erkennen, Wörter zu lesen und auszusprechen.

Lesen/Verstehen: Geprüft wird die Fähigkeit des Kindes, sein Leseverständnis darzustellen, indem es die im zu lesenden Text gegebenen Anweisungen ausführt.

Die K-ABC ist für Kinder im Alter von 2;6 bis 12;5 Jahren normiert; die Normen sind in Dreimonatsschritten gestaffelt. Es wurde versucht, in die Standardisierungsstichprobe verschiedene Bildungsgrade und Schulformen sowie den gesamten deutschen Sprachraum (Deutschland, Österreich, Schweiz und Südtirol [Italien]) einzubeziehen. Darüberhinaus wurden gezielt auch auffällige Kinder aus Erziehungsberatungsstellen und mit medizinischen und/oder psychologischen Diagnosen aufgenommen.

Zur Auswertung werden zunächst die Rohwerte eines jeden Subtests in Skalenwerte umgerechnet; sie sind, wie die Subtests des HAWIK-R mit dem Mittelwert 10 und der Standardabweichung 3 normiert (☞ auch Abb. 12.2).

Im nächsten Auswertungsschritt werden die Zusammenfassungen in die Skalen *einzelheitliches* und *ganzheitliches Denken*, sowie *intellektuelle Fähigkeiten* und *Fertigkeiten* vorgenommen und die Summen der Skalenwerte ermittelt. Diese Skalen sind, wie üblicherweise Intelligenzskalen, mit dem Mittelwert 100 und der Standardabweichung 15 normiert.

Auf dieser Ebene können dann diagnostisch relevante Differenzen zwischen diesen Skalen erkannt und die intra-individuellen Stärken und Schwächen innerhalb der zusammengefaßten Skalen erkannt werden. Sind in den Fertigkeitsskalen schwächere Leistungen erzielt worden als in den Fähigkeitsskalen, so muß man davon ausgehen, daß das Kind nicht genügend Anregungen aus seiner Umwelt (Familie, Kindergarten, Schule) erhalten hat. Im umgekehrten Fall geht man davon aus, daß ein Kind gut gefördert wurde und eher an seiner Leistungsgrenze oder darüber arbeitet (over-achiever); hier sind Anzeichen chronischer Überforderung zu befürchten.

Als eine zweite Stufe der Interpretation werden die *Profilinterpretationen* vorgeschlagen. Als *Profile* werden hier *Untertestkombinationen* verstanden, die sich durch gemeinsame Merkmalsaspekte auszeichnen.

Interpretationen auf dieser Ebene sind in einem viel engeren Sinne Anwendungen psychologischer Theorie; diese Interpretationen können dringend empfohlen werden.

Die Analyse auf dieser Ebene ist psychologisch vielversprechend, aber auch arbeitsaufwendig. Es kann hier nur die Verwendung von Computerprogrammen angeraten werden, die von KAUFMAN als „Hypothesengeneratoren" bezeichnet werden; u. U. müssen sich psychologische Dienste an Institutionen diese Auswertesysteme selbst programmieren.

In den Tabellen 12.4a–d werden die verschiedenen Subtestkombinationen vorgestellt.

Culture Fair Intelligence Test (CFT 20)

Der **C**ulture **F**air Intelligence **T**est – Scale 2 von R. B. CATTELL (1960) liegt in überarbeiteter deutscher Fassung als CFT 20 von R. WEISS (1978) vor.

Nach den Absichten der Testautoren soll mit dem CFT 20 eine valide Diagnose der grundlegenden geistigen Leistungsfähigkeit (‚g'-Faktor) möglich sein. Von einem ‚kultur-fairen' Test wird erwartet, daß er frei von Einflüssen des soziokulturellen, erziehungsspezifischen und rassischen Hintergrundes ist. Es soll dadurch möglich werden, die Ursachen eines niedrigen oder hohen Leistungsniveaus zu verstehen und personspezifische Komponenten von den sozialen, schulischen und milieuspezifischen Komponenten zu trennen.

Natürlich kann auch dieses Verfahren nicht restlos die genannten Bedingungen erfüllen, denn schon der Umgang mit Papier und Bleistift spiegelt beispielsweise schulisches Erleben wider.

Die Testaufgaben sind in vier Gruppen gegliedert und auf zwei Testteile verteilt (Abb. 12.7):

Reihenfortsetzen
Klassifikationen
Matrizen
Topologische Schlußfolgerungen

Reihenfortsetzen: Eine Serie von drei graphischen Elementen muß durch ein viertes Element fortgesetzt werden. Das vierte Element wird aus fünf Möglichkeiten ausgewählt (multiple choice).

Tab. 12.4a–d: Tafeln zur Profilinterpretation in der K-ABC [E 125]

Tab. 12.4a: Fähigkeiten, die von mindestens zwei Untertests der Skala intellektueller Fähigkeiten gemessen werden

Untertests	**Gemessene Fähigkeiten**									
	Analysieren durch Zergliederung	**Beachtung von (visuellen) Details**	**„Fluid" ability**	**Organisation der Wahrnehmung**	**Reproduktion eines Modells**	**Kurzzeitgedächtnis (auditorisch)**	**Kurzzeitgedächtnis (visuell)**	**Räumliche Fähigkeiten**	**Visuellmotorische Koordination**	**Visuelle Organisation ohne wesentliche Aktivität**
1. Zauberfenster		x					x	x		
2. Wiedererkennen von Gesichtern		x	x				x			x
3. Handbewegungen			x	x	x		x	x	x	
4. Gestaltschließen		x		x				x		x
5. Zahlennachsprechen			x		x	x				
6. Dreiecke	x		x	x	x			x	x	
7. Wortreihe			x			x				
8. Bildhaftes Ergänzen	x	x	x	x				x		x
9. Räumliches Gedächtnis			x	x	x		x	x		x
10. Fotoserie	x	x		x				x		x

Tab. 12.4b: Fertigkeiten, die von mindestens zwei Untertests der Fertigkeitenskala gemessen werden

Untertests	**Gemessene Fertigkeiten**				
	Angewandte (schulbezogene) Fertigkeiten	**„Crystzalized-Ability"**	**Faktenwissen (angeeignetes Wissen)**	**Bildung verbaler Konzepte**	**Wortschatz**
11. Wortschatz		x	x	x	x
12. Gesichter und Orte		x	x		
13. Rechnen	x	x			
14. Rätsel		x	x	x	x
16. Lesen/Verstehen	x	x		x	

Klassifikation: In einer Reihe von fünf graphischen Elementen haben vier Elemente wesentliche Gemeinsamkeiten, bilden eine Klasse. Das fünfte Element soll als Unpassendes aussortiert werden.

Matrizen: In einer Matrix aus vier Plätzen fehlt eine Stelle. Durch logische Multiplikation (s. u.) muß die Stelle gedanklich ergänzt und aus einer Reihe von fünf Elementen ausgewählt werden.

Topologische Schlußfolgerungen: Es müssen topologische Relationen allgemein erkannt werden; diesen Bedingungen entsprechend ist ein Element aus fünf Elementen auszuwählen.

Im Teil 2 des Tests werden in der gleichen Reihenfolge die vier Skalen nochmals angeboten, entweder nach einer kurzen Pause oder an einem anderen Tag.

Tab. 12.4c: Aspekte der Leistung, die von mindestens zwei Untertests des Gesamtverfahrens gemessen werden

Untertests	Aspekte der Leistung									
	Unterscheidung wesentlicher von unwesentlichen Details	Frühe Sprachentwicklung	Langzeitgedächtnis	Gewandtheit im Umgang mit Zahlen	Verständnis der Beziehung Teil/Ganzes (Synthese)	Schlußfolgerndes Denken	Sprachliches Verständnis (Akustisch)	Sprachlicher Ausdruck	Visuelle Wahrnehmung abstrakter Reize	Visuelle Wahrnehmung bedeutungshaltiger Reize
Skala intellektueller Fähigkeiten										
1. Zauberfenster	x	x	x		x			x		x
2. Wiedererkennen von Gesichtern	x									x
3. Handbewegungen										
4. Gestaltschließen		x	x		x			x		
5. Zahlennachsprechen				x						
6. Dreiecke					x	x			x	
7. Wortreihe		x					x			x
8. Bildhaftes Ergänzen	x					x			x	
9. Räumliches Gedächtnis										
10. Fotoserie	x				x	x				x
Fertigkeitsskala										
11. Wortschatz		x	x					x		x
12. Gesichter und Orte			x					x		x
13. Rechnen			x	x		x	x		x	x
14. Rätsel	x	x	x		x	x	x	x		
16. Lesen/Verstehen			x							

Der Test ist für Kinder von 8;6 bis 18 Jahren normiert. Neben den Altersnormen sind noch Normen für die Klassenstufen und die Schulzugehörigkeit ermittelt worden. Die Standardisierung erfolgte in der Bundesrepublik Deutschland, die damalige Verteilung der Schulformen wurde berücksichtigt. Der Test ist hinsichtlich seiner Reliabilität sehr gut. Eine differenzierte Interpretation nach den vier Skalen und den beiden Testteilen wird im Handbuch nicht nahegelegt.

Eine Vielzahl empirischer Untersuchungen zeigt den CFT als brauchbares Instrument zur Beurteilung pädagogischer Maßnahmen (z. B. eines kognitiven Trainings) bei normalbegabten und lernbehinderten Kindern.

Auch im Überweisungsverfahren an Sonderschulen wird der CFT häufig eingesetzt, leider gelegentlich auch als einziges Intelligenztestverfahren. Der Einsatz in diesem Entscheidungsfeld ist möglich, da gerade im unteren Leistungsbereich der CFT 20 gut differenziert.

In den letzten Jahren erweist sich der CFT wegen seiner relativen Kulturunabhängigkeit als ein geeignetes

Tab. 12.4d: Einflüsse, die bei mindestens zwei Untertests der K-ABC auf die Leistung einwirken

Untertests	**Einflüsse auf die Leistung**									
	Fähigkeit, trotz Unsicherheit zu antworten	**Aufmerksamkeit der Umwelt gegenüber**	**Ängstlichkeit**	**Aufmerksamkeitsspanne/ Ablenkbarkeit**	**Konzentration**	**Feldabhängiger/ feldunabhängiger kognitiver Stil**	**Flexibilität**	**Impulsivität**	**Perseveration**	**Entwicklung von Strategien**
Skala intellektueller Fähigkeiten										
1. Zauberfenster	x			x	x	x		x		
2. Wiedererkennen von Gesichtern			x	x	x		x	x		x
3. Handbewegungen			x	x	x				x	x
4. Gestaltschließen	x	x				x	x		x	
5. Zahlennachsprechen			x	x						
6. Dreiecke						x	x			x
7. Wortreihe			x	x	x		x			x
8. Bildhaftes Ergänzen	x						x	x		x
9. Räumliches Gedächtnis			x	x	x	x	x			x
10. Fotoserie		x			x			x		x
Fertigkeitsskala										
11. Wortschatz		x								
12. Gesichter und Orte		x								
13. Rechnen		x	x	x	x					
14. Rätsel		x		x	x			x	x	
16. Lesen/ Verstehen	x	x								

Instrumentarium zur Untersuchung fremdsprachiger Kinder.

Raven-Matrizentests

Erstmals im Jahr 1938 hat J. C. Raven einen sog. Matrizentest veröffentlicht, die *Standard Progressiven Matrizen (SPM)*. Als Matrix bezeichnet man dabei eine geometrische Anordnung oder Darstellung, die durch visuelle oder logische Analyse in der horizontalen *und* in der vertikalen Richtung gleichzeitig zu lösen ist. Der Vorgang wird meist als logische Multiplikation bezeichnet (Abb. 12.8).

Dieser Test besteht aus 5 Serien (A, B, C, D und E) von jeweils 12 Aufgaben, die innerhalb jeder Serie der Schwierigkeit nach geordnet sind.

Für klinische Zwecke und für die Anwendung bei jüngeren Kindern wurden ebenso wie zur Anwendung bei alten Menschen die *Coloured Progressiven Matrizen (CPM)* entwickelt. Die Aufgabenserien A und B aus den Standard Progressiven Matrizen wurden durch eine Serie AB ergänzt und das Material farbig gestaltet. Die Serie AB ist in ihrem Schwierigkeitsgrad zwischen den Serien A und B angesiedelt. Die CPM wurden 1949 veröffentlicht, 1956 neu geordnet und revidiert.

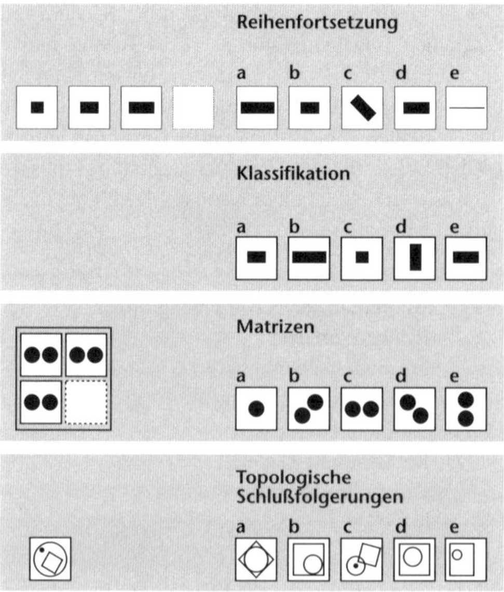

Abb. 12.7: Bildbeispiele aus dem Culture Fair Intelligence Test (CFT 20). [E 132]

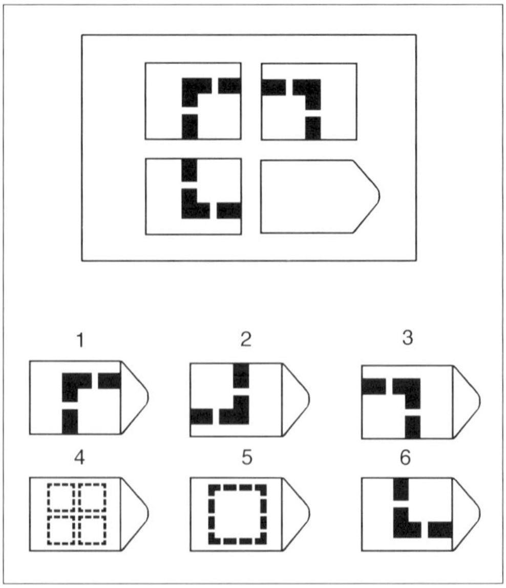

Abb. 12.8: Bildbeispiel aus der Serie AB der Coloured Progressiven Matrizen (CPM). [E 136]

In Deutschland existiert noch eine Serie von 10 sehr leichten Aufgaben, die den CPM vorgeschaltet werden können. Sie sind im allgemeinen Gebrauch als *warming up* einsetzbar oder für die Diagnostik von lern- oder geistigbehinderten Kindern gedacht. Für diese zwei Gruppen existieren Normen im Rahmen der *Testbatterie für geistig behinderte Kinder (TBGB, s. u.)*. Diese Serie von 10 sehr leichten Aufgaben heißt *Bunte Matrizen (BM)*.

Für höher begabte Menschen wurde eine insgesamt schwierigere Version, die *Advanced Progessiven Matrizen (APM)* entwickelt.

Die CPM gelten als Test zur Messung der allgemeinen Intelligenz (‚g'-Faktor nach SPEARMAN); er ist sprachfrei, gilt als kulturfrei, ideologieunabhängig und unbeeinflußbar durch den sozioökonomischen Status.

Der Anwendungsbereich des Tests ist weit gestreut. Es wurden Vergleichsuntersuchungen mit motorisch Behinderten, Sehbehinderten, Hörbehinderten und psychisch Gestörten durchgeführt. Im Gesamtergebnis konnte eine relative Unabhängigkeit von den spezifischen Störungen festgestellt werden.

Eine relevante Ausnahme ergibt sich bei Personen mit zerebralen Dysfunktionen, bei denen es aufgrund der ‚allgemeinen Gestaltschwäche' nicht zum adäquaten Ausdruck ihrer Allgemeinbefähigung kommt. Zahlreiche Untersuchungen belegen diesen Sachverhalt, so daß die CPM in den 50er und 60er Jahren häufig zur Differenzierung von hirngeschädigten und nicht-hirngeschädigten Menschen eingesetzt wurden.

Anhand der CPM sollen kurz Möglichkeiten der **Fehleranalyse** dargestellt werden, denn durch sie kann es gelingen, jenem Prozeß auf die Spur zu kommen, der Kinder zu *andersartigem Denken* veranlaßt. Gleichzeitig sind wir überzeugt, daß durch Fehleranalysen Förderansätze gewonnen werden können.

Bei den CPM gibt es zwei relevante Fehlerklassen:

- Fehler durch Gestaltschließung
- Raum-Lage-Fehler.

Fehler durch Gestaltschließung: Dieser Fehler ist eine extrem seltene Alternative. Die Kinder geben hier die Lösungsgestalt in verkleinerter Form wieder und halten das als ihre Lösung fest (Alternative 5 in Abb. 12.8).

Dieser Fehler kommt normalerweise bei sehr kleinen Kindern vor, für die allerdings der Test noch nicht vorgesehen ist.

Bei vielen Kindern, speziell bei impulsiven Kindern, werden diese Alternativen gezeigt; die Kinder korrigieren sich spontan und zeigen dann eine bessere Antwort.

Die Auftretenswahrscheinlichkeit von zweien (oder mehr) dieser Fehler ist geringer als 1%, so daß hier schnell diagnostische Relevanz erreicht ist.

Raum-Lage-Fehler: Dieser Fehler ist nicht so selten wie der Fehler durch Gestaltschließung, er ist also ein weniger schwerwiegender Fehler!

Der Patient gibt eine Alternative an, die mit der korrekten Lösung gestaltidentisch ist, aber in der räumlichen Orientierung gedreht oder geklappt ist (Alternativen 1, 3 und 6 in Abb. 12.8).

Es ist möglich, daß in den CPM bei 21 (von 36) Aufgaben dieser Fehler gezeigt wird, so daß eine Skalierung und damit die Angabe eines diagnostisch relevanten Grenzwertes erfolgen kann (DACHENEDER, 1981).

Eigene Verlaufsbeobachtungen zeigen, daß die Fehler durch Gestaltschließung früher vorkommen und bei behinderten Kindern nach 1–2 Jahren durch die Raum-Lage-Fehler abgelöst werden; erst danach werden einige Zeit später korrekte Lösungen gewählt. Das bedeutet, daß auch durch die Veränderung der Fehlerarten ein Entwicklungsvorgang zum Ausdruck kommen kann.

Wir empfehlen deshalb die Anwendung dieses Verfahrens bei zerebral geschädigten Kindern gerade wegen der Möglichkeit der Fehleranalyse; ihr kognitives Anderssein kann so beschrieben werden.

Vergleichende Untersuchungen mit dem HAWIK-R und den CPM machten in den letzten Jahren deutlich, daß die CPM ein tendenziell zu günstiges Maß für die allgemeine Intelligenz abgeben, weil die Normen inzwischen nicht mehr aktuell sind. Im Mittel werden mit den CPM 12 IQ-Punkte mehr erreicht als beim HAWIK-R. Dieser Sachverhalt muß berücksichtigt werden, wenn im Sonderschulüberweisungsverfahren die CPM als zeitsparende Alternative zu einem aufwendigeren Einzeltest gewählt werden.

French-Bilder-Intelligenz-Test (FBIT)

Der **F**rench-**B**ilder-**I**ntelligenz-**T**est in der deutschen Fassung von HEBBEL u. HORN (1976) beruht auf dem *Pictorial Test of Intelligence* von J. L. FRENCH (1964) und gilt als Test zur Beurteilung der kognitiven Entwicklung ohne zusätzlichen Einfluß der Motorik.

Bei diesem Test werden große Bildkarten (27,5 × 27,5 cm) den Kindern einzeln präsentiert; darauf sind jeweils vier Bilder angeordnet, von denen der Proband nach verschiedenen Aufgabenstellungen je eines auswählen muß. Die Antworten werden durch Minimalmotorik, z. B. durch einfaches Hindeuten, gegeben.

Der FBIT bietet sich deshalb auch bei Kindern mit deutlichen Bewegungsstörungen als Testalternative an. Im Einzelfall kann die Abfrage für ein Kind auf eine Ja-Nein-Alternative beschränkt werden, wenn das Hindeuten vom Testleiter oder von einem umlaufenden Zeiger übernommen wird; allerdings müssen dann alle vier Bilder einer Karte auf Ja–Nein hin abgefragt werden.

Der Test enthält sechs Aufgabengruppen:
- Bilder-Wortschatz
- Formunterscheidung
- Informationserfassung
- Ähnlichkeiten
- Mengen und Zahlen
- Kurzzeitgedächtnis

Bilder-Wortschatz: Es wird die Kenntnis von Begriffen geprüft, indem ein richtiges Bild dem gehörten Wort zugeordnet wird. Die Aufgabenstellung entspricht derjenigen des Peabody Picture Vocabulary Test (Teil der Testbatterie für geistig behinderte Kinder, s. u.).
Beispiel: „Zeige mir bitte den *Sessel*!"; Alternativen sind ein *Stuhl*, *Tisch* und *Sofa*.

Formunterscheidung: Auf einem kleinen Bildkärtchen wird eine Strichzeichnung gezeigt, und auf der großen Karte muß die gleiche Figur gefunden werden; die Zeichnungen sind z. T. sehr ähnlich.

Information und Verständnis: Diese Aufgabengruppe umfaßt Wissens- und Verständnisfragen; die Begriffsbildung erfolgt hier auf der Ebene des Funktionsverständnisses.
Beispiel: „Suche das, was schneidet." Gezeigt werden ein *Messer*, eine *Tasse*, ein *Bügeleisen* und ein *Schuh*.

Ähnlichkeiten: Auf der großen Bildkarte haben drei Abbildungen wesentliche Gemeinsamkeiten und bilden eine Gruppe; das Kind muß diese Gruppe erkennen und das nicht dazugehörende Bild zeigen.
Beispiel: Vier Kreuze sind abgebildet, davon ist eines schräg angeordnet und drei Kreuze gerade.

Mengen und Zahlen: Es sind Aufgaben zur Größenwahrnehmung, Mengenerfassung, Zahlenkenntnis und mit einfachsten Rechenoperationen zusammengestellt.
Beispiel: „Suche das Nest mit den *meisten* Eiern."; „Suche das Nest mit *4* Eiern".

Kurzzeitgedächtnis: Eine kleine Bildkarte wird für 5 Sekunden präsentiert, anschließend wird diese Karte entfernt; die große Karte wird präsentiert und das Kind aufgefordert, das gleiche Bild zu zeigen.

Der FBIT ist für Kinder von 4 bis 8 Jahren normiert. Die Rohwerte werden in Prozentränge und in T-Werte (Mittelwert 50, Standardabweichung 10) umgewandelt (☞ auch Abb. 12.2). Die Normtabellen sind in Halbjahresschritten gestaffelt.

Neben den sechs Skalenwerten kann auch ein Gesamttestwert gebildet werden. Dieser Gesamttestwert setzt sich aus der Summe der Rohwerte zusammen. Dieses Verfahren ist methodisch unbefriedigend: wenn schon ein Gesamttestwert gebildet wird, dann müßte er als Mittelwert der *normierten* Skalenwerte errechnet werden.

Die Reliabilitäten sind für alle Altersjahrgänge befriedigend bis gut.

Insgesamt wurden nicht sehr viele empirische Untersuchungen mit dem FBIT durchgeführt. Anwendungen bei sprachentwicklungsverzögerten und bei lernbehinderten Kindern bescheinigen dem Verfahren auch hier seine Brauchbarkeit.

Wir sehen die größte Bedeutung des FBIT in seiner relativen Motorikfreiheit, so daß er bei bewegungsgestörten Kindern mit Minimalmotorik zu einer guten Orientierung eingesetzt werden kann; gleichzeitig wird keine Expressivsprache von den Kindern erwartet.

Testbatterie zur Erfassung kognitiver Operationen (TEKO)

Die **T**estbatterie zur **E**rfassung **k**ognitiver **O**perationen (TEKO) ist ein Verfahren, das auf der kognitiven Entwicklungspsychologie von Jean PIAGET beruht (☞ 12.2.1). Sie wurde 1975 von W. WINKELMANN veröffentlicht.

Dieser Test ermittelt das Entwicklungsniveau verschiedener konkreter Denkoperationen, klärt also, ob und in welchem Ausmaß ein Kind solche Operationen beherrscht. Der Test zielt demnach auf das dritte Stadium, die Stufe der konkreten Operationen, in PIAGETS Entwicklungstheorie ab.

Auch hier muß man verschiedene Operationen getrennt prüfen, um ein Gesamtbild zu erhalten. Tatsächlich kommt empirisch eine ziemlich ausgeprägte Inkonsistenz des Verhaltens von einer Operationsart zur anderen vor, so daß es nicht sinnvoll erscheint, das Erreichen des konkret-operationalen Stadiums überhaupt diagnostizieren zu wollen.

Die TEKO verfolgt verschiedene Zwecke:

- Entwicklungsdiagnose
- Intelligenzdiagnose
- Planung gezielter, individualisierter Förderungsmaßnahmen
- Lernkontrolle von PIAGET-orientierten Förderungsmaßnahmen.

Die Testaufgaben sind den experimentellen Beobachtungen und Fallbeispielen von PIAGET nachempfunden; allerdings wird nicht mit verschiedenem Material experimentiert, sondern die Aufgaben sind als Papier-Bleistift-Test umgesetzt.

Der Test besteht aus 9 Aufgabengruppen:

1. Substanzerhaltung: Es wird geprüft, ob erkannt wird, daß sich eine Flüssigkeitsmenge durch das Umschütten in ein anders geformtes Glas nicht verändert.
Nach PIAGET beteiligte Denkvorgänge sind: Reversibilität (der Umschüttvorgang könnte rückgängig gemacht werden), Kompensation (die geringe Höhe des einen Glases beispielsweise wird durch den größeren Durchmesser ausgeglichen), Identität (es bleibt auch nach dem Umschütten dieselbe Flüssigkeit), Abhebung vom Additions-Subtraktions-Schema (es wird weder etwas zugefügt noch etwas weggenommen).

2. Zahlerhaltung: Es soll erkannt werden, daß die zahlenmäßige Gleichheit erhalten bleibt, auch wenn die Anordnung der Elemente verändert wird. Dieser Vorgang ist grundlegende Voraussetzung für die Entstehung des operatorischen Zahlbegriffes.

3. Klasseninklusion: Es wird geprüft, inwieweit ein Kind in der Lage ist, den Umfang eines Oberbegriffes mit dem Umfang eines Unterbegriffes zu vergleichen und damit ein System hierarchisch verschachtelter Klassen zu bilden.

4. Matrizen: Im Test soll der Inhalt einer Leerstelle in Matrizen durch logische Multiplikation von Klassen herausgefunden werden.

5. Raum-Lage: Das Kind soll durch das Einzeichnen in Vorlagen zeigen, ob es sich auf die Horizontale oder Vertikale bezieht, oder von anderen (nicht lotrechten) Bezugsobjekten verführen läßt (Wird beispielsweise der Schornstein am Haus senkrecht oder rechtwinklig zur Dachschräge eingezeichnet?).

6. Asymmetrische Seriation: Es wird geprüft, ob ein Kind in der Lage ist, verschieden große Objekte der Größe nach zu ordnen.

7. Ordinale Zuordnung: Ist das Kind fähig, durch Zuordnung von Objekten aus zwei asymmetrischen Reihen Paare zu bilden, die sich in ihrer Ordnung entsprechen? Es sollen verschiedene Gegenstände paarweise der Größe nach geordnet werden.

8. Reihenfolgen: Das Kind wird gefragt, ob sich die Reihenfolge von drei verschieden farbigen Kreisen ändert, wenn die Kreise entlang abgewinkelter Strecken bewegt werden. Beispielsweise kehrt sich die Reihenfolge um, wenn die Kreise durch ein U-förmiges Rohr bewegt werden und in der entgegengesetzten Richtung ankommen.

9. Messen: Die Größe von zwei Gegenständen soll verglichen werden, indem mit einem Längenstreifen ohne Maßeinteilung die Gegenstände abgemessen werden. Der Streifen hat dabei die mittlere Größe, die Gegenstände können nicht direkt verglichen werden. Die Kinder sollen darüber hinaus die Schlußfolgerungen begründen.

Für Kinder von 5 bis 8 Jahren existieren Vergleichsnormen (man beachte, daß bei PIAGET des Stadium der konkreten Operationen eher bei Kindern von 7 bis 11 Jahren angenommen wird). Die Rohwerte werden analog zu traditionellen psychometrischen Tests in Normwerte, hier Prozentränge, umgewandelt. Da die mitgeteilten Daten wegen verschiedener Vorbehalte den „Charakter von vorläufigen ‚Quasi-Normen'" haben, wird vorsichtig von ‚Orientierungsdaten' gesprochen.

Die angegebenen Reliabilitäten sind bei einigen Aufgabengruppen gering im Vergleich mit anderen Tests. Es ist nicht vorgesehen, zusammenfassende Maße über alle Skalen zu bilden, etwa ein Gesamtmaß für die Stufe der konkreten Operationen.

Testbatterie für geistig behinderte Kinder (TBGB)

Die **T**est**b**atterie für **g**eistig **b**ehinderte Kinder (TBGB) von BONDY, COHEN, EGGERT und LÜER wurde 1969 erstmals veröffentlicht.

Die TBGB ist eine Zusammenstellung von sieben Testverfahren, die zum Teil auch als Einzeltests Verwendung gefunden haben:

CMM	Columbia Mental Maturity Scale
BM + CPM	Bunte und Progressive Matrizen (s. o.)
PPVT	Peabody Picture Vocabulary Test
BA	Befolgen von Anweisungen
KP	Kreise Punktieren
LOS	Hamburger Version der Lincoln Oseretzky Motor Development Scale (☞ 12.4.6)
VSMS	Vineland Social Maturity Scale

Die CMM umfaßt Aufgaben zur Klassifikation. Beispielsweise soll aus einer Reihe von drei Dreiecken und einem Viereck herausgefunden werden, welche Form nicht dazugehört.

Der PPVT ist ein Bilderwortschatztest. Präsentiert werden dabei Seiten mit jeweils vier Abbildungen; das Kind soll ein Bild davon nach Aufforderung zeigen, etwa aus vier Gesichtern mit verschiedenem Ausdruck dasjenige auswählen, das Freude zeigt.

Beim BA sollen die Kinder ein- und mehrteilige Aufträge erfüllen. Beispiel: „Nimm das Auto und die Puppe und lege beides auf den Tisch".

Die VSMS soll eine Abschätzung des sozialen Entwicklungsstandes erlauben, indem Fertigkeiten der Selbständigkeit beobachtet werden, z. B. das Ausziehen der Kleidung.

Die Besonderheit dieses Verfahrens liegt darin, daß es an geistig behinderten und lernbehinderten Kindern normiert wurde. Das bedeutet, daß die Aussagemöglichkeiten auf diese speziellen Normierungsgruppen zu beziehen sind; es werden also keine IQ-Werte (oder andere Quotienten) gebildet, sondern ein Kind wird als über- oder unterdurchschnittlich in bezug auf die Gruppe der geistig Behinderten klassifiziert. Der Mittelwert wird mit dem T-Wert 50 bei einer Standardabweichung von 10 gebildet (☞ auch Abb. 12.2)

Die Normierungsangaben über die Gruppe der Lernbehinderten sind nur eingeschränkt verfügbar (Mittelwerte und Standardabweichungen). Diese Angaben erlauben aber die diagnostische Unterscheidung zwischen dieser Gruppe und den geistig behinderten Kindern (Abb. 12.5).

Bei der Auswahl der kognitiven Tests ist kritisch anzumerken, daß sie ausschließlich im Antwortmodus des Multiple-choice konstruiert sind. Das hat zur Folge, daß Probleme und Störungen, die in der freien Produktion von Lösungen liegen, z. B. dyspraktische Störungen, überhaupt nicht miterfaßt werden können. Da wir davon ausgehen, daß die Probleme mit der freien Produktion von Lösungen bei vielen geistig behinderten Kindern in Schule und Alltag eine große Rolle spielen, ist die Validität im Sinne von Alltagstauglichkeit eingeschränkt. Die Testergebnisse führen aus diesem Grund zu einer tendenziellen Überschätzung der Kinder.

Die Normierung der TBGB erfolgte 1965–1967 an Kindern im Alter von 7 bis 13 Jahren (9 bis 13 Jahre bei den Lernbehinderten). Wir müssen heute damit rechnen, daß diese Normen nicht mehr sehr zuverlässig sind, sondern zu Überschätzungen führen [71, 74, 81, 83, 85, 88, 92, 93, 97, 101, 124, 127, 128].

12.4.4 Tests zur Sprachentwicklung

Psycholinguistischer Entwicklungstest (PET)

Der **P**sycholinguistische **E**ntwicklungs**t**est (PET) von M. ANGERMAIER (1974) ist die deutsche Version des *Illinois Test of Psycholinguistic Abilities (ITPA)* von KIRK und MCCARTHY. Der Test wurde ursprünglich entwickelt, um die die kognitiven Fähigkeiten geistig behinderter Kinder zu messen und pädagogische Maßnahmen einzuleiten.

Die theoretischen Grundlagen lieferte das Kommunikationsmodell von OSGOOD (1957). Dieses Modell postuliert drei Ebenen kognitiv-sprachlicher Funktionen:

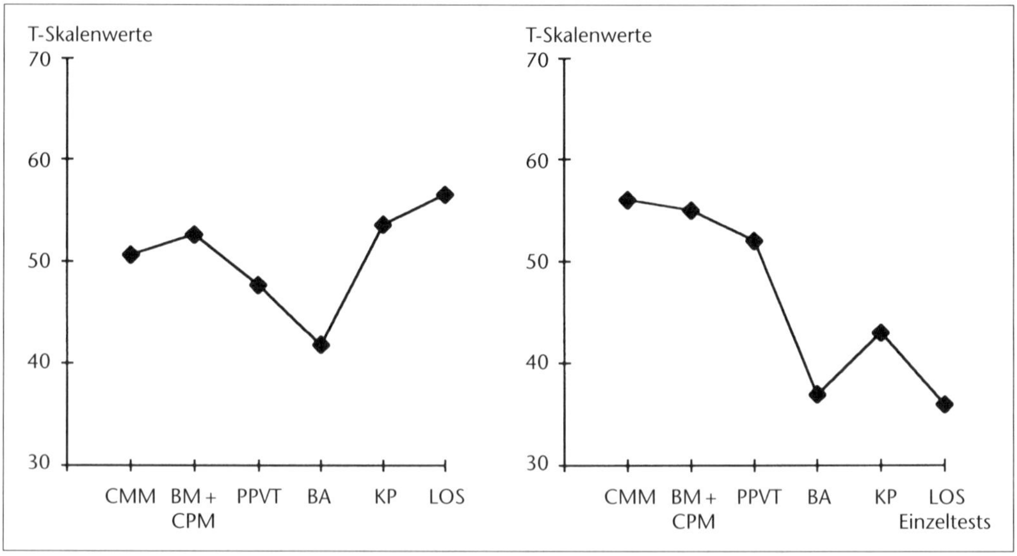

Abb. 12.9: *Profil eines geistig behinderten Kindes (links) und Profil eines lernbehinderten Kindes mit spezifischen motorischen Schwächen in der Testbatterie für geistig behinderte Kinder (TBGB). Man beachte, wie gering die Unterschiede der beiden Profile in den kognitiven Tests sind! [M 145]*

1. Ebene der Kommunikationskanäle: Damit sind in erster Linie die Sinnesorgane und die expressiven Organe, die die kommunikative Antwort gewährleisten, gemeint.
2. Ebene der psycholinguistischen Prozesse: Zu den *rezeptiven* Prozessen gehören das Erkennen und Verstehen. Unter *Organisations- und Vermittlungsprozessen* versteht man die interne Manipulation von Wahrnehmung, Konzepten und linguistischen Symbolen. Die *expressiven* Prozesse sind die Fertigkeiten, die es ermöglichen, daß Ideen stimmlich, gestisch oder mimisch ausgedrückt werden.
3. Organisationsebene: Der Grad der Automatisierung oder Habituation psycholinguistischer Abläufe. Auf der *Repräsentationsstufe* werden Symbole als Träger der Bedeutung eines Gegenstandes benutzt, und auf der *Integrationsstufe* laufen weniger reflektierte und willentliche Reaktionen ab, also Automatismen, Sequenzbildung und Wahrnehmungsgeschwindigkeit.

Entsprechend dieser Rahmenvorstellung werden beim PET die einzelnen Subtests geordnet (wenn auch etwas anders gegliedert):

Tests auf der Repräsentationsstufe:

A. Rezeptiver Prozeß (Entschlüsselung)
Wortverständnis (WV)
Bilder Deuten (BD)

B. Organisations- und Vermittlungsprozeß (Assoziation)
Sätze Ergänzen (SE)
Bilder Zuordnen (BZ)

C. Expressiver Prozeß (Verschlüsselung)
Gegenstände Beschreiben (GB)
Gegenstände Handhaben (GH)

Tests auf der Integrationsstufe:

A. Automatik
Grammatik-Test (GT)
Wörter Ergänzen (WE)
Laute Verbinden (LV)
Objekte Finden (OF)

B. Sequenzen
Zahlenfolgen-Gedächtnis (ZFG)
Symbolfolgen-Gedächtnis (SFG)

Kurze Beschreibung der Subtests:

Wortverständnis: Es wird die Fähigkeit festgestellt, Gehörtes zu verstehen. Ein vorgelesener Satz muß mit ja oder nein beantwortet werden.
Beispiel: Können Berge niesen? Können Tempel einstürzen?

Bilder deuten: Es wird geprüft, ob ein Kind in der Lage ist, optische dargebotene Information zu erfassen. Es werden Bildassoziationen verlangt.

Sätze ergänzen: Es wird die Fähigkeit geprüft, aus Gehörtem Beziehungen abzuleiten, Beziehungen zu stiften.
Beispiel: Berge sind hoch, Täler sind ...?

Bilder zuordnen: Jetzt wird die Fähigkeit geprüft, aus Gesehenem Beziehungen abzuleiten. Das Kind hat ein Bild mit vier Antwortobjekten zu vergleichen, von denen eines zum Reizobjekt paßt.

Gegenstände beschreiben: Dem Kind werden vier bekannte Gegenstände vorgelegt, und es soll hierüber alles erzählen. Es müssen also Gedanken in Worten ausgedrückt werden.

Gegenstände handhaben: Das Wissen um den Gebrauch von Gegenständen soll durch Gesten zum Ausdruck gebracht werden. Es werden dazu die Photos von 15 Objekten gezeigt.

Grammatik-Test: Es wird die Fähigkeit geprüft, syntaktische und grammatische Regeln automatisch zu benutzen.
Beispiel: Dieses Pferd ist *groß*. Aber dieses Pferd ist noch ...?

Wörter ergänzen: Nach dem Vorsprechen von Wörtern sollen die ausgelassenen Laute ergänzt werden.
Beispiel: Flugzeu/. Wie heißt das Wort richtig?

Laute verbinden: Die Laute eines Wortes werden isoliert gesprochen, und das Kind muß das ganze Wort erkennen und aussprechen.
Beispiel: a-l-t ; F-isch

Objekte finden: Auf einem Bildstreifen müssen verschiedene versteckte Gegenstände innerhalb von 30 Sekunden gesucht werden, z. B. Schuhe.

Zahlenfolgen-Gedächtnis: Ziffernfolgen von 2–7 Ziffern werden vorgelesen, und das Kind soll sie aus dem Gedächtnis reproduzieren.

Symbolfolgen-Gedächtnis: Geometrische Symbole werden auf Bildkarten für 5 Sekunden gezeigt und sollen dann nachgelegt werden.

Einige der Subtests werden sprachfrei durchgeführt, da hier nicht nur die Sprachbenutzung geprüft wird, sondern auch jene non-verbalen kognitiven Prozesse, die für die sprachliche Entwicklung von Bedeutung sind.
Bei der Testdurchführung ist besondere Vorsicht geboten, denn es sind in Abhängigkeit vom Alter differenzierte Testanfänge je Subtest vorgesehen, so daß die älteren Kinder nicht mit allen leichteren Items getestet werden.

Der PET ist für Kinder von 3;0 bis 9;11 Jahren normiert. Die Normtabellen sind in 3-Monatsschritte gegliedert, getrennt nach Geschlecht. Die Rohwerte werden in T-Werte umgewandelt, mit dem Mittelwert 50 und der Standardabweichung 10.
Es ist ein Maß für die gesamte psycholinguistische Entwicklung vorgesehen, das als Mittelwert aus den T-Werten der Subtests gebildet wird. Auch ein Profil kann dargestellt werden.
Die Reliabilitäten sind im allgemeinen hoch, bei einzelnen Subtests aber nur befriedigend.
Der Psycholinguistische Entwicklungstest ist relativ weit verbreitet. Kritisch ist heute anzumerken, daß die Normierung inzwischen veraltet ist und deshalb mit entsprechender Vorsicht zu behandeln ist. Ebenso muß die theoretische Basis dieses Verfahrens heute als weitgehend überholt betrachtet werden; neuere Verfahren werden deshalb auf psycho- und neurolinguistischer Grundlage entwickelt.

Landauer Sprachentwicklungstest für Vorschulkinder (LSV)

Der **L**andauer **S**prachentwicklungstest für **V**orschulkinder (LSV) wurde von R. Götte 1976 veröffentlicht. Dabei geht die Autorin vom sozio-linguistischen Modell als einem Bündel von Regeln der eigentlichen Sprachkompetenz und der Kommunikationskompetenz aus. Diese Regeln betreffen die linguistischen Dimensionen der Phonologie, der Syntax, der Semantik und der Pragmatik (s. u.). Alle Aufgaben sind so gestaltet, daß sie die *aktive* Sprachbildung prüfen und nicht die sprachliche Rezeption.

Kaugummi suchen
Diese Aufgabe wird als warming-up eingesetzt, um die Ängste und Hemmungen zu Beginn des Tests abzubauen. Aber der Kaugummi darf nicht gegessen werden, sonst werden die Artikulationsprüfungen erschwert. Diese Aufgabe wird nicht bewertet.

Wörterraten
Verlangt wird das Benennen von Gegenständen, die dem Kind gezeigt werden. Geprüft wird die Formenbildung, insbesondere Mehrzahlbildung, aber auch das Erkennen und Benennen von Gegensätzen. Gleichzeitig wird die Artikulation in der spontanen Aussprache des Kindes geprüft; u. U. können mehrsilbige Wörter oder kurze Sätze für die Artikulationsprüfung vorgesprochen werden. Es wird vor allem die Artikulation von Konsonanten und Konsonantenverbindungen beachtet.

Bilderbuch betrachten
Der Testleiter erzählt zu einem Bild; dadurch soll das Kind angeregt werden, bei den weiteren drei Bildern selbst zu erzählen und zu beschreiben, was darauf zu sehen ist.

Bildergeschichte nacherzählen
Eine kurze Geschichte wird dem Kind erzählt, und es wird anschließend ermuntert, die Geschichte zu wiederholen.

Gespräch
Das Kind soll seine eigene Meinung zu einem Konflikt äußern. Der Konflikt bezieht sich auf die Bildergeschichte, die zum Nacherzählen vorgelegt wurde.

Telefonspiel
In einem kleinen Rollenspiel soll eine telefonische Bestellung bei einem Kaufhaus aufgegeben werden. Das Kind muß sich dazu in eine Rolle versetzen können.

Auswertung
Die Auswertung und Interpretation erfolgt unter folgenden Gesichtspunkten:
- Artikulation (Phonologie, aktiv) – nur qualitative Auswertung
- Wortschatz (Semantik, aktiv)
- Grammatische Formen und Satzbildung (Syntax, aktiv)
- Kommunikationsfähigkeit (Pragmatik, aktiv).

Der Test wurde für Kinder von 4;0 bis 6;6 Jahren normiert; die Altersgruppen sind in 6-Monatsschritten gestaffelt. Die Rohwerte werden in T-Werte (mit dem Mittelwert 50 und der Standardabweichung 10) umgewandelt, eine Darstellung in Prozenträngen ist ebenfalls möglich. Der Vergleich von geschlechtsunterschiedlichen Gruppen brachte keine Abhängigkeiten; die Schichtzugehörigkeit hat bei dieser Prüfung nur sehr geringe Einflüsse.
Die Objektivität in der Durchführung und Auswertung ist überprüft, die Reliabilität für die einzelnen Bereiche ist hoch bis sehr hoch.

Heidelberger Sprachentwicklungstest (H-S-E-T)

Der H-S-E-T wurde von H. Grimm und H. Schöler 1978 veröffentlicht und 1991 verbessert.
Die Autoren beziehen sich ausdrücklich auf linguistische und entwicklungspsychologische Grundlagen. Sprache wird als grammatisches System *und* als kommunikatives Handeln verstanden. Die Beherrschung des grammatischen Systems wird als sprachlich-linguistische Kompetenz bezeichnet und das kommunikative Handeln als sprachlich-pragmatische Kompetenz.
Die linguistische Grammatik beschäftigt sich mit den drei Bereichen
- Phonologie,
- Syntax (+ Morphologie) und
- Semantik (s. o.).

Diesen sind die Komponenten *Phonem*, *Morphem* (☞ 14.2), *Wort* und *Satz* zugeordnet, wobei der Satz als die klassische Grundeinheit gelten darf.
Die interpersonelle Grammatik oder Pragmatik umfaßt das System von Regeln, das dem Sprecher die Verständigung mit anderen und zugleich die Selbstverständigung ermöglicht. Ihre Grundeinheit ist der *Sprechakt*.
Nach diesen Komponenten gegliedert ist der H-S-E-T aus 13 Subtests aufgebaut:

A. Satzstruktur
1. Verstehen grammatischer Strukturformen
2. Imitation grammatischer Strukturformen

B. Morphologische Struktur
1. Plural-Singular-Bildung
2. Bildung von Ableitungsmorphemen
3. Adjektivableitungen

C. Satzbedeutung
1. Korrektur semantisch inkonsistenter Sätze
2. Satzbildung

D. Wortbedeutung
1. Wortfindung
2. Begriffsklassifikation

E. Interaktive Bedeutung
1. Benennungsflexibilität
2. In-Beziehung-Setzung von verbaler und nonverbaler Information
3. Enkodierung und Rekodierung gesetzter Intentionen

F. Integrationsstufe
1. Textgedächtnis

A.1. Verstehen grammatischer Strukturen
Der Subtest gibt Auskunft über das erworbene grammatische (linguistische) Regelwissen, indem überprüft wird, wie ein Kind verschieden komplexe Sätze versteht.
Beispiel: „Die Mutter wird von dem kleinen Kind gewaschen". Bei oberflächlicher, wahrnehmungsgebundener Strategie wird fälschlich „Die Mutter wäscht das kleine Kind" verstanden.

A.2. Imitation grammatischer Strukturformen
Bei diesem Subtest müssen vorgegebene Sätze reproduziert werden. Bewertet wird vor allem die grammatische Exaktheit in der Wiederholung, es geht natürlich auch Genauigkeit der Artikulation ein.

B.1. Plural-Singular-Bildung
Dem Kind werden auf Bildtafeln einzelne Zeichnungen vorgelegt, die vom Testleiter benannt werden (zum größten Teil Kunstwörter); sie sollen dann in der Mehrzahl benannt werden und umgekehrt.

Beispiel: „Ein Buch, zwei ...?; ein Naloß, zwei ...?; viele Plabeln, ein ...?"

B.2. Bildung von Ableitungsmorphemen
Es wird die Fähigkeit geprüft, von einem Stammwort aus verschiedene regelhafte Ableitungen vorzunehmen. Die Aufgabe wird mit Bildern verdeutlicht.
Beispiel: „Der Mann arbeitet. Er backt. Wie kann man denn zu einem Mann sagen, der sehr viel backt? Der Mann ist ein ...? Und das ist die Frau vom Bäcker. Die Frau backt auch sehr viel. [...] Die Frau ist eine ...?
[...] Wo backt der Bäcker? Der Bäcker backt in einer ...?"

B.3. Adjektivableitungen
Es sollen die Steigerungsformen von Adjektiven (z. T. Kunstworten) gebildet werden. Die Aufgaben werden durch Bilder veranschaulicht.
Beispiel: „Das Kleid ist schmutzig (Testleiter zeigt), aber dieses Kleid ist [schmutziger] und das Kleid ist am [schmutzigsten]."

C.1. Korrektur semantisch inkonsistenter Sätze
Es werden sinnwidrige Sätze vorgelesen; das Kind soll die falschen Worte erkennen und selbständig verbessern.
Beispiel: „Die Leute *schwimmen* über die Straße." Wie heißt der Satz richtig?

C.2. Satzbildung
Das Kind hat die Aufgabe, aus zwei oder drei vorgegebenen Wörtern sinnvolle Sätze zu bilden.
Beispiel: „Mädchen – spielen – Puppe." Welche Geschichte kann man daraus machen? Daraus kann man den Satz machen: „Das Mädchen spielt mit der Puppe."

D.1. Wortfindung
Das Kind hat die Aufgabe, zu jeweils drei vorgegebenen Wörtern ein viertes, passendes zu finden. Geprüft wird die semantische Organisation des subjektiven Lexikons.
Beispiel: „Birne, Apfel, Pfirsich" Was paßt hier dazu?

D.2. Begriffsklassifikation
Zu vorgegebenen Oberbegriffen sollen aus Fotografien die jeweils passenden Bilder gewählt werden.

E.1. Benennungsflexibilität
Eine Person soll unter Berücksichtigung ihrer Beziehungen verschieden benannt werden, d. h. von einem Bekannten mit dem Vornamen, einem Fremden mit dem Nachnamen, vom eigenen Kind als Mama oder Papa usw.

E.2. In-Beziehung-Setzung von verbaler und nonverbaler Information
Das Kind hat die Aufgabe, zu vorgesprochenen Äußerungen aus vier Gesichtsbildern den jeweils passenden Gesichtsausdruck auszuwählen.

E.3. Enkodierung und Rekodierung gesetzter Intentionen
Dem Kind werden drei Bilder mit Gesichtern vorgelegt; es wird eine kleine Geschichte erzählt, die die Gefühlsausdrücke erklären soll. Das Kind wird aufgefordert, sich einzufühlen und eine Aussage zu formulieren.
Beispiel: Bildkarte mit dem Gesicht eines wütenden Mannes. „Dieser Mann ist von einem Kind mit einem Dreirad angefahren worden. Was, glaubst du, sagt er zu dem Kind?"

F.1. Textgedächtnis
Eine kleine Geschichte wird erzählt, und nach einiger Zeit soll das Kind die Geschichte nacherzählen. Ähnliche Geschichten werden häufig in den Gedächtnisuntersuchungen verwendet.

Die Zahl der durchzuführenden Tests variiert je nach Alter, deshalb dauert der Test bei den kleinen Kindern ca. 40 Minuten und bei den Kindern über 5 Jahren 70–80 Minuten.
Der H-S-E-T ist für Kinder von ca. 3½ bis 9 Jahren geeignet. Die Normtabellen sind in Halbjahresstufen gegliedert und ab 6 Jahren in Jahresstufen. Für jede Aufgabe werden 0–2 Punkte vergeben. Die Rohwerte werden in T-Werte umgewandelt, mit dem Mittelwert 50 und der Standardabweichung 10, oder in Prozentränge.
Für die Zusammenschau der einzelnen Subtests ist ein Profil vorgesehen.
Die Auswertungsobjektivität des Verfahrens ist sehr hoch. Die Reliabilität ist für die Kinder von 3;3 bis 6;11 Jahren hoch. Bei den älteren Kindern ist sie nur bei den Subtests zu den Bereichen *Satzstruktur* und *Morphologische Struktur* hoch, sonst (Bereiche *Satzbedeutung, Wortbedeutung, Interaktive Bedeutung*) nur mittelhoch; daraus läßt sich schließen, daß die Subtests für diese Altersgruppe tendenziell zu leicht sind und zu wenig differenzieren.
In verschiedenen empirischen Untersuchungen wurde die Brauchbarkeit in der Vorhersage von schulischem Erfolg, in der Beschreibung von entwicklungsdysphasischen Kindern und beim Vergleich von muttersprachlich deutschen Kindern mit ausländischen Kindern (Deutsch als Zweitsprache) gezeigt [80, 85, 88, 94, 104, 124, 128, 131].

12.4.5 Frostigs Entwicklungstest der visuellen Wahrnehmung (FEW)

Der Entwicklungstest der visuellen Wahrnehmung wurde 1961 entwickelt, damit dem Anspruch auf ganzheitliche Basisdiagnostik in der heilpädagogischen und therapeutischen Arbeit nach dem Konzept von Marianne Frostig Rechnung getragen werden konnte. Ihrer Entwicklungstheorie nach entfalten sich die Funktionsbereiche Motorik, Wahrnehmung, Sprache und höhere geistige Fähigkeiten in geordneter Weise, eingebettet in emotionale und soziale Faktoren. In der Basisdiagnostik von lerngestörten Kindern sollen entsprechende Testuntersuchungen durchgeführt werden.

Der **Developmental Test of Visual Perception (DTVP)** wird bei FROSTIG zur Basisdiagnostik der Wahrnehmung benutzt. In deutscher Bearbeitung liegt er von LOCKOWANDT unter dem Namen *FROSTIGS Entwicklungstest der visuellen Wahrnehmung (FEW)* vor.
Der DTVP bzw. FEW besteht aus fünf Aufgabengruppen, deren Auswahl mit faktorenanalytischen Forschungen begründet wird. Diese Wahrnehmungsfähigkeiten stellen eine Basis für die intellektuelle Entwicklung dar; die Aufgaben sollen insbesondere im Hinblick auf den Erwerb des Lesens und Schreibens Auskunft geben können.

- Visuo-motorische Koordination
- Figur-Grund-Wahrnehmung
- Form-Konstanz-Beachtung
- Erkennen der Lage im Raum
- Räumliche Beziehungen

Die Unabhängigkeit dieser fünf Subtests (Faktoren) voneinander wird in verschiedenen Untersuchungen sehr bezweifelt; empirische Untersuchungen konnten Ein- oder Zwei-Faktorenlösungen zeigen.
Auch für die deutsche Bearbeitung gibt es ein Zwei-Faktoren-Modell, bestehend aus einem Faktor der *graphomotorischen Kompetenz* und dem Faktor der *Form- und Gestalt-Erfassung*. Während bei jüngeren Kindern die graphomotorische Kompetenz die größere Varianz aufweist, ist es bei den älteren Kindern die Form- und Gestalt-Erfassung.
Die Meßgenauigkeit (Reliabilität) läßt bei einigen Subtests in einigen Altersstufen zu wünschen übrig; bei älteren Kindern (8;0–8;11-jährigen) sind die Aufgabengruppen *Lage im Raum* und *räumliche Beziehungen* generell zu leicht *(ceiling effect)* und können deshalb nicht ausreichend differenzieren.
Gerade die graphomotorischen Abhängigkeiten im FEW führen zu Unsicherheiten in der Bewertung der Lösungen (Mängel in der Auswertungsobjektivität).
Diese große Abhängigkeit der verschiedenen Aufgabenlösungen von der Graphomotorik im FEW (DTVP) hat amerikanische Forschergruppen dazu veranlaßt, eine Neubearbeitung vorzulegen, die deutlich zwischen motorik-freien *(motor-reduced)* und motorik-abhängigen *(motor-enhanced)* Aufgaben unterscheidet.
Dieser **DTVP-2** von HAMILL et al. (1993) bietet 4 Motorik-freie und 4 Motorik-abhängige Subtests an.

- Auge-Hand-Koordination
  motorik-abhängig
- Wahrnehmung der Lage im Raum
  motorik-frei
- Nachzeichnen
  motorik-abhängig
- Figur-Grund-Wahrnehmung
  motorik-frei
- Räumliche Beziehungen
  motorik-abhängig
- Visuelle Gestaltschließung
  motorik-frei
- Visuo-motorische Geschwindigkeit
  motorik-abhängig
- Erkennen von Formkonstanz
  motorik-frei

Die motorikfreien Skalen werden als die bestmögliche Abschätzung der Fähigkeiten der visuellen Wahrnehmung angesehen, während bei den motorikabhängigen Skalen die Wahrnehmung im Zusammenhang mit graphomotorischen Fertigkeiten gesehen werden muß. Bei bewegungsbeeinträchtigten Kindern ist deshalb bei diesen 4 Subtests eine schwächere Leistung zu erwarten. Die umgekehrte Situation mit schwächeren Leistungen in den motorikfreien Skalen haben wir vor allem bei emotional gestörten Kindern beobachtet, aber auch bei Kindern, die durch aktives Ausprobieren kompensieren können.
Der Test ist für Kinder im Alter von 4;0 bis 10;11 Jahren geeignet. Die Testgütekriterien, vor allem die Reliabilität, werden in allen Altersgruppen gut bis sehr gut erfüllt.
Allerdings ist derzeit zu beachten, daß dieser Test (noch) nicht an deutschen Kindern standardisiert ist [89, 137].

12.4.6 Motorik-Tests

Die LINCOLN-OSERETZKY-Skala (LOS KF 18)

N. I. OSERETZKY entwickelte ab 1929 seine ersten Verfahren zur Erfassung des motorischen Entwicklungsstandes. Vom Grundgedanken her argumentierte er wie A. BINET (☞ 12.1), indem er eine *metrische Stufenleiter* der motorischen Entwicklung entwarf.
Wie bei BINETS Intelligenzskala wurden den gelösten Aufgaben motorische Altersstufen zugeordnet. Dennoch mußte an den ursprünglichen Skalen von OSE-

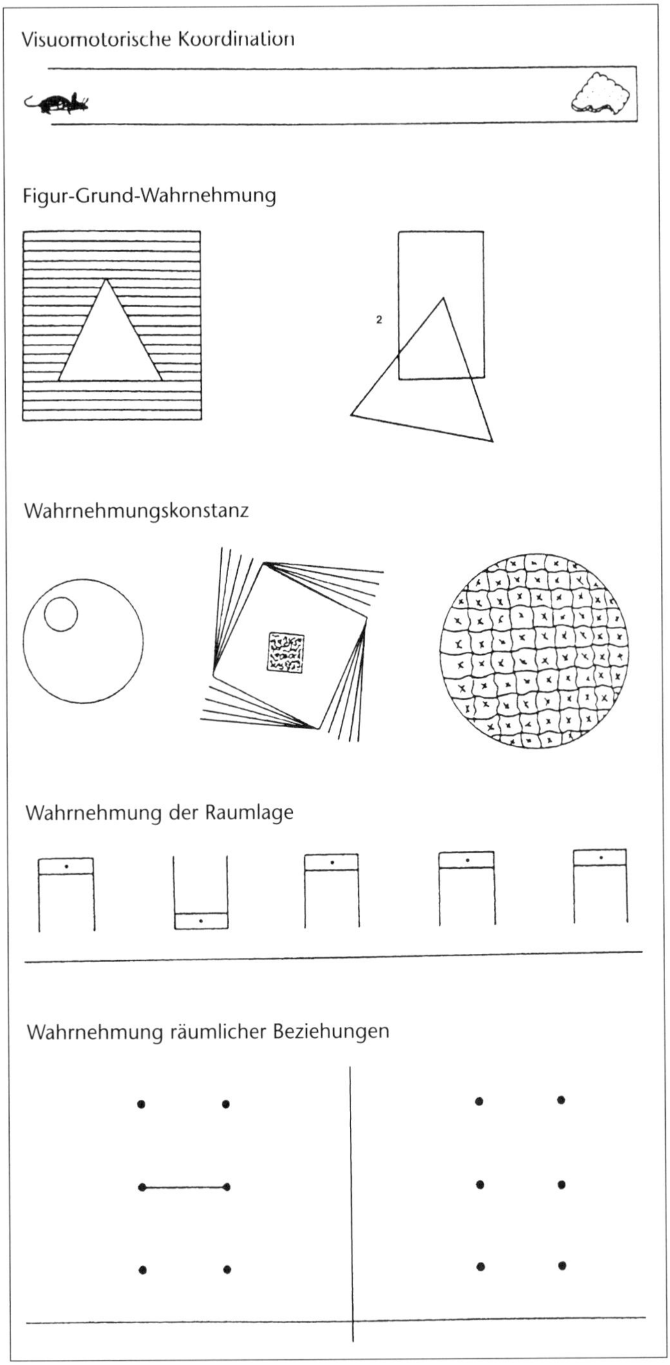

Abb. 12.10: *Bildbeispiel aus dem Frostigs Entwicklungstest der visuellen Wahrnehmung (FEW). Bei der Visuomotorischen Koordination soll ein Strich zwischen den Begrenzungslinien von der Maus zum Keks gezogen werden. Bei der Figur-Grund-Wahrnehmung sollen alle Dreiecke mit einem Stift umfahren werden. Die Wahrnehmungskonstanz verlangt das Erkennen von großen, kleinen und gedrehten Quadraten usw. Die Wahrnehmung der Raumlage ermöglicht die Beurteilung, ob ein Bild seitenverkehrt oder „auf dem Kopf stehend" dargestellt ist. Bei den räumlichen Beziehungen sollen Figuren im Punktefeld nachgezeichnet werden. [E 137]*

RETZKY kritisiert werden, daß die Normierung und damit die Alterszuordnung nur sehr oberflächlich erfolgt war. In den USA wurden von W. SLOAN Überarbeitungen durchgeführt, die als *LINCOLN-OSERETZKY-Motor-Development-Scale* bekannt wurden.

Die deutsche Bearbeitung erfolgte im Rahmen der Entwicklung einer Testbatterie für geistig behinderte Kinder (TBGB, ☞ 12.4.3); sie wird als *Hamburger Version der LINCOLN-OSERETZKY-Motor-Development-Scale* bezeichnet und besteht aus 36 Aufgaben. Im Interesse einer ökonomischen und reliableren Testung wurde daraus die Kurzform mit 18 Items entwickelt, die jetzt als eigenständiger Test *LOS KF 18* vorliegt.

Die Aufgaben sollen, wie bereits bei OSERETZKY, sechs Komponenten der motorischen Entwicklung erfassen:

- Statische Koordination
- Dynamische Koordination der oberen Extremitäten
- Dynamische Koordination des ganzen Körpers
- Bewegungsgeschwindigkeit
- Gleichzeitige Bewegungen
- Präzision der Ausführung isolierter Bewegungen

Kurzbeschreibung der Aufgaben in der vorgegebenen Reihenfolge:

Nase berühren
Klopfen mit den Fingern und Füßen im Takt
Rückwärtsgehen
Über ein Seil springen
Stehen auf einem Bein
Kreise in die Luft schreiben
Ballfangen
Streichhölzer sortieren
Hochspringen und Fersen berühren
Fingerbewegungen
Beidhändig Pfennige und Streichhölzer einsammeln
Labyrinth durchfahren
Balancieren auf Zehenspitzen mit geschlossenen Augen
Kreise ausschneiden
Öffnen und Schließen der Hände mit Drehen
Klopfen mit den Füßen und Beschreiben von Kreisen mit den Zeigefingern
Stehen auf einem Bein mit geschlossenen Augen
Hochsprung mit dreimaligem Händeklatschen

Die Aufgaben werden als gelöst oder als nicht gelöst beurteilt. Es wird nicht die Ausführungsqualität bewertet oder die Durchführung in abnormen, pathologischen Haltungs- und Bewegungsmustern. Auf diese Weise wird ein motorischer Leistungsstand festgestellt, der (relativ) unabhängig von der Bewegungsqualität ist, denn diese wird in der neurologischen und/oder krankengymnastischen Diagnostik ermittelt.

Der Test ist für Kinder von 5;0 bis 13;11 Jahren normiert. Geschlechtsunterscheidungen werden bei der Beurteilung nicht vorgenommen. Die Zahl der gelösten Aufgaben (Rohwert) wird in T-Werte umgewandelt (☞ auch Abb. 12.2), mit dem Mittelwert 50 und der Standardabweichung 10. Nach der Klassifikation des Tests werden T-Werte kleiner als 40 als *unternormal* und kleiner als 30 als *behindert* bezeichnet.

Es wird beim LOS KF 18 nur ein Gesamttestwert ermittelt; spezifische Komponenten der Motorik (s. o.) werden nicht getrennt ausgewertet.

Besonders wichtig ist beim LOS KF 18, daß es *unterschiedliche* Normen für drei verschiedene *Begabungsstufen* gibt, für Normalbegabte, Lernbehinderte und geistig Behinderte. Das bedeutet, daß die Beurteilung der motorischen Entwicklung hier nur in Abhängigkeit von der Gesamtentwicklung bzw. Intelligenzentwicklung erfolgen kann. Es können auf diesem Wege *spezifische* motorische Entwicklungsstörungen diagnostiziert werden.

Motoriktest für vier- bis sechsjährige Kinder (MOT 4–6)

Der Motoriktest für vier- bis sechsjährige Kinder (MOT 4–6) wurde von R. ZIMMER und M. VOLKAMER 1984 veröffentlicht. Dieses Verfahren wurde speziell für die Motorik von Vorschulkindern entwickelt, da in dieser Altersstufe die LOS wenig differenziert.

Die numerierten Einzelaufgaben werden verschiedenen Bereichen der Motorik zugeordnet:

Gesamtkörperliche Gewandtheit und Koordinationsfähigkeit	7, 1, 14, 16, 18
Feinmotorische Geschicklichkeit	3, 4, 10
Gleichgewichtsvermögen	2, 8, 12, 17, 18
Reaktionsfähigkeit	6, 13
Sprungkraft	15, 18
Bewegungsgeschwindigkeit	3, 5, 7
Bewegungssteuerung	9, 10

Kurzbeschreibung der Aufgaben:

1. Sprung in einen Reifen
2. Balancieren vorwärts
3. Punktieren (Tapping)
4. Mit den Zehen ein Tuch aufgreifen
5. Seil seitlich überspringen
6. Stab auffangen
7. Tennisbälle in Kartons legen
8. Balancieren rückwärts
9. Zielwurf auf eine Scheibe
10. Streichhölzer einsammeln
11. Durch einen Reifen winden
12. Einbeiniger Sprung in Reifen
13. Tennisring auffangen
14. Hampelmannsprung
15. Sprung über Seil
16. Rollen um die Längsachse
17. Aufstehen und Setzen mit Halten eines Balles
18. Drehsprung in Reifen

Der Test ist für Kinder von 4;0 bis 6;11 Jahren normiert, die Normtabellen sind in Halbjahresschritten gestaffelt.
Für die Bewältigung jeder Aufgabe gibt es 2, 1 oder 0 Punkte. Neben der Umwandlung der Rohwerte in Motorikquotienten (MQ) mit dem Mittelwert (μ) 100 und der Standardabweichung (σ) 15 werden auch andere Skalierungen angeboten, z. B. T-Werte (μ 50, σ 10), C-Skala (μ 5, σ 2), Stanine-Skala (μ 5, σ 2) und Prozentränge (☞ auch Abb. 12.2).
Eine getrennte Beurteilung nach dem Geschlecht oder nach dem Begabungsniveau ist hier nicht vorgesehen.
Obwohl eine explizite Zuordnung der einzelnen Aufgaben zu den Bereichen der Motorik genannt wird, ist eine getrennte Beurteilung der Bereiche nicht vorgesehen. (Sie könnte aus testtheoretischen Gründen auch nicht erfolgen, da teilweise nur 2 (!) Items einen Bereich repräsentieren.)
Eine frühzeitige Erfassung motorischer Probleme oder Behinderungen soll dazu beitragen, geeignete Fördermaßnahmen wie Motopädagogik oder Mototherapie einzuleiten und Verhaltensauffälligkeiten vorzubeugen.
Der Test beansprucht nicht, spezielle motorische Behinderungen im Sinne einer differenzierten Krankheitsdiagnostik zu erfassen.

Körperkoordinationstest für Kinder (KTK)

Der **K**örperkoordinationstest für **K**inder (KTK) wurde ursprünglich entwickelt, um motorische Defizite hirnorganisch geschädigter und verhaltensgestörter Kinder subtiler zu erfassen. Die jetzt vorliegende Version wurde 1974 von F. Schilling und E. J. Kiphard veröffentlicht.
An den vorhandenen Motorik-Tests, speziell den Oseretzky-Skalen wurde kritisiert, daß die Absicht, möglichst übungsunabhängige motorische Fähigkeiten zu messen, verfehlt werde und speziell in den oberen Altersgruppen des Tests nicht eine motorische Funktionsreife, sondern in erster Linie eine Lernleistung erfaßt werde.
Die Aufgabenanalysen brachten für die Endform des Tests folgende relativ *übungsunabhängige* Aufgaben:

Balancieren rückwärts: Auf Balancierbalken von 3 Meter Länge und jeweils 6, 4,5 und 3 cm Breite soll das Kind rückwärts balancieren; die Anzahl der Schritte auf dem Balken wird gezählt.

Monopedales Überhüpfen: Rechteckige Schaumstoffplatten von je 5 cm Höhe werden aufeinander gelegt und das Kind aufgefordert, monopedal darüber zu hüpfen; die Wahl des bevorzugten Beines ist freigestellt.

Seitliches Hin- und Herspringen: Eine Holzplatte (60 × 100 cm) ist in der Mitte durch eine Holzleiste unterteilt. Das Kind soll zwischen den beiden Hälften hin und herhüpfen, wie beim Umsetzen in der Skigymnastik. Es wird die Anzahl der Sprünge in der Zeitgrenze gewertet.

Seitliches Umsetzen: Holzbrettchen (25 × 25 cm), die mit Gummipuffern erhöht sind, sollen seitlich umgesetzt werden, und das Kind soll auf das nächste Brettchen steigen. Die Anzahl der Umsetzungen wird gewertet.

Der Test ist für Kinder von 5;0 bis 14;11 Jahren normiert. Die Rohwerte in jeder Aufgabe werden in Normwerte, d. h. Motorikquotienten (MQ) mit dem Mittelwert 100 und der Standardabweichung 15 umgewandelt.
Beim Subtest *Seitliches Hin- und Herspringen* gibt es eine deutliche Geschlechtsabhängigkeit, so daß getrennte Normen für Mädchen und Jungen vorliegen.
Die getrennte Normierung der einzelnen Aufgaben erlaubt bei größeren Unterschieden auch eine Feststellung intra-individueller Stärken oder Schwächen.
Die Motorikquotienten der vier Aufgaben werden zu einem Gesamt-Motorikquotienten (Gesamt-MQ) addiert.
Die Gesamt-Motorikquotienten sind *getrennt für verschiedene Bezugsgruppen* normiert: für Normalentwickelte, für Lernbehinderte, für Hirngeschädigte und für Verhaltensgestörte.
Diskriminanzanalysen zeigten, daß Kinder mit leichter frühkindlicher Hirnschädigung (was auch immer darunter verstanden wurde!) und einem IQ > 85 zu 92% korrekt von normal entwickelten Vergleichkin-

dern mittels des KTK unterschieden werden können (der Mittelwert liegt 45 MQ-Punkte unter dem Mittelwert für Normalentwickelte!). Die Unterschiede zwischen den Normalentwickelten und den Lernbehinderten sind deutlich geringer (25 MQ-Punkte). Bei den Verhaltensgestörten ist im Test ganz offensichtlich an ängstlich-gehemmte Kinder gedacht; der Mittelwertsunterschied beträgt 14 MQ-Punkte.

Für die Anwendung der verschiedenen Normtabellen muß im Regelfall zusätzliches Wissen über die Gruppenzugehörigkeit vorliegen. Auf der anderen Seite können die Normen für Hirngeschädigte auch versuchsweise und hypothesenbildend eingesetzt werden; die Verdachtsdiagnose muß dann aber durch andere Daten untermauert werden.

Frostigs Test der motorischen Entwicklung (FTM)

Der **F**rostigs **T**est der **m**otorischen Entwicklung (FTM) wurde ursprünglich von R. E. Orpet 1972 im Frostig Center entwickelt. Die deutsche Ausgabe wurde von O. Bratfisch 1985 herausgegeben; hierbei handelt es sich nur um eine Übersetzung des Handbuchs ins Deutsche, während die Normen auf der schwedischen Standardisierung beruhen.

Im Rahmen der heilpädagogischen und therapeutischen Arbeit von M. Frostig stellt der FTM einen Teil der Basisdiagnostik dar.

Gleichzeitig ist der FTM auch an das Programm zur Bewegungsförderung von Frostig (Bewegen-Wachsen-Lernen, BWL) angegliedert, so daß hier eine engere Einheit von Diagnostik und Therapie vorliegt.

In der Diagnostik mit dem FTM sollen folgende Komponenten erfaßt werden:

I. Auge-Hand-Koordination, präzises Hantieren
II. Kraft
III. Gelenkigkeit
IV. Ausgeglichene Bewegung
V. Gleichgewicht

Kurzbeschreibung der Aufgaben:

I.

Holzklötze auffädeln: Durchlöcherte Würfel sollen auf einen Schnürsenkel aufgefädelt werden; die Zahl der Würfel in 30 Sekunden wird gezählt.

Faust, Handkante, Handfläche: Die Bewegungsfolge aus Faust, Handkante und Handfläche soll selbständig mit jeder Hand erfolgen. Die Zahl der Durchgänge in jeweils 20 Sekunden wird gezählt.

Holzklötze versetzen: Holzklötze sollen von einer Tischseite in ein Brett mit Aussparungen eingesetzt werden. Die Anzahl in 30 Sekunden wird gewertet.

II.

Liegestütze: Es werden Liegestütze an einem Tisch durchgeführt. Die Zahl der Liegestütze in 20 Sekunden wird gezählt.

Weitsprung aus dem Stand: Die größte Weite aus drei Versuchen wird gewertet.

Oberkörper Aufrichten (sit-ups): Auf dem Rücken liegend soll das Kind sich zum Sitzen aufrichten, die Hände sind hinter dem Kopf. Die Anzahl der sit-ups in 30 Sekunden wird gezählt.

III.

Sitzen-Beugen-Strecken: Auf dem Boden sitzend soll das Kind seine Arme so weit als möglich zwischen der Füßen nach vorne strecken.

IV.

Körperhaltung verändern: Das Kind soll sich in schneller Folge aus dem Stand auf den Boden legen und wieder aufstehen, usw.

Pendellauf: Zwischen sechs Meter entfernten Bodenscheiben sollen vier Bohnensäcke von der einen zur anderen Scheibe gebracht werden. Die Zeitdauer wird gemessen.

Gezieltes Werfen: Auf eine Zielscheibe in drei Meter Entfernung sollen Bohnensäckchen geworfen werden. Die Genauigkeit der Würfe wird mit Punkten bewertet.

V.

Schwebebalken: Auf einem schmalen Balken sollen die Kinder balancieren, Ferse an die Zehenspitze des rückwärtigen Fußes.

Einbeiniges Balancieren, sehend: Einbeinstand mit geöffneten Augen, die Arme sind vor der Brust verschränkt. Die Zeitdauer wird für jedes Bein getrennt gemessen.

Einbeiniges Balancieren mit geschlossenen Augen: Einbeinstand mit geschlossenen Augen, die Arme sind vor der Brust verschränkt. Die Zeitdauer wird für jedes Bein getrennt gemessen.

Der Test ist für Kinder von 5;9 bis 9;8 Jahren normiert; die Normtabellen sind in Halbjahresschritten gestaffelt.

Bei einigen Subtests sind in mehreren Altersguppen für Mädchen und Jungen getrennte Normen vorgesehen.

Die Rohwerte werden für jede Aufgabe in einen Stanine-Wert umgewandelt (☞ auch Abb. 12.2), mit dem Mittelwert 5 und der Standardabweichung 2. Sowohl für die Komponenten der Motorik (s. o.) als auch für den Gesamttest werden zusammengefaßte Werte (Mittelwerte der beteiligten Stanine-Werte) errechnet.

In den Normtabellen gibt es leider einige Unklarheiten, wenn für bestimmte Rohwerte mehrere Stanine-Werte zugeordnet werden können.
Angesichts der neueren motopädischen und mototherapeutischen Literatur verwundert, daß in diesem Test relativ viele Items mit Kraftkomponenten enthalten sind. Für die Beurteilung der Bewegungsentwicklung im Rahmen von Entwicklungsstörungen wird der Kraft nur eine geringe Bedeutung zugemessen.

Handdominanz

Im Rahmen der feinmotorischen Diagnostik taucht verschiedentlich die Frage nach der *dominanten Hand* auf (☞ auch 9.12). Im Zusammenhang mit dem Schreiblernprozeß muß für ein Kind die Händigkeit bestimmt werden; das bedeutet aber nicht, daß für andere Tätigkeiten ein Kind veranlaßt werden sollte, die gleiche Hand zu benutzen.
Die Fragestellung der Händigkeit kann unter zweierlei Aspekten behandelt werden, unter dem Aspekt des *bevorzugten* Handgebrauchs, also der *Präferenzdominanz*, und unter dem Aspekt der *geschickteren, leistungsstärkeren* Hand, der *Leistungsdominanz*.

Präferenz-Dominanz-Test (P-D-T)

Die Präferenzdominanz wird üblicherweise mit verschiedenen Gestik- und Handlungsproben überprüft: Das Kind wird gebeten, verschiedene Handlungen gestisch oder real vorzuführen, und dabei wird beobachtet, welche Hand spontan zuerst eingesetzt wird.
Der Präferenz-Dominanz-Test (P-D-T) von SCHILLING prüft 20 Gestikproben, die der Proband nach entsprechender Aufforderung durch den Untersucher (gegenüber sitzend) durchführen soll.

1. Blumen gießen
2. Nähen
3. Würfeln
4. Kämmen
5. Hämmern
6. Korken ziehen
7. Zähne putzen
8. Kugelstoßen
9. Ballschlagen
10. Peitsche knallen
11. Ball mit einer Hand fangen
12. Wecker aufziehen
13. Rhythmus klopfen
14. Blumen abpflücken
15. Farbtopf umrühren
16. Reißverschluß öffnen
17. Buch aus einem hochstehenden Regal holen
18. Waschbeckenstöpsel herausziehen
19. Papier in Umschlag stecken
20. Streichholz anzünden

Aus der Anzahl der Rechtsbevorzugungen wird dann die Händigkeit bestimmt:

- Linkshänder: bis zu 8 Rechtsbevorzugungen, also 12 oder mehr Linksbevorzugungen
- Beidhänder: 9 bis 11 Rechtsbevorzugungen
- Rechtshänder: 12 oder mehr Rechtsbevorzugungen.

Der Präferenz-Dominanz-Test von SCHILLING kann nicht im engeren Sinn als psychometrischer Test bezeichnet werden, sondern eher als eine Beobachtungsliste; entsprechend sind auch die Klassifikationen der Händigkeit nicht als Normen aus einer Standardisierung zu werten.
Listen und Gestikproben dieser Art haben ihre Berechtigung, denn die alleinige Frage an das Kind oder seine Eltern nach der Händigkeit führt häufig zu Fehleinschätzungen; oft können die betroffenen Personen ohne reale Handlung gar nicht sagen, welche Hand sie tatsächlich primär benutzen.

Hand-Dominanz-Test (H-D-T)

Der Hand-Dominanz-Test von H.-J. STEINGRUBER und G. A. LIENERT ist ein Test zur Bestimmung der Leistungsdominanz für Vorschul- und Schulkinder. Das bedeutet, daß eine feinmotorische Tätigkeit sowohl mit der rechten als auch mit der linken Hand durchgeführt werden soll und aus dem Vergleich von Schnelligkeit und Menge auf die Leistungsüberlegenheit einer Hand geschlossen wird.
Im H-D-T werden drei Aufgaben vorgegeben. Jede Aufgabe wird zunächst in einem Probedurchgang sowohl mit der rechten als auch mit der linken Hand ohne Zeitmessung ausprobiert.
Die grobe Linienführung geht für die rechte Hand von links nach rechts (Schreibrichtung) und für die linke Hand umgekehrt.

Spurennachzeichnen: In einer gewundenen Spur (ca. 5 mm breit) soll eine Bleistiftlinie gezogen werden. Die Länge der Linie wird mit einer Schablone gemessen. Das Kind hat dafür 30 Sekunden Zeit.

Kreisepunktieren: Kleine Kreise (ca. 5 mm Durchmesser) sollen fortlaufend mit einem Bleistift punktiert werden; die Kreise sind auf einer gewundenen Linie angeordnet. Die Zahl der punktierten Kreise innerhalb von 30 Sekunden wird gezählt.

Quadratepunktieren: Auf Geraden angeordnete Quadrate (ca. 7 mm Kantenlänge) müssen punktiert werden. Die Anordnung ist sehr regelmäßig. Die Zahl der punktierten Quadrate innerhalb von 30 Sekunden wird gezählt.

Für jede Aufgabe wird getrennt ein Dominanzwert nach der Formel ermittelt

$$D = \frac{\text{Leistung rechte Hand} - \text{Leistung linke Hand}}{\text{Leistung rechte Hand} + \text{Leistung linke Hand}} \times 100$$

Die drei Dominanzwerte werden zu einem Gesamtwert addiert. Die so ermittelten Rohwerte können in Prozentränge umgewandelt werden, nach denen die Leistungsdominanz klassifiziert wird. Der Test ist für Kinder von 6;0 bis 10;6 Jahren normiert.

- Prozentränge < 3 starke Linkshändigkeit
- Prozentränge 3–8 Linkshändigkeit
- Prozentränge 9–16 Beidhändigkeit
- Prozentränge 17–79 Rechtshändigkeit
- Prozentränge > 79 starke Rechtshändigkeit.

Im Gegensatz zu den meisten Tests wird die Umwandlung der Rohwerte im Normwerte (Prozentränge) anhand einer Graphik vorgenommen. Der Kurvenverlauf für Mädchen und Jungen unterscheidet sich geringfügig.

Punktiertest für Kinder (PTK)

Der Punktiertest für Kinder von SCHILLING enthält eine Hampelmannfigur, auf deren Umrißlinie kleine Kreise (2 mm Durchmesser) angeordnet sind. Die Figur ist kindgerechter und deshalb als Alternative zum H-D-T vorgeschlagen worden. Die Kinder sollen mit einem Bleistift (ursprünglich ein Spezialstift mit eingebauter Feder zur konstanten Druckstärke) die Kreise punktieren. Die Zeit für den gesamten Hampelmann wird gemessen und das Punktieren mit der anderen Hand wiederholt.

Wenn die Zeit konstant vorgegeben wird (z. B. 60 Sekunden), wird die Leistungsdominanz entsprechend der Formel für Dominanzwerte (s. o.) berechnet.

Dieser Test ist nicht im engeren Sinn ein psychometrischer Test, da er nicht normiert ist [100, 135, 136, 138, 139, 141].

12.4.7 Neuropsychologische Tests

Tübinger LURIJA-CHRISTENSEN Neuropsychologische Untersuchungsreihe für Kinder (TÜKI)

Die TÜKI ist ein neurospychologisches Untersuchungsverfahren, das sich auf die Theorien von Alexander R. LURIJA gründet (☞ 12.2.2).

Er beschreibt als Hauptziel seines Diagnostizierens die ‚Qualifikation der Symptome' und die Suche nach dem primären Defizit. Dadurch glaubte man lange Zeit, daß sich LURIJAS Untersuchungspraxis der Psychometrie entziehen würde.

Die neuropsychologische Untersuchung im Sinne LURIJAS geht von den Symptomen aus, die ja sehr unterschiedliche Ursachen haben können. Es wird ein individualisiertes, von Arbeitshypothesen über zugrundeliegende Primärdefekte geleitetes Vorgehen gewählt. Systematische Variation der Aufgaben ermöglicht es, nacheinander alle an der beeinträchtigten Handlung beteiligten Teilfunktionen zu überprüfen und so dasjenige Element des funktionalen Systems herauszufinden, welches gestört ist.

Auf diesem Hintergrund kann man den TÜKI auch als Screening-Verfahren verstehen bzw. als ‚untersuchungsleitende Struktur'. Es werden, ganz im Sinne der Diagnostik von LURIJA, Aufgabenvariationen und Individualisierungen zugelassen; natürlich sind Variationen unter testtheoretischen Gesichtspunkten Abweichungen von der Durchführungsobjektivität.

Unter diesem Aspekt ist die TÜKI mehr als eine reine Screening-Batterie und notwendigerweise weniger als eine vollständige Untersuchungsanleitung für jeden Einzelfall oder eine allumfassende neuropsychologische Testbatterie.

Lateralität
- Präferenzdominanz: 6 einfache Proben
- Leistungsdominanz: Einbeinstand und tapping-Versuch rechts wie links.

Motorische Funktionen
- Gesamtkörperkoordination: 4 Aufgaben wie im KTK oder MOT 4–6 (☞ 12.4.6)
- Feinmotorik: Tracing: Wege sollen mit einem Bleistift durchfahren werden, ohne daß die seitliche Begrenzung berührt wird;Tapping: In einer vorgegebenen Zeit sollen mit einem Stift möglichst viele Punkte in ein abgegrenztes Feld eingezeichnet werden
- Motorische Funktionen der Hände: 25 einfache Aufgaben (ohne visuelle Kontrolle), wie sie aus der Apraxie-Diagnostik bekannt sind; beispielsweise muß eine spezifische Fingerstellung ohne visuelle Kontrolle nachgemacht werden
- Orale Praxie: 14 einfache Aufgaben, z. B. Berühren des rechten Mundwinkels mit der Zungenspitze
- Sprachliche (innere und äußere) Regulation motorischer Vollzüge: 5 Aufgaben, verbale Selbstkontrolle.

Akustisch-motorische Koordination
- Wahrnehmung und Reproduktion von Tonhöhenverhältnissen: 4 Tonhöhenvergleiche, Singen/Nachsingen von Kinderliedern
- Wahrnehmung und Reproduktion von rhythmischen Strukturen: 7 Aufgaben über Rhythmen.

Höhere hautkinästhetische Funktionen
- Hautempfindungen: Berührungen am Unterarm (in Pronation und in Supination), Fingeridentifikation und Zeichnen in die Handfläche
- Muskel- und Gelenksensibilität: Finger bzw. Arm wird passiv bewegt

- Stereognosie: Gegenstände werden in die Hand gegeben bzw. sind mit geschlossenen Augen zu ertasten.

Höhere visuelle Funktionen

- Visuelle Wahrnehmung: Gegenständliche und geometrische Bilder werden verglichen und teilweise benannt
- Räumliche Orientierung: 6 Aufgaben (z. T. ähnlich FROSTIGS Raum-Lage, ☞ 12.4.5)
- Räumliches Denken: Mosaiktestaufgaben, Fortsetzung geometrischer Muster.

Rezeptive Sprache

- Wortverständnis: Auf verbale Aufforderung hin sollen Gegenstände im Bild und real gezeigt werden
- Verständnis einfacher Sätze
- Verständnis für logisch-grammatikalische Strukturen: Flexionen, Präpositionen und Komparativkonstruktionen werden geprüft.

Expressive Sprache

- Artikulation von Sprachlauten: Konsonanten und Konsonantenverbindungen in Wörtern werden geprüft
- Reproduzierende Sprache: Komplexe Wörter sollen nachgesprochen werden
- Normative Funktion des Sprechens: Benennen von Gegenständen nach verbaler Beschreibung
- Erzählende Sprache: Die Kinder sollen frei erzählen, aber auch mit festgelegten Zielwörtern.

Mnestische Prozesse

- Lernprozeß: Eine Wortreihe aus 8 Wörtern wird gelernt und dabei die Lernkurve ermittelt
- Behalten und Wiedererinnern: unmittelbare Reproduktion von visuellen, akustischen und kinästhetischen Spuren, Reproduktion von sinnlosen Silben und von Sätzen.

Denkprozesse

- Verständnis für Situationsbilder und Texte: Handlung im Bild erkennen, Reihenfolge legen und eine Geschichte nacherzählen
- Begriffsbildung: Begriffsdefinitionen, logische Klassenbildung.

In den einzelnen Diagnosebereichen sind immer sehr wenige Aufgaben zur Prüfung vorgesehen, so daß das Verfahren eher einen orientierenden Charakter (Screening) hat. Bei Auffälligkeiten muß dann mit ausführlicheren, normierten Verfahren nachgeprüft werden. Im umfangreichen Handbuch zum TÜKI sind dazu viele Vorschläge gemacht worden.

Diese Vorgehensweise entspricht der Ausfassung von LURIJA, der *klinische Beobachtungen* und weniger psychometrische Testungen durchführte.

Eine ausführliche Testung aller interessierenden Funktionsbereiche ist auch aus Gründen der Belastbarkeit eines Kindes, der Zeit und Ökonomie kaum zu rechtfertigen.

Die aufgeführten ‚Normwerte' der TÜKI sind nach Angaben der Testautoren im Sinne der Grobnormierung eines Screening-Verfahrens zu verstehen und gestatten u. U. eine hinreichende ‚quantitative' Einschätzung der Leistungsfähigkeit eines jeweiligen Probanden. Die ‚Normen' im Anhang des Handbuches sind als Prozentwert*verteilungen* abgedruckt und nicht als Prozent*ränge*! Das bedeutet, daß der Diagnostiker immer erst selbst errechnen muß, ob eine gezeigte Leistung unterdurchschnittlich, normal oder überdurchschnittlich ist.

Die Reliabilitäten der einzelnen Skalen für die Funktionsbereiche sind befriedigend, für einzelne Bereiche hoch. Die Werte für die Stabilität (Retest-Reliabilität) sind in mehreren Bereichen allerdings gering.

Berliner-LURIJA-Neuropsychologisches Verfahren für Kinder (BLN-K)

Das BLN-K wurde von NEUMÄRKER u. BZUFKA 1988 veröffentlicht und dient vor allem der qualitativen Analyse von Hirnfunktionsstörungen. Die Autoren haben eine deutschsprachige Überarbeitung der *LURIJA-Nebraska-Neuropsychological Battery for Children (LNNB-C)* von C. GOLDEN (1981) vorgenommen. Die Aufgaben des Verfahrens sind entsprechend LURIJAS Konzeption nach 11 Funktionsbereichen gegliedert (Abb. 12.11):

1. Motorische Funktionen (MOT)

- Bewegungsfunktionen der Hände (z. B. Berühren des Daumens nacheinander mit allen Fingern)
- Bewegungsfunktionen der Finger (z. B. Fingerstellungen imitieren)
- Räumliche Organisation von Handbewegungen (z. B. räumliche Anordnung von Stellungen imitieren)
- Dynamische Organisation der Hände (z. B. rhythmische Bewegungsfolgen)
- Einfache Bewegungen des Mundes (z. B. Zunge herausstrecken)
- Einfache Bewegungen der Hände (z. B. einfache Figuren abzeichnen)
- Sprachliche Regulation motorischer Handlungen (z. B. auf einfache verbale Kommandos reagieren).

2. Akustisch-motorische Koordination (AUD)

3. Höhere taktile und kinästhetische Funktionen (TAK)

- Tastwahrnehmung
- Stereognosie (Erkennen von Gegenständen durch Betasten mit geschlossenen Augen).

4. Höhere visuelle Funktionen (VIS)

- Wahrnehmung von Gegenständen und Abbildungen
- Raumorientierung.

5. Sprachverständnis (REZ)

- Phonetische Analyse
- Wortverständnis
- Satzverständnis.

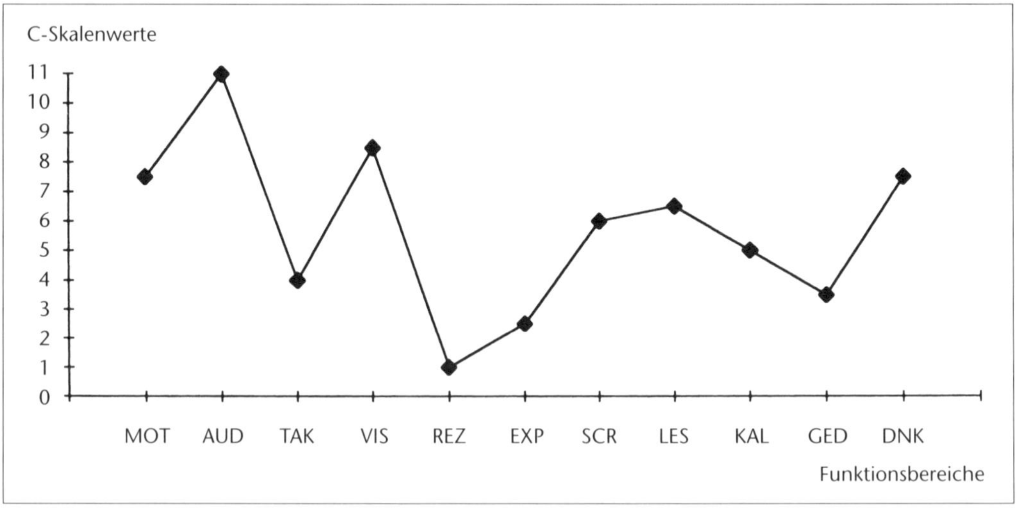

***Abb. 12.11:** Profil eines Patienten mit aphasischer Störung bei links-temporaler Raumforderung im Berliner-LURIJA-Neuropsychologischen Verfahren für Kinder (BLN-K). Abkürzungen siehe Text. [M 145]*
Zur Erinnerung: Die Sprachzentren liegen bei Rechtshändern gewöhnlich links-temporal, d. h. im linken Schläfenlappen des Gehirns bzw. in dessen Nachbarschaft (vgl. Abb. 2.2).

6. Expressive Sprache (EXP)
- Sprachreproduktion
- Sprachreproduktion nach optischer Vorgabe
- Sprachproduktion.

7. Schrift-Sprach-Produktion (Schreiben, SCR)
- Buchstabenanalyse
- Schrift-Sprach-Produktion nach optischer Vorgabe
- Schrift-Sprach-Produktion nach akustischer Vorgabe.

8. Schrift-Sprach-Perzeption (Lesen, LES)

9. Arithmetische Fähigkeiten (KAL)
- Zahlenverständnis
- Rechenoperationen.

10. Gedächtnisfunktionen (GED)

11. Denkprozesse (DNK)
- Bild- und Textverständnis
- Verarbeitung von Begriffen.

In Verbindung mit morphologischen und neurophysiologischen Untersuchungsverfahren können hiermit u. U. Aussagen über die Lokalisation und das Ausmaß einer Hirnschädigung getroffen werden.
Bei Patienten mit Hirntumoren, Gefäßprozessen und anderen Beeinträchtigungen des ZNS empfehlen die Autoren die Kontrolle der Bewußtseinslage mit einer modifizierten Form der *Glasgow-Coma Skala*.
Das BLN-K ist für Kinder von 8 bis 12 Jahren normiert. Die Altersuntergrenze ergibt sich aus der Annahme, daß bis zum Alter von 8 Jahren die Entwicklung und Reifung des Gehirns soweit abgeschlossen sei, daß resultierende neuropsychologische Leistungen geprüft werden können.
Die Rohwerte der getesteten Kinder werden in C-Werte umgewandelt (Mittelwert 5, Standardabweichung 2). Die Normtabelle gilt für die Altersspanne von 8 bis 12 Jahren. Die Testergebnisse eines Kindes werden graphisch dargestellt (Abb. 12.10).
Die Reliabilitäten sind befriedigend, in einzelnen Skalen hoch.
Es gibt eine große Zahl von neuropsychologischen Testen zur Erfassung von Aufmerksamkeitsstörungen und Impulsivität. Am gebräuchlichsten ist hierbei der **Continuous Performance Test** (CPT), bei dem der Proband nach Präsentation bestimmter Buchstabenfolgen, z. B. O-X, auf einem Bildschirm eine Reaktionstaste drücken soll. Somit können Reizdiskrimination, Gedächtnisleistung und Hemmungskontrolle zur Unterdrückung der Reaktion bei irrelevanten Reizen objektiviert werden [73, 76, 77, 84, 87, 90, 94, 104].

12.4.8 Projektive Tests

Projektive Tests nehmen in der Psychodiagnostik eine besondere Stellung ein. Es ist nicht immer klar, ob diese Verfahren als Tests bezeichnet werden sollen, denn sie entziehen sich weitgehend den Kriterien der Testtheorie (s. u.).

Ihre Besonderheit liegt in dem Vorgang der *Projektion*: Dem Kind wird Reizmaterial vorgelegt, das es veranlassen soll, Gedanken und Gefühle in Zeichen, Handlungen und Worten zu äußern.

Diese Äußerungen müssen vom Untersucher *gedeutet* werden, d. h. einen Rückschluß auf die kindliche Persönlichkeit zulassen.

Dabei ist der Vorgang der Projektion nur unscharf definiert:

In der *psychoanalytischen* Tradition wird damit ein unbewußter Vorgang bezeichnet, eine Abwehr, in der das Subjekt einer anderen Person oder Sache (dem Testmaterial) Qualitäten, Gefühle und Wünsche unterstellt, die es ablehnt oder in sich selbst verleugnet. Demnach wird beispielsweise eine Gestalt in den Bildvorlagen vom Kind als aggressiv bezeichnet, *weil* dieses Kind seine eigenen aggressiven Impulse nicht zulassen kann.

In einer *allgemeinen Bedeutung* meint Projektion, daß das Subjekt eigene Interessen, Fähigkeiten, Gewohnheiten, Emotionen, Erwartungen oder Wünsche in das Material hineindeutet. Demnach würden von einem hungrigen Kind besonders häufig Nahrungsmittel erwähnt werden, wenn es Bildergeschichten zu ergänzen hätte. Eine Person wird u. U. als aggressiv bezeichnet, *weil* das Kind selbst aggressive Impulse verspürt.

Die Differenz dieser Ansätze ist höchst bedeutsam beim Umgang mit den kindlichen Äußerungen.

Die projektiven Verfahren werden in drei Gruppen gegliedert:

- Formdeuteverfahren
- Verbal-thematische Verfahren
- Zeichnerische und gestalterische Verfahren

Unter den **Formdeuteverfahren** nimmt der RORSCHACH-Test eine besondere Stellung ein. Symmetrische Klecksgestalten werden dabei als Reizvorlage vorgelegt, und die Testperson wird um Stellungnahme gebeten, was das sein könne.

Im Kindesalter und speziell bei entwicklungsgestörten Kindern spielt dieses Verfahren eine untergeordnete Rolle.

Verbal-thematische Verfahren sind in der Grundgestalt als *Thematischer Apperzeptions-Test (TAT)* bekannt. Dabei werden der Testperson Schwarzweiß-Bilder vorgelegt; es soll berichtet werden, wie es zu dieser Szene gekommen ist, was gerade passiert und wie es wohl weitergehen wird.

Der TAT existiert auch in Kinderversionen, als *Childrens Apperception Test (CAT)* von BELLAK und BELLAK oder als *Schwarzfuß-Test* von CORMAN; bei dieser Version wird das Schweinchen Schwarzfuß als Identifikationsfigur angeboten.

Thematisch auf Schul- und Leistungssituationen sind die Bilder im *Schulangst-Test (SAT)* von HUSSLEIN bezogen.

Bei anderen verbal-thematischen Tests werden unvollständige verbale Äußerungen angeboten, die von den Kindern zu ergänzen sind, etwa beim *Satzergänzungstest* von ROTTER oder beim *Thomas-Erzähltest*.

Bei den **zeichnerischen Verfahren** ist vor allem an den *Mann-Zeichen-Test* von ZILER zu denken, an den *Baum-Test* von KOCH und an die *Familie-in-Tieren* von BREHM-GRÄSER.

Aus den Zeichnungen der Testperson soll dabei auf psychische Merkmale geschlossen werden; beispielsweise wird der Baum als idealer Projektionsträger gesehen, da er zu den ältesten Symbolen der Menschheit überhaupt gehört. Aus der Seitneigung des Baumes sowie der Darstellung von Stamm und Ästen wird auf eine mehr emotionale oder mehr rationale Haltung geschlossen.

Bei der *Familie-in-Tieren* soll der Symbolgehalt der Tiere herangezogen werden. Die Testautorin hat dazu viele Bedeutungen aus den Befragungen von Kindern ermittelt. Die Größe der Tiere und die räumliche Anordnung auf dem Zeichenblatt sollen zusätzliche Aufschlüsse über die familiäre Struktur geben.

Von der Verwendung von Zeichnungen in projektiven Verfahren sollte die Analyse der Zeichnungen im Hinblick auf die allgemeine Entwicklung und speziell die graphische Entwicklung abgegrenzt werden. Solche Analysen sind sehr viel leichter möglich und empirisch prüfbar.

Das bekannteste **gestalterische Verfahren** ist der *Sceno-Test* von VON STAABS: Dem Kind werden verschiedene Spielmaterialien wie Puppen, Tiere, Bäume, Bausteine usw. angeboten, und es wird aufgefordert, damit eine Situation zu erschaffen. Die Darstellung erlaubt nach der Autorin einen Rückschluß auf die Vorstellungen, Affekte und Konflikte in der ‚großen' Welt. Die Auswertung setzt die Kenntnis tiefenpsychologischer Symbolik voraus.

Eine spezielle Bedeutung der projektiven Verfahren für die Diagnostik könnte in einer *heuristischen Funktion* liegen. Es werden dem Untersucher dabei Äußerungen angeboten, die sonst kaum getan wer-

den. Im Gespräch und in der Verhaltensbeobachtung kann später gezielt darauf eingegangen werden. Die Äußerungen in der projektiven Diagnostik bekommen dann den Charakter von Hypothesen, die anderweitig zu überprüfen sind.
Die *Probleme* der projektiven Verfahren beziehen sich auf die theoretische Begründung und die Testgütekriterien.
Die Bild-, Text- oder Materialvorgaben sind mehrdeutig. Das ist einerseits gewollte Voraussetzung für den Vorgang der Projektion, erschwert aber auch eine Abschätzung des Reizwertes.
Die Antworten der Kinder müssen interpretiert werden. Das setzt aber ein definiertes Verhältnis von Zeichen zum Bezeichneten voraus; somit sind Validitätsfragen ungeklärt.
Die Auswertungsobjektivität ist kaum gesichert, denn es ist oft keine Übereinstimmung unter den Diagnostikern herzustellen; theoretische und persönliche Vorlieben spielen in die Beurteilungen mit hinein.
Eine besondere Brisanz gewinnen die methodischen Mängel beim Einsatz der projektiven Verfahren in der forensischen Psychologie. Dennoch werden in den letzten Jahren projektive Verfahren häufiger bei der Aufklärung von Gewalt gegen Kinder und von sexuellem Mißbrauch benutzt [25, 88, 94, 101, 103].

12.5 Diagnosemitteilung

Die meisten Eltern haben schon vor der psychologischen Diagnostik ein zuverlässiges Gefühl, daß die Entwicklung ihres Kindes auffällig ist. Wenn sie selbst dieses Gefühl nicht haben, dann sind sie zumindest durch Informationen aus ihrem Umfeld über die Entwicklung verunsichert.
Das Gespräch über die psychologische Diagnose ist für die Eltern oft ambivalent (☞ 1.6.3): Auf der einen Seite wollen und müssen sie erfahren, in welchem Ausmaß die Entwicklung ihres Kindes aus psychologischer Sicht gefährdet ist. Die Diagnostik bringt ihnen also Klärung und Orientierung. Auf der anderen Seite bedeutet die Diagnosemitteilung u. U. ein Abschiednehmen von optimistischen Erwartungen für die Zukunft; sie kann deshalb eine narzisstische Kränkung sein und Trauer um die eigene Lebensperspektive oder um die des Kindes auslösen. Die Eltern erkennen u. U., daß ihre Kinder lange, oft ein Leben lang, auf fremde Hilfen angewiesen sind. Sie müssen akzeptieren, daß ihr Kind ‚kein Kind zum Vorzeigen' ist.
Oft ist die psychologische Diagnostik mit der besonderen Schwierigkeit verbunden, daß die psychische und/oder geistige Entwicklung angesprochen wird. Wir haben häufig erfahren, daß Eltern die körperlichen Aspekte einer Behinderung schneller und leichter erkennen und akzeptieren als die kognitiven. So argumentieren viele Eltern, ihr Kind könne ja körperlich beeinträchtigt sein, sei aber wenigstens ‚gescheit im Kopf'. Störungen in der geistigen Entwicklung wirken für diese Eltern wie eine *zweite Behinderung*.
Die Haltung des Psychologen und Arztes den Eltern gegenüber muß von Achtung und emotionaler Wärme getragen sein. Die Eltern müssen erleben können, daß ihnen zwar schwierige Nachrichten übermittelt werden, daß aber die Wertschätzung ihres Kindes damit nicht in Frage gestellt ist.
Prinzipiell sollte die Diagnosemitteilung mit beiden Elternteilen erfolgen. Die Eltern sollen auf den gleichen Informationsstand gebracht werden und Gelegenheit haben, sich miteinander auszutauschen und Fragen zu stellen.
Wenn nur ein Elternteil anwesend sein kann, besteht die Gefahr, daß die Weitergabe an den Partner nur ausschnittsweise und damit verkürzt erfolgt. Da es nicht selten passiert, daß die Übermittler von ‚schlechten' Nachrichten dafür kritisiert werden, provoziert das Gespräch mit nur einem Ehepartner innerfamiliäre Konflikte. Oft ist es dem Partner auch nicht verständlich, wieso die/der Anwesende eine wichtige Frage gerade nicht gestellt hat, oder wieso sie/er sich nicht gegen eine Einschätzung zur Wehr gesetzt hat.
Gegebenenfalls sollten in diesem Gespräch auch Ideen zu Gründen oder Verursachung der Entwicklungsstörung angesprochen werden, die sonst als Schuldzuweisung zwischen den Partnern auftauchen können.
In der Praxis stellt die Diagnosemitteilung einen mehrstufigen Prozeß dar. Wir müssen über

- den aktuellen Stand, die Beobachtungen,
- die Bewertung und Beurteilung der Beobachtungen sowie
- die Perspektiven und Behandlungsmöglichkeiten

sprechen.

Aktueller Stand, Beobachtungen

Mit den Eltern werden die Erlebnisse mit ihrem Kind und die Verhaltensbeobachtungen besprochen.
Bei Testanwendungen heißt das, daß wir über die Testsituation sprechen (z. B. darüber, wie schnell

sich das Kind anpassen konnte), daß wir das Testmaterial und eine Reihe von Aufgaben vorstellen und über die Antworten ihres Kindes berichten. Es sind vor allem die Antworten im Grenzbereich der Leistungsvermögens interessant, jene Aufgaben, die das Kind gerade noch lösen kann, aber auch die nicht mehr lösbaren.

Soweit das Kind uns systematische Alternativen angeboten hat, muß auch über sein anderes Denken gesprochen werden (Fehleranalyse ☞ 12.4.3, RAVEN-Matrizentests).

Diese Beobachtungen sollen auch dazu anregen, daß die Eltern ihrerseits Erfahrungen aus den Verhaltens- und Leistungsbereichen ansprechen. Oft fragen wir die Eltern, ob sie erwartet haben, daß ihr Kind die gestellten Aufgaben lösen konnte oder nicht. Verschiedentlich berichten uns Eltern, daß ihre Kinder sich im häuslichen Umfeld anders verhalten. Diese Unterschiede müssen aufgegriffen und sehr ernst genommen werden, zeigen sie doch die Situationsabhängigkeit vieler Verhaltensweisen und die emotionale Flexibilität bzw. Empfindlichkeit eines Kindes in neuen Situationen.

Wir halten die Phase der Berichte über den aktuellen Stand für äußerst wichtig, da hier mit den Eltern zusammen eine gemeinsame Erfahrungsbasis gelegt werden kann, auf die wir immer wieder miteinander zurückkehren können. Die Eltern müssen ihr Kind hier gut wiedererkennen können.

Vor allem für diese Phase sollte im Gespräch viel Zeit zur Verfügung stehen.

Das Gespräch über die Beobachtungen und Erfahrungen mit einem Kind kann immer anschaulich und konkret gehalten werden. Überforderungen durch eine fachspezifische Sprache sind hier relativ leicht zu vermeiden.

Bewertung und Beurteilung der Beobachtungen

In einem zweiten logischen Schritt werden die Beobachtungen bewertet, d. h. sie werden hinsichtlich ihrer Entwicklungsbedeutung von uns eingeordnet und auf den Entwicklungsstand hin interpretiert.

Die Eltern erfahren, ob die Beobachtungen einem altersgemäßen Verhalten entsprechen oder mit welchen Entwicklungsrückständen oder -störungen zu rechnen ist.

Häufig muß erkannt werden, daß der Entwicklungsstand in den verschiedenen Entwicklungsbereichen sehr heterogen ist.

Im wesentlichen greifen wir für die Eltern auf zwei Vergleichsmaßstäbe zurück:

Mit den sog. *Altersnormen* werden den Beobachtungen Altersäquivalente zugeordnet und die Eltern auf die Übereinstimmung mit bzw. die Abweichungen vom Lebensalter aufmerksam gemacht. Auf die Problematik dieser Normen wurde im Unterkapitel 12.1 hingewiesen, dennoch sind diese Erklärungsformen sehr anschaulich.

Mit den sog. *Prozentrangnormen* wird erklärt, wie viele Kinder derselben Altersstufe gleich gut oder schlechter im Test abschneiden. Es wird erklärt, ob die Leistung als unterdurchschnittlich, normal oder überdurchschnittlich einzuordnen ist und wie weit sie von der mittleren Leistung abweicht.

Unter Umständen muß der Psychologe auch kurz erklären, wie er zu diesen Angaben kommt, d. h. er muß die Grundprinzipien der Normierung in einfachen Worten erläutern.

In Ausnahmefällen kann die Angabe von *Intelligenzquotienten* erfolgen, auch deshalb, weil diese Information inzwischen sehr popularisiert ist. Das setzt aber voraus, daß wichtige Merkmale wie „der mittlere IQ beträgt 100" und „der Normalbereich reicht von 85 bis 115" ebenfalls vermittelt werden.

Wir haben in der Diagnosemitteilung verschiedentlich erlebt, daß in der Phase der Bewertung und Beurteilung die Eltern mit Widerständen reagieren; sie wehren sich gegen die ‚zu strenge' Beurteilung. Im Einzelfall kommt es vor, daß die Eltern in ihrer Not mit dem Psychologen oder Arzt um einige zusätzliche Monate im Entwicklungsstand verhandeln. An dieser Stelle erweist sich, ob das Gespräch über die Beobachtungen ausführlich genug war, um auf diese gemeinsame Basis und die erzielte Übereinstimmung zurückzugehen.

Es ist aber auch möglich, daß die Eltern ihre Bedenken nicht artikulieren.

Gelegentlich empfehlen wir Eltern, sich an eine weitere Stelle zu wenden, wenn sie unsere Entwicklungsbeurteilung nicht teilen können. Bei einer guten Diagnostik dürfen wir erwarten, daß keine gravierend anderen Ergebnisse zustande kommen werden. Wir demonstrieren damit den Eltern auch unser Selbstbewußtsein, die Überzeugung, daß unsere Arbeit fachlicher Kritik standhalten wird. Andererseits muten wir mit diesem Vorschlag den Eltern und den Kindern erneute Untersuchungen zu, und dem Gesundheitssystem werden evtl. zusätzliche Kosten angetragen. Wir bitten in diesem Falle, daß uns die Eltern die anderen Beobachtungen und Beurteilungen mitteilen, so daß wir mit den Kollegen Kontakt aufnehmen und die möglichen Unterschiede aufklären können.

Perspektiven und Behandlungsmöglichkeiten

Die meisten Eltern möchten nicht nur die Diagnose kennenlernen, sondern auch erfahren, was diese für den Umgang mit ihrem Kind bedeutet, welche Perspektive oder Prognose ihr Kind hat.

Aussagen über die zukünftige Entwicklung sind äußerst problematisch. Unser Wissen dazu haben wir im günstigsten Fall aus der Kenntnis anderer Kinder oder der Literatur; oft bezieht sich das Wissen auf Stichproben von Kindern mit der entsprechenden Diagnose.

Die Festlegung eines einzelnen Kindes auf die wahrscheinlichste Entwicklung (wie sie sich in einer Stichprobe von Kindern dargestellt hat) ist nicht möglich und zulässig.

Wir können den Eltern vorschlagen, daß die Entwicklung ihres Kindes wiederholt beobachtet und beurteilt wird und aus dem individuellen Verlauf weitere Schlußfolgerungen gezogen werden; d. h. wir können den Eltern Begleitung anbieten.

Aus der psychologischen Diagnostik kann bei einem niedrigen kognitiven Entwicklungsstand u. U. nicht beurteilt werden, ob es sich *nur* um einen *Rückstand* handelt oder ob mit einer dauerhaften Störung zu rechnen ist. Verlaufsuntersuchungen erlauben meist diese Entscheidung, weil jetzt auch die Entwicklungsgeschwindigkeit mit einbezogen werden kann.

Dieses Angebot ist besonders wichtig, wenn die bisherige Diagnostik nicht als abgeschlossen betrachtet werden kann und wenn eine genaue Zuordnung zu einem Syndrom nicht gelingt.

Es ist besonders wichtig, aufgrund der Beobachtungen und der daraus gezogenen Schlußfolgerungen Wege aufzuzeigen, wie die Eltern ihr Kind zukünftig erziehen und welche Maßnahmen sie ergreifen können.

Die Wege zur Eigenaktivität können den Eltern beim Umgang (‚Bewältigung' ist wahrscheinlich zu hoch gegriffen) mit der Entwicklungsstörung helfen, es kann Fatalismus vermieden werden.

Aus dem Muster von Stärken und Schwächen und aus dem kognitiven Anderssein (Fehleranalyse) können in Verbindung mit einer Entwicklungstheorie Fördermaßnahmen abgeleitet werden.

Diese bestehen nicht allein darin, die Entwicklungsdefizite *auszugleichen*, vielmehr muß die „Schlüssel- oder Gelenkstelle der Entwicklung" (Frostig) gefunden werden. Es kann auch an den Stärken angesetzt werden, oder es können kompensatorische Maßnahmen ergriffen werden.

Beispiel: Die initiale Sprachentwicklungsverzögerung beim frühkindlichen Hydrozephalus (bei Meningomyelozele) kann nicht automatisch dazu führen, Logopädie zu verordnen. Vielmehr sollten in Kenntnis des semantisch-pragmatischen Syndroms (☞ 12.6.3) die Wahrnehmungsentwicklung, die Handlungsentwicklung und das handlungsbegleitende Sprechen angebahnt werden.

Aus der Frühförderarbeit ist bekannt, daß die ärztliche Erstaufklärung über die Behinderung weitreichende Konsequenzen für die Akzeptanz und das Durchhaltevermögen bezüglich Frühfördermaßnahmen hat [87, 101, 142, 143, 149, 155].

12.6 Psychologische Befunde bei Entwicklungsstörungen

12.6.1 Geistige Behinderung

Geistige Behinderung *(mental deficiency, mental retardation)* wurde von der Weltgesundheitsorganisation und der American Association for Mental Deficiency als *unterdurchschnittliche allgemeine Intelligenz, die während der Entwicklungsperiode entsteht und mit einer Beeinträchtigung des adaptiven Verhaltens verbunden ist*, definiert.

Wichtig sind die Bestimmungsbestandteile

- allgemeine Intelligenz,
- Entwicklungsperiode und
- adaptives Verhalten.

Bei der Betrachtung der allgemeinen Intelligenz wird ein Kontinuum unterstellt, das von hoher Intelligenz über durchschnittliche Intelligenz und alle Grade einer Beeinträchtigung bis hin zur schwersten geistigen Behinderung reicht. Geistige Behinderung in diesem Sinne ist am unteren Ende eines quantitativen Kontinuums angesiedelt.

In der ICD-10 ist bei diesen Störungen von **Intelligenzminderung** die Rede (F70–F73). Die Klassifikation umfaßt die folgenden Graduierungen:

F70	leichte Intelligenzminderung	IQ 69–50
F71	mittelgradige Intelligenzminderung	IQ 49–35
F72	schwere Intelligenzminderung	IQ 34–20
F73	schwerste Intelligenzminderung	IQ 19–

Der Ausdruck **leichte Intelligenzminderung** darf nicht mit dem Begriff der **Lernbehinderung** verwechselt werden. Bei der Zuordnung von IQ-Werten ist die Lernbehinderung in dem Bereich von 85–70 (65) angesiedelt (vgl. Gutachten des deutschen Bildungsrates, 1970). Als klinische Klassifikation wird in der ICD-10 die Lernbehinderung nicht aufgeführt.

Eine verbindliche Definition von allgemeiner Intelligenz kann nicht gegeben werden. In einer Synopsis verschiedener Definitionsversuche kann man sich auch heute auf WECHSLER beziehen, der Intelligenz als allgemeine *und* zusammengesetzte Fähigkeit ... ansah.

Bei der Messung der Intelligenz ist deshalb relevant, ob die Minderung durch Schwächen in mehreren (oder allen) Teilen der zusammengesetzten Fähigkeit zustande kommt oder ob eine signifikante Schwäche in einem (oder wenigen) der Teilbereiche vorliegt.

Im letzten Fall würde man auch von *Teilleistungsschwäche/Teilleistungsstörung* sprechen (☞ 8.17, 12.6.2). Die Teilleistungsstörung stellt sich hier als intra-individueller Tiefpunkt in einem Testprofil dar. Im umgekehrten Fall sprechen isolierte Stärken *(Teilleistungsstärken)* bei sonstiger Minderbegabung nicht gegen das Vorliegen einer geistigen Behinderung.

Von der geistigen Behinderung im eigentlichen Sinne werden andere intellektuelle Einschränkungen abgegrenzt, die sich nicht in der frühen Kindheit manifestieren, sondern Folge von hirnorganischen Schädigungen sind – z. B. von Tumoren, Schädel-Hirn-Verletzungen, degenerativen Prozessen u. ä. Man spricht dann u. U. von *Demenz*.

Im klinischen Alltag kann die Intelligenz nie ganz von den Methoden ihrer Erfassung getrennt betrachtet werden. Das bedeutet, daß je nach verwendeter Methode unterschiedliche Fähigkeitskombinationen erfaßt werden, so daß es durchaus zu unterschiedlichen Klassifikationen der allgemeinen intellektuellen Begabung bzw. Intelligenzminderung kommen kann. Auf diese Aspekte der inhaltlichen Struktur (Validität der Tests) wird in den Paragraphen 12.4.1 und 12.4.3 eingegangen.

Die Erfassung der allgemeinen Intelligenz dient in der psychologischen Diagnostik dem Ermitteln der Referenzpunkte: Je nach dem Grad der allgemeinen Begabung können in anderen Funktionsbereichen spezifische oder allgemeine Entwicklungsstörungen diagnostiziert werden.

In der geistigen Entwicklung beeinträchtigte Kinder zeigen so gut wie immer auch eine verzögerte bzw. beeinträchtigte motorische Entwicklung. Analoges kann über die Entwicklung der Wahrnehmung, der Sprache, der sozialen Fähigkeiten usw. gesagt werden.

In der Diagnostik bedeutet das, daß die Beurteilung motorischer, perzeptiver, sprachlicher u. a. Rückstände erst im Kontext der allgemeinen intellektuellen Entwicklung möglich ist. Bei einigen motorischen, perzeptuellen und sprachlichen Tests wird ausdrücklich darauf hingewiesen, daß die untersuchten Kinder normal begabt sein müßten; bei anderen Tests gibt es differentielle Normen, je nach dem Grad der allgemeinen Begabung.

Bei jüngeren Kindern (unter vier Jahren) ist die Anwendung eines Intelligenztests im engeren Sinne meist nicht möglich. Als Maß für die allgemeine Intelligenz wird dann häufig das psychologische Profil der verschiedenen Entwicklungsbereiche herangezogen. Ist das Entwicklungsniveau erniedrigt und relativ homogen, wird von einer allgemeinen Entwicklungsstörung bzw. Minderbegabung ausgegangen, während bei heterogenen Entwicklungsprofilen – z. B. Teilleistungsstörungen – eine solche Minderbegabung nicht diagnostiziert werden darf.

Besonders bei jüngeren Kindern stößt die Beurteilung der Homogenität bzw. Heterogenität eines Profils schnell an methodische Grenzen, die durch die Dynamik der Entwicklung einerseits und die relativ geringen Reliabilitäten andererseits bedingt sind. Deshalb ist auch aus methodischen Gründen äußerste Vorsicht bei der Diagnosestellung geboten.

Wiederholte Untersuchungen sind gerade bei jüngeren Kindern unabdingbar, denn sie ermöglichen eine Abschätzung der Entwicklungsgeschwindigkeit. Eine geistige Behinderung zeigt sich dann als immer deutlicherer Rückstand hinter der Normalentwicklung, eben als verminderte Entwicklungsgeschwindigkeit.

12.6.2 Teilleistungsstörungen

Der Begriff der Teilleistungsstörungen wird in der Literatur auf sehr unterschiedliche Weise gebraucht und muß deshalb in seinen Bedeutungsaspekten geklärt werden, damit keine unnötigen Mißverständnisse entstehen. Zwei grundlegende Bedeutungsvarianten dieses Begriffs sollen hier dargestellt werden; sie unterscheiden sich darin, was jeweils als das Ganze und was als die Teile verstanden wird.

Teilleistungsstörung in der Neuropsychologie LURIJAS

J. GRAICHEN definierte 1973 Teilleistungsstörungen als *„Leistungsminderungen einzelner Faktoren oder Glieder innerhalb größerer funktioneller Systeme, die zur Bewältigung komplexer Anpassungsaufgaben erforderlich sind"*. In seinem Konzept wird von den neuropsychologischen Vorstellungen von L. S. WYGOTSKY, A. R. LURIJA und anderen russischen Psychologen ausgegangen.

Unter Funktion wird hierbei eine Tätigkeit des „biologischen und psychischen Organismus" verstanden, die auf unterschiedliche Weise ausgeführt werden kann und die von der gestellten Aufgabe bestimmt ist. Eine Funktion wird durch einen ganzen Komplex wechselseitig gekoppelter Aktionen gewährleistet; man spricht von einem *funktionellen System*. Der wesentliche Zug des funktionellen Systems besteht darin, daß es auf einer komplizierten dynamischen Konstellation von Gliedern oder Einzelbausteinen beruht, die an der Verwirklichung der Aufgabe beteiligt sind.

Die Teilfunktionen oder Einzelbausteine sind demnach halbautonome Subsysteme des Zentralnervensystems; sie sind empirisch abgrenzbar, aber nicht einfach für sich funktionsfähig. Sie sind in einer internen, externen und hierarchischen Integration miteinander verbunden.

Die funktionellen Teilglieder beruhen nicht auf der Tätigkeit umschriebener Hirnareale (darin grenzen sich WYGOTSKY und LURIJA von den engen Lokalisationstheorien ab), vielmehr ist sowohl die Funktion der Teile als auch die des Ganzen integrale Aktivität von untereinander in Beziehung gebrachten Hirnzonen.

Die Teilfunktionen können gleichzeitig in viele verschiedene funktionelle Einheiten eingebunden sein *(Polyvalenz)*, so daß im Störungsfall Ausfälle in verschiedenen funktionellen Systemen sichtbar werden. In der Neuropsychologie wird dies üblicherweise als *doppelte Dissoziation* bezeichnet. Weiterhin bleibt die integrierende Aktivität der gekoppelten Hirnzonen auf den einzelnen Entwicklungsstufen nicht gleich; man spricht von *dynamischer Lokalisation*. Dieser Vorgang ermöglicht wiederum im Störungsfall u. U. eine Neuorganisation der Teilfunktionen zum veränderten Ganzen.

LURIJA geht von drei funktionellen Hirneinheiten aus:

- Die erste Einheit ist für *Aufnahme*, *Analyse* und *Speicherung von Information* zuständig
- Die zweite Einheit ist für *Programmierung*, *Regulation* und *Ausführung von Aktivitäten* verantwortlich. Ihre Leistungen umfassen die Planung von Tätigkeiten
- Die dritte Einheit dient der *Regulierung von Tonus*, *Aktivierung* und *Bewußtheit*.

Die Teilleistungsstörungen der ersten und zweiten Einheit werden als *strukturelle* und die der dritten Einheit als *funktionale Teilleistungsstörungen* bezeichnet.

Die neuropsychologische Diagnostik geht von den beeinträchtigten höheren kortikalen Funktionen aus und sucht nach der Schnittmenge von gestörten Teilfunktionen, den Teilleistungsstörungen. Welche Beeinträchtigungen dann als Teilleistungsstörungen anerkannt werden, hängt von der Analyse der höheren kortikalen Leistungen ab.

Eine Legasthenie wäre in diesem Sinne keine Teilleistungsstörung, sondern die Störung eines funktionellen Systems bzw. einer höheren Hirnfunktion, die zur Untersuchung der zugrundeliegenden Teilleistungsstörung(en) Anlaß gäbe.

Die Teilleistungsstörungen sind von umschriebenen Leistungsausfällen abzugrenzen, die erst im Laufe der Entwicklung auftreten, den sog. Werkzeugstörungen der klassischen Neurologie. Man spricht dort bei erworbenen Störungen im Handlungsablauf von einer Apraxie, bei erworbenen Sprachstörungen von einer Aphasie, bei erworbenen Wahrnehmungsstörungen von einer Agnosie und bei erworbenen Lesestörungen von einer Alexie.

Unter dem Entwicklungsaspekt wird aber auch von *Entwicklungsdysfunktionen*, z. B. Entwicklungsdysphasie (developmental dysphasia) gesprochen. Es wird vor allem in der angloamerikanischen Literatur auf die strukturellen Ähnlichkeiten zwischen diesen Entwicklungsstörungen und den spät erworbenen Störungen hingewiesen.

Teilleistungsstörungen als umschriebene Entwicklungsstörungen

Die Diagnose *Teilleistungsstörung* kann, in Analogie zu den Begriffen der *spezifischen* oder *umschriebenen Entwicklungsstörungen* und im Kontrast zu *globalen* Entwicklungsstörungen, auch als *methodisch* definierter Begriff verwendet werden.

Hier wird das Verhältnis vom Teil zum Ganzen mehr quantitativ durch Testung bestimmt. Das Ganze meint den globalen Entwicklungsstand (faktisch meist die allgemeine Intelligenz), während die Teile

umschriebene Entwicklungs- oder Funktionsbereiche darstellen.
Für die klinische Praxis wird zur Diagnose einer Teilleistungsstörung eine Diskrepanz von 1 bis 1½ Standardabweichungen zwischen dem allgemeinen Entwicklungsstand und dem umschriebenen Funktionsbereich gefordert. Die gestörte Teilleistung soll sich darüber hinaus im Bereich der klinisch relevanten Störung befinden, also mindestens eine Standardabweichung unter dem Mittelwert der Altersgruppe liegen.
Diese Argumentation findet sich in der ICD-10 wieder.
Beispielsweise wird bei der *Lese- und Rechtschreibstörung* (ICD-10, F81.0) unter den diagnostischen Leitlinien erwartet, daß die Leseleistungen des Kindes unter dem Niveau liegen, das aufgrund des Alters, der allgemeinen Intelligenz und der Beschulung zu erwarten ist. Das setzt einen signifikanten Unterschied zwischen dem Ergebnis eines Lese- und Rechtschreibtests und dem eines allgemeinen Intelligenztests voraus. Methodisch liegt dem die Bestimmung der *kritischen Differenz* zugrunde, das ist jener Minimalunterschied, der aufgrund der Reliabilität der beteiligten Tests zur Bewertung vorliegen muß (☞ 12.4.1).
Allgemein kann man von einer Teilleistungsstörung bei einem *inhomogenen Entwicklungsprofil* sprechen, in dem ein (oder wenige) Entwicklungsbereich(e) signifikant unter dem allgemeinen Niveau liegen.
In Analogie zu den *Teilleistungsstörungen* muß dann aber auch von Teilleistungsstärken gesprochen werden, wenn ein (oder wenige) Entwicklungsbereich(e) signifikant *über* dem allgemeinen Entwicklungsniveau liegen.
Kritisch zu beachten ist, daß bei dieser methodischen Betrachtung sehr häufig mit inhomogenen Entwicklungsprofilen zu rechnen ist. Eigene Untersuchungen zum HAWIK-R ergaben, daß über 80% der HAWIK-R-Profile inhomogen sind, also isolierte Schwächen oder Stärken aufweisen. Im Ausmaß der Heterogenität oder Homogenität unterscheiden sich klinische Stichproben nicht von unauffälligen Kontrollgruppen. Das bedeutet, daß Heterogenität der (statistische) Normalfall ist.
Die methodische Betrachtung hat auch hinsichtlich des allgemeinen Entwicklungsniveaus bestimmte Grenzen. Teilleistungsstörungen können bei sehr niedrigen Entwicklungsniveaus nicht nachgewiesen werden, da die üblichen Tests im unteren Leistungsbereich nicht gut differenzieren und gleichzeitig die *kritische Differenz* zu einem allgemeinen Entwicklungstest/Intelligenztest eingehalten werden muß. Beispielsweise kann mit den üblichen Rechtschreibetests eine Rechtschreibstörung (F81.0 oder F81.1) nur bei einem Intelligenzquotienten größer als 74 diagnostiziert werden. Das bedeutet allerdings nicht, daß Teilleistungsstörungen nicht auch bei niedrigerem Intelligenzquotienten vorkommen können.
Umgekehrt setzen Teilleistungsstärken kein Mindestniveau voraus.
Klassifikationen der Teilleistungsstörungen, weitere Aspekte der Diagnostik und Behandlungsmöglichkeiten werden in Unterkapitel 8.17 dargestellt [25, 41, 54, 87, 96, 104, 124, 127].

12.6.3 Psychologische Befunde bei ausgewählten Entwicklungsstörungen

1. Hydrozephalus

Zur psychischen Entwicklung von Kindern mit Hydrozephalus (bei Meningomyelozele, MMC, ☞ 7.2) liegt eine Reihe von Befunden vor, die Ähnlichkeiten erkennen lassen, so daß wir von einigen spezifischen kognitiven Effekten des Hydrozephalus ausgehen können.

Sprache

Bereits in den 70er Jahren wurde das sog. *Cocktail-Party-Syndrom* beschrieben.
Diese sprachliche Besonderheit ist durch
- flüssige und gut artikulierte Sprache,
- verbale Perseverationen (Echolalien und Wiederholungen),
- exzessiven Gebrauch sozialer Redewendungen,
- irrelevanten Wortreichtum und
- aufdringliches Benehmen bis zur Distanzlosigkeit

gekennzeichnet.

Bei Rapin wird dieses Phänomen linguistisch zutreffender (aber nicht so anschaulich) als *semantisch-pragmatisches Syndrom* bezeichnet.
Nach initial verzögertem Sprachbeginn kommt es bei den betroffenen Kindern zu einer Phase der sprachlichen Imitation mit meist ausgeprägter Echolalie.
Die Sprachbildung hat bei diesem Syndrom unter semantischem Aspekt deutliche Lücken: Das Bedeutungsfeld der Begriffe erscheint reduziert. Dies führt in der Kommunikation mit Erwachsenen regelmäßig dazu, daß diese Kinder in ihrer sprachlichen Kompe-

tenz überschätzt werden, was für Eltern ebenso wie für viele Fachleute zutrifft!

Sehr häufig greifen diese Kinder bei Problemen in der Bedeutungserfassung auf phonematische Aspekte der Sprache zurück, d. h. sie versuchen die Bedeutung eines Wortes mit Hilfe eines klangähnlichen Wortes zu ermitteln.

Beispiele aus Wortschatztests (HAWIVA, HAWIK-R):

Was ist eine *Motte*? – Meine Kla*motten*.

Was ist *teilnehmen*? – Wenn ich mir einen *Teil nehme*.

Was ist *mitteilen*? – Wenn du *mit* mir was *teilst*.

Was ist *Neid*? – Nacht , good *night*.

Die Vorlieben für die phonematischen Aspekte werden auch in der Spontansprache deutlich, wenn die Kinder betont auf Reime und Klangähnlichkeiten zurückgreifen: „Was *suchst* du hier, hier ist doch keine Ver*suchs*anstalt?“ oder „Paß auf, in dem Fisch sind *Gräten*, und dann *kräht* der Hahn.“

Solche Wortspielereien wirken oft recht amüsant.

Die Störung in der Pragmatik der Sprache beeinträchtigt aber vor allem die Kommunikation mit anderen und die Koordination von Sprechen und Handeln. In der zwischenmenschlichen Kommunikation wird z. B. der Fragecharakter einer Phrase des Kindes nicht erkannt, so daß die Frage unbeantwortet bleibt. Auf der anderen Seite kann ein so beeinträchtigtes Kind eine ‚Frage‘ stellen und ist nicht im geringsten an einer Antwort interessiert. Dieses Verhalten beeinträchtigt die sozialen Kontakte, wirkt z. T. ungehorsam.

Die schlechte Koordination von Sprechen und eigenem Handeln verhindert häufig, daß betroffene Kinder über aktuelle Ereignisse oder Gefühle berichten. Unter kognitivem Aspekt entfällt das handlungserleichternde kindliche Selbstgespräch (Selbstinstruktion). Diese Kinder können u. U. rein verbal *zählen*, aber nicht *abzählen*, d. h. gleichzeitig sprechen und mit dem Finger die Mengen antippen.

Das „Cocktail-Party-Syndrom“ läßt sich bei bis zu 40% der 5-jährigen Kinder mit Hydrozephalus (bei MMC) nachweisen, im Alter von 10 Jahren immerhin noch bei 20–25%. Das Bestehenbleiben dieses Syndroms ist für die gesamte kognitive Entwicklung ein ungünstiger Prädiktor; liegt im Alter von 10 Jahren das semantisch-pragmatische Syndrom noch vor, so müssen die Kinder fast immer als geistig behindert eingestuft werden.

Die Überschätzung der kognitiven Entwicklung beim semantisch-pragmatischen Syndrom ist Quelle möglicher diagnostischer Fehleinschätzungen und stellt in der Elternaufklärung ein wichtiges Problem dar, da der spontane Eindruck dieser Kinder günstiger erscheint als nach der Psychodiagnostik festgestellt werden darf. Eine durchschnittliche Überschätzung von 10–25 IQ-Punkten durch die Eltern wurde empirisch ermittelt.

Intelligenz

Die kognitive Entwicklung ist im wesentlichen vom Schweregrad des frühkindlichen Hydrozephalus und den Spätkomplikationen, z. B. Hirndruckkrisen oder Shunt-Infektionen abhängig.

Durchschnittlich wird beim shunt-pflichtigen Hydrozephalus ein Gesamt-IQ von 80 gefunden.

Bei Testaufgaben nach dem Intelligenzkonzept von Wechsler (☞ HAWIK-R usw.) zeigt sich, daß eine deutliche bis hochsignifikante Differenz zwischen dem Verbal- und dem Handlungs-IQ zugunsten des Verbal-IQ besteht. In eigenen Stichproben erreichten wir Diskrepanzen bis zu 52 IQ-Punkten! Kinder mit MMC und mit gleichem VIQ und HIQ hatten in unserer Stichprobe keinen (diagnostizierten) Hydrozephalus!

Die Korrelation der kognitiven Entwicklung mit dem Schweregrad des Hydrozephalus läßt im Einzelfall dennoch bedeutsame Ausnahmen zu. Lorber fragte bei einer Falldarstellung über einen Jungen mit massivem Hydrozephalus und guter Begabung: „Is your brain really necessary?“.

Bisher unerklärt ist der Befund, daß bei Hydrozephalus und MMC die Mädchen einen durchschnittlich niedrigeren IQ aufweisen – vor allem im Verbal-IQ unterscheiden sie sich von den Jungen durch schwächere Ergebnisse. Deshalb sind auch bei den Mädchen die Unterschiede zwischen VIQ und HIQ nicht so groß.

Untersucht man kognitive Teilstrukturen, so zeigen sich im Verbalteil vor allem relative Stärken bei den rein reproduktiven Leistungen. Das sind die Subtests „Allgemeines Wissen“ (AW), „Wortschatz-Test“ (WT) und „Zahlennachsprechen“ (ZN) (idealtypisch im Beispiel der Abb. 12.11).

In der deutschsprachigen Literatur ist die Monographie von Hemmer (1986) bekanntgeworden. Die dort referierten IQ-Ergebnisse sind im Vergleich zur übrigen Literatur besonders günstig. Diese Tatsache ist wesentlich auf die Verwendung des (alten) HAWIK zurückzuführen, der zum Zeitpunkt der Untersuchung eine deutliche Normverschiebung aufwies (☞ auch 12.4.1, Tab. 12.3).

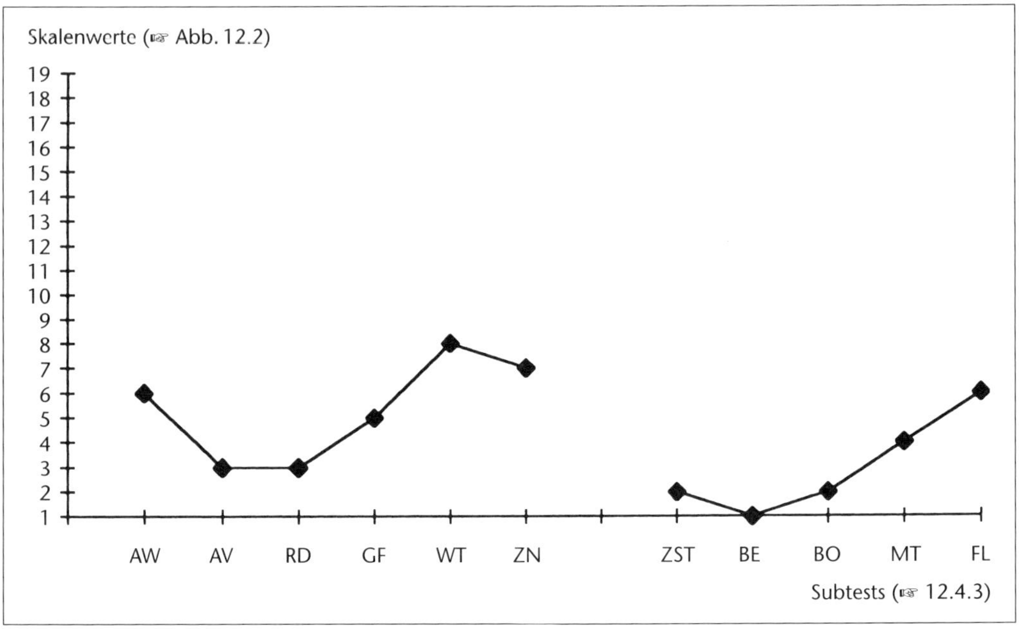

Abb. 12.12: *HAWIK-R-Profil eines 8;1-jährigen Jungen mit Hydrozephalus bei Meningomyelozele: Verbal-IQ 71, Handlungs-IQ 51, Gesamt-IQ 56. Abkürzungen ☞ S. 195. [M 145]*

Dyspraxie

Kinder mit Hydrozephalus bei MMC haben häufig Probleme bei visuell-räumlichen und visuell-konstruktiven Aufgaben.

Das kann einerseits in den Intelligenzuntersuchungen an kognitiven Teilstrukturen nachgewiesen werden, zeigt sich aber auch im Alltag, wenn wir die Spielgewohnheiten beobachten. Diese Kinder können wenig mit Material anfangen, das zum Bauen, Gestalten und Konstruieren geeignet ist; Puzzles werden häufig vermieden. Auf der Erlebens- und Verhaltensebene erscheint das oft als Abneigung gegen bzw. als Interesselosigkeit an bestimmten Spielformen. Rollenspiele und Imitationsspiele dagegen werden eher gesucht.

Als Erklärung dieses Verhaltens finden wir oft, daß diesen Kindern die Ideen für die beabsichtigten Spiele fehlen („Was soll ich bauen?"). Tests, in denen die Gestaltschließung (Gestaltzerfall) überprüft wird (z. B. entsprechende Subtests im K-ABC, ☞ 12.4.3, oder im DTVP-2, ☞ 12.4.5), zeigen dieses Problem. Ziel- und planloses Beschäftigen kann beim Bauen dann zu verblüffenden Gebilden führen, aber die Kinder können auf Aufforderung hin diese Konstruktionen nicht noch einmal bauen.

Zusätzlich können sich diese Kinder wegen ihrer Sprachstörung im Sinne des semantisch-pragmatischen Syndroms spontan meist nicht durch verbale Selbstinstruktion helfen.

Die Probleme in der Handlungsplanung limitieren immer wieder die Möglichkeiten im Selbständigkeitstraining der Patienten [20, 58, 77, 83, 84, 93].

2. DUCHENNEsche Muskeldystrophie

Bei Jungen mit DUCHENNE-Muskeldystrophie (DMD, ☞ 7.3.1, 10.5.2) ist deutlicher als bei anderen motorischen Behinderungen eine *psychische Beeinträchtigung* zu erwarten, die als Reaktion auf die Diagnose und die Kenntnis des Verlaufs der Erkrankung mit begrenzter Lebenserwartung angesehen wird.

Psyche und Sozialverhalten

So treten bei vielen DMD-Betroffenen krisenhafte Entwicklungsphasen auf, die mit dem markanten Bewußtwerden des Verlustes von Fähigkeiten einhergehen, insbesondere durch den Verlust des freien Gehens und die daraus resultierende Rollstuhlabhängigkeit.

Häufig wird der Rollstuhl erst dann angeboten, wenn die motorischen Fertigkeiten besonders gering geworden sind, so daß der Rollstuhl bewußtseinsmäßig als ,Notlösung' erlebt wird. Einen leichteren Zugang können die betroffenen Kinder jedoch dann haben, wenn der Rollstuhl bei noch vorhandener Gehfähigkeit eher spielerisch und zum Experimentieren angeboten wird. Der Rollstuhl kann dann sporadisch benutzt und auch wieder verlassen werden. Eine Neigung zur Bequemlichkeit und damit zum beschleunigten Verlust der Gehfähigkeit befürchten wir dadurch nicht.

Unglücklicherweise ist besonders häufig mit der Phase der beginnenden Rollstuhlabhängigkeit ein Wechsel der Schule (hin zur Körperbehindertenschule) verbunden. Das bedeutet sehr oft gleichzeitig einen Verlust wichtiger Sozialkontakte, der ebenfalls krisenhaft erlebt werden kann.

Die Krise durch Verlust der Gehfähigkeit kann u. U. längere Zeit anhalten. In der Schule wird sie oft als Leistungs- und Motivationsverlust bemerkbar. In ihrer Trauer können die Kinder bzw. Jugendlichen nicht erkennen, wozu sie schulisch lernen sollten. Sehr häufig kann jedoch diese Krise überwunden und das schulisches Leistungsniveau auf dem vorherigen Stand wieder etabliert werden.

Eine Auseinandersetzung mit der begrenzten Lebenserwartung findet bei einem Teil der DMD-Patienten sehr deutlich im Jugendalter statt. Diese Krisen können alle Phasen durchlaufen, die bei KÜBLER-ROSS oder bei SCHUCHARDT beschrieben wurden.

Allerdings muß diese Auseinandersetzung mit dem Transzendenten, mit Tod und Sterben auch unter alterstypischen Aspekten gesehen werden. Eltern und Betreuer von DMD-Patienten neigen dazu, die alterstypische Beschäftigung zu vernachlässigen, weil sie um die begrenzte Lebenserwartung wissen.

In den Familien mit DMD-Betroffenen besteht häufig eine wechselseitige Sprachlosigkeit über die Krankheit und ihren Verlauf. Sowohl die Betroffenen als auch die Angehörigen kennen im Wesentlichen den Verlauf der Erkrankung, sprechen aber miteinander nicht über dieses Thema, sei es, weil sie nicht wissen, ob der andere den Verlauf ebenfalls kennt, sei es aus falsch verstandener Rücksichtnahme. U. U. kann hier der Arzt oder der Psychologe Vermittler sein und dabei helfen, die wechselseitige Sprachlosigkeit zu überwinden (☞ 1.6.5, 1.6.6).

Sprache

Neben den verschiedenen psychoreaktiven Aspekten bei der DMD gibt es offensichtlich auch behinderungsspezifische organisch bedingte, kognitive Entwicklungsstörungen.

Zur frühen kognitiven Entwicklung von DMD-Patienten wurde in eigenen Untersuchungen beobachtet, daß besonders häufig der Sprachbeginn etwa um ein Jahr verzögert ist. Dieses Phänomen ist bei Kindern mit BECKERscher Muskeldystrophie weniger deutlich nachzuweisen.

In mehrdimensionalen Entwicklungstests (z. B. GRIFFITHS Skalen, ☞ 12.4.2) zeigt sich, daß neben der motorischen Beeinträchtigung die Sprache bei DMD-Kindern im Kindergartenalter am meisten verzögert ist. Die Durchführung der Entwicklungstests erfolgte hier im Rahmen der Frühdiagnostik, die dann auch zur Diagnosestellung DUCHENNEsche Muskeldystrophie führte.

Der verzögerte Sprachbeginn erweist sich allerdings in bis zu 30% der Fälle bei der Diagnosefindung als Hindernis, wenn nämlich die motorische Verzögerung als Begleiterscheinung der Sprachbehinderung betrachtet wird und nicht als Leitsymptom für die Muskeldystrophie.

Der verzögerte Sprachbeginn ist spezifisch, er läßt sich nicht ausreichend durch die gesamte kognitive Entwicklung erklären.

Intelligenz

Die kognitive Entwicklung bei DMD-Betroffenen ist oft insgesamt beeinträchtigt. Bereits DUCHENNE de BOULOGNE wußte um die Minderbegabung vieler seiner Patienten. Empirische Untersuchungen zeigen, daß die IQ-Verteilung bei DMD um ca. eine Standardabweichung nach unten verschoben ist, d. h. der Mittelwert der IQs beträgt 85 (Spanne 14!–138).

Bei der Mehrzahl der Untersuchungen mit den WECHSLER-Tests (WISC, HAWIK) zeigt sich, daß der Verbal-IQ niedriger ausfällt als der Handlungs-IQ. Diese Diskrepanz ist angesichts der initialen Sprachverzögerung nicht überraschend.

In den schulischen Leistungen korrespondiert diese Begabungsverteilung besonders häufig mit einer Lese-Rechtschreib-Schwäche. Die Rechtschreib-Probleme lassen sich nicht auf die Schwierigkeiten in der Graphomotorik und Schreibgeschwindigkeit aufgrund der motorischen Beeinträchtigung zurückführen.

Die querschnittlichen Vergleiche von DMD-Betroffenen in verschiedenen Altersstufen zeigen aber, daß mit dem Abbau motorischer Fertigkeiten kein intellektueller Abbau stattfindet.

Es konnte im Gegenteil häufiger der Befund erhoben werden, daß die älteren Gruppen einen etwas höheren IQ aufweisen. Die Interpretation ist schwierig:

Einige Autoren verweisen auf Selektionseffekte; möglicherweise haben die schwächer Begabten auch eine geringere Lebenserwartung [6, 30, 48].

3. Down-Syndrom

Die Trisomie 21 oder das Down-Syndrom ist die häufigste bekannte chromosomale Ursache für geistige Behinderung (☞ 8.2).

Die Darstellung der intellektuellen und psychischen Besonderheiten ist in der Literatur sehr variabel: Vor allem in den letzten Jahren hat sich das Bild deutlich geändert, da in früheren Untersuchungen überwiegend Kinder mit Down-Syndrom beschrieben wurden, die in Heimen aufwuchsen. Kinder mit Trisomie 21 sind jedoch oft das „Spiegelbild" ihrer Umgebung und greifen das meist anregungsreichere Milieu in Familien begierig auf. Vergleichende Untersuchungen haben gezeigt, daß beim Verbleib in der Familie und nach rechtzeitig einsetzender Frühförderung der Verlauf bei den Betroffenen wesentlich günstiger ist. Beim Down-Syndrom sind die verschiedenen Entwicklungsbereiche in ähnlichem Ausmaß beeinträchtigt, so daß wir von einer relativ homogenen oder harmonischen Behinderung ausgehen müssen.

Intelligenz und Motorik

Die *intellektuelle Beeinträchtigung* ist seit frühester Kindheit nachweisbar. Meist erreicht die Entwicklungsgeschwindigkeit ca. die Hälfte der Entwicklungsgeschwindigkeit nicht behinderter Kinder. Mit den Bayley-Scales of Infant Development (☞ 12.4.2) läßt sich zeigen, daß die frühe motorische Entwicklung verglichen mit der Intelligenzentwicklung noch langsamer abläuft. Diese Studie zeigt auch, daß die Entwicklungsgeschwindigkeit im Mittel leicht negativ beschleunigt ist, d. h. im Laufe der Zeit leicht abfällt. Einzelne Kinder können einen sehr unterschiedlichen Verlauf zeigen. Die Gesamtprognose wird z. T. vom Ausmaß der muskulären Hypotonie abhängig gemacht, aber auch von der Komplexität zusätzlicher Fehlbildungen, insbesondere des Herzfehlers.

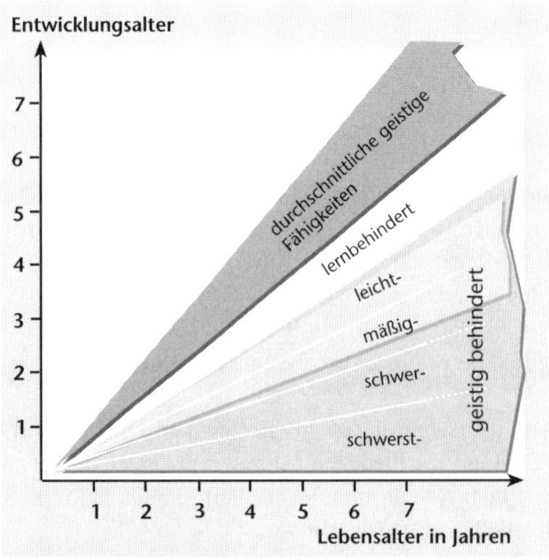

Abb. 12.13: *Entwicklungsstand und Lebensalter bei Kindern mit Down-Syndrom. [M 145, V 229]*

Bei der Überprüfung mit Intelligenztests im Schulalter zeigen verschiedene Untersuchungen Mittelwerte um 50 IQ-Punkte, d. h. eine leichte bis mittelgradige Intelligenzminderung (F70, F71 in der ICD-10) bzw. leichte bis mäßige geistige Behinderung.

Die Redeweise von der ‚mongoloiden Idiotie' ist unter diesen Umständen keinesfalls gerechtfertigt.

Kinder mit Down-Syndrom sind lernfähig und lernwillig, sie lernen aber langsamer als nicht behinderte Kinder. Ihre meist ausgeprägte Tendenz zur Nachahmung und das relativ gute Gedächtnis unterstützen ihren Lernprozeß. Zahlreiche Vorgänge werden einfach imitiert und bei wiederholter Übung schließlich gelernt.

Natürlich ist die Variation auch hier relativ groß. Im Einzelfall können Kinder mit Down-Syndrom nur leichte intellektuelle Beeinträchtigungen vom Ausmaß der Lernbehinderung zeigen und dann auch die Schule für Lernbehinderte besuchen; aber auch schwerste Intelligenzminderung (F73 in der ICD-10) kommt vor. Vereinzelte Testbefunde mit durchschnittlichen Intelligenztestergebnissen (IQs von 94, 90, 87 bei Schamberger u. Zimmermann, 1988) sind wahrscheinlich Artefakte aufgrund der Normverschiebung des HAWIK; es hätte zu diesem Zeitpunkt der HAWIK-R eingesetzt werden müssen, um zu einer realistischen Einschätzung zu kommen.

In der Gruppe der besser begabten Kinder mit Down-Syndrom wurde der HAWIK (WISC, WISC-R) zur Intelligenzdiagnostik eingesetzt. Die intraindividuellen Schwächen treten insbesondere beim Subtest ‚Rechnerisches Denken' auf, intraindividuelle Stärken bei den Subtests ‚Allgemeines Wissen' und ‚Gemeinsamkeiten finden'.

Im abstrakt-logischen Denken sind also meist besondere Probleme zu finden. Zellweger stellt dazu fest: „Einfache Handlungen können assimiliert werden, komplexe Vorgänge werden mit Staunen quittiert, aber nicht erfaßt."

In der schulischen Beurteilung korrespondiert diese Struktur mit speziellen Leistungsschwächen beim Rechnen und im Sachunterricht. Das Erlesen einfacher Texte ist oft gut möglich.

Bei vielen Kindern mit DOWN-Syndrom wird eine große Vorliebe für Musik und Rhythmus beobachtet; diese Kinder singen und tanzen gern, bisweilen lernen sie auch Instrumente spielen.

In der älteren Literatur wurde dargestellt, daß mit dem Eintritt in die Pubertät in der kognitiven Entwicklung ein Plateau eintrete. Diese Auffassung wird heute so nicht mehr geteilt; vielmehr geht man von einer weiteren Lernfähigkeit aus, die im Erwachsenenalter durch entsprechende Angebote und Anforderungen erhalten werden kann.

Sprache

In der *Sprachentwicklung* ist der primäre Sprachbeginn meist deutlich verzögert.

Die Mehrzahl der Kinder beginnt zwischen dem 2. und 3. Lebensjahr mit den ersten Worten und verwendet kurze Sätze mit 3–10 Jahren.

Oft bleiben die Sätze einfach und knapp und werden auch gerne wiederholt. Dysgrammatische Strukturen kommen häufiger vor als bei nicht behinderten Kindern, sind aber nicht für das DOWN-Syndrom typisch. Aufgrund der mundmotorischen Probleme und anatomischer Veränderungen im Nasen-Rachen-Raum ist die Artikulation oft undeutlich, abgehackt und verwaschen, die Stimme manchmal rauh und heiser, so daß oft nur die Angehörigen und gute Bekannte das Kind ausreichend verstehen. Zunehmend wird versucht, auch nicht-sprachliche Kommunikationsformen, z. B. Gebärden, bei Menschen mit DOWN-Syndrom einzusetzen.

Das Sprachverständnis der Betroffenen ist neben der allgemeinen Verzögerung beim DOWN-Syndrom oft zusätzlich durch Einschränkungen im Hörvermögen beeinträchtigt. Schalleitungsstörungen und Innenohrschwerhörigkeit kommen oft vor und müssen frühzeitig festgestellt und behandelt werden.

Psyche und Sozialverhalten

Die *psychische und emotionale Entwicklung* von Kindern mit DOWN-Syndrom ist sehr variabel; es gibt kein starres typisches Verhaltensmuster, so daß sich heute viele Autoren zu Recht scheuen, von einer ‚mongoloiden Psyche' zu sprechen.

Das Verhalten ist stark abhängig von dem gesamten Grad der Intelligenzminderung; insbesondere die Wahrnehmung und Einordnung sozialer Situationen wird dadurch mitbedingt.

Von der Stimmungslage her sind Kinder mit DOWN-Syndrom in der Regel heiter und froh, sie sind oft besonders zärtlich und liebesbedürftig. Dieser eher sanfte und stille Typ ist oft leicht lenkbar und neigt bei sozialen Konflikten seiner Umgebung dazu, schlichtend und besänftigend einzugreifen. Von ihren Eltern und Erziehern in Behinderteneinrichtungen wird diese einfühlende und hilfsbereite Haltung meist sehr geschätzt.

Daneben können aber auch Kinder mit einer anderen Grundstimmung angetroffen werden: lebhafte bis hyperaktive Kinder, impulsiv im Denken, teils mit störrischer bis aggressiver Haltung, oft auch von der Stimmungslage her traurig gefärbt.

Kinder mit DOWN-Syndrom sind oft auf feste Strukturen im Tagesablauf und in ihren Handlungsabläufen angewiesen; Abweichungen von den gewohnten Strukturen irritieren sie. Wird frühzeitig auf die Neuerungen und Abweichungen hingewiesen, so zeigen sich die Kinder meist tolerant, ansonsten kann eine erziehende Person schnell die Grenzen der Lenkbarkeit erreichen.

In den eigenen Handlungen tritt die Orientierung an festen gewohnten Strukturen als ausgeprägter Ordnungssinn auf, bisweilen mit fast zwanghaftem Charakter. Diese Tendenzen müssen von den Betreuern respektiert werden, da sie den betroffenen Kindern die gewohnte Übersicht geben und damit Angst und Unsicherheit reduzieren.

In einer angstvollen Stimmung verfestigen sich viele Kinder mit DOWN-Syndrom und wirken starrsinnig. Die Neigung zu verfestigender Enge scheint mit dem Alter zuzunehmen.

Von dieser Haltung ist eine entwicklungsgemäße Trotzphase abzugrenzen. Bei Kindern mit DOWN-Syndrom ist aber zu berücksichtigen, daß diese Phase aufgrund der langsameren Entwicklung wesentlich später und auch wesentlich länger auftritt. Es ist daher oft besonders quälend, wenn das Trotzverhalten bei größeren und relativ kräftigen Kindern im Alter von 4 bis 6 Jahren vorkommt [25, 47, 49, 60, 95].

4. Fragiles X-Syndrom

Das Syndrom des fragilen X-Chromosoms ist die zweithäufigste bekannte genetische Ursache für mentale Behinderung bei Knaben (☞ 8.3, 10.5.2) nach dem DOWN-Syndrom.

Leider existieren bis heute nur wenige Darstellungen psycho-intellektueller Aspekte in der deutschsprachigen Literatur.

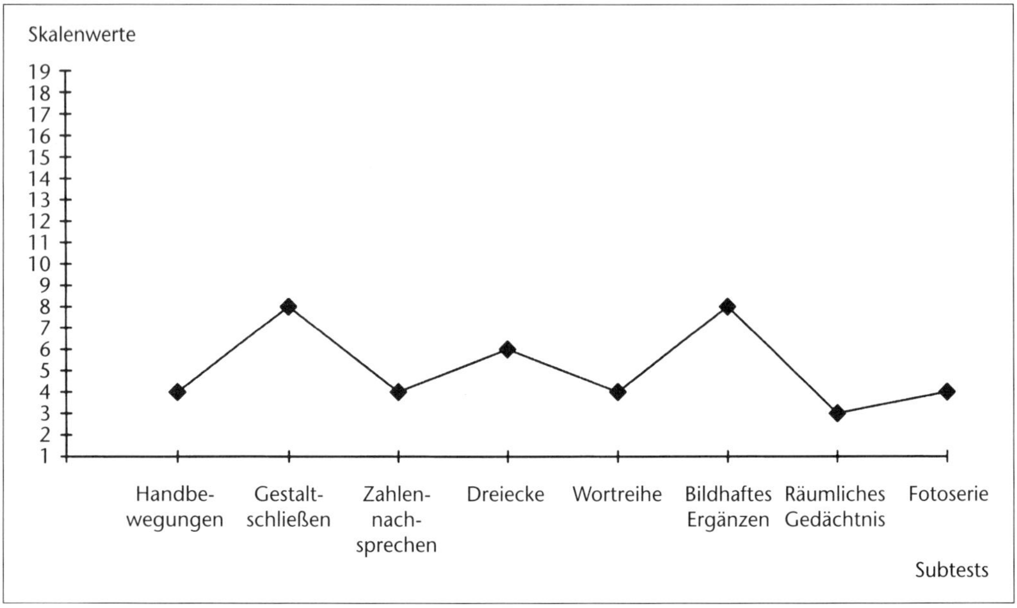

Abb. 12.14: *Profil der Fähigkeitsskalen in der Kaufman-Assessment-Battery for Children (K-ABC) eines 7-jährigen Jungen mit fragilem X-Chromosom. Der Gesamt-IQ beträgt 67; die einzelheitlichen Skalen (Handbewegungen, Zahlennachsprechen und Wortreihe) zeigen typischerweise besonders schwache Ergebnisse. [M 145]*

Aufgrund der X-chromosomalen Schädigung sind im Verhaltensprofil deutliche Geschlechterunterschiede zu erwarten. Bei den heterozygoten Mädchen ist die Variation der Symptome wesentlich größer; es gibt Mädchen mit dem fragilen X-Chromosom, die klinisch fast unauffällig sind, aber auch Merkmalsträgerinnen mit sehr ausgeprägten Symptomen.
Die nachfolgenden Verhaltensbeschreibungen beziehen sich, soweit nicht besonders vermerkt, auf Jungen; über Mädchen mit fragilem X-Chromosom gibt es nur wenige Untersuchungen.

Intelligenz

Die Überprüfung der *intellektuellen Entwicklung* erfolgte mit den weitverbreiteten Individualtests zur Intelligenz (Wechsler-Tests, K-ABC u. a.). Nach diesen Untersuchungen ist eine geistige Behinderung mit einem mittleren IQ von 50 zu erwarten; das bedeutet, daß über 90% der Kinder mit fragilem X-Chromosom geistig behindert sind. Alle Untersuchungen zeigen eine große Variabilität in den IQ-Werten, die von leichter intellektueller Beeinträchtigung bis zu schwerer geistiger Behinderung reichen. Einzelne Kinder mit nur leichter Beeinträchtigung erreichen IQ-Werte über 80.

Vergleicht man Untersuchungsgruppen verschiedener Altersstufen, so wird deutlich, daß sich bei einem bedeutenden Anteil (ca. 40%) die kognitive Entwicklung verlangsamt, d. h. daß bei den älteren Betroffenen (Jugendlichen und Erwachsenen) mit einem niedrigeren IQ zu rechnen ist als bei den Vorschulkindern und Schülern.
Dieser Effekt ist nicht ausreichend durch verbesserte Förderungsbedingungen erklärbar, von denen die älteren Kindern noch nicht profitierten; vielmehr muß man von einer behinderungsspezifischen Entwicklungsgestalt ausgehen.
Bei den Untersuchungen mit den *Wechsler-Tests* (WISC, HAWIK u. a.) konnten Tendenzen zugunsten des Verbalteils festgestellt werden, allerdings keine eindeutigen Unterschiede zwischen Verbal- und Handlungsteil. Bei Menschen mit so niedriger Begabung ist das aus testspezifischen Gründen auch nicht zu erwarten, denn im unteren IQ-Bereich differenzieren die Wechsler-Tests nicht gut.
Die Tendenz zugunsten verbaler Kompetenzen kann teilweise mit der *Kaufman-Assessment-Battery for Children (K-ABC)* bestätigt werden.
Bei den *einzelheitlichen Skalen* schneiden Patienten mit fragilem X-Chromosom durchschnittlich

schwächer ab als bei den ganzheitlichen Skalen (☞ 12.4.3).
Zu den intra-individuellen Schwächen gehören die sequentielle Verarbeitung und das ‚Kurzzeitgedächtnis' (auditiv wie visuell). Das ‚sprachliche Verständnis' ist stärker beeinträchtigt als der ‚sprachliche Ausdruck'.
Bei kognitiven Ansprüchen zeigen sich diese Kinder ablenkbar und aufmerksamkeitsgestört, sie reagieren häufig ängstlich.
Schulischerseits wirken sich die geschilderten Faktoren am deutlichsten in den extrem niedrigen rechnerischen Fertigkeiten aus; bereits die Mengenauffassung und das Abzählen sind gestört.

Sprache und Kontaktverhalten
In der frühen Entwicklung der Kinder mit fragilem X-Chromosom fällt der verspätete Sprachbeginn und die *verzögerte Sprachentwicklung* auf. Häufig sind das auch die ersten Entwicklungsauffälligkeiten, die zur Vorstellung in der kinderärztlichen Praxis führen.
Im späten Vorschulalter und im Schulalter können einige Charakteristika der Sprechweise beobachtet werden: Das Sprechtempo ist meist erhöht, der Rhythmus oft unregelmäßig, das Sprechen wirkt dadurch polternd. Begünstigt wird diese Störung durch den impulsiven Denkstil.
In der Artikulation treten häufiger Wiederholungen von Wortteilen und ganzen Wörtern sowie die Umstellung von Silben auf. Wahrscheinlich sind diese Probleme mit den Schwierigkeiten der Sequenzverarbeitung verbunden.
Die Impulsivität des Sprechens und die Neigung zu Wiederholungen scheinen stark abhängig vom erlebten Anspruchsniveau zu sein. In Situationen der Überforderung ist die Redemenge eher erhöht, Wort-Klang-Assoziationen werden eingesetzt; möglicherweise dienen sie dazu, den Redefluß aufrecht zu erhalten.
Dennoch ist die Sprache oft nicht partnerbezogen kommunikativ; denn gerade in der zwischenmenschlichen *Kommunikation* bestehen häufig Störungen. Besonders oft ist zu beobachten, daß der Blickkontakt schlecht ist bzw. vermieden wird (bei über 90% der Kinder).
Bei vielen Betroffenen kommt hinzu, daß der körperliche Kontakt zu den Eltern und anderen Kindern im Sinne einer taktilen Scheu oder taktilen Abwehr beeinträchtigt ist. Das bedeutet, daß diese Kinder nicht berührt werden möchten, daß sie sich gegen das Halten und Aufnehmen wehren und daß sie das Schmusen meist ablehnen.
Sie bringen damit auch ihre Eltern in eine emotionale Not.
Das Kontaktverhalten ist oft so massiv gestört, daß es bei 16–54% der Kinder mit fragilem X-Chromosom als frühkindlicher Autismus bezeichnet werden kann. Die Häufigkeit von autistischem Verhalten nimmt mit dem Alter ab.
Im Vorschulalter wird besonders häufig von *hyperaktivem* Verhalten berichtet, das zum Schulalter und Jugendalter hin in tic-artiges Verhalten, speziell mit Handstereotypien wie Handwedeln oder Beißen in den Handrücken übergeht. Die Hyperaktivität hat auf der kognitiven Ebene ihre Entsprechung im impulsiven Denkstil und der Aufmerksamkeitsstörung [54, 60, 98, 124, 127].

12.7 Psychologische Betreuung in Institutionen

Bei der psychologischen Betreuung in den Institutionen muß unterschieden werden, ob die Betreuung und Beratung durch externe Psychologen erfolgt oder durch eigene psychologische Dienste der Institutionen.
Eine externe Betreuung und Beratung ist oft punktuell möglich, z. B. in der Phase der Diagnosefeststellung und -mitteilung, aber auch bei krisenhafter Zuspitzung von Verhaltensproblemen. Dann können mit den beteiligten Institutionen die Art der Diagnosemitteilung an die Eltern und das weitere Vorgehen besprochen werden.
Für die weitere Betreuung eines entwicklungsgestörten Kindes ist es oft notwendig, mit den Familien eine geeignete Beratungs- und Betreuungsstelle zu finden. Neben den Regeleinrichtungen Kindergarten und Schule muß auch an Spezialeinrichtungen wie Frühförderstellen, sonderschulische Einrichtungen, integrative Einrichtungen und Heime gedacht werden.
Die Entscheidung über geeignete Institutionen richtet sich nach den Bedürfnissen der Kinder, den Wünschen und Möglichkeiten der Eltern und den Bedingungen der jeweiligen Einrichtungen.
Die *Entwicklungsbedürfnisse der Kinder* sollen aus der Diagnose abgeleitet werden. Aus dem Muster von intraindividuellen Schwächen und Stärken ergeben sich oft Ansatzpunkte für verschiedene Fördermaßnahmen, wobei die Dynamik der vorliegenden Entwicklungsstörung berücksichtigt werden muß.

Die *Wünsche und Möglichkeiten der Eltern* sind in den Gesprächen zur Familienanamnese, aber auch im Rahmen der Diagnosemitteilung abzuschätzen. Die Wünsche der Eltern hängen auch von ihren eigenen Zukunftsperspektiven ab; sie spiegeln oft gesellschaftliche Bewertungen wider, z. B. die „Hierarchie" der Behinderungen. Eine Klärung solcher Vorstellungen und Bewältigungsstrategien kann oft erst mit familientherapeutischen Maßnahmen erfolgen.

Die *Bedingungen der Institutionen* sind stark von ihrem institutionellen Auftrag abhängig. So sind viele Sondereinrichtungen nur für bestimmte Behinderungsgruppen nach dem Bundessozialhilfegesetz oder den Schulgesetzen zuständig und können nicht eigenständig Kinder mit ‚anderen' Behinderungen zur Betreuung aufnehmen. Zu den Bedingungen zählen die Größe der Gruppen, in denen die Kinder betreut werden, die Zeiten der Betreuung und die personelle Ausstattung unter Berücksichtigung der Fachkompetenz.

Regeleinrichtungen können mit der Betreuung eines entwicklungsgestörten Kindes überfordert sein und deshalb rechtlich durchsetzen, daß dieses Kind an einer anderen Institution weiterbetreut wird.

Bei den Sondereinrichtungen besteht ein Anspruch auf Betreuung nur, wenn gutachterlich festgestellt wurde, daß ein Kind der entsprechenden Behinderung zugeordnet werden kann. Ein geistig behindertes Kind kann deshalb nicht ohne weiteres in einer Schule für Körperbehinderte betreut werden, wenn nicht gleichzeitig eine Körperbehinderung attestiert wurde.

12.7.1 Frühförderung

Frühförderstellen betreuen entwicklungsgestörte Kinder von der Geburt bis zum Schuleintrittsalter. Meist sind die Frühförderstellen für Kinder mit unterschiedlichsten Behinderungen zuständig, es gibt aber auch behinderungsspezifische Stellen (meist bei Sinnesbehinderungen).

Die Frühförderstellen sind überwiegend durch interdisziplinäre Teams gekennzeichnet, in die häufig auch psychologische Dienste eingebunden sind. Dadurch kann längerfristig gewährleistet werden, daß entwicklungsgestörte Kinder und ihre Familien psychologisch begleitet und beraten werden.

Auf den verschiedenen Betreuungsebenen können Diagnostik und Therapie des Kindes stattfinden, aber auch Elternberatung oder -therapie.

Bei seltenen bzw. schwerwiegenden Erkrankungen ist die Kooperation mit sozialpädiatrischen Zentren oder Fachkliniken notwendig, damit die Verhaltensweisen eines Kindes auf dem Hintergrund der Diagnose eingeordnet werden können und die Therapie bzw. Erziehungspläne entsprechend modifiziert werden.

12.7.2 Regelkindergarten und Regelschule

Entwicklungsgestörte Kinder sind in diesen Institutionen eher selten anzutreffen, sie bilden die Ausnahme. Die Betreuung entwicklungsgestörter Kinder in den Regeleinrichtungen ist stark vom Engagement beteiligter Eltern und LehrerInnen (Erzieherinnen in Kindergärten usw.) abhängig.

Kindergärten und Schulen verfügen im allgemeinen nicht über eigene psychologische Dienste, sondern müssen sich konsiliarisch an andere Stellen wenden. Im Rahmen von Entwicklungsstörungen werden vor allem die psychologischen Dienste von sozialpädiatrischen Zentren und Frühförderstellen angesprochen. Darüber hinaus stehen oft Erziehungsberatungsstellen und schulpsychologische Dienste zur Verfügung:

Eine Erziehungsberatungsstelle wird eingeschaltet, wenn sich im Verhalten und in der familiären Bewältigung Probleme zeigen. Die schulpsychologischen Dienste (auch Schulberater, Schullaufbahnberater) werden schwerpunktmäßig bei Leistungsschwächen konsultiert.

12.7.3 Sondereinrichtungen

In der Bundesrepublik besteht ein gegliedertes Sonderschulwesen, das nach Behinderungsarten geordnet ist.

Da die Bildungspolitik der Länderhoheit unterliegt, sind je nach Bundesland etwas unterschiedliche Gliederungen und Namensgebungen anzutreffen; beispielsweise werden die Bezeichnungen „Schule für geistig Behinderte", „Schule für praktisch Bildbare", „Schule zur individuellen Lebensbewältigung" weitgehend synonym verwendet.

Den Zugang zu den Sonderschulen regelt ein *Sonderschulüberweisungsverfahren*, bei dem durch die Schulbehörde rechtsverbindlich festgestellt wird, ob das Kind die entsprechende Sonderschule besuchen kann. Die Schulbehörde bedient sich dazu der Stel-

lungnahmen von Pädagogen (meist Sonderpädagogen), Ärzten und Psychologen.
Oft sind an die Sonderschulen weitere Institutionen angeschlossen, wie z. B. Tagesbetreuung oder Internatsbetreuung. Der Zugang zu diesen Einrichtungen wird über die überörtlichen Träger der Sozialhilfe geregelt und genehmigt.
Die psychologische Betreuung in Sondereinrichtungen zeigt sich überwiegend in zwei Varianten:
Bei der *kindzentrierten* Form sind die Psychologen in bezug auf bestimmte Kinder direkt in die Diagnose, Therapie und Elternarbeit eingeschaltet. Die psychologischen Dienste sind dann Teil des interdisziplinären Fachteams; die Besprechung und Beratung mit weiteren MitarbeiterInnen geschieht in Form von Fallbesprechungen und Fallsupervision. Oft haben Psychologen besondere Aufgaben in der Erziehungsleitung.
Auf der anderen Seite nehmen viele Psychologen ihre Arbeit *mitarbeiterzentriert* wahr. Das bedeutet, daß sie im Teamgespräch oder in der Teamsupervision die allgemeinen Voraussetzungen für eine günstige Zusammenarbeit im Team schaffen und damit Voraussetzungen für ein gutes erzieherisches und therapeutisches Klima.
Die Ansätze können selbstverständlich auch kombiniert werden.

12.7.4 Integrative Einrichtungen

In integrativen Einrichtungen soll den entwicklungsgestörten Kindern eine Umgebung der vermehrten sozialen Integration geboten werden, die ein gemeinsames Lernen von behinderten und nicht behinderten Kindern ermöglicht.
Integrative Einrichtungen können ihrem Anspruch besser gerecht werden, wenn durch Wohnortnähe der soziale Zusammenhalt der Kinder auch im Alltag, außerhalb von Kindergarten und Schule, stattfindet.
Integrative Einrichtungen stehen prinzipiell vor der Frage, ob die spezifischen Bedürfnisse der entwicklungsgestörten Kinder hinreichend wahrgenommen werden, da unter den MitarbeiterInnen nicht so viele spezifische Erfahrungen mit Kindern bestimmter Entwicklungsstörungen gesammelt werden können.
Integrative Einrichtungen stehen daher allgemeinpädagogischen Überlegungen meist näher als sonderpädagogischen Strategien.
Integrative Einrichtungen sind aufgrund ihrer Größe meist nicht in der Lage, eigene psychologische Dienste anzubieten, und müssen deshalb wie die Regeleinrichtungen die psychologischen Dienste von Sozialpädiatrischen Zentren, Frühförderstellen, Erziehungsberatungsstellen und schulpsychologischem Dienst, aber auch psychologische Dienste von Sondereinrichtungen konsultieren.
Die psychologische Betreuung durch externe Dienste ist dann überwiegend punktuell.

12.7.5 Heime

Heime oder Internate für entwicklungsgestörte und behinderte Kinder werden einerseits angeboten, um den betreffenden Kindern und Jugendlichen den Schulbesuch (meist in einer Sonderschule) zu ermöglichen, wenn die Entfernung zwischen Wohnort und Schulbesuchsort für eine tägliche Fahrt zu groß ist. Dies ist eine der Konsequenzen der Zentrenbildung. Andererseits werden Heime angeboten, wenn die erzieherischen, sozialen und gesundheitlichen Kompetenzen der Herkunftsfamilie durch die Entwicklungsstörung überstrapaziert werden. Die Heime haben für diese Familien Entlastungsfunktion. Oft ist allerdings zu erleben, daß die Entscheidung zur Heimunterbringung für die Familie mit großen Schmerzen und Schuldgefühlen verbunden ist. Einige Familien glauben, daß sie damit ihre behinderten Kinder abschieben, andere Familien gestehen sich die eigene Überforderung nicht zu.
In Heimen oder Internaten sind häufig psychologische Dienste eingerichtet, die hier wie in den sonderschulischen Einrichtungen mehr kind- oder mehr mitarbeiterzentriert arbeiten [31, 46, 142, 157].

12.8 Psychologische Therapie

12.8.1 Psychotherapie

Unter dem Begriff der Psychotherapie werden zahlreiche unterschiedliche Behandlungsansätze zusammengefaßt, deren gemeinsames Ziel es ist, die Beeinträchtigungen und *Störungen des emotionalen Befindens und Verhaltens* zu behandeln.
Als bedeutsamste Strömungen haben sich die Psychoanalyse und die aus ihr hervorgegangene dynamische bzw. tiefenpsychologisch orientierte Psychotherapie sowie die klientzentrierte Psychotherapie entwickelt; dazu existieren Varianten für das Kindesalter.

Im **psychoanalytischen** Modell geht man von einigen Grundannahmen aus:
Gestörtes Erleben und Verhalten wird wesentlich durch *unbewußte psychische Vorgänge* bedingt. Gestörtes Erleben und Verhalten entsteht aus der Kompromißbildung zwischen den Wünschen der frühen psychischen Entwicklung des Kleinkindes und der Abwehr, die ihrerseits durch die Anforderungen der Realität bedingt ist.
Typische Konfliktkonstellationen werden in der psychoanalytischen Persönlichkeits- und Entwicklungstheorie dargestellt, z. B. die ödipale Konstellation.
Die widerstreitenden Wünsche werden durch die Kompromißbildung verknüpft und *internalisiert*. Sie können sich im Laufe der Entwicklung wiederholen und zur Manifestation drängen, z. B. in Form von emotionalen Störungen oder Verhaltensproblemen. Darin verbinden sich aktuelle Konflikte mit den frühen Repräsentationen. In der Therapie müssen sie dann im Zusammenhang mit den frühen Erfahrungen behandelt werden.
Durch den Vorgang der *Übertragung* projiziert der Patient seine Einstellungen und Gefühle auf den Therapeuten. Es sind Gefühle, die aus der persönlichen Erfahrung und den Erlebnissen mit frühen Bezugspersonen stammen, meist mit den Eltern.
Der Patient kann mit den Inhalten der Übertragung konfrontiert werden und damit die irrationalen Anteile seines Erlebens und Verhaltens erkennen. Er soll damit in die Lage versetzt werden, außerhalb der Therapie neue, sinnvollere Verhaltensweisen und Konfliktlösungen einzusetzen.
In der Psychoanalyse wird damit durch Interpretation und Einsicht zur Heilung beigetragen.
In der Kinderpsychotherapie spielt darüber hinaus die Zuwendung des erwachsenen Therapeuten dem Kind gegenüber eine große Rolle, die als stützende Aufmerksamkeit Ermutigung und Hilfe bedeutet.
In der **klientzentrierten Psychotherapie** stehen Forderungen an das Therapeutenverhalten im Vordergrund, durch die der Patient zu seinen Äußerungen im Sinne einer Selbstexploration angehalten werden soll. Diese Forderungen hat C. Rogers frühzeitig als drei notwendige Bedingungen formuliert:

1. *Emphatisches Verstehen* der Innenwelt des Klienten oder Verbalisieren emotionaler Erlebnisinhalte des Klienten.
Diese Bedingung ist ein charakteristisches äußeres Merkmal des sprachlichen Verhaltens des Psychotherapeuten. Der Therapeut verbalisiert die persönlich-emotionalen Erlebensinhalte des Klienten, so wie sie vom Klienten in der unmittelbar vorhergehenden Äußerung ausgedrückt wurden *(Spiegeln)*. Die Selbstexploration des Klienten wird also dadurch unterstützt, daß der Therapeut versucht, die Probleme von ‚der Innenseite des Klienten' her zu betrachten.

2. *Wertschätzung-Wärme-Achtung*
Diese Bedingung charakterisiert wesentlich das emotionale Verhalten des Psychotherapeuten und seine zwischenmenschliche Beziehung zum Klienten. Dem Klienten soll damit die emotionale Sicherheit für die Selbstöffnung gegeben werden.
Die Wertschätzung ist in hohem Maße vorhanden, wenn der Therapeut die Äußerungen seines Klienten mit Wärme akzeptiert, ohne diese Annahme und Wärme von Bedingungen abhängig zu machen.

3. *Echtheit-Selbstkongruenz*
Die beiden vorhergehenden Verhaltensmerkmale wären wertlos, wenn der Klient bemerkte, daß emphatisches Verstehen und Wertschätzung des Psychotherapeuten unecht, fassadenhaft und gespielt sind.
Echtes, kongruentes Verhalten des Therapeuten kann den Klienten auch auf dem Weg des Imitationslernens beeinflussen.

Der klientzentrierten Psychotherapie liegt kein Modell über die Entstehung und Aufrechterhaltung von Problemen zugrunde wie den anderen Therapien; vielmehr werden durch die Orientierung an der Selbsterkenntnis, der Veränderung des Selbstkonzepts und der Selbstbestimmung des Verhaltens jene innerpsychischen Kräfte mobilisiert, die zum seelischen Wachstum und damit zum therapeutischen Erfolg beitragen.
Beim Kind stellt das **therapeutische Spiel** das Äquivalent zur analytischen oder klientzentrierten Behandlung dar. Das Spiel entspricht dem kindlichen Denken und Fühlen und ist deshalb auch angemessener Ausdruck innerpsychischer Konflikte.
Aus psychoanalytischer Sicht erlaubt das therapeutische Spiel die Auseinandersetzung mit unerlaubten Triebregungen, denn das Spiel ist die Symbolsprache des Kindes.
Der Therapeut ist beim therapeutischen Spiel unmittelbarer Zeuge des innerpsychischen Geschehens und kann dabei helfen, daß das Kind seine Äußerungen frei von rationalisierenden Abwehrstrategien darstellt.
Das angebotene Spielmaterial soll möglichst unstrukturiert sein und dadurch die Spielideen des Kindes provozieren. Der Therapeut kann den Spielausdruck

des Kindes mehr oder weniger sprachlich reflektieren. Bei M. Klein werden die Spieläußerungen direkt gedeutet, eine Haltung, mit der man heute eher vorsichtig ist.

Die **nicht-direktive Spieltherapie** wurde 1947 von V. Axline begründet. Sie geht davon aus, daß das Kind sich aufgrund von Selbstregulierungs- und Selbstentwicklungskräften entfalten kann.

Dazu wurden Prinzipien aufgestellt, die analog zur *klientzentrierten Psychotherapie* zu sehen sind:

- Der Therapeut nimmt eine warme, freundschaftliche Beziehung zum Kind auf.
- Der Therapeut akzeptiert das Kind, so wie es ist.
- In einer Atmosphäre des Gewährenlassens soll das Kind seine Gefühle frei äußern.
- Der Therapeut erkennt die Gefühle, die das Kind ausdrücken möchte, und verhilft ihm durch sein Reflektieren, Einsicht in das eigene Verhalten zu bekommen.
- Der Therapeut nimmt die Selbstheilungskräfte des Kindes ernst.
- Das Kind weist den Weg, der Therapeut folgt ihm.
- Nur das Kind kann das Entwicklungstempo in der Therapie bestimmen.
- Grenzen in der Therapie werden nur gesetzt, um Realitätsverankerung und Mitverantwortung des Kindes zu erreichen.

Alternativ zum Spiel arbeiten viele Therapeuten auch mit **kindlichen Zeichnungen**.

Indikationen der Psychotherapie bei Kindern

Psychotherapie im beschriebenen Sinne ist vor allem bei emotionellen Störungen indiziert. Dazu zählen Angst- und Verstimmungszustände, Probleme der Anpassung, Schulverweigerung, Eltern-Kind-Konflikte, Selbstwertprobleme usw.

In Verbindung mit Entwicklungsstörungen ist auch an sekundäre Störungen bzw. sekundäre Neurotisierung als Reaktion auf die organischen Beeinträchtigungen zu denken.

Entwicklungsgestörte Kinder müssen sich mit ihren eigenen Grenzen auseinandersetzen und die Trauer bzw. Wut über das Unvermögen integrieren. Dadurch können sie lernen, mit ihrer eigenen Schwäche bzw. Störung besser umzugehen und die Grenzen nicht nur als Limitationen aus einer ‚feindlichen' Umwelt wahrzunehmen.

Kontraindiziert ist die Psychotherapie bei schweren dissozialen Störungen, tiefgreifenden Entwicklungsstörungen (z. B. frühkindlichem Autismus) und Psychosen.

Bei Intelligenzminderung, hirnorganischen Schädigungen oder Hyperaktivität ist zu prüfen, ob die Kinder die geforderten Voraussetzungen der Introspektionsfähigkeit, Einsicht und Beziehungsfähigkeit mitbringen.

Die Psychotherapie mit Kindern und Jugendlichen wird fast immer durch parallele Elternarbeit begleitet. Die Eltern geben anamnestische und diagnostische Informationen; sie sollen ein erweitertes und vertieftes Verständnis für die kindlichen Probleme entwickeln und den therapeutischen Prozeß durch angemessene Erziehungshaltung absichern und unterstützen.

Bei sehr jungen Kindern ist u. U. die Anwesenheit einer Bezugsperson in der Therapie erforderlich [82, 101, 103].

12.8.2 Verhaltenstherapie

Die Verhaltenstherapie ist auf das engste mit der Lernpsychologie verknüpft und versteht sich im wesentlichen als klinische oder angewandte Lernpsychologie. Unter der Prämisse, daß menschliches Verhalten erlernt wird, geht die Verhaltenstherapie davon aus, daß bei Entwicklungsstörungen Lernprozesse gezielt unterstützt werden können und müssen. Die Entwicklung der Verhaltenstherapie hat ihre Ursprünge im frühen Behaviorismus, als M. C. Jones (1924) die Angstbehandlung des *kleinen Peter* übernahm. Später wurden mit der Verbreitung des Behaviorismus viele neue Methoden entwickelt und in jüngerer Zeit durch Überlegungen aus der kognitiven Psychologie ergänzt.

Grundsätzlich beginnt die Verhaltenstherapie mit einer Phase der *Verhaltensanalyse* (verhaltenstherapeutische Diagnostik), in der ein funktionales Modell für das Erlernen von Verhalten und das Aufrechterhalten des Problemverhaltens entwickelt wird. Dieses Modell hat hypothetischen Charakter.

In der Phase der *Intervention* werden angepaßte Maßnahmen durchgeführt, also Lernvorgänge induziert. Durch den Erfolg der Maßnahmen wird gleichzeitig (ganz pragmatisch) das funktionale Verhaltensmodell bestätigt. Bei fehlendem Erfolg stehen sowohl die Maßnahmen als auch das Modell zur Disposition.

Die individuellen Lernvorgänge beziehen sich auf drei (bis vier) Lerntypen.

Im Modell der **klassischen Konditionierung** werden *neutrale Reize* mit *spezifischen* (unbedingten) *Reizen* gekoppelt, d. h. mehrfach gemeinsam dargeboten. Der ursprünglich neutrale Reiz wird schließlich auch allein die Reaktion auslösen; er wird jetzt als *bedingter Reiz* bezeichnet.

Das Experiment von PAVLOV mit der Speichelsekretion des Hundes auf den Glockenton hin ist ein Musterbeispiel für diese Lernform:

Futterpräsentation (unbedingter Reiz) *plus* Glockenton (neutraler Reiz)	→	Speichelsekretion (unbedingte Reaktion)
Glockenton (bedingter Reiz)	→	Speichelsekretion (bedingte Reaktion)

Vor allem affektive und autonome (vegetative) Reaktionen werden auf dieser Grundlage gelernt.

Unter therapeutischen Aspekten gehört hierher vor allem die Methode der *systematischen Desensibilisierung* bei Ängsten, manchmal auch als Gegenkonditionierung bezeichnet:

Die Darbietung von angstauslösenden Reizen wird dabei mit angenehmen Zuständen (Entspannung, bei Kleinkindern auch Essen) gekoppelt, bis die Reize keine Angst mehr auslösen. Der Grad der Angstauslösung kann beispielsweise durch unterschiedliche Nähe des Angstreizes variiert werden oder durch die Konfrontation mit vorgestellten, bildhaften oder realen Angstauslösern abgestuft werden.

Auch die Behandlung von Enuretikern mit der Klingelmatte (vgl. 9.5) erfolgt nach dem Modell der klassischen Konditionierung.

Im Modell der **operanten** oder **instrumentellen Konditionierung** wird die Häufigkeit einer Verhaltensweise durch die Konsequenzen bestimmt. Bei *Verstärkung* tritt das Verhalten zukünftig häufiger auf, während bei *Bestrafung* die Häufigkeit nachläßt. Im Einzelfall bedeutet dies, daß der Therapeut herausfinden muß, welche Konsequenzen für ein Kind verstärkend sind und welche bestrafend sind. Der Charakter von verstärkenden Reizen ist von der Bedürfnislage des Kindes abhängig; so kann man ein hungriges Kind mit Essen oder Süßigkeiten locken, während man ein sattes Kind damit nicht beeinflussen kann.

Unter *negativer Verstärkung* versteht man das Wegfallen von unangenehmen Konsequenzen, z. B. wenn eine befürchtete Strafe nicht eintritt. Als *negative Bestrafung* bezeichnet man das Ausbleiben von positiven Konsequenzen; eine erwartete Belohnung oder Zuwendung tritt nicht ein (‚Liebesentzug'). Auch das sog. *Time-out* ist eine negative Bestrafung: Ein Kind wird aus seiner sozialen Gruppe herausgenommenen und für kurze Zeit (ca. 5 Minuten) isoliert.

In der Therapie wird die operante Konditionierung zur Behandlung von Verhaltensdefiziten und von Verhaltensexzessen durchgeführt.

Bei *Verhaltensdefiziten* tritt die gewünschte Verhaltensweise überhaupt nicht bzw. viel zu selten auf.

Tritt die Verhaltensweise selten auf, so wird mit Verstärkung gearbeitet: Das können materielle Verstärker sein, u. U. auch Nahrung oder Süßigkeiten, aber auch symbolische Verstärkung, z. B. ein Symbolsystem (tokens), bei dem die Verstärker angesammelt werden, die bei einer bestimmten Häufigkeit in reale Verstärker (Erfüllung eines Wunsches) umgetauscht werden können.

Bei der Behandlung von nächtlichem Einnässen kann z. B. auf dem Verstärkerplan für eine trockene Nacht eine Sonne und für eine nasse Nacht eine Regenwolke aufgemalt werden. Bei fünf Sonnen darf das Kind z. B. ins Kino gehen.

Mit Hilfe der Verstärkertechnik kann ein *komplexes Verhalten* aufgebaut werden. Zuerst werden einzelne Verhaltenselemente verstärkt und im weiteren Fortgang die Kombination mit einem weiteren Element der Verhaltenskette; diese Technik heißt *shaping*. Oft ist auch zunächst Hilfestellung durch den Therapeuten notwendig, die dann wieder ausgeblendet werden muß.

Die Verkettung von Verhaltenselementen ist auch bei stark entwicklungsgestörten und geistig behinderten Kindern mit Erfolg eingesetzt worden, z. B. zum Aufbau von Lenkbarkeit, zum selbständigen Essen, zum selbständigen Aus- und Anziehen usw.

Bei Abbau von *Verhaltensexzessen* wird gelegentlich das Verhalten „gelöscht" oder mit Bestrafungstechniken zu reduzieren versucht. Bei der Löschung wird versucht, die im Alltag wirksamen Verstärker zu identifizieren und zukünftig konsequent zu vermeiden bzw. zu ignorieren. Bei Kindern beispielsweise, die in der Schulklasse herumalbern, liegt die ungewollte Verstärkung meist in der Zuwendung durch die LehrerIn bzw. durch das Gelächter der Mitschüler.

Bestrafungstechniken bei Verhaltensexzessen werden selten eingesetzt, meist nur wenn von dem Verhaltensexzeß Selbst- oder Fremdgefährdung ausgeht. Sehr viel häufiger wird bei Verhaltensexzessen der Versuch unternommen, Alternativverhalten aufzubauen. Das *Alternativverhalten* soll zum Exzeß *inkompatibel* sein, also nicht gleichzeitig ausgeführt werden können. Beispielsweise werden 20 Minuten friedliches Spiel (prosoziales Verhalten) mit einem anderen Kind verstärkt, weil nicht gleichzeitig die aggressiven Ausbrüche aufgetreten sind. Beim Abbau von Verhaltensexzessen ist wichtig, daß das betroffene Kind weiß, welches Alternativverhalten es einsetzen könnte. Ein schwerbehinderter Junge war beispielsweise nicht in der Lage, das Verbot ‚du sollst nicht spucken' beim Essen zu befolgen, konnte aber auf die Aufforderung ‚du sollst kauen und runterschlucken' adäquat reagieren und verstärkt werden.

Zur Behandlung verschiedener Störungen haben sich die Techniken des **Modell-** bzw. **Imitationslernens** bewährt. Die Wirksamkeit dieser Lernprozesse beruht darauf, daß Kinder dazu neigen, spontan Verhaltensweisen zu übernehmen, die sie bei attraktiven anderen Personen wahrnehmen: Das können andere Kinder sein, aber auch die Eltern oder Erzieher, auch Film- und Comicfiguren. Wahrgenommene Attraktion bedeutet ein hohes Verstärkerpotential.

Auf diese Weise kann soziales Rollenverhalten, aber auch störendes oder kriminelles Verhalten gelernt werden.

In der Therapie hat das Imitationslernen vor allem bei der Gestaltung komplexer Verhaltensweisen und Einstellungen seine Bedeutung. Der Prozeß der Verhaltensverkettung kann durch geeignete soziale Vorbilder deutlich verkürzt werden. Am wirksamsten sind imitative Lernprozesse, wenn das ausführende Kind auch für seine Nachahmung belohnt werden kann.

Eine Abkehr vom strengen Behaviorismus ist in die Verhaltenstherapie durch das Modell des **kognitiven Lernens** eingeführt worden. Hier wird anerkannt, daß Vorstellungen, Gedanken, Selbstinstruktionen usw. das Verhalten mitformen. Verzerrte Einstellungen und Gedanken sowie Störungen der (Selbst-) Wahrnehmung führen zu Verhaltens- und emotionalen Problemen.

Vor allem bei komplexen Verhaltensweisen, die *Selbstkontrollmechanismen* erfordern, werden diese Methoden eingesetzt.

Hyperaktive und impulsive Kinder werden in dieser Therapie dazu angehalten, durch selbstgesetzte 'Stoppbefehle' zu langsamerer und kontrollierter Ausführung zu gelangen. Die Reihe der an sich selbst gerichteten Befehle könnte etwa lauten: *Ich muß warten, zuhören, mich hinsetzen und nachdenken, bevor ich antworte.* Oft werden diese Selbstinstruktionen durch Bilder und Instruktionskarten unterstützt.

Verhaltenswiederholungen im Rahmen der kindlichen Selbstgespräche, während der Selbstanweisung oder bei Gruppenaktivitäten erweisen sich als unverzichtbarer Bestandteil dieser Trainingsmethode.

Im Jugendalter werden Selbstkontrollmethoden etwa zur Kontrolle des Eßverhaltens bei Adipositas oder Bulimia nervosa eingesetzt sowie zur Bewältigung von Angststörungen [74, 82, 91, 94].

12.8.3 Familientherapie

Die Familientherapie nimmt in den letzten Jahren eine immer größere Rolle in den psychologischen Therapien ein.

Im Gegensatz zu Psychotherapie und Verhaltenstherapie ist sie nicht der individualpsychologischen Perspektive verpflichtet. Das Erleben und Verhalten einer einzelnen Person existiert demnach nicht für sich, sondern ist auf das *Verhalten der Mitmenschen* bezogen, um so mehr, je bedeutsamer der jeweilige Partner ist. So bekommen für Kinder vor allem die Eltern, das *System Familie*, Bedeutung bei der Entstehung und Aufrechterhaltung von Problemen.

Das darf allerdings nicht dahingehend mißverstanden werden, daß dadurch die Eltern zur „Ursache" von Problemen deklariert werden.

Die Systemtheorie kehrt sich von linearen, kausalen Abhängigkeiten ab und begreift das Verhalten (auch das Problemverhalten) als funktionale Abhängige in einem komplexen Netzwerk.

Die Person mit einem Problemverhalten ist demnach „nur" Kristallisationspunkt für die Dysfunktion des Systems Familie.

Da alle Interaktionen aufeinander bezogen sind, ist ihre Dynamik zu betrachten. Bei *komplementären Interaktionen* werden sich wechselseitig ergänzende Verhaltensweisen beobachtet; z. B. provoziert in diesem Sinne ein autoritärer Erziehungsstil braven Gehorsam, oder Überbehütung provoziert Unselbständigkeit. Im letzten Beispiel wird deutlich, daß trotz bester Absicht eine unheilvolle Dynamik beginnen kann und in Verhaltensstörungen endet.

Bei *symmetrischen Interaktionen* wird mit gleichartigem Verhalten geantwortet; Aggressionen zum Beispiel rufen Gegenaggressionen hervor.

Unter einer längerfristigen Perspektive ist zu fragen, ob solche Interaktionsmuster in pathologische Bindungen hineinführen und dann einzelne Mitglieder des Systems zu Problemträgern machen.

Eine besondere Rolle in der Pathologie von Kommunikationssystemen spielt die *paradoxe Kommunikation*, in der Beziehungsfallen gestellt werden. Am bekanntesten ist wohl das „Sei-spontan-Paradox". Beziehungsfallen sind durch widersprüchliche Signale an eine Bezugsperson gekennzeichnet; dadurch wird es dieser Person unmöglich gemacht, beide Wünsche zu erfüllen und den anderen zufriedenzustellen, da sie beispielsweise nicht auf Kommando spontan reagieren kann.

Die familiäre Interaktion kann aber auch durch *individuelle Störungen* verändert werden, z. B. durch Entwicklungsstörungen, die organisch bedingt sind. Das Familiensystem wird dann durch die Probleme eines einzelnen Kindes belastet und in seiner Dynamik verändert.

Familientherapie hat unter dieser Perspektive vor allem unterstützende Funktion. Sie soll dazu beitragen, daß sich die Familie besser auf die Erkrankung und Behinderung einstellen kann und pathologische Familienstrukturen verhindert bzw. aufgebrochen werden können.

Von *Familientherapie* im engeren Sinne soll dann gesprochen werden, wenn der Schwerpunkt der Therapie auf der *Veränderung der familiären Beziehungen* liegt.

Ausgangspunkt der Familientherapie ist die Diagnostik der Interaktionen und Struktur des Systems.

Das System Familie besteht aus *verschiedenen Subsystemen*. In der *Generationenhierarchie* werden die Grenzen der Subsysteme meist durch kulturelle Normen definiert. Unklare Statuspositionen und Wechsel in der Generationenhierarchie gefährden das System, z. B. die Auflösung der Differenz zwischen Eltern und Kindern. Hierzu kommt es, wenn etwa ein Kind zum Partnerersatz in Krisensituationen gebraucht wird; aber auch wenn ein behindertes Kind im Ehebett mitschläft, stellt dies meistens ein Überschreiten der Generationengrenze dar. In anderen Familien leistet sich „die böse Schwiegermutter" Interventionen in die junge Familie.

Die Klarheit der Grenzen reguliert die *Nähe und Distanz* der Familienmitglieder. Diese Klarheit kann zwischen den Polen „diffus" und „rigid" variieren; mögliche Folgen sind Bindungslosigkeit oder auch totale Abhängigkeit, Einmischung und Symbiose. Die Autonomie der Mitglieder ist in den letzteren Fällen gefährdet.

Unter der Lebensperspektive hat das System Familie verschiedene Entwicklungsaufgaben zu bewältigen. Stichwortartig seien genannt: die Paarbildung, Familiengründung, der Übergang von der Zweierbeziehung zur Triade nach der Geburt eines Kindes, Übergangssituationen durch ein Kind, das in den Kindergarten und die Schule geht, Pubertät, Lösung der Kinder vom Elternhaus usw.

Aber auch nicht vorhersehbare Entwicklungsaufgaben wie Krankheit, Behinderung, Tod oder Trennung gehören dazu.

Die Entwicklungsaufgaben wiederholen sich unter der Mehrgenerationenperspektive; oft werden sich auch die Kommunikationsstrukturen und die Problemlösungen in auffällig gleicher Weise wiederholen.

Bei Entwicklungsstörungen und Behinderungen beispielsweise kann die Versorgung eines schwerbehinderten Kindes der Betreuungsperson die Legitimation geben, ihre Rolle als Mutter nur in einer bestimmten Weise auszufüllen, und begünstigt, daß etwa eine berufliche Orientierung nicht gesucht wird. Die Selbständigkeitsentwicklung dieses Kindes könnte dann diesem System neue Entwicklungsmöglichkeiten geben und andere Orientierungen zulassen.

Die Konzentration auf die Probleme von entwicklungsgestörten Kindern kann aber auch verhindern, daß sich die Eltern mit ihren eigenen Beziehungsproblemen auseinandersetzen und diese Probleme lösen.

Struktur einer Familientherapie

Ausgangspunkt einer konkreten Familientherapie ist die *familiensystemische Diagnose*.

Hierbei soll die Familienstruktur und -interaktion erfaßt werden. Welche Kommunikationsmuster bestehen, welche Regulation von Nähe und Distanz, welche Koalitionen oder Subsysteme?

Die Erfassung der Familienstruktur kann in Einzelinterviews geschehen, in denen die Familienmitglieder zur eigenen Person, zu den anderen Mitgliedern und zu den wahrgenommenen Interaktionen befragt werden. u. U. eignen sich dazu auch Fragebogenmethoden oder das sog. „subjektive Familienbild".

Im Rahmen einer gemeinsamen Familiendiagnostik kann ein Gespräch mit allen Familienmitgliedern gemeinsam geführt werden oder die Familie bei der Bewältigung einer gemeinsamen Aufgabe beobachtet werden. WILLI (1995) führt z. B. einen gemeinsamen RORSCHACH-Test oder Thematischen Apperzeptions-Test (☞ 12.4.8) durch.

Durch eine sog. „Familienaufstellung" werden die Struktur und die Interaktionen dargestellt; die beteiligten Personen verkörpern etwa durch die räumliche Zuordnung ihre Beziehungsdichte oder durch die Zuwendung oder Abwendung die Qualität der Beziehungen.

Die Grenze zur therapeutischen Intervention ist bei diesen Methoden schwer auszumachen.

Für das gesamte familientherapeutische Setting ist es notwendig, daß der Therapeut bestimmte Haltungen einnimmt:

- Transparenz: Überschaubarkeit der Therapiesituation und vollständige Information der Familie
- Neutralität: Jeder ist wichtig. Der Therapeut spricht reihum mit allen Familienmitgliedern und vermeidet dabei, in seiner Einstellung Partei für oder gegen ein Mitglied zu ergreifen
- Wahrnehmung, Verstehen und Akzeptieren: Der Therapeut verläßt sich auf die Wahrnehmungen der Familie, er kritisiert und bewertet die Familienmitglieder nicht, sondern nimmt die Darstellung als persönlichen Ausdruck ernst
- Positive Konnotation und Orientierung an möglicher Veränderung. Bei der *positiven Konnotation* wird gegen allen Anschein einem negativen Verhalten eine positive Absicht unterstellt; damit können Widerstände gegen Veränderung vermieden werden.

Die *Interventionen* zielen sowohl auf die Interaktion während der Therapiesitzungen als auch auf die Zeiten zwischen den Therapiesitzungen.

In der Therapie stehen aktionale Methoden (z. B. Familienaufstellung, s. o.) sowie bestimmte Gesprächstechniken im Vordergrund. Bei der zirkulären Befragung beispielsweise werden ausnahmslos alle Mitglieder der Familie zur Stellungnahme aufgerufen. Durch positive Umdeutung (s. o.) wird eine Störung in einen neuen Zusammenhang gestellt und erhält damit eine neue „positive“ Bedeutung; auf diese Weise soll ein verändertes Verhalten mit dieser gleichen Bedeutung ermöglicht werden.

Für die Zeiten zwischen den Sitzungen werden u. U. direkte Ratschläge, „Verträge“ oder „Verschreibungen“ gegeben. Solche Interventionen können auch „paradoxe Verschreibungen“ sein, etwa die Aufforderung an die Familie, sich nicht zu verändern. Das Ziel dieser Intervention besteht darin, daß die Familie sich diesem Vorschlag widersetzt und sich gerade dadurch günstig entwickelt [82, 103].

Physiotherapie und Orthopädie

13

H.-M. STRASSBURG

Inhalt

13.1 Aufgaben der Physiotherapie ... 249
13.2 Beurteilung der Motorik ... 250
13.3 Die Förderung der selbständigen Bewegung ... 251
13.4 Das BOBATH-Konzept ... 251
13.5 Das VOJTA-Konzept ... 253
13.6 Weitere Therapiemethoden ... 256
13.7 Maßnahmen bei Fußfehlstellungen ... 258
13.8 Weitere Hilfsmittel ... 259
13.9 Orthopädische Operationen ... 260

13.1 Aufgaben der Physiotherapie

Wesentliche Aufgabe der **Physiotherapie** (Krankengymnastik) ist die **Erkennung und Verbesserung gestörter Körperfunktionen, insbesondere der Motorik**. Die Wurzeln der heutigen Physiotherapie liegen zum einen in militärisch-sportlichen Übungen, wie sie in der Tradition von F. JAHN u. a. von D. NEUMANN-NEURODE zu Beginn dieses Jahrhunderts auch bei Säuglingen und Kleinkindern bereits eingesetzt wurden. Andere Wurzeln liegen in der Entwicklung von Behandlungsmethoden für bestimmte Erkrankungen: Seit W. J. LITTLE haben sich Orthopäden mit operativen und konservativen Methoden zur Verbesserung der Gelenkbeweglichkeit bei Zerebralparesen beschäftigt, wobei man sich neben der Gipsbehandlung (Quengelung) und unterschiedlichen Operationsmaßnahmen (z. B. Sehnendurchtrennungen) auf das passive Durchbewegen der Gelenke beschränkte. Auch in der Betreuung Geistigbehinderter wurden bereits im 19. Jahrhundert (z. B. von E. SEGUIN) Bewegungsübungen zur allgemeinen Entwicklungsförderung eingesetzt.
Seit den 40er Jahren wurden vor allem bei Patienten mit kriegsbedingten Hirnverletzungen und apoplektischem Insult (Schlaganfall) Methoden zur Verbesserung spastischer Bewegungsstörungen entwickelt und dabei die Bedeutung von Entspannung, Gleichgewichtsübungen, Gegenspieler-Aktivierung und alternierenden Kriechbewegungen herausgestellt.
Erst durch die Arbeit von B. und K. BOBATH und ihrer Schweizer Schülerin E. KÖNG sowie durch V. VOJTA wurde nach 1960 das Konzept der **krankengymnastischen Behandlung auf neurophysiologischer Grundlage** aufgebaut. In den letzten Jahren haben sich zunehmend mehr differenzierte Methoden und Spezialisierungen entwickelt, wobei sich viele Überschneidungen mit den Arbeitsbereichen der Ergotherapie, der Heilpädagogik und der Logopädie ergeben.

Grundsätzlich können die Ziele einer krankengymnastischen Behandlung vor allem wie folgt definiert werden:
1. Vermeidung von Kontrakturen (Gelenkversteifungen)
2. Förderung der Kraft
3. Förderung der Körperwahrnehmung
4. Vermeidung störender unwillkürlicher Bewegungsabläufe
5. Förderung sinnvoller willkürlicher Bewegungsabläufe
6. Förderung von Bewegungsübergängen
7. Förderung eigener Aktivitäten.

Hierzu werden bei Kindern verschiedene *Methoden* eingesetzt:
- Beobachtung und psychosoziale Stützung
- Verbesserungen der selbständigen Bewegungsmöglichkeiten (☞ 13.3)
- Anleitung der Eltern zu einem sinnvollen Umgang
- Passives „Durchbewegen" der Gelenke
- Vermeidung abnormer Bewegungsmuster
- Stimulation erwünschter unwillkürlicher Bewegungsabläufe mit unterschiedlichen Techniken.

13.2 Beurteilung der Motorik

Wesentliche Grundlage jeder krankengymnastischen Betreuung ist eine sehr genaue *Beobachtung, Analyse und Beschreibung der motorischen Fähigkeiten* eines Kindes. Da Motorik jedoch nie isoliert, sondern nur im Zusammenhang mit allen Wahrnehmungsbereichen und der Gesamtentwicklung des Kindes gesehen werden kann, muß die krankengymnastische Beurteilung eng in die gesamte Entwicklungsdiagnostik vor allem beim Säugling und Kleinkind eingebunden sein.
So wird eine Physiotherapeutin vor Einleitung jeglicher spezieller, z. B. manipulativer Behandlung zuerst die Vorgeschichte des Kindes und seiner Eltern und den Grund der Vorstellung wissen müssen. Die Beobachtung des spontanen Verhaltens, vor allem auch der Interaktionsfähigkeit und des Reagierens auf bestimmte Maßnahmen (z. B. Ausziehen), ist von großer Bedeutung. Viel Zeit sollte man sich für die ruhige Beobachtung der spontanen Motorik des Kindes lassen, dabei auf die Variabilität der Bewegungen, die Bewegungsübergänge, die Symmetrie der Extremitäten, die Position des Rumpfes und die Gesamthaltung achten. Die Muskulatur sollte auf ihre Konsistenz und ihr Volumen abgetastet werden, der Muskeltonus bei passiven und aktiven Bewegungen geprüft werden, die Kraft z. B. nach Aufforderungen zu bestimmten Bewegungen oder im Rahmen der natürlichen Bewegungsabfolge beurteilt werden. Schließlich sollten die Bewegungen in unterschiedlichen Positionen (Rückenlage, Bauchlage, Aufrichtung, Sitzen usw.) geprüft werden.
Bei diesen ersten Bewegungsbeobachtungen haben sich zusätzliche Dokumentationen, z. B. mittels einer Videokamera, sehr bewährt.
Darüber hinaus gibt es verschiedene **Tests** zur qualitativen und quantitativen Beurteilung der Motorik: Während in den ersten zwei bis drei Lebensjahren die motorische Entwicklung als unabtrennbarer Teil der Gesamtentwicklung anzusehen ist und deshalb im Rahmen der allgemeinen Entwicklungstests untersucht wird (☞ 12.4.2), wurden für ältere Kinder einige Tests entwickelt, die sich speziell mit den motorischen Fähigkeiten befassen (☞ 12.4.6). Zur Objektivierung der Qualtät großmotorischer Fähigkeiten von Kindern zwischen einem und 12 Jahren beim Liegen, Sitzen, Krabbeln, Stehen und Gehen wurden *Skalierungstests* wie der Gross-Motor-Function-Measure-Test entwickelt. Hiermit sollen in Zukunft Vergleichsuntersuchungen und Überprüfungen von Therapieeffekten besser durchgeführt werden können.
Weiterhin haben sich verschiedene Techniken zur **Ganganalyse** bewährt, z. B. mit unterschiedlichen Leuchtpunkten. Immer mehr wird auch versucht, definierte motorische Fähigkeiten mit der **Videokamera** und ggf. zusätzlichen Techniken, z. B. rascherer Bildfolge zur differenzierten Bewegungsanalyse, zu dokumentieren. So werden z. B. bei Patienten mit neuromuskulären Erkrankungen eine bestimmte Gehstrecke, das Einbeinstehen, das Gehen auf den Fußspitzen und auf den Hacken, das Aufrichten aus der Hocke, das Treppaufsteigen und das Treppabsteigen an definierten Treppenstufen, das Aufsetzen aus Rückenlage und das Aufstellen aus Bodenlage aufgenommen. Hierzu können je nach Ausmaß der Bewegungsstörung z. B. die Aufnahme des raschen Laufens, des Werfens und Fangens eines Balles und das Herabspringen aus einer größeren Höhe (bis 80 cm) kommen. Sehr bewährt hat sich zur differenzierten Analyse von Bewegungsstörungen, insbesondere auch von Bewegungsasymmetrien, der **Trampolintest** (TKT). Objektive Messungen von Kraft, Lei-

stung und Arbeit bei Bewegungen sind durch spezielle Kraftmesser (**Vigorimeter**), vor allem aber durch **Fahrradergometer** (mit spezieller Adaptation an das Kindesalter) und durch aufwendige Laufbandmessungen möglich. Leider gibt es noch zu wenig Untersuchungen mit objektiven Messungen definierter Bewegungsabläufe bei bestimmten Erkrankungen [35, 107, 109, 138].

13.3 Die Förderung der selbständigen Bewegung

Die ungarische Kinderärztin **E. PIKLER** hat sich sehr eingehend mit den spontanen Bewegungsmöglichkeiten des jungen Säuglings, die sich aus der Rückenlage entwickeln, beschäftigt und differenzierte Analysen der unterschiedlichen Bewegungsabläufe bis zum selbständigen freien Gehen erarbeitet. Nach ihrer Erfahrung gibt es eine Vielzahl von Möglichkeiten, um diese selbständige Entwicklung der freien Körperbewegungen zu fördern, aber auch um sie zu hemmen. Wichtige Grundprinzipien dabei sind:

- Keine beengende Kleidung anlegen, z. B. engen Strampelsack oder bewegungsbehindernde Windeln beim Säugling
- Keine (oder so wenig wie möglich) Decken überlegen
- Keine weichen Unterlagen (z. B. Schaumstoffmatratze) verwenden
- Kein Fixieren des Kindes in bestimmten Positionen (Wippe, Gehfrei)
- Das Kind nie passiv in Positionen bringen, die es aktiv nicht erreichen kann (z. B. vorzeitiges Hinsetzen, vorzeitiges Hinstellen, vorzeitige Gehübungen)
- Dem Kind viel Gelegenheit geben, sich in Ruhe mit sich selbst zu beschäftigen; Vermeidung von Reizüberflutung und vielfältigen Spielgeräten gerade beim Säugling
- Sich viel Zeit für die Pflege und das Füttern des Säuglings nehmen, z. B. beim Aus- und Anziehen mit dem Kind sprechen und es früh zur Mitarbeit auffordern
- Frühzeitig auf Saugflaschen und Schnuller verzichten
- Das Kind frühzeitig aus einem Glas trinken (ab 8. Monat) oder selbständig mit einem Löffel essen lassen (ab 18. Monat)
- Dem Kind ausreichend große, abgegrenzte Räume (großen Laufstall) geben
- Dem Kind frühzeitig eine Erkundung seiner natürlichen Umwelt (z. B. Unebenheiten in Haus, Garten oder in einem Sandkasten, Treppenstufen, Haushalt) ermöglichen.

Unter Umständen kann vor allem bei vorübergehenden neurologischen Auffälligkeiten eine Orientierung an diesen Prinzipien genügen und eine stabile Grundlage für eine sinnvolle weitere Entwicklung bieten. Leider wird diese fachkundige Begleitung von Eltern und Kind durch die Krankenkassen nicht ausreichend anerkannt (☞ 3.4) [111, 117, 151].

13.4 Das BOBATH-Konzept

Die krankengymnastische Behandlung auf neurophysiologischer Grundlage nach dem **Konzept von B. und K. BOBATH** beruht auf der praktischen Erfahrung, daß bei erwachsenen Patienten mit spastischer Hemiparese Manipulationen im Bereich der Schulter die spastische Bewegungsstörung des dazugehörenden Armes positiv beeinflussen.

Für die Entwicklung des Kindes sind die phylogenetischen Bewegungsfolgen wie Kriechen, Robben und Krabbeln sowie die Halte- und Gleichgewichtsreaktionen, das Saugen, Greifen und Festhalten, von wesentlicher Bedeutung. Infolge einer Schädigung der kortikalen und subkortikalen ZNS-Funktionen kommt es zu einer Störung der Kontrolle motorischer Funktionen, und der Organismus greift auf angeborene Bewegungsmuster, z. B. tonische „primitive" Reflexmuster wie den asymmetrisch-tonischen Nackenreflex (ATNR) und den symmetrisch-tonischen Nackenreflex (STNR) zurück (☞ Tab. 3.4 und Abb. 3.3). Zusätzlich werden unterschiedliche Stellreaktionen wie die lotrechte Einstellung von Kopf, Hals und Oberkörper bei Seitkippungen und die Gleichgewichtsreaktion beeinträchtigt. Durch die zentral-nervöse Schädigung kommt es zu einer Störung der Aktivierung von Arm- und Beinmuskulatur mit überwiegendem Strecktonus der Beine und Beugetonus der Arme, und zum Auftreten begleitender Reaktionen, z. B. einer persistierenden MORO-Reaktion, komplexeren Schreckreaktionen, einem Schreitreflex usw. (☞ Tab. 3.4).

Durch die Benutzung der bereits erwähnten proximalen **Schlüsselpunkte**, z. B. an Schultern, Becken, Brustbein, soll erreicht werden, den Tonus be-

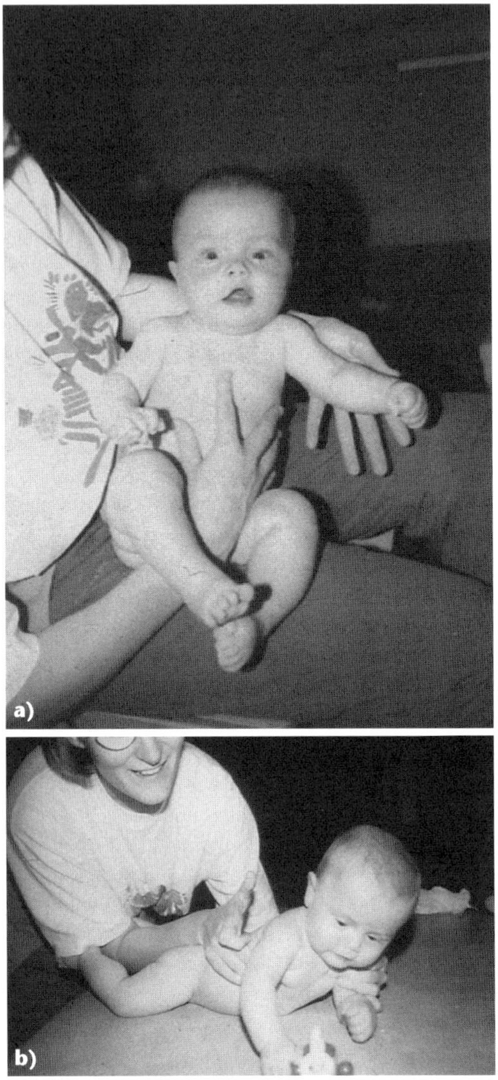

Abb. 13.1: Krankengymnastik nach BOBATH.
a) Rotationsanbahnung auf dem Schoß bei einem 6 Monate alten Säugling.
b) Stabilisierung in der Bauchlage. [T 151]

sonders der peripheren Muskulatur zu regulieren, **Stell-** und **Gleichgewichtsreaktionen** zu bahnen und einen möglichst normalen **Haltetonus** zu erreichen (Faszilitation). Durch die Regulation des Muskeltonus soll eine Kompensation der spastischen Bewegungsstörungen unterstützt werden. E. KÖNG übertrug dieses Konzept in die Behandlung von Säuglingen.

Von großer Bedeutung ist das **handling**, d. h. die Anleitung der Eltern im Umgang mit ihrem Kind, vor allem im Säuglings- und frühen Kleinkindalter. Hierbei werden Vorschläge gemacht, wie das Kind z. B. sinnvoll aufgenommen, getragen und gehalten werden kann. So ist es günstig, beim Aufnehmen aus der Rückenlage den Rumpf des Kindes zur Seite zu drehen und damit dem Kind eine bessere Kopfkontrolle und Rotation zu ermöglichen.

Beim Tragen ist darauf zu achten, daß die Arme des Kindes nicht nach hinten gebeugt sind, daß der Rumpf stabilisiert ist und die Hüftgelenke abgespreizt sind; weiter kann das Kind in schwebender Bauchlage getragen und in Abhängigkeit von Alter und klinischer Symptomatik sinnvoll gelagert werden.

Neben reflexhemmenden Ausgangsstellungen und proximaler Stimulation (s. o.) werden auch periphere taktile Stimulationen eingesetzt, z. B. in Form des **tapping** („Klopfens") als Technik der tiefensensiblen Reizung. Auch hierdurch kann eine Regulation des Muskeltonus erreicht werden.

Nach dem Säuglingsalter spielen in Abhängigkeit vom klinischen Befund Übungen zur Verbesserung der Stell- und Gleichgewichtsreaktionen, Krabbel- und Drehbewegungen sowie dosierte Aufrichtbewegungen, tapping-Maßnahmen (mittels Druck, streichelnder, vibrierender oder klatschender Handbewegungen) zur Beeinflussung des Muskeltonus und eine Verbesserung der Bewegungsqualität eine wesentliche Rolle.

Das BOBATH-Konzept wird auch in großem Umfang zur Förderung der Mundmotorik, als Eß- und Sprachtherapie eingesetzt (☞ Kap. 14).

Das BOBATH-Konzept versteht sich nicht als eine festgeschriebene, dogmatische Vorschrift, wie Eltern mit Kindern umzugehen haben, sondern als ein offenes System auch für andere Therapiemaßnahmen, die individuell auf das Kind abgestimmt sein sollen. Es ist damit eine ganzheitliche Förderung nicht nur der Motorik, sondern aller Sinne. Das Ziel ist immer das Erreichen einer größtmöglichen Selbständigkeit; dem Patienten sollen trotz eingeschränkter Bewegungsmöglichkeiten Funktionen erhalten bleiben bzw. neu aufgebaut werden, die komplexe und willentliche Bewegungsabläufe ermöglichen.

Da dieses Behandlungskonzept sehr variabel und individuell durchgeführt werden kann, ist es bei Kindern jeden Alters mit völlig unterschiedlichen motorischen Entwicklungsstörungen einsetzbar. Prinzipiell gibt es keine Kontraindikation. Von einfachen Anleitungen im handling über Behandlungsmaßnah-

men mittels Faszilitation zur Verbesserung des Muskeltonus, sowie zur Auslösung von Gleichgewichts- und Stellreaktionen bis zu differenzierten Lagerungstechniken zur Vermeidung tonischer Muster ist für praktisch jeden Schweregrad einer motorischen Anomalie eine Betreuung möglich.
Gerade beim BOBATH-Konzept ist der Erfolg der Behandlungsmaßnahme ganz entscheidend von der Persönlichkeit der Therapeutin, der Aufnahme und Umsetzungsbereitschaft der Eltern und der Akzeptanz von Grenzen in der Entwicklung abhängig. Kritiker werfen der Methode vor, daß sie besonders im Frühstadium einer spastischen Zerebralparese nicht zum Aufbau ausreichender Kompensationsmechanismen in der Lage sei, daß der Muskeltonus und die zentralen Reaktionen überbewertet würden und vor allem, daß keine festgelegten Vorschriften im Sinne eines Behandlungskonzepts vorhanden sind, an das sich die praktisch tätigen Therapeuten und die Eltern halten könnten. Aus diesem Grunde gibt es auch keine Möglichkeit einer objektiven Effizienzbeurteilung der Methode [48, 107, 108, 109, 111, 113].

13.5 Das VOJTA-Konzept

Die **krankengymnastische Behandlung auf neurophysiologischer Grundlage nach V. VOJTA** steht in mancher Hinsicht in klarem Gegensatz zum BOBATH-Konzept, was bei Ärzten, Therapeuten und Eltern immer wieder zu teilweise ideologischen Grundsatzdiskussionen und heftigen Auseinandersetzungen geführt hat.
Nach VOJTAS Vorstellung entwickelt sich die Motorik des Menschen aufgrund eines angeborenen Planes im Sinne eines gesetzmäßigen Ablaufs der Fähigkeiten zur Aufrichtung und Fortbewegung *(Lokomotionsprinzip der posturalen Ontogenese)* bis zum sicheren aufrechten Gang. Normalerweise ist die ideale Motorik angeboren, jedes normal entwickelte Kind hat vergleichbare motorische Entwicklungsstufen zu durchlaufen. Die Kontaktaufnahme mit der Umwelt ist der wichtigste Bewegungsantrieb. Unter *posturaler Reagibilität* wird, in Anlehnung an Vorstellungen von A. GESELL, die gesetzmäßige Einstellung des Körpers auf unwillkürliche und willkürliche Lageveränderungen im Raum verstanden. Eine Störung der posturalen Reagibilität geht mit einer Beeinträchtigung der gesamten psychomotorischen Entwicklung vor allem im 1. Lebensjahr einher.

VOJTA hat 7 Lagereaktionen in Abhängigkeit vom Alter des Kindes in ihrer idealen Ausprägung beschrieben:
1. die Traktion (Hochziehen an den Händen) aus Rückenlage (VOJTA I)
2. die Seitkippreaktion, d. h. seitliches Abkippen bei Halten im Rumpfbereich (VOJTA II)
3. die Vertikalsuspension (Annähern des senkrecht gehaltenen Kindes an die Unterlage)
4. die schwebende Bauchlage (LANDAU)
5. die Traktion (Hochziehen) an beiden Beinen (PEIPER-ISBERT)
6. die seitliche Hängelage, d. h. Halten an Arm und Bein (COLLIS I) und
7. die Traktion (Halten) an einem Bein (COLLIS II).

Bewertet werden u. a. der Tonus von Rumpf und Extremitäten, Asymmetrien und eine Entwicklung der Bewegungsmuster entsprechend dem Alter des Kindes.
Die Zahl der abnormen Reaktionen entspricht dem Ausmaß der motorischen Störung:
- Vier bis fünf abnorme Lagereaktionen werden als **leichte zentrale Koordinationsstörung** bezeichnet,
- sechs bis sieben abnorme Lagereaktionen als **mittelschwere zentrale Koordinationsstörung**.
- Von einer **schweren zentralen Koordinationsstörung** wird dann gesprochen, wenn alle Lagereaktionen abnorm sind und eine schwere Tonusstörung der Muskulatur besteht.

Nach Ansicht von VOJTA ist die Entwicklung der posturalen Reagibilität eng mit der Entwicklung der Spontanmotorik verknüpft, so daß mit Hilfe der Auslösung der Lagereaktionen im Raum rasch und ohne ablenkende äußere Einflüsse eine Beurteilung der motorischen Entwicklung möglich ist.
Darüber hinaus wurden von VOJTA und Mitarbeitern sog. **„Primitivreflexe“** wie der gekreuzte Streckreflex, der suprapubische Streckreflex usw. beschrieben (☞ Tab. 3.4), die in den ersten sechs Wochen in der Regel nachweisbar sind, bis zur 13. Lebenswoche jedoch verschwunden sein sollten. Eine Persistenz bedingt eine Einübung falscher Bewegungsschablonen.
Nach VOJTA werden die primären Fortbewegungsmöglichkeiten im 1. Lebensjahr, das Drehen und Kriechen, als reflektorische Bewegungsfolgen durch das Zusammenwirken von Hirnzentren unterhalb der Großhirnrinde mit dem Rückenmark gesteuert. Bei einer bleibenden motorischen Koordinationsstörung ist nicht diese „automatische Steuerung“ der post-

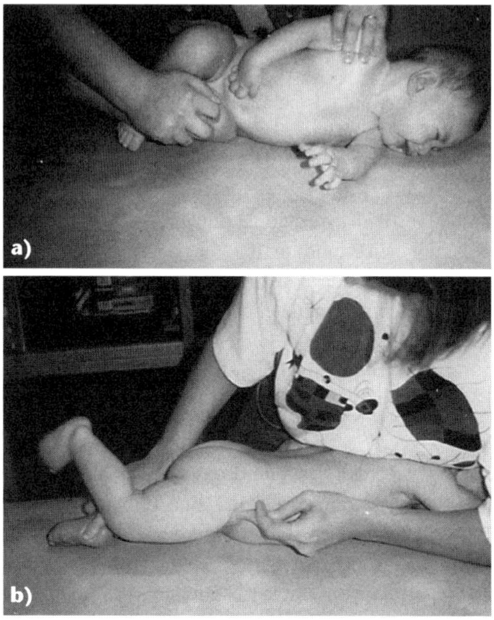

Abb. 13.2: Krankengymnastik nach VOJTA bei einem 5 Monate alten Säugling mit vollständiger Armplexusparese rechts (☞ 8.10.5).
a) Phase des Reflexdrehens.
b) Phase des Reflexkriechens. [T 151]

uralen Reagibilität gestört, sondern die Möglichkeit der zentralen Koordinierung des Muskelspiels, die für die Bewegungsentwicklung entscheidend ist.

Das Prinzip der krankengymnastischen Behandlung nach VOJTA besteht darin, daß in bestimmten Ausgangsstellungen durch Druckreizung, d. h. überwiegend über propriozeptive Empfindungen, immer die gleiche motorische Antwort als reziprokes Muster ausgelöst werden kann. Hierbei handelt es sich um Teilmuster des Fortbewegungssystems, vor allem den Koordinationskomplex des **Reflexkriechens** und des **Reflexumdrehens**. Im Rahmen der neurokinesiologischen Therapie werden also in bestimmten Auslösezonen Reize gesetzt, die zu motorischen Aktivitäten entsprechend der normalen posturalen Ontogenese führen. Dabei müssen, je älter die Patienten sind, um so mehr periphere Reize zur Auslösung der Bewegungsschablonen eingesetzt werden.

Nach der Vorstellung von VOJTA ist es möglich, daß durch die frühzeitige und konsequente Behandlung die Grundfunktionen der posturalen Ontogenese auch bei definitiven Hirnschäden normalisiert werden können und damit zumindest leichtere Formen der Zerebralparese, z. B. die spastische Diparese und leichtere dyston-dyskinetische Paresen (s. 7.1) heilbar sind. Für ihn ist deshalb bei der Feststellung von mehr als fünf abnormen Lagereaktionen eine unbedingte Indikation zur neurokinesiologischen Therapie gegeben, die um so wirksamer ist, je früher sie eingesetzt wird.

Die Behandlung mit dem Reflexkriechen und/oder Reflexumdrehen sollte mehrfach täglich (2–4 mal) über ca. 15 Minuten von den Eltern durchgeführt werden; ansonsten sollte das Kind sich entsprechend seinen natürlichen Möglichkeiten bewegen. Wichtigstes Ziel der Krankengymnastik ist das Erreichen einer flüssigen, bipedalen Fortbewegung. Durch die verschiedenen Stimulationsmethoden können eine Verbesserung der allgemeinen Kraft und der Koordination, eine muskuläre Tonusregulierung und eine Verbesserung verschiedener vegetativer Funktionen (Atmung, Schlucken, Verdauung, Hautdurchblutung, Blutdruck, Miktion und Defäkation) erreicht werden.

Primäre *Indikationen* für die VOJTA-Therapie sind
- alle spastischen Zerebralparesen,
- dyskinetische Zerebralparesen,
- asymmetrische Bewegungsstörungen,
- Ataxien und hypotone Syndrome.

Zur besseren Vergleichbarkeit und zur Überprüfung von therapeutischen Maßnahmen erfolgt eine *Einteilung des Schweregrades der infantilen Zerebralparesen:*

0 = holokinetische Motorik (Massenbewegungen), keine Zielmotorik; die Bewegungen sind mit denen eines Neugeborenen vergleichbar
1 = Zuwendung und Betasten in Rückenlage – motorischer Entwicklungsstand von 3–4 Monaten
2 = erstes Stützen und Greifen in Bauchlage – entspricht einem Lebensalter von 5–6 Monaten
3 = Kriechen und Robben – entspricht einem Lebensalter ab 9 Monaten
4 = homologes Hüpfen (Häschenhüpfen) – ist in der normalen kindlichen Entwicklung nicht nachweisbar
5 = alternierendes Krabbeln – entspricht einem Lebensalter ab 10 Monaten
6 = Aufrichten und seitliches Gehen mit Festhalten – entspricht einem Lebensalter von 12–13 Monaten
7 = freies Gehen – entspricht einem Lebensalter von mehr als 15 Monaten

8 = Einbeinstand nur einseitig – entspricht einem Lebensalter von mehr als 3 Jahren
9 = Einbeinstand beidseitig – entspricht einem Lebensalter von mehr als 4 Jahren.

Darüber hinaus gelten viele motorische Störungen in der Säuglingszeit wie Rumpfasymmetrien, Schiefhals, Zustand nach Plexusparese, Meningomyelo zelen, Hüftgelenksdysplasie, Aufrichtungsmängel, Rumpfhypotonie und Fußfehlstellungen als Indikation.

Zunehmend werden in den letzten Jahren die Prinzipien der Reflexlokomotion auch bei der Behandlung älterer Kinder und Erwachsener mit verschiedenen Verbiegungen der Wirbelsäule (Skoliosen, Kyphosen), Querschnittssyndromen, Lumboischialgien (Lenden- und Ischiasbeschwerden), Myopathien usw. eingesetzt.

Die Vorteile der krankengymnatischen Behandlung nach VOJTA sind ein relativ klares und primär einleuchtend erscheinendes Konzept in der Diagnostik und in der Therapie. In den vergangenen Jahren wurden jedoch intensive *Diskussionen* darüber geführt, daß mittels der Untersuchungen auf eine Störung der Lagereaktionen, so wie sie in der Praxis durchgeführt werden, viel zu viele Säuglinge mit nur diskreten neurologischen Auffälligkeiten als „von einer Zerebralparese bedroht" diagnostiziert werden und so bei vielen primär gesunden Kindern die belastende und eingreifende krankengymnastische Therapie eingeleitet wird. Da sich diese falsch-positiv diagnostizierten Kinder im weiteren Verlauf zu einem großen Prozentsatz motorisch normal entwickeln, wird der Methode fälschlicherweise eine hohe Erfolgsrate und damit eine hohe Effizienz zugesprochen.

Weiterhin wird kritisiert, daß eine differenzierte Beurteilung der Ursachen der Bewegungsstörung in dem Konzept nicht vorgesehen ist, daß es zu wenig individuelle Lösungsmöglichkeiten gibt und keine spezifischen Wertungen der einzelnen Lagereaktionen vorliegen. Das Entwicklungsmodell wird als zu hierarchisch mit einer Überbetonung der Rückenmarks-Ebene angesehen. Ein unzureichender Therapieerfolg wird pauschal entweder durch eine mentale Entwicklungsstörung oder durch mangelnde Konsequenz in der täglichen Therapie erklärt. Bei lähmungsbedingten Entwicklungsstörungen, z. B. bei lumbosakralen Meningomyelozelen, besteht darüber hinaus durch die einseitige Aktivierung von Muskelgruppen das Problem der Entwicklung eines Muskelungleichgewichtes, z. B. in Form eines übermäßigen Beugetonus im Hüftgelenk bei gelähmten Hüftstreckern.

Heftige Kontroversen haben sich daran entzündet, ob durch die intensive Manipulation der Eltern an dem Kind, die oftmals mit Protest und Schreien sowie erheblichen körperlichen Anstrengungen des Therapeuten verbunden ist, eine Störung der Eltern-Kind-Beziehung mit langdauernden Verhaltensproblemen entstehen könne. Leider gibt es hierzu keine überzeugenden unabhängigen Untersuchungen: Den Berichten von Eltern, die die Behandlung wegen der psychischen Belastung vorzeitig abbrachen, stehen Nachuntersuchungen gegenüber, die z. T. sogar eine stabilere Eltern-Kind-Beziehung bei nach der VOJTA-Methode behandelten Kindern feststellten, ohne daß hierbei ein Vergleichskollektiv vorhanden war.

Insgesamt scheint sich das Behandlungskonzept nach VOJTA besonders dann zu bewähren, wenn im frühen Säuglingsalter eine ausgeprägte muskuläre Imbalanz vorhanden ist und durch die Einleitung sinnvoller Bewegungsabläufe, insbesondere das Reflexdrehen und das Reflexkriechen, koordinierte Bewegungsfolgen rasch aufgebaut werden können, die für eine sinnvolle Weiterentwicklung notwendig sind. Dies gilt z. B. bei ausgeprägten Rumpfasymmetrien, beim Schiefhals, bei Rumpfhypotonien mit Extremitätenhypertonie und bei neuromuskulären Reifungsstörungen im Bereich der Hüftgelenke. Bei Zerebralparesen mit primärem Beugemuster sind die Ergebnisse relativ schlecht. Generell werden die besten Erfolge bei mental altersentsprechenden Kindern erzielt.

Grundsätzlich sollte jedoch heute die motorische Entwicklung nicht mehr allein mit Hilfe der Lagereaktionen und der Primärreaktionen beurteilt werden, sondern differenzierter nach den Ursachen der Bewegungsstörung gefahndet werden. Gerade bei offensichtlich vorübergehenden neurologischen Auffälligkeiten sollte jede krankengymnastische Maßnahme, insbesondere die VOJTA-Therapie, immer wieder in Frage gestellt werden. Bei Kindern mit Bewegungsstörungen, aber guter selbständiger Bewegungsmotivation kann ab Ende des 1. Lebensjahres die VOJTA-Therapie entweder abgesetzt oder sehr modifiziert eingesetzt werden, um eine Therapiemüdigkeit oder eine negative Beeinflussung der psychosozialen Entwicklung zu vermeiden.

Leider gibt es auch nur wenige Studien, in denen verschiedene krankengymnastische Therapiemethoden kritisch und objektiv miteinander *verglichen* wurden. In der internationalen Literatur lassen sich keine

Hinweise für die Überlegenheit einer Therapiemethode gegenüber einer anderen nachweisen. Andererseits hat sich gerade VOJTA sehr bemüht, Kinder, die von vornherein nicht nach seiner Methode behandelt wurden, mit solchen zu vergleichen, die primär konsequent in seinem Sinne therapiert wurden. Hierbei haben sich vor allem bei Patienten mit spastischer Diparese und mit dyston-dyskinetischen Zerebralparesen deutliche, insgesamt aber nicht einheitliche und statistisch schwer auswertbare Unterschiede zu Gunsten seiner Methode ergeben. Es muß aber gefragt werden, ob es bei den untersuchten Patienten nicht zu einer positiven Selektion gekommen ist.

Die beste Möglichkeit zur Aussage über die Effizienz medizinischer Maßnahmen, möglicherweise auch krankengymnastischer Behandlungsmethoden, sind epidemiologische Vergleichsuntersuchungen. Bei ersten Studien, in denen die Häufigkeit und Ausprägung der Zerebralparesen z. B. in Regionen von Skandinavien und Deutschland verglichen wurden, zeigen sich keine wesentlichen Unterschiede. Tendenziell waren Häufigkeit und Ausprägung der Störungen in Deutschland größer, wofür die krankengymnastische Therapie allein aber nicht als Erklärung herangezogen werden kann.

Mit Recht hat D. KARCH darauf hingewiesen, daß sich die Konzepte von BOBATH und VOJTA insgesamt doch nicht so sehr unterscheiden: Bei beiden handelt es sich um ein hierarchisches Stufenmodell der Bewegungsentwicklung, bei dem Kriech- und Krabbelbewegung bzw. Drehbewegung des Rumpfes von wesentlicher Bedeutung sind. Während die Differenzierung der Muskelfunktionen beim VOJTA-Prinzip von vorgegebenen Druckpunkten aus definierten Positionen erfolgt, ist die Auslösung möglichst vieler passiver und aktiver Bewegungen bei der BOBATH-Therapie mehr von dem Einfühlungsvermögen und der Phantasie des Therapeuten sowie der Motivation des Patienten und seiner Eltern abhängig.

Es zeigt sich immer wieder, daß ein Wechsel der krankengymnastischen Methode kurzfristig überraschende Fortschritte nach sich zieht, z. B.

- eine Verbesserung der Muskeltonusregulation,
- eine Verminderung der Kontrakturen,
- eine Beschleunigung der motorischen Entwicklung und damit eine bessere aktive Bewegung.

Deshalb sollten dogmatische Aussagen über Vor- bzw. Nachteile der einen gegenüber der anderen Methode immer skeptisch bewertet werden.

Grundsätzlich muß gesagt werden, daß eine spastische Zerebralparese durch keine noch so intensive krankengymnastische Methode geheilt werden kann, daß ihre Symptomatik aber auf sehr unterschiedliche Weise zu kompensieren ist. Die Diagnose einer bleibenden Zerebralparese kann in den ersten Lebensmonaten nur in Ausnahmefällen und in der Regel nur aus dem Verlauf gestellt werden. Wird durch bildgebende Verfahren bei einem Frühgeborenen eine periventrikuläre Leukomalazie diagnostiziert (☞ 7.1.2, 8.10.3), so muß mit großer Wahrscheinlichkeit eine manifeste Zerebralparese erwartet werden.

Insgesamt haben krankengymnastische Behandlungen bei Kindern mit schwerer Zerebralparese wenig Änderungen am langfristigen Verlauf bewirkt. Dies bedeutet jedoch nicht, daß gerade auch bei schwer entwicklungsgestörten Kindern die krankengymnastische Behandlung nicht sinnvoll sei! Im Gegenteil: Durch unzureichende oder falsche Physiotherapie können sich Kontrakturen verstärkt ausbilden, insbesondere auch Fehlstellungen im Bereich der Hüftgelenke, der Füße und der Wirbelsäule. Durch regelmäßige Bewegungstherapie hingegen werden die Muskeln gekräftigt, die koordinierten Bewegungsübergänge geschult, es kommt zu einer verbesserten Lungenfunktion, zu Verbesserungen der Mundmotorik und der Verdauung. Vor allem werden durch krankengymnastische Behandlungen alle Wahrnehmungsbereiche angesprochen, insbesondere Haut- und Tiefensensibilität sowie Gleichgewichtssinn, die ohne diese Maßnahmen zunehmend verkümmern müßten [16, 20, 105, 108, 111, 113, 115, 116, 118, 119, 120].

13.6 Weitere Therapiemethoden

Die **Psychomotorik** beschäftigt sich mit den Zusammenhängen zwischen der Motorik und ihren Rückwirkungen auf das seelische Befinden. Sie ist eng mit der **Motopädie** verwandt, bei der Motorik in pädagogische Konzepte integriert wird. S. NAVILLE und S. WEBER haben einen **psychomotorischen Screening-Test** für „normal intelligente 6–8jährige Kinder" entwickelt. Hierbei werden Graphomotorik, Handkoordination, Auge-Hand-Koordination und Sprungsequenzen geprüft. Der Test kann u. U. als Erweiterung der motometrischen Beurteilung im Rahmen von Einschulungsuntersuchungen eingesetzt werden.

Die überwiegend aus der Krankengymnastik sich entwickelnde Psychomotorik versucht, durch vielfältige Anreize therapeutische „Bewegungsanlässe" zu schaffen, die zu freiwilligen, Freude machenden Bewegungsabläufen führen. Hiermit sollen Kinder mit sensomotorischen Störungen, insbesondere motorischer Ungeschicklichkeit, taktil-kinästhetischen Problemen (d. h. Störungen des Bewegungsempfindens), aber auch Verhaltensproblemen und vermehrter Unruhe im Alter von mehr als 4 Jahren behandelt werden. Es ist das Ziel der Psychomotorik, den Kindern in kleinen Gruppen spontane Freude an Bewegung zu vermitteln, so ihre Selbstsicherheit zu stärken, Bewegungsübergänge und Geschicklichkeit zu fördern, aber auch ihr Sozialverhalten positiv zu beeinflussen.

Die **Hippotherapie** (Reittherapie) ist eine Krankengymnastik mit und auf dem Pferd, wobei vor allem die Prinzipien des BOBATH-Konzeptes bei Patienten mit verschiedenen Formen der Zerebralparese, aber auch unterschiedlichen anderen Bewegungs- und Entwicklungsstörungen eingesetzt werden. Dabei stellt der Rücken des Pferdes einen „mobilen Therapeuten" dar; Voraussetzung ist allerdings eine gewisse Abspreizfähigkeit im Hüftgelenk. Folgende Aspekte spielen dabei eine positive Rolle:

- Das Sitzen auf dem Pferderücken bringt eine therapeutisch günstige, reflexhemmende Ausgangsstellung mit Abspreizen der Oberschenkel im Hüftgelenk
- Das langsam schreitende Pferd bewirkt eine ständige Einübung von Gleichgewichtsreaktionen
- Gerade für Kinder, die infolge ihrer motorischen Entwicklungsstörung (noch) nicht frei gehen können, bedeutet das Erlebnis der aufrechten Fortbewegung auf dem Pferd eine große Motivation
- Der Umgang mit dem kooperierenden Tier und dessen Reaktion auf das Kind bzw. die Therapeutin ist eine besondere Herausforderung und Anregung.

Auch bei Kindern mit Lern- und Verhaltensstörungen, u. a. dem hyperkinetischen Syndrom, hat sich die Hippotherapie sehr bewährt.

Für viele Menschen mit Bewegungsstörungen ist der Aufenthalt im **Wasser** eine angenehme Erleichterung. Spastische Tonusstörungen werden u. a. durch den Auftrieb vermindert, Bewegungsabfolgen erleichtert. Für Therapien im Wasser gibt es eine Vielzahl von Anleitungen und Methoden, u. a. nach MCMILLAN und C. MERTENS.

Vor allem E. KÖNG hat nachweisen können, daß bei Zerebralparesen gute therapeutische Effekte durch **Skifahren** zu erreichen sind, u. a. weil

- durch einen breitspurigen Fahrstil der Hüftgelenksadduktion entgegengewirkt wird,
- die Sprunggelenke in den Skischuhen einen festen Halt haben und dadurch der Spitzfußtendenz entgegengearbeitet wird,
- ständige Gleichgewichtsreaktionen eingeübt werden und vor allem
- weil es Spaß macht.

Selbst Kinder mit schwerer Zerebralparese, die kaum frei gehen können, lernen sich auf Skiern z. T. erstaunlich gut zu bewegen.

Auch **Fahrradfahren**, ggf. mit Sonderanfertigungen (Dreirad), ist bei vielen Bewegungsstörungen (z. B. Spastik, Ataxie und Muskelkrankheiten) möglich und sinnvoll.

Darüber hinaus gibt es eine Vielzahl von weiteren sportlichen Bewegungsmöglichkeiten bei Entwicklungsstörungen jeglichen Ausmaßes. Dies reicht von speziellen **Sportarten für Körperbehinderte**, die z. T. auf dem Niveau des Leistungssports betrieben werden können (Schießsport bei Querschnittsgelähmten, Rollstuhlfahrersport), über verschiedene **Kampfsportarten** (Karate, Judo) vor allem für Kinder mit Konzentrations- und Verhaltensproblemen, bis hin zu spielerischen **Familiensportangeboten** bei Kindern mit allgemeinen, überwiegend auch mentalen Entwicklungsstörungen, wie sie von T. KAPUSTIN zusammengestellt worden sind. Zum Teil kann man bei Jugendlichen und Erwachsenen mit unterschiedlichen Formen von Entwicklungsstörungen und Behinderungen durch die Teilnahme an Wettkämpfen, z. B. Special Olympics, eine enorme Motivation und die Aktivierung von nicht für möglich gehaltenen Fähigkeiten erreichen. Auch auf die Bedeutung von **Gruppensport**, z. B. Mannschaftsspielen aller Art bei verschiedensten Formen von Entwicklungsproblemen einschl. Adipositas, chronischen Krankheiten, Verhaltensproblemen und Teilleistungsstörungen, sei besonders hingewiesen. Dennoch sollte mit solchen Aktivitäten die Realität einer Behinderung nicht negiert werden (☞ 1.6.5) [108, 109, 115, 138, 139, 141, 148].

13.7 Maßnahmen bei Fußfehlstellungen

Eine wichtige Aufgabe der Physiotherapie ist die Versorgung mit Hilfsmitteln bei allen Formen von Entwicklungsstörungen.

Am häufigsten werden bei Störungen der Aufrichtung, des Stehens und freien Gehens Fragen nach **speziellen Schuhen** oder **Einlagen** gestellt. Im Gegensatz zu der Einstellung vieler Orthopäden, die mehr statische Einflußmöglichkeiten auf Fehlstellungen betonen, wird von physiotherapeutisch-neuropädiatrischer Seite nur selten die Indikation für spezielle Schuhe oder Einlagen gesehen. Dies gilt vor allem bei schweren, dekompensierenden Fußdeformierungen, bei denen immer mehr operative und aktivredressierende Therapiemaßnahmen im Vordergrund stehen.

Prinzipiell sollte von Seiten der Krankengymnastik immer für die Sommermonate das Barfußlaufen bzw. in geschlossenen Räumen das Gehen in Hausstrümpfen, evtl. mit Gumminoppen, empfohlen werden. Nur durch die freie Bewegung des Fußes, die taktile Erfassung des Untergrundes mit der Fußsohle, das Anpassen an Unebenheiten im Gelände und die ungestörte Abrollfunktion kommt es zur bestmöglichen Ausbildung einer regulären Fußstellung.

Gerade in den ersten Lebensjahren sind **funktionelle Senkfüße**, **Sichelfüße** (mit Drehung des Vorfußes nach innen), **Valgusstellungen im Kniegelenk** („X-Bein"-Stellungen) und **vermehrte Innenrotationen im Hüftgelenk** häufig anzutreffen und meist ohne wesentliche pathologische Bedeutung. Wenn sich bei passiver Durchbewegung des Fußes keine Kontraktur nachweisen läßt, wenn das Kind beim Stand auf dem Vorderfuß ein Fußgewölbe entwickeln kann, wenn sich die Innenrotation der Füße beim raschen Laufen oder Treppensteigen zurückbildet, sind keine spezifischen Therapiemaßnahmen notwendig. Entscheidend ist der vielfältige Bewegungsanreiz, z. B. auf Gras, im Sand oder im unebenen Gelände. Häufig ist es zusätzlich sinnvoll, Sitzformen mit vermehrter Innenrotation im Hüftgelenk (Knie-Hacken-Sitz oder Najaden-Sitz) und evtl. das Schlafen auf dem Bauch zu unterlassen. Im frühen Säuglingsalter können manchmal Schaumgummirollen um die Unterschenkel die Ausbildung einer Vorfußadduktion verhindern.

Sehr differenziert sollten Kinder mit persistierender **Spitzfüßigkeit** diagnostiziert und betreut werden. Hierunter können sich zum einen neuromuskuläre Erkrankungen, z. B. Muskeldystrophien, sensomotorische Nervenerkrankungen und spastische Zerebralparesen verbergen. Zum anderen kann eine persistierende Spitzfüßigkeit aber auch Ausdruck einer deutlich erhöhten inneren Anspannung und Bewegungsunruhe sein; dann sind neben der Lokalbehandlung u. U. auch Maßnahmen zur Verbesserung der psychosozialen Situation notwendig. Bei nur mäßiger Ausprägung der Spitzfüßigkeit empfiehlt sich außer der Krankengymnastik eine mehrwöchige Gipstherapie mit zunehmender Redressierung oder eine Botulinumtoxin-Behandlung. Die Verordnung von Nachtschienen u. ä. ist bei spastischen Sprunggelenk-Kontrakturen meist nicht sinnvoll, da ein Druck auf die Fußsohle oft zur vermehrten Spitzfußhaltung führt und so dem gewünschten Effekt entgegenwirkt. Außerdem verursachen solche Schienen häufig Druckstellen. Bei schwereren Ausprägungen bzw. bei Therapieresistenz sollte rechtzeitig eine Achillessehnen-Verlängerungs-Operation durchgeführt werden (☞ 13.9). Neue Therapie-Ansätze ergeben sich aus der Versorgung nach N. Hylton, bei der eine Orthesenversorgung nicht nach dem Prinzip der optimalen Gelenkstellung, sondern der bestmöglichen Funktion und Tonusreduktion erfolgt.

Bei Kindern mit neuromuskulären Erkrankungen, insbesondere Muskeldystrophien und -atrophien, sind spezielle Maßnahmen zur Verhinderung eines Spitzfußes notwendig. Am wichtigsten ist die Vermeidung des freien Herunterhängens eines Fußes, z. B. durch zu hohe Sitze. Die Füße sollten immer eine waagerechte Unterlage haben, entweder durch eine dem Kind angepaßte Sitzhöhe des Stuhls oder durch Verwendung einer Fußbank.

Der Patient sollte möglichst viel stehen, da hierbei zum einen die Füße in orthograder Funktion gehalten werden, vor allem aber auch zur Aktivierung der Rumpfmuskulatur und zur Verhinderung einer raschen Skolioseentwicklung. Ausnahmsweise kann daher, z. B. bei Kindern mit spinaler Muskelatrophie, ein Stehständer oder ein therapeutisches „Gehfrei" indiziert sein. Patienten im Schulalter sollten immer wieder ein Schreib- und Lesepult verwenden.

Für viele Kinder ist das Fahrradfahren trotz erheblicher Muskelschwäche noch möglich, u. U. auch auf einem Tandem mit einem Erwachsenen. Dabei sollten Spezialpedale angebracht werden. Beim Sport und Spiel sollte auf abrupte Bewegungsübergänge, z. B. einen kräftigen Antritt beim raschen Laufen oder höhere Sprünge, verzichtet werden. Sinnvoll ist

auch die Benutzung von Turnschuhen mit erhöhtem Schaft, wobei evtl. seitliche Plastikstäbe den Schaftbereich verstärken können (z. B. Addimed® Turnschuhe), evtl. mit neutralem oder negativem Fersenbett. Im Gegensatz zu Patienten mit spastischen Fußfehlstellungen kann bei Muskeldystrophien und -atrophien evtl. ein Fußkasten oder die Verwendung von Schaftschuhen für eine orthograde Stellung im Schlaf sorgen.
Bei schwereren **kontrakten Fußfehlstellungen**, z. B. angeborenem Klumpfuß, schwerer Zerebralparese oder Arthrogrypose (angeborener Versteifung zahlreicher Gelenke), muß evtl. ein **individueller orthopädischer Schuh**, oft mit sog. **Innenschuh**, angefertigt werden. Dabei sollten Beinlängendifferenzen, u. U. aber auch scheinbare Differenzen bei Beckenschiefstand oder Hüftgelenksanomalie beachtet werden. Spezielle Innen- bzw. Außenranderhöhungen, Stützung des Fußgewölbes u.ä. sollten von einem erfahrenen Kinderorthopäden verordnet werden [15, 108, 113, 115].

13.8 Weitere Hilfsmittel

Bei Säuglingen und Kleinkindern mit hypertoner Bewegungsstörung im Schultergürtel kann durch Verwendung einer Schaumgummirolle die Bauchlage stabilisiert werden. Dies läßt sich evtl. auch durch Verwendung eines **Bauchliegekeils** erreichen, der u. U. individuell aus Schaumgummi ausgeschnitten werden kann. Kinder mit schweren, meist globalen Entwicklungsstörungen lassen sich oft günstig in einer **Hängematte** lagern und durch rhythmisch schwingende Bewegungen beruhigen. Zur Erprobung individueller Liegemöglichkeiten eignen sich für schwerstbetroffene Kinder auch mit kleinen Styroporkugeln gefüllte **Kissen** (z. B. Corpomed®). **Nachtliegeschalen** hingegen sind für Kinder meist sehr unbequem, da sie die Bewegungsmöglichkeiten stark einschränken; bei schnell wachsenden Kindern kommt es außerdem oft zu mangelnder Anpassung mit Druckstellen.
Durch die Verwendung von **Sitzschalen** können Kinder mit schweren motorischen Bewegungsstörungen vor allem in einem Rollstuhl in reflexhemmende Positionen gebracht werden. Durch zusätzliche Stützen aus weichem Material können weitere Positionskorrekturen erreicht werden. Bei einigen Patienten haben sich variable Sitzschalen aus Dreipunktbausteinen bewährt, die je nach Bedarf den Körperformen angepaßt werden können.
Ein **Stehbrett** (Abb. 13.3c) ist oft die einzige Möglichkeit, ein Kind mit schwerer motorischer Entwicklungsstörung, z. B. spastischer Tetraparese, in eine aufrechte Position zu bringen, ohne tonische Reflexmuster zu verstärken. Hierdurch kann das Kind meist besser an den Geschehnissen um es herum teilnehmen, seine Rücken- und Nackenmuskulatur kräftigen und die Handmotorik aktivieren; durch eine verfrühte Anwendung kann allerdings die Entstehung einer Skoliose gefördert werden.
Kinder mit fortschreitender Skoliose (seitliche Verbiegung der Wirbelsäule) benötigen oft ein spezielles **Korsett**, z. B. ein Milwaukee-Korsett. Neben einer genauen Untersuchung der Ursachen einer Skoliose sollte aber immer bedacht werden, daß durch eine Korsettbehandlung die Skoliose nicht rückgängig gemacht werden, sondern allenfalls ein Voranschreiten der Fehlstellung verhindert werden kann.
Kinder mit schweren Zerebralparesen, Querschnittslähmungen im Rahmen einer Meningomyelozele, ataktischen Bewegungsstörungen und anderen Anlagestörungen, denen das freie Gehen nicht oder nur über kurze Strecken möglich ist, können durch die Benutzung eines **Rollbretts**, einer **Vierpunktgehhilfe** oder eines **Rollators** sich selbständig fortbewegen und u. U. relativ mobil sein (Abb. 13.3a, b). Es ist sinnvoll und für die Gesamtprognose der Kinder oft von wesentlicher Bedeutung, daß sie trotz erheblicher Bewegungsstörungen sich weiter eigenständig mit solchen Hilfsmitteln fortbewegen können und nicht der Passivität eines Rollstuhls überlassen werden. Hierbei spielt die ständige Motivation und gezielte krankengymnastische Förderung eine wesentliche Rolle.
Die Anschaffung eines **Rollstuhls** ist immer ein schwerer, meist nicht mehr rückgängig zu machender Schritt im Leben eines Menschen mit früh erworbener schwerer Bewegungsstörung. Es ist zu erwarten, daß hierdurch rasch, trotz Sitzschale und verschiedenster anderer Vorkehrungen, vielfältige Gelenkfehlstellungen, insbesondere eine Skoliose, aber auch Hüftgelenks-, Knie- und Fußgelenkskontrakturen auftreten. Hinzu kommen Störungen der Atemfunktion durch Brustkorbdeformierungen und der Verdauung durch mangelnde Aktivierung der Bauchmuskulatur. Andererseits können Kinder mit ausgeprägter Querschnittssymptomatik bei Meningomyelozele durch geeignete Rollstühle, die von ihnen *mit der Hand angetrieben* werden, eine erstaunliche Mobi-

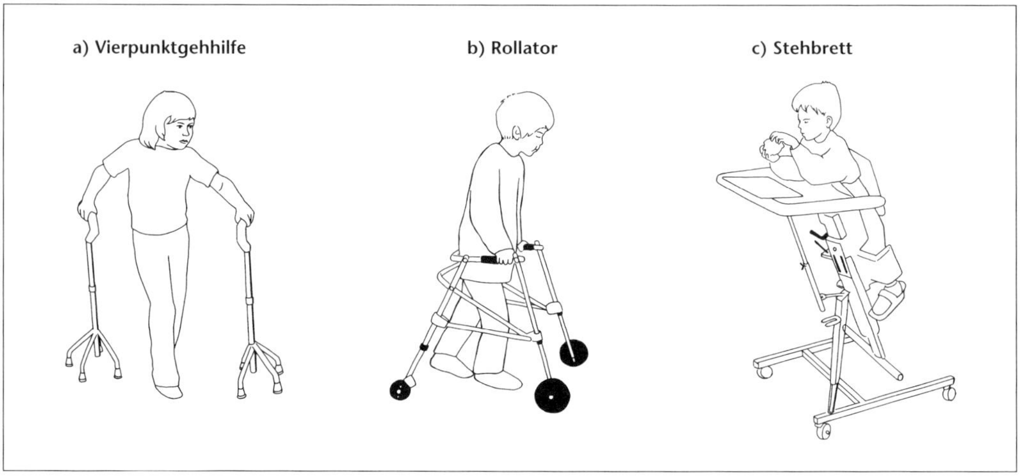

Abb. 13.3: Steh- und Gehhilfen. [L 157]
a) Vierpunktgehhilfe bei einem Mädchen bei beinbetonter spastischer Zerebralparese.
b) Rollator zur Ermöglichung des aufrechten Ganges bei einem Kind mit Paraparese der Beine.
c) Stehbrett zur Ermöglichung der Aufrichtung mit Streckung der Hüft- und Rückenmuskeln sowie des Hantierens in Tischhöhe.

lität erreichen. Patienten mit fortschreitenden neuromuskulären Erkrankungen, z. B. Muskeldystrophie oder spinaler Muskelatrophie, benötigen bald nach Erreichen des Stadiums der Gangunfähigkeit einen *Rollstuhl mit Elektroantrieb*.
Oft muß überlegt werden, ob nur eine teilweise Rollstuhlverwendung, z. B. in der Schule oder bei bestimmten Gelegenheiten wie Aufenthalten im Freien, abgesprochen wird [108, 109, 111, 112, 114, 115].

13.9 Orthopädische Operationen

Grundsätzlich sollten alle Eingriffe bei bewegungsgestörten Kindern möglichst nur auf der Grundlage einer Zusammenarbeit von neurologisch versierten Kinderärzten, erfahrenen Physiotherapeut(inn)en und spezialisierten Orthopäden stattfinden.
Die Indikationen für orthopädische Operationen bei Patienten mit *Zerebralparesen* werden immer wieder kontrovers diskutiert. Es besteht allgemeine Übereinkunft darin, daß vor jedem operativen Eingriff eine intensive krankengymnastische Behandlung stattfinden muß, da in der Regel durch eine Operation keine wesentliche Verbesserung, sondern allenfalls eine Stabilisierung eines bereits bestehenden Zustandes erreicht werden kann. Die Entscheidung, wann, an welchen Körperteilen, nach welcher Methode operiert werden soll, stellt trotz umfangreicher Erfahrungen immer wieder eines der großen Probleme der medizinischen Behindertenversorgung dar. Dabei kann die Indikation zu funktionserhaltenden Weichteileingriffen, z. B. partieller **Adduktorenteno-Myotomie** (Sehnen- und Muskeldurchtrennung der Oberschenkel-Anlegemuskeln) oder **Achillotenotomie** (Achillessehnendurchtrennung zur Spitzfußbehandlung) meist rasch und in guter Übereinstimmung gestellt werden. Eingriffe an Knien oder der oberen Extremität sind im Kindesalter nur selten notwendig. Besonders umstritten sind alle operativen Eingriffe im Hüftgelenks- und Wirbelsäulenbereich. Deshalb ist es von so entscheidender Bedeutung, daß aufgrund regelmäßiger Röntgenkontrollen des Hüftgelenkes eine Aussage über die Progredienz einer Hüftgelenksfehlstellung gemacht werden kann, obwohl sich immer wieder sehr rasche Änderungen des Befundes innerhalb kurzer Zeit einstellen können. Entscheidend ist die Erhaltung einer funktionsgerechten Einstellung des Hüftgelenkes; deshalb sollte bei drohender **spastischer Hüftgelenksluxation** immer eine Kombination von knöcherner Korrektur (z. B. mittels varisierender Umlagerungsosteotomie, d. h. einer Knochenumstellung, die den Schenkelhals-Schaft-Winkel des Oberschenkelknochens verkleinert), mit Weichteileingriffen (z. B. einer Adduktorendurchtrennung) stattfinden. Beson-

ders der innenrotierende und hüftbeugende Musculus iliopsoas spielt eine wesentliche Rolle bei den oft frustrierenden und komplikationsbeladenen Versuchen, die Hüftstellung bei Patienten mit spastischer Zerebralparese zu verbessern. Es muß abgewartet werden, ob die zunehmend empfohlene Injektions-Behandlung mit dem lokal die Muskeln für ca. 4 Monate lähmenden Botulinum-Toxin A die Ergebnisse orthopädischer Maßnahmen langfristig verbessert.

Auch bei **Skoliosen** im Rahmen spastischer Zerebralparesen ist die Prävention sicher sinnvoller als die z. T. äußerst aufwendige und komplizierte Versteifungsoperation. Wichtig sind dabei die frühzeitige richtige Lagerung, die intensive krankengymnastische Aktivierung der Rückenmuskulatur und die Ausnützung aller Möglichkeiten zur symmetrischen Bewegungsförderung. Daneben sollte auch an die Möglichkeit eines gastro-ösophagealen Refluxes (☞ 9.4) mit und ohne Hiatushernie im Sinne eines SUTCLIFF-SANDIFER-Syndroms gedacht werden; oftmals können hierdurch schwere Torsionsdystonien und schmerzbedingte Unruhezustände entstehen, die sich nach entsprechender Therapie, z. B. auch mit einer PEG-Sonde (☞ Kap. 11), deutlich verbessern.

Aufrichtungsoperationen der Wirbelsäule (z. B. mit Teleskopstäben) bei *neuromuskulären Erkrankungen* werden vor allem zur Verbesserung der Lungenfunktion zunehmend anerkannt. Auch die von RIDEAU empfohlenen ausgedehnten Operationen mit vielfältiger Faszienspaltung und Sehnenverlängerung bei DUCHENNEscher Muskeldystrophie im Stadium vor Verlust der Gehfähigkeit werden zunehmend zur Verbesserung der Bewegungsqualität empfohlen [15, 108, 113, 115].

Logopädische Beurteilung und Therapie

14

H.-M. Strassburg

Inhalt

14.1 Bedeutung der Sprachentwicklung 263
14.2 Logopädische Nomenklatur 264
14.3 Logopädische Diagnostik 265
14.4 Einteilung der Sprach- und Sprechstörungen 266
14.5 Störung der Mundmotorik und orofaziale Therapie 267
14.6 Logopädische Therapie 268
14.7 Spezielle Indikationen für die logopädische Behandlung . 269

14.1 Bedeutung der Sprachentwicklung

Senso- und psychomotorische Entwicklungsauffälligkeiten bei Kindern gehen häufig mit Sprachstörungen einher. Solche Sprachstörungen können organisch, funktionell oder psychisch bedingt sein; meist sind sie Ausdruck eines komplexen Störungssyndroms mit Beeinträchtigung von Wahrnehmung, Motorik und kognitiven Fähigkeiten, wozu sich häufig unterschiedliche psychosoziale Probleme addieren. Die Entwicklung der Sprache ist Ausdruck sehr unterschiedlicher Fähigkeiten des zentralen Nervensystems und abhängig von einer weitgehenden Intaktheit der primären und sekundären Hörbahnen, der sensomotorischen Ausreifung der Sprechwerkzeuge, der Funktionstüchtigkeit verschiedener Großhirnrindenstrukturen und dem Informationsaustausch zwischen den Hemisphären. Die Beurteilung der Sprachentwicklung ist u. a. von der jeweiligen Landessprache abhängig, so daß sich nur begrenzt internationale Vergleichbarkeit und Übereinkunft in grundlegenden Beurteilungskriterien ergibt. Zudem beschäftigen sich viele unterschiedliche Berufsgruppen aus jeweils spezifischen Blickwinkeln mit der Sprache und deren vielfältigen Störungen, neben den Logopäden u. a. die Phonaudiologen, die Sprachpsychologen, Sprachheilpädagogen, Sonderpädagogen für Sprachheilschulen, Linguisten und Mundtherapeuten. Neben vielen Gemeinsamkeiten können unterschiedliche Beurteilungen zustandekommen, die sich beispielsweise durch die entweder mehr phonologische, d. h. vom Sprechen herrührende, oder die mehr linguistische, d. h. von der Sprache abgeleitete Betrachtungsweise erklären.

Wesentliche Voraussetzung für die Sprachentwicklung des Kindes ist die **Hörfähigkeit**. Es besteht heute kein Zweifel daran, daß bereits intrauterin eine differenzierte Hörfähigkeit vorhanden sein muß und daß gerade in den ersten Lebensmonaten wichtige sensitive Perioden in der Sprachentwicklung ablaufen. Ab dem 4. Lebensmonat sollte eine Reaktion auf Geräusche, z. B. durch Hinwendung zu einer Schallquelle,

Tab. 14.1: Zeittafel der Sprachentwicklung

Phase der Sprachentwicklung	Alter
Spontane Artikulation, Kehllaute	Ca. bis 7. Woche
Erste Lallperiode mit Lippenschlußlauten	Ca. 6. Woche–6. Monat
Zweite Lallperiode mit R-Ketten, Silbenketten, Silbenverdoppelung	Ca. 6.–9. Monat
Nachahmung und erstes Sprachverständnis	Ca. 8.–9. Monat
Zuordnung von lautlicher Äußerung, Geste und Situation	Ca. 9.–10. Monat
Beginn zielgerichteter Sprachentwicklung	Ca. 9.–12. Monat
Erkennung präziser Wortbedeutungen (Symbolfunktion der Sprache)	Ca. 13.–15. Monat
Einwortsätze	15.–18. Monat
Erstes Fragealter mit Zweiwortsätzen und umgeformten Mehrwortsätzen	18.–24. Monat
Agrammatische Aussagesätze	Ende des 2. Lebensjahres
Geformte Mehrwortsätze (Übernahme erster grammatikalischer Beziehungsmittel)	3. Lebensjahr
Zweites Fragealter mit der Fortsetzung des Erwerbs des Wortschatzes und der grammatikalischen Formen; ca. 1500 Worte werden sinnvoll ausgesprochen, ca. 3000–4500 verstanden	4. Lebensjahr
Voller Sprachwortschatz (ca. 10000 Wörter)	Erwachsene

konstant beobachtbar sein. Schwere Hörstörungen sollten möglichst vor dem 6. Lebensmonat diagnostiziert werden; die Methoden der Früherkennung sind in Kapitel 9.2.1 aufgeführt. Von einer **Hörbehinderung** spricht man bei einem Hörverlust von 40–65 Dezibel, von einer **Taubheit** bei einem Hörverlust von mehr als 100 Dezibel.

Ein gesundes Kind kann in den ersten Lebensjahren jede Sprache der Welt erlernen. Der sprachenspezifische Redefluß (Dialekt) manifestiert sich zwischen dem 6. und 10. Lebensjahr und bleibt meist lebenslang bestehen. Es gibt umfangreiche Gemeinsamkeiten zwischen der Entwicklung der Nahrungsaufnahme, der Bewegung und der Sprache; dabei ist bereits die vorsprachliche Kommunikation nicht nur für die psycho-emotionale, sondern auch für die sensomotorische, kognitive und soziale Entwicklung des Kindes von wesentlicher Bedeutung.

14.2 Logopädische Nomenklatur

In der Logopädie sind eine Vielzahl von Begriffen für ein gemeinsames Verständnis und eine sich daraus ableitende Beurteilung von wesentlicher Bedeutung.

Unter der **Artikulation** versteht man die Fähigkeit, Laute zu bilden, wobei der Kehlkopf- vom Mundbereich unterschieden wird. Jede Sprache hat eine ihr eigentümliche Artikulationsbasis.

Phoneme sind die kleinsten Lauteinheiten, z. B. Vokale und Konsonanten. Die Lehre von den Phonemen wird als Phonetik oder Phonologie bezeichnet.

Morpheme sind kleinste bedeutungstragende Einheiten, die zur Bildung von Worten führen, wie z. B. Doppellaute.

Die **Semantik** ist die Lehre von den Bedeutungen der Wörter und den Bezeichnungen der Sachen in einer Sprache; unter **Lexikon** versteht man die Sammlung aller Wörter zur Sprache.

Die Kombination von Worten wird als **Syntax** (Satzbau) bezeichnet; die **Grammatik** ist die Sprachlehre, die sich mit den sprachlichen Formen und deren syntaktischen Funktionen beschäftigt.

Unter **Prosodie** versteht man die Betonungsmuster und Tonhöhen beim Sprechen, unter **Diskurs** das Verbinden von Sätzen zu einem Text, unter **Pragmatik** die Fähigkeit, durch Sprache etwas mitzuteilen und zu bewirken. Alle drei Begriffe können als **Redefluß** zusammengefaßt werden.

Für eine komplexere Beurteilung der **zentralen Hörverarbeitung** werden einige weitere Begriffe eingeführt, z. B.

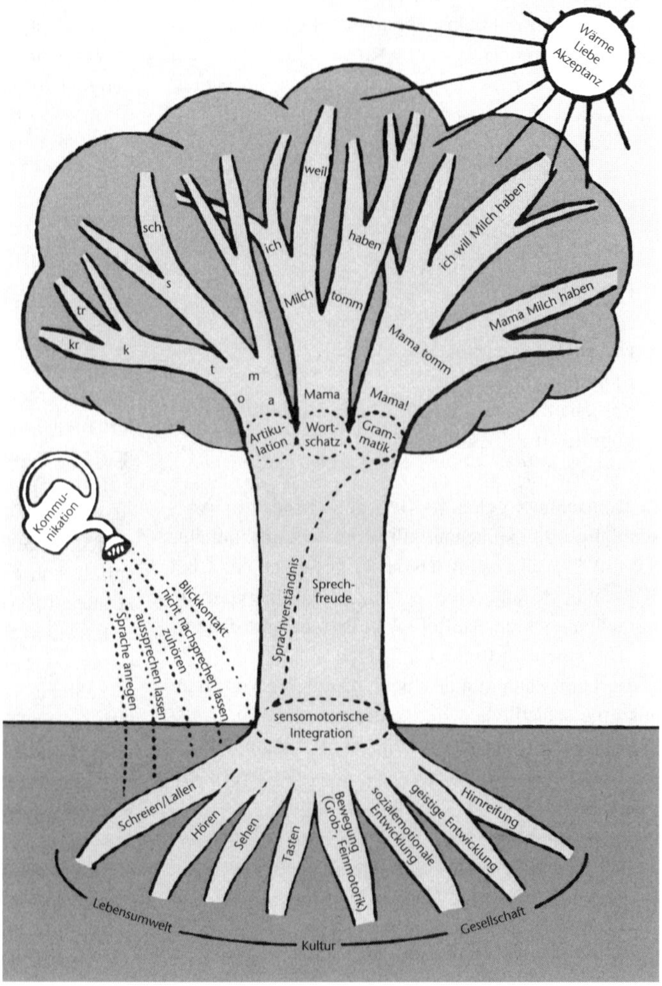

Abb. 14.1: „Sprachbaum" nach WENDLANDT mit den verschiedenen Aspekten der Sprachentwicklung. [E 138]

- das **Richtungshören**, d. h. die Fähigkeit, eine Schallquelle (z. B. einen Sprecher) zu orten,
- die **Selektivität**, d. h. die Fähigkeit, aus komplexen Schallereignissen sprachliche Informationen herauszuhören,
- das **dichotische Hören**, d. h. die Fähigkeit, gleichzeitig auftretende, unterschiedliche Sprachinformationen zu verstehen,
- das **auditive Gedächtnis**, d. h. die Fähigkeit, sprachliche Informationen in ausreichendem Maße für eine Weiterverarbeitung zu speichern und
- die **Frequenzauflösung**, d. h. die Fähigkeit, die für die Sprachwahrnehmung bedeutsamen Frequenzen zu unterscheiden [124, 126, 130, 131, 132].

14.3 Logopädische Diagnostik

Die logopädische Anamneseerhebung beginnt mit dem ersten kommunikativen Austausch zwischen Mutter und Kind spätestens kurz nach der Geburt. Wesentliche Bestandteile sind Nahrungsaufnahme (Saugen, Schlucken, Beißen) sowie Intensität, Frequenz und Ausdauer von Schreien und Weinen, verschiedene Formen des Lallens und der ersten Lautbildung bis zum Aussprechen erster sinnvoller Wörter, daneben Beobachtungen über die Hörfähigkeit, die Mundmotorik und Zungenmotilität sowie Veränderungen im Speichelfluß. Ganz wichtig sind Angaben über das soziale Kontaktverhalten, das Auftreten des reaktiven Lächelns, die Möglichkeit des Trö-

stens, die Entwicklung der emotionalen Differenzierung und des Fremdelns, vor allem erkennbar anhand der Mimik und Gestik des Kindes. Immer sollten auch spezielle Krankheiten, insbesondere der oberen Luftwege (Lippen-Kiefer-Gaumenanomalien, Kehlkopf- und Luftröhrenveränderungen), sowie Störungen der zentralen und peripheren motorischen Entwicklung berücksichtigt werden.
Die Diagnostik von Sprach- und Stimmstörungen beruht auf einer Beurteilung von

- Hören,
- Motorik,
- Lautdifferenzierung,
- Lautbildung,
- Sprachaufbau und sprachlicher Entwicklung,
- kognitiven Fähigkeiten und
- Verhalten.

In Deutschland gelten 4–40% aller Kinder im Vorschulalter als sprachauffällig, im Grundschulalter 0,7–30%! Meist wird davon ausgegangen, daß bei 10% aller Kinder eine zumindest vorübergehende Sprachentwicklungsauffälligkeit besteht, eine dauernde Therapiebedürftigkeit hingegen nur bei 0,5–1%. Die großen Zahlenunterschiede resultieren vor allem aus unterschiedlichen Betrachtungsweisen durch die verschiedenen Berufsgruppen. Es gibt gute Belege dafür, daß die Zahl der Kinder mit Sprachentwicklungsstörungen in Deutschland zunimmt.
Für den Spracherwerb zwischen dem 12. und 24. Monat wichtige Grundbedingungen sind

- die aktive Artikulation von Doppellauten,
- ein basales Sprachverständnis, z. B. in Form einer Reaktion auf einfache Fragen,
- und die Fähigkeit, Bedürfnisse durch Gesten mitzuteilen.

Mit 2 Jahren sollte ein Kind außer „Mama" und „Papa" 20 Worte aktiv sprechen und mit 3 Jahren erste Dreiwortsätze. Dies kann am besten von Eltern mit einem Entwicklungsdokumentationsbogen erfragt werden.
Eine differenziertere Sprachentwicklungsüberprüfung ist dann angezeigt,

- wenn nach dem 2. Geburtstag eine mangelnde Kommunikationsfähigkeit beobachtet wird,
- wenn sensomotorische Entwicklungsstörungen, vor allem eine muskuläre Dystonie oder Hypotonie bestehen,
- wenn Hörstörungen und
- wenn psychosoziale Störungen bekannt sind.

Vor dem 5. Lebensjahr sind standardisierte **Sprachtests** ganz wesentlich von der aktiven und konstanten Mitarbeit des Kindes abhängig; sie sind relativ gut bei Teilleistungsproblemen und geringem Störungsbewußtsein möglich. Sprachtests sind international kaum übertragbar und meist von der jeweiligen Landessprache abhängig. Verbreitete deutschsprachige Tests werden in Kapitel 12.4.4 dargestellt [85, 121, 124, 126, 127, 129, 130, 131].

14.4 Einteilung der Sprach- und Sprechstörungen

Auffälligkeiten der Sprachentwicklung und des Sprechens werden mit einer Vielzahl differenzierter, international aber z. T. uneinheitlich verwendeter Begriffe benannt. So versucht Ingram unter dem Begriff des **Sprachentwicklungs-Störungs-Syndroms** (developmental speach disorder syndrome) vier verschiedene Schweregrade zu unterscheiden. I. Rapin spricht von **Entwicklungsdysphasien**, die wie folgt aufgeteilt werden:

- Expressives Syndrom bei gutem Sprachverständnis, wobei Störungen der Mundmotorik von Schlund- und Kehlkopfstörungen differenziert werden. Dieses Symptom ist häufig mit anderen Bewegungsstörungen verbunden
- Umschriebenes Syndrom der Wortfindungsstörung
- Störung des Sprachverständnisses ohne Sprechstörung (semantisch-pragmatisches Syndrom)
- Gemischt expressiv-rezeptives Syndrom mit variablen phonologischen und syntaktischen Störungen, die häufig mit Lernstörungen unterschiedlicher Art verbunden sind
- Globale Sprachstörung.

Die Weltgesundheitsorganisation WHO unterteilt die umschriebenen Entwicklungsstörungen des Sprechens und der Sprache in **Artikulationsstörungen, expressive Sprachstörungen** und **rezeptive Sprachstörungen**. Hierbei sind die normalen Muster des Spracherwerbs von frühen Entwicklungsstadien an beeinträchtigt. Die Zustandsbilder können nicht direkt neurologischen Veränderungen, sensorischen Beeinträchtigungen, einer Intelligenzminderung oder Umweltfaktoren zugeordnet werden. In bestimmten, sehr vertrauten Situationen kann das Kind besser kommunizieren und verstehen, die Sprachfähigkeit ist jedoch in jeder Situation beeinträchtigt.
Häufigste Form der Artikulationsstörung ist die **Dyslalie** oder das **Stammeln**, wobei es zur fehlerhaften Aussprache einzelner Phoneme kommt. Im Deut-

schen sind Problemlaute vor allem sch, s, z (**Sigmatismus**), g, k, r, w und f. Störungen im Satzaufbau werden als **Dysgrammatismus** bezeichnet.
Viele Kinder neigen in den ersten Lebensjahren phasenweise zu Wiederholungen der Laute beim Aussprechen vor allem komplizierter Worte oder bei Aufregung. Dieses **physiologische Stottern** (Entwicklungs-Stottern) muß vom chronischen Stottern abgegrenzt werden, das in eine tonische (Aussprachehemmung) und eine klonische Form unterteilt wird. Unter **Poltern** versteht man eine meist anlagebedingte sprachliche Gestaltungsschwäche mit zu hastigem und deshalb unverständlichem Sprechen.
Als **Dysarthrie** wird eine Störung der Aussprache, der Stimmgebung und der Atmung (z. B. aufgrund neurologischer Erkrankungen) bezeichnet.
Als **expressive Sprachstörung** wird eine umschriebene Entwicklungsstörung verstanden, bei der die Fähigkeit des Kindes, die expressiv gesprochene (nicht geschriebene) Sprache zu verwenden, deutlich unterhalb des seinem Intelligenzalter angemessenen Niveaus liegt, bei der jedoch das Sprachverständnis im Normbereich ist. Typisch sind Phantasieworte, semantisch-lexikalisch konstant unkorrekte Worte und ein nach dem 3. Lebensjahr persistierender Dysgrammatismus. Artikulationsstörungen können vorhanden sein. Nicht selten finden sich Hinweise für eine familiäre Häufung und EEG-Veränderungen, z. B. im Müdigkeits- bzw. Einschlaf-EEG. Die Prognose muß nicht schlecht sein.
Als **Paraphasien** bezeichnet man ein fehlerhaftes Benennen von Gegenständen, während das Wiederholen von Lauten oder Worten **Echolalie** genannt wird.
Unter einer **rezeptiven Sprachstörung** versteht man eine umschriebene Entwicklungsstörung, bei der das Sprachverständnis des Kindes unterhalb des seinem Intelligenzalter angemessenen Niveaus liegt. In fast allen Fällen ist auch die expressive Sprache deutlich beeinträchtigt, Störungen in der Wort-Laut-Produktion sind häufig. Die Übergänge zur allgemeinen Intelligenzminderung sind fließend, die Prognose ist eher schlecht.
Zunehmende Bedeutung bei allen Formen von Hör- und Sprachstörungen mißt man **zentral-auditiven Wahrnehmungsstörungen** zu, deren Diagnose sich aber sehr schwierig gestalten kann. Sie werden auch zu den Teilleistungsstörungen gerechnet (☞ Kap. 8.17). Eine **Aphasie** ist der Verlust schon vorhandener Sprachfähigkeit; man unterscheidet dabei eine motorische Aphasie (Sprachhemmung) von der amnestischen Aphasie (Wortfindungsstörung), der sensorischen Aphasie (Störung des Sprachverständnisses) und der globalen Aphasie (Störung aller Funktionen) [121, 123, 124, 127, 131, 133, 134].

14.5 Störung der Mundmotorik und orofaziale Therapie

Bei Störungen der Mundmotorik im weitesten Sinne sollte eine umfangreichere orofaziale (d. h. Mund und Gesicht betreffende) Diagnostik vorgenommen werden. Hierbei wird auf die Fähigkeiten zu verschiedenen Mundstellungen (Mundschluß, Mund öffnen, Lippen spitzen, Aufblasen der Backen), auf Besonderheiten der Zunge (Zungengröße, Beweglichkeit der Zunge, Vorstrecken der Zunge, Bewegung der Zunge entlang der Ober- und Unterlippe) und auf das Verhalten bei der Nahrungsaufnahme geachtet. Darüber hinaus wird die Empfindlichkeit des äußeren Mundbereichs, des Mundvorhofes, des Gaumens, des Rachens und der Zunge geprüft. Sehr wichtig ist dabei auch die Berücksichtigung kieferorthopädischer Besonderheiten.
Allein beim Down-Syndrom unterscheidet man viele Symptome im orofazialen Bereich wie enge Nasengänge, offene Lippen, vorstehende Zunge, Austrocknung des Mundraums, Anomalien des Gaumens, Zahnungsanomalien, Karies, Zahnfleischwucherungen, Muskelhypotonie in der Umgebung des Mundes, Fehlstellung des Unterkiefers, mangelhafte muskuläre Koordination und vermehrte Aspiration (Eindringen flüssiger oder fester Substanzen in die Atemwege);diese Störungen können einen erheblichen Einfluß auf Mundmotorik, Sprachentwicklung und Nahrungsaufnahme haben (☞ auch 9.3).
Ein umfangreiches, überwiegend **orofaziales Therapiekonzept** wurde von R. Castillo-Morales vor allem für Kinder mit muskulärer Hypotonie entwickelt. Hierbei wird z. T. durch lokale Stimulationsmaßnahmen im Mundbereich, z. T. durch Stimulationen auch des Rumpfes und der Extremitäten Einfluß auf die Mundmotorik genommen. Hierzu gehören u. a. auch propriozeptive Stimulationsreize (d. h. Reizungen der Rezeptoren für Körperlage und -haltung), z. B. durch Vibration, Druck und Zug, Stabilisierungen der Körperhaltung bei abgestütztem Kopf und unterschiedliche Auslösungen des Schluckreflexes. Eine umfangreiche mundmotorische Förderung wird auch mit dem Heidelberger Gruppenkonzept für myofunktionelle Störungen (GRUMS) angestrebt.

Mit Hilfe spezieller Stimulatoren, u. a. den sensomotorischen Aktivatoren und Regulatoren nach H. Haberfellner lassen sich zusätzliche dauernde Aktivierungen der Mundmotorik besonders bei Patienten mit dystoner Zerebralparese und zentralen Hypotoniesyndromen erreichen. Hierzu gehören z. B. Stimulationsplatten für den Gaumen und den Mundvorhof, die jedoch nur in spezialisierten neuropädiatrisch-kieferorthopädischen Arbeitsgruppen angepaßt werden sollten. Dadurch soll u. a. ein besserer Mundschluß und eine größere Lippen- und Zungenbeweglichkeit erreicht werden.
Zu den einfacheren Übungen, durch die ein Kind aktiv in die Therapie einbezogen werden kann, gehören beispielsweise:

- Ausspülen des Mundes mit Wasser
- das Spritzen von Wasser aus dem Mund
- Lippenspiele, z. B. „bumm bumm“
- Blasübungen (z. B. Watte pusten, Aufblasen von Luftballons, wobei Patienten mit spastischen Syndromen mehr nach oben blasen sollten)
- Zielspucken.

Kinder, die vermehrt speicheln, sollten immer wieder an einen aktiven Mundschluß erinnert werden.

- Eltern und Betreuer sollten nicht ständig abwischen, sondern versuchen, den Schluckakt auszulösen, z. B. durch Stimulation spezieller Punkte, Atemübungen und verbale Aufforderungen.
- Man sollte Einengungen der Luftwege und neurologische Fehlfunktionen gezielt therapeutisch angehen; z. B. durch eine Entfernung der Adenoide (Adenotomie, ☞ 9.2.4) oder operative Raffung des Gaumensegels,
- möglichst immer zusätzlich eine ganzheitliche Förderung der Motorik, z. B. durch Krankengymnastik nach Bobath oder Vojta durchführen und ggf.
- eine Selbstkontrolle mittels eines Spiegels versuchen.

B. Padovan hat versucht, Elemente der Anthroposophie, der krankengymnastischen Behandlung und der kieferorthopädischen Regulation in einem gemeinsamen Konzept zu verbinden. Dabei werden Elemente der Eurhythmie, Kriech- und Krabbelbewegungen, aber auch zusätzliche Hilfsmittel wie spezielle Sauger, ein Kauschlauch oder verschiedene Blasgeräte eingesetzt. Ziel ist immer eine allgemeine Muskeltonussteigerung, eine Muskelfunktionsverbesserung, ein besserer Mundschluß sowie eine Koordination von Schluck- und Saugbewegungen. Bei schweren Kau- und Eßstörungen können bei Kindern über 5 Jahre auch Methoden der psychologischen Verhaltenstherapie angewandt werden [121, 122, 131, 134].

14.6 Logopädische Therapie

Wegen der großen Variabilität der Sprachentwicklung und der vielfältigen, sie bedingenden Einflüsse ist in der Regel bis zum 5. Lebensjahr eine reine Artikulationsbehandlung nicht sinnvoll. Eine umfassende Diagnostik, eine die Gesamtentwicklung (insbesondere auch die sensomotorischen Fähigkeiten) beeinflussende Förderung, eine regelmäßige Registrierung der Sprachfähigkeit, z. B. auch in Form von Wortprotokollen, und eine unterstützende Elternanleitung sind die wichtigsten Maßnahmen. Natürlich ist eine **optimale Hörversorgung**, z. B. mittels Adenotomie, Parazentese (Trommelfellschnitt zur Sekretentleerung des Mittelohres), Hörgeräten oder, nach dem 2. Lebensjahr, ggf. einer Kochleaimplantation notwendig (☞ 9.2.4). Durch die Möglichkeit des frühzeitigen Innenohrersatzes lassen sich u. U. früher ungeahnte Erfolge erzielen.
Das sensomotorische Training kann z. B. von einer krankengymnastischen Anleitung nach Bobath (☞ 13.4) bis zu einer sensorischen Integrationsbehandlung nach J. Ayres (☞ 15.2) reichen.
Nach dem 5. Lebensjahr versucht man durch logopädische Maßnahmen im eigentlichen Sinne in unterschiedlicher Form sprachliche Leistung aufzubauen, wobei verschiedene Formen der verbalen Kommunikation berücksichtigt werden. Dazu gehören Rollenspiele (Kaufladen, Telefonieren, Puppenspiele) bis hin zu umfangreicherem dramatischem Gestalten, evtl. auch verschiedene Formen der Psychotherapie. C. Bliss entwickelte vor 50 Jahren eine Symbolsprache für nichtsprechende Körperbehinderte, die auch heute noch verwendet und weiterentwickelt wird. Zunehmend kommen computergestützte Kommunikationstechniken (z. B. Minspeak) zum Einsatz.
Die Diskussion, ob Kinder mit Sprachentwicklungsauffälligkeiten in Regeleinrichtungen betreut werden können, wenn eine spezielle Anleitung der Eltern und ggf. der Erzieher stattgefunden hat, oder ob eine frühzeitige Betreuung in einer Sondereinrichtung sinnvoll ist, wird immer wieder kontrovers geführt. Auch bei Kindern mit Hörstörungen ist die Entscheidung noch offen, ob – nach Optimierung der Hörfähigkeit – ein gemeinsames Aufwachsen mit normal entwickelten Kindern oder eine Rehabilitation mittels Erlernens zusätzlicher Kommunikationshilfen, z. B.

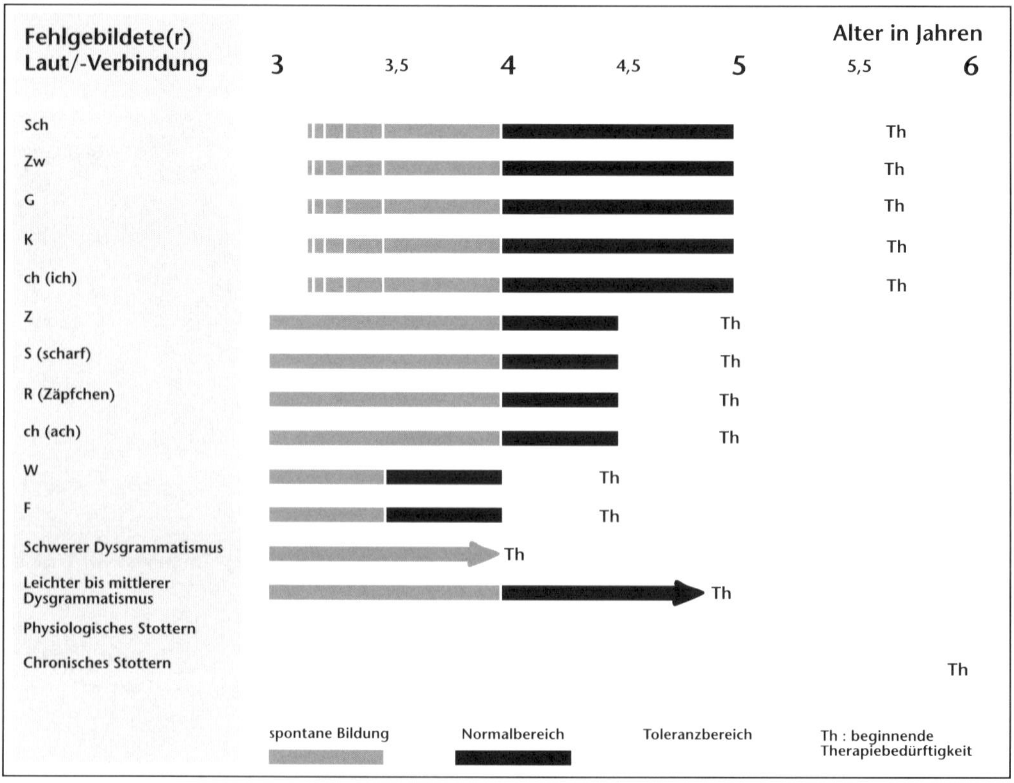

Abb. 14.2: Toleranzbereiche und Therapiebedürftigkeit der häufigsten kindlichen Lautfehlbildungen und Sprachentwicklungsstörungen (nach TIGGES-ZUZOK). [E 152, V 229]

der Gebärdensprache, am günstigsten ist. Dogmatische Einstellungen sind hier meist schädlich und verwirren alle Beteiligten.

Spezifische Therapiemaßnahmen müssen z.T. bei Artikulationsstörungen eingesetzt werden [121, 124, 125, 128, 129, 131, 133].

14.7 Spezielle Indikationen für die logopädische Behandlung

Anatomische Veränderungen des Mundes und der oberen Atemwege:

- Lippenspalte
- Laterale Lippen-Kiefer-Gaumenspalte
- Mediane Gaumenspalte
- Kraniofaziale Fehlbildungssyndrome, z.B. APERT-Syndrom, CROUZON-Syndrom, PFEIFFER Syndrom (☞ 9.2.3, 9.9.1, 9.9.5)
- PIERRE-ROBIN-Syndrom (☞ 9.2.3, 9.9.1)
- Weitere Fehlbildungssyndrome von Unter- und Oberkiefer
- Weitere Anomalien von hinteren Nasenöffnungen und Kehlkopf.

Neuromuskuläre Erkrankungen:

- Spastische Zerebralparesen
- Erkrankungen mit Muskelhypotonie (☞ 7.3, Tab. 7.2), z.B. myotone Dystrophie (☞ 7.3.2), DOWN-Syndrom
- Myasthenie mit zunehmender Muskelschwäche bei Belastung (☞ Abb. 7.3)
- Neuropathien, z.B. Lähmung eines Kehlkopfnerven.

Zentrale Sprachstörungen:

- Aphasiesyndrome, z.B. nach Infarkt, bei schwerer Migräne, bei Mitochondriopathien (☞ 8.6.4), nach Enzephalitis (☞ 8.12.3), nach Tumor
- LANDAU-KLEFFNER-Syndrom (☞ 8.14.3)
- DD-Mutismus, Autismus (☞ 8.15).

Ergotherapeutische Beurteilung und Therapie

15

H.-M. Strassburg

Inhalt

15.1 Aufgaben der Ergotherapie 271
15.2 Das Konzept von J. Ayres 272
15.3 Das Konzept von F. Affolter 273
15.4 Psychomotorik und Frostig-Konzept 274
15.5 Weitere Aufgaben und spezielle Krankheitsbilder 275

15.1 Aufgaben der Ergotherapie

Die **Ergotherapie (Beschäftigungstherapie)** hat sich historisch aus der Arbeitstherapie für psychiatrisch Kranke entwickelt, ihre Konzeption jedoch völlig neu definiert und das Aufgabengebiet im Kindesalter wesentlich erweitert. Sie wird heute bei Kindern beispielsweise zur Behandlung von Aufmerksamkeits-, Konzentrations- und Verhaltensstörungen eingesetzt. Ergotherapie dient der „Wiederherstellung bzw. erstmaligen Herstellung normaler Funktionen von Körper, Seele und Geist, um den gesamten Menschen am Leben teilhaben zu lassen". Das Ziel ist, daß der Patient die alltäglichen Verrichtungen selbständig ausführen kann.

Die Ergotherapie beschäftigt sich vor allem mit dem *Zusammenspiel verschiedener Formen der Motorik*, z. B. der Groß- und Feinmotorik sowie der augengesteuerten Motorik, mit verschiedenen *Wahrnehmungsqualitäten*, z. B. der Oberflächen- und Tiefenperzeption, dem Gleichgewicht, der visuellen und akustischen Wahrnehmung sowie mit der *Kontrolle von Bewegung und Wahrnehmung durch den Intellekt*. Die Integration der verschiedenen Wahrnehmungsbereiche wird als **intermodale Funktion** bezeichnet.

Immer sollte versucht werden, die Wahrnehmungsprobleme im Kontext des gesamten Verhaltens zu verstehen. Gerade bei Kindern können „Wahrnehmungsstörungen" Ausdruck komplexer psychologischer Vorgänge sein, d. h. sie sind nicht oder nicht nur als Folge einer Störung des zentralen oder peripheren Nervensystems anzusehen, sondern können auch äußerer Ausdruck einer überwiegenden psychischen bzw. psychosozialen Belastung sein. Umgekehrt können natürlich auch primär organische Störungen von Motorik und Wahrnehmung das psychische Wohlbefinden beeinträchtigen, so daß bei der ergotherapeutischen Beurteilung und Therapie eine psychologische Mitbetreuung immer von großer Bedeutung ist.

Wichtigstes Medium der Ergotherapie ist, besonders bei Patienten mit Teilleistungsstörungen, das **Spiel**: Spielplanung und -gestaltung, das Geschick, spielerische Aufgaben zu bewältigen, die dabei stattfindende Kommunikation, das Gewinnen- und Verlierenkönnen sind von wesentlicher Bedeutung. Rein übende Trainingsprogramme hingegen können gerade bei jüngeren Patienten die Symptomatik z. T. deutlich verstärken, vor allem wenn es zu einer „perversen

Allianz" zwischen Therapeut und Eltern kommt, wie dies z. B. bei der Behandlung von Schreib-Leseschwächen entstehen kann.

15.2 Das Konzept von J. Ayres

Die Ergotherapie wird ganz wesentlich von dem **Konzept der sensorischen Integrationsbehandlung (SI-Therapie) nach Jean Ayres**, einer amerikanischen Psychologin und Ergotherapeutin, geprägt, das ab 1973 entwickelt wurde. Demnach wird die Wahrnehmung innerer und äußerer Reize in unterschiedlicher Form mit Motorik beantwortet. Störungen von Wahrnehmung und Motorik und damit der allgemeinen Lernfähigkeit werden als Abweichung von Gehirnfunktionen angesehen, die neurologisch oft nicht erkennbar sind. Hierbei werden Sinneswahrnehmungen nicht ausreichend geordnet, koordiniert und zu einer angepaßten Reaktion organisiert. Dadurch sind die Reaktionen nicht mehr dem Reiz angemessen. Die Therapie erfolgt mittels einer **Stimulation der Körperwahrnehmung durch Aktivierung der Basissinne**, d. h. der Signale von Muskel- und Sehnenrezeptoren *(propriozeptiv)*, von Hautrezeptoren *(taktil)* und Gleichgewichtsorgan *(vestibulär)*. Oft kann eine differenzierte Beurteilung der Probleme des Kindes nur mittels einer therapiebegleitenden „Prozeßdiagnostik" ablaufen.

Störungen von Gleichgewichtssystem, Haltungsapparat, Handgeschicklichkeit, taktiler Abwehr, visueller Wahrnehmung und Lateralität (Seitigkeit, ☞ 12.2.2) führen zu Auffälligkeiten der Motorik, der Sprache, der Emotion und des Sozialverhaltens und können sich z. B. als Hyperaktivität, vermehrte Ablenkbarkeit, verminderte Verhaltenssteuerung, erhöhte Aggressivität, Lernstörung usw. äußern. So kann es im Rahmen taktiler Abwehr zu aversiven Reaktionen auf ungefährliche Hautreize, z. B. Haare waschen, Nägel schneiden, eincremen besonders im Mundbereich, schmusen und kitzeln kommen.

Eine Störung des Handlungsablaufes bei mangelnder Handlungsplanung wird als **Dyspraxie** bezeichnet.

Grundlage der Diagnostik nach Jean Ayres ist der sprachfreie **Southern California Sensory Integration Test (SCSIT)** für Kinder im Alter von 4–9 Jahren, der neuerdings in den USA durch den **Sensoric Integration Praxis Test (SIPT)** ersetzt wird. In 17 Subtests erfolgt eine Diagnostik von sensorischen Integrationsstörungen:

1. Räumliche Wahrnehmung
2. Figur-Grund-Wahrnehmung
3. Stellung im Raum
4. Nachzeichnung von Mustern
5. Kinästhetische Wahrnehmung, z. B. Bewegungsgefühl, Wahrnehmung der Gelenkbewegungen
6. Formwahrnehmung durch die Hände
7. Fingerunterscheidung
8. Graphische Wahrnehmung, z. B. Erkennen von Zeichen auf der Haut
9. Berührungslokalisation
10. Erkennen gleichzeitiger Hautberührung
11. Nachahmung mit Beurteilung von Schnelligkeit und Genauigkeit auch bei schwierigen Bewegungsabläufen
12. Überqueren der Körpermitte
13. Beidseitige motorische Koordination
14. Rechts-Links-Unterscheidung, Konzeption eines Körperschemas
15. Einbeinstand bei offenen Augen
16. Einbeinstand bei geschlossenen Augen
17. Auge-Hand-Koordination.

Eine genaue Befolgung des Testhandbuchs erfordert eine Durchführungszeit von ca. $1\frac{1}{2}$ Stunden; manchmal kann die Testzeit bis zu 4 Stunden betragen, weshalb eine Aufteilung in zwei oder mehr Termine sinnvoll ist. Das Ergebnis der bewältigten Aufgaben wird, z. T. auch unter Berücksichtigung der benötigten Zeit, als Rohwert zusammengefaßt, der mittels altersspezifischer Umrechungstabellen in eine Normalverteilungskurve eingetragen werden kann. Reliabilität und Validität (s. 12.4.1) sind nur begrenzt; besonders bei den taktil-kinästhetischen Aufgaben und den Tests zum Körperschema streuen die Ergebnisse sehr stark.

Als *Indikation für eine SI-Therapie* gelten vielfältige Verhaltensstörungen besonders im Kleinkindalter, vor allem Unruhezustände, allgemeine Bewegungsstörungen, expressive Sprachentwicklungsstörungen, taktil-kinästhetische Störungen, evtl. auch autistische Verhaltensweisen.

Ziel der sensorischen Integrationstherapie ist es, vielfältige und dosierte Sinneseindrücke anzubieten. Durch eine Stimulation der Wahrnehmungsverarbeitung auf niedriger Ebene, nach J. Ayres auf Hirnstammniveau, soll die kortikale Verarbeitung, d. h. die bewußte Wahrnehmung, verbessert werden. Hierzu dienen vor allem Übungen des Gleichgewichts, der Tiefensensibilität, des Tastsinnes, der Sehleistung, der Augenbeweglichkeit und der Lateralität,

was mit einer Vielzahl verschiedenster Bewegungs- und Spielgeräte erreicht werden soll. In einem möglichst großen Raum erhält das Kind vielfältige Anregungen in einer Spiellandschaft mit großen Kissen, Reifen, schiefer Ebene, speziellen Schaukeln, Bällebad, Rutschen, Ringen und Rollbrett. Hinzu kommt – je nach Möglichkeiten – die Verwendung verschiedener Materialien wie Papier, Kastanien, Nüssen, Sand, Schlamm, Körpercreme, Seifen usw. Kinder mit schweren Bewegungsstörungen erhalten Unterstützung durch Fixierung, z. B. im Bereich des Beckens, oder durch Ausführung von Bewegungen gegen Widerstand. Ziel ist es, beim Kind Freude an den ihm adäquaten Bewegungen zu wecken und es anzuregen, weitere Wahrnehmungs- und Bewegungserfahrungen zu machen.
Im praktischen Vorgehen werden eine Basistherapie und drei aufbauende Förderstufen angeboten. Zum Beispiel wird das Kind in der ersten Stunde mit vielfältigen Angeboten konfrontiert, und es wird zuerst beobachtet, was es besonders gerne akzeptiert, was es ablehnt und wofür es sich offensichtlich nicht interessiert. Hieraus wird für die weiteren Stunden ein gezieltes Angebot zusammengestellt, so daß das Kind seine eigenen Fähigkeiten im Spiel entwickeln kann. Es ist Aufgabe des Therapeuten, die spontanen Bewegungen des Kindes zunehmend zu lenken, z. B. durch Abgrenzen des Raumes, Zeitvorgaben, Konstruktionsaufgaben, bestimmte Wurf- und Balanceübungen usw.
Objektive Therapieerfolge sind schwer meßbar, gut belegte Studien liegen hierzu nicht vor [135, 136].

15.3 Das Konzept von F. AFFOLTER

Das Konzept der Integration nach FELICITAS AFFOLTER ist eine Übertragung der kognitiven Entwicklungstheorie von J. PIAGET (☞ 12.2.1) auf den Umgang mit entwicklungsauffälligen Kindern. Wahrnehmung (= Perzeption) ist ein Informationsverarbeitungsprozeß, der durch die Auseinandersetzung mit Reizen in einer gegebenen Situation in Gang gesetzt wird. Wahrnehmung bedeutet „etwas für sich wahrnehmen", d. h. es handelt sich nicht nur um einen passiven Vorgang, bei dem die Sinnesorgane Reize aufnehmen, die an das Gehirn weitergeleitet werden, sondern um einen Prozeß der aktiven Aneignung und Schaffung einer subjektiven Realität. Wahrnehmung und Handlung sind also eng miteinander verknüpft. Wahrnehmung führt immer zu einer Veränderung der Umwelt und somit zu einer Interaktion, d. h. zu einer Reihenfolge von Handlungen, die auf ein Ziel ausgerichtet sind. Informationen, die durch die Ausführung einer Bewegung und Veränderung von Widerstand entstehen, sind taktil-kinästhetisch und bilden die Grundlage affektiver und kognitiver Erfahrungen. Hieraus entwickeln sich Leistungen wie Lokalisation, Blickkontakt, Greifen, Nachahmung und Sprache. Neben der Informationsaufnahme kann die Verbindung der Informationen miteinander sowie der zeitliche Ablauf der Informationsverarbeitung gestört sein. Wahrnehmungsleistungen werden entsprechend der Entwicklung des Kindes über **„modale Stufen"** und **„intermodale Stufen"**, d. h. die Verknüpfung von mindestens zwei Perzeptionsbereichen, bis zu einer **Serialstufe**, der höchsten Entwicklung, aufgebaut. Frühe Stufen der Wahrnehmungs- und Interaktionsentwicklung müssen ausreichend vorhanden sein, damit sich die darauf aufbauenden Stufen entfalten können.
Beim gesunden Kind unterscheidet F. AFFOLTER folgende Wahrnehmungs- und Interaktionsphasen:

1. **Gegenstandsberührung** und Gegenstandsbetätigung im Alter von 1–3 Monaten: Das Kind „erfaßt" seine direkte Umgebung mit den Händen, dem Mund und dem ganzen Körper. Es handelt sich um primär vom Sehen unabhängige taktil-kinästhetische Erfahrungen.
2. Erkennung von **Funktionssignalen** im Alter von 3–12 Monaten: Hierbei werden über einen ersten Gegenstand weitere Gegenstände erfaßt, man spricht vom „Stockphänomen". Dies führt zur Schaffung einer Reihenfolge von Ursache-Wirkungs-Bezügen und ermöglicht Raumerfahrung und die Erkennung der Funktion verschiedener Gegenstände. Zunehmende Augen-Hand-Koordination führt zu einer intermodalen Erfahrung. Ab dem 4. Monat kommt es zur Lokalisation durch regelmäßige Blickwendung nach Geräuschen und Berührungsreizen, was immer die Funktionstüchtigkeit von mindestens zwei einzelnen Sinnessystemen voraussetzt; d. h. es findet eine supramodale Stufe der Sinneswahrnehmung statt. Hierin liegt z. B. auch eine der Bedeutungen des frühen Blickkontaktes mit der Mutter. Hinzu kommen zunehmend Gewohnheitssignale, z. B. die Reaktion auf bekannte Gegenstände.
3. **Ereignisphase** im 2. und 3. Lebensjahr: Alltägliche Geschehnisse umfassen eine Reihenfolge von Funktionssignalen, die zu einem Ziel, dem Ereignisziel, führen. Verhaltensmuster der Aufmerk-

samkeit bzw. Verständnis für die Ereignisse, z. B. beim Erleben und Nachahmen von Alltagshandlungen im Haushalt, weiten die Aktivitäten des Kindes zunehmend aus; es kommt zum Wiedererkennen von Ereignissen und zur ausführlicheren Aktionsplanung.

4. **Planungsphase** nach dem 3. Lebensjahr: Hierbei sind mehrere aufeinander folgende Handlungsschritte notwendig, wobei die dazu benötigten Gegenstände zunehmend nicht mehr im primären Tätigkeitsfeld liegen müssen. Das Kind unterscheidet deutlich vertraute und unvertraute Umgebung. Es entwickelt zunehmend Fähigkeiten im Sinne von Schulleistungen, z. B. Ausmalen, Konstruieren, Nachzeichnen, Wiedererkennen von Symbolen und Umgang mit Mengen.

Wahrnehmungsstörungen führen zu **Störungen des Handlungsmusters**, da die betroffenen Kinder „andersartige" Erfahrungen haben. Dies äußert sich z. B. in *Lokalisationsproblemen*. Hierbei fehlt das taktile Erkennen eines Gegenstandes, Muster können nicht unterschieden werden. Die Bewegungen sind unharmonisch und hastig, der Blickkontakt fehlt, die taktil-kinästhetische Wahrnehmung ist vermindert, und es gelingt keine Kompensation durch die Sprache.

Auffälligkeiten bei der Verarbeitung von Funktionssignalen führen zu Störungen der Reihenfolge von Wahrnehmungsleistungen. Das Kind hat Probleme, wenn mehr als ein Sinnesbereich beansprucht wird; beispielsweise dreht es sich beim Anrufen nicht um, hat Schwierigkeiten in der Nachahmung, beim Sprechen und beim selbständigen Gestalten. Es entwickeln sich Veränderungen im problemlösenden Verhalten mit mangelnder Aktivität bei der Informationsgewinnung, bei der Hypothesenbildung, bei der Aufstellung von Folgerungen und beim Treffen von Entscheidungen, was bis zu autistischen Verhaltensweisen führen kann. Probleme bei der Nachahmung oder Erstellung von richtigen Reihenfolgen werden als *seriale Wahrnehmungsstörungen* bezeichnet. Sie treten oft in Kombination mit anderen Wahrnehmungsstörungen, vor allem auch mit Beeinträchtigung der Lernfähigkeit auf.

Demnach sind schwere Sprachstörungen und andere komplexe Entwicklungsstörungen oft mit Störungen der Wahrnehmungsleistungen verbunden. Verbesserungen des einen können zu Verbesserungen des anderen Bereiches führen. Vor allem bei sprachgestörten Kindern gibt es Zusammenhänge mit dem Wahrnehmen, Wiedererkennen, Planen und Ausführen, wobei meist die auditiven Leistungen schlechter als die visuellen sind.

Grundsätzlich soll man in der *Behandlung* des wahrnehmungsgestörten Kindes immer von einem Ereignis ausgehen; Nachahmungsübungen sind nicht sinnvoll, hingegen Aktionen zur Förderung der Lokalisation und Wiedererkennung, der Planung und der Interaktion. Eine wesentliche Förderung geschieht durch Alltagstätigkeiten, bei denen einfache Gegenstände „begriffen" werden und strukturierte Handlungsabläufe, z. B. Schneiden eines Apfels, Schälen einer Banane, Auffädeln von Perlen, als Ereignisse stattfinden. Es ist Aufgabe des Therapeuten, herauszufinden, in welcher Planungsphase ein zu behandelndes Kind ist. Deshalb sollen Ereignisse mit unterschiedlichen Kontrollmöglichkeiten der Handlung durchgeführt und die Situationsbedingungen variiert werden, bis das Kind Verhaltensmuster zeigt, die für möglichst hohe Aufmerksamkeit sprechen. In der elementaren Planungsphase sollen möglichst wenige verbale Aufforderungen stattfinden, das Kind soll zum selbständigen Überlegen kommen. Durch Änderungen des Materials können unterschiedliche Formen für die Ausführung von Tätigkeiten erarbeitet werden. Dies kann beim sprachgestörten Kind auch schriftlich erfolgen.

Die Konzeption nach Affolter wird vor allem bei Kindern mit ausgeprägten Wahrnehmungsstörungen bis hin zu schweren Mehrfachbehinderungen, aber auch bei Konzentrationsstörungen, Sprachentwicklungsstörungen und Verhaltensstörungen eingesetzt. Ein besonderer Aufgabenbereich wurde bei der Rehabilitation von Patienten nach schweren Schädel-Hirn-Verletzungen im Kindes- und Erwachsenenalter entwickelt [78, 134].

15.4 Psychomotorik und Frostig-Konzept

Die **Psychomotorik**, ein Teilbereich der Motopädagogik nach E. J. Kiphard, ähnelt in vielem den Konzepten der sensorischen Integration, berücksichtigt aber zusätzlich mehr das soziale Umfeld. Deshalb wird sie eher in Gruppen bei Kindern ab dem 4. Lebensjahr mit unterschiedlichen Entwicklungs- und Verhaltensauffälligkeiten eingesetzt (☞ auch 13.6).

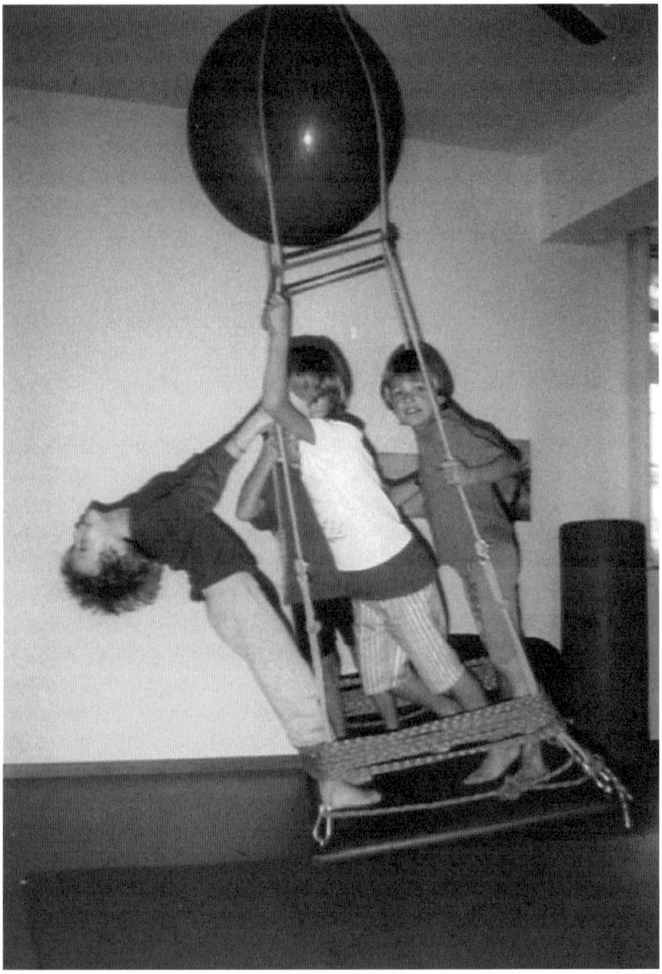

Abb. 15.1: Gemeinsames Schaukeln während einer Psychomotorik-Stunde. [T 151]

Das Konzept der Entwicklungstestung der visuellen Wahrnehmung nach M. Frostig dient der Erfassung von Wahrnehmungsdefiziten, insbesondere zur Verhinderung von Schulschwierigkeiten (☞ 12.4.5). In der Ergotherapie spielt der auf dem Entwicklungstest der visuellen Wahrnehmung nach M. Frostig basierende PERTRA (Perzeptions-Training)-Spielsatz eine Rolle. Hier ist der Frostig-Test für Kinder im Alter von 2–6 Jahren zur umfassenderen Diagnostik und Therapie aus Holzteilen gestaltet worden. Dies ermöglicht einen Umgang mit Widerstand, mit verschiedenen Formen im Raum, mit unterschiedlichen Tasterfahrungen und der Untersuchung von Handlungsabläufen. Eine standardisierte Diagnostik ist hiermit nicht möglich. Eine Fortentwicklung gibt es in den sensomotorischen Erlebnisspielen mit der Holzspielbahn. Der Umgang mit sehr unterschiedlichen Materialien, Hautreizen, Geruchs- und Geschmackserlebnissen ist bei Kindern mit komplexen Wahrnehmungsstörungen immer wieder möglichst aus Alltagserfahrungen heraus zu fördern [111, 137, 138, 139, 140, 141].

15.5 Weitere Aufgaben und spezielle Krankheitsbilder

Zusätzliche Aufgabe der Ergotherapie ist eine umfassende Versorgung mit den angepaßten Hilfsmitteln zur Bewältigung des Alltags. Dies kann von einfachen Hilfen beim Schreiben und Basteln (Stifthalterung, Schere für Linkshänder) über speziell adaptierte Werkzeuge bis zu aufwendigen Konstruktionen, z. B. auch am Arbeitsplatz von körperbehinderten Menschen führen. Hierzu gehören u. a. Alternativen zur Bedienung von Apparaten wie z. B. spezielle Tastaturen bei Computersystemen. Hierfür sind interdisziplinäre Vorgehensweisen unerläßlich.

Sinnvoll ist die Betreuung durch Ergotherapie (oft zusammen mit der Krankengymnastik) auch bei vielen speziellen Krankheitsbildern wie

- Dysmelien, Amelien (d. h. gestörter oder fehlender Entwicklung von Extremitäten, z. B. aufgrund einer Contergan®-Schädigung oder einer vorgeburtlichen Abschnürung durch Amnionstränge),
- komplexen angeborenen und erworbenen Extremitätenfehlbildungen (Spalthand, Syndaktylien, z. B. beim Apert-Syndrom, ☞ 9.9.5),
- Funktionsstörungen der Hände mit Kontrakturbildung, z. B. bei rheumatischen Erkrankungen, spastischen Paresen, Muskelerkrankungen,
- spezifischen Wahrnehmungsstörungen (Blindheit, Taubheit),
- komplexen Körperbehinderungen,
- kinder- und jugendpsychiatrischen Erkrankungen.

Heilpädagogische Beurteilung und Betreuung

16

H.-M. STRASSBURG

Inhalt

16.1 Grundlagen und Aufgaben der Heilpädagogik 277
16.2 Die MONTESSORI-Heilpädagogik 278
16.3 Konduktive Erziehung nach PETÖ 279
16.4 Weitere Möglichkeiten von Heil- und Sonderpädagogik . . 280

16.1 Grundlagen und Aufgaben der Heilpädagogik

Die Heilpädagogik beschäftigt sich mit Kindern, deren Entwicklung sich unter „erschwerten Bedingungen" vollzieht bzw. bei denen die Gefahr einer beeinträchtigten Entwicklung gegeben ist. Wesentliche Aufgabe ist die frühzeitige Erkennung und pädagogische Förderung mit dem Ziel, Hilfen anzubieten, wenn die Entwicklung eines Kindes gefährdet erscheint. Wesentliches Anliegen ist das Finden und Mittragen eines Förderkonzeptes, das sich an den individuellen Bedürfnissen eines Kindes und an dessen eigenem Handeln orientiert und das gemeinsam mit den Eltern und in der Familie des Kindes umgesetzt wird. Nach heilpädagogischem Verständnis muß das methodische Vorgehen hierzu im diagnostischen, erzieherischen, beratenden, anleitenden und helfenden Bereich situationsabhängig und familiennah sein, sollte ganzheitlich gestaltet und immer wieder kritisch hinterfragt werden.

Konkrete Aufgaben in der Heilpädagogik sind:

- Ganzheitliche Erfassung der senso- und psychomotorischen Auffälligkeiten im Zusammenhang mit den psychosozialen Bedingungen
- Vermittlung pädagogischer und sozialer Hilfen, besonders zu Hause
- Heilpädagogische Übungsbehandlung zur Förderung der Eigentätigkeit des Kindes im freien oder im strukturierten Spiel
- Koordination der Frühfördermaßnahmen im Team mit Fachkräften anderer Disziplinen
- Keine Betonung genormter Leistungsmessungen.

Auf die vielfältigen Aspekte der Sonderpädagogik kann im Rahmen dieser Ausführungen nicht eingegangen werden.

Nach O. SPECK gibt es einen **entwicklungsnormativen** und einen **ökologischen Ansatz** in der Heilpädagogik. Ersterer orientiert sich an den Entwicklungsnormen, d. h. er basiert auf Untersuchungen der kindlichen Entwicklung. Beim zweiten Ansatz ist das Kind „Akteur seiner Entwicklung", d. h. die Beziehung des Kindes zu seiner Umwelt steht im Mittelpunkt, selbständige Impulse der Eltern werden berücksichtigt und die Kinder als Teil eines Gesamtsystems angesehen. Beim ersten Konzept werden also die Ziele vorwiegend von außen vorgegeben, beim zweiten Konzept stärker vom Kind selbst und seiner Familie mitbestimmt. In der heilpädagogischen Praxis werden beide Ansätze wenn möglich miteinander verbunden.

Besonders die **Hospitalismusforschung** hat bewiesen, welche schwerwiegenden psychischen und physischen Entwicklungsrückstände bei einem Mangel an sensorischen, sozial-emotionalen und sprachlichen Stimulationen vor allem im Säuglings- und Kleinkindesalter auftreten können. Neben den therapieorientierten Aufgaben bestehen für die Heilpädagogik deshalb folgende Schwerpunkte:

- Präventionspädagogik, z. B. Erziehungsberatung, Eltern-Kind-Spielkreise, Elterngesprächsgruppen
- Hausfrüherziehung
- Heilpädagogische Kinderkrippen
- Heilpädagogische Kinderhorte
- Integrationspädagogik in Schulen
- Betreuung chronisch kranker Kinder bzw. von Kindern nach schweren Krankheiten (bösartige Tumore, chronische Niereninsuffizienz).

Besonders wichtig ist die Betreuung bereits im Säuglingsalter, z. B. bei ehemaligen Frühgeborenen, bei Säuglingen mit chronisch exzessivem Schreien, bei Kindern mit schweren Fehlbildungen oder komplexen Entwicklungsstörungen. Das Zusammenspiel von frühzeitigen Erwartungen an das Kind bereits vor der Empfängnis und in der Schwangerschaft, die sich durch die Situation der Eltern, der Familie und die psychosozialen Umstände ergeben, führt besonders bei ausgeprägter Frühgeburtlichkeit zu vielen Risiken, aber auch zu Chancen. Die frühe Bindung an die Bezugspersonen ist bei diesen Kindern oftmals gestört, der emotionale Beziehungsaufbau wird durch vielfältige rationale Zwänge (Apparate, primäre Erkrankungen wie Atemnot-Syndrom und weitere Erkrankungsrisiken) erschwert. A. FRÖHLICH hat heilpädagogische Betreuungskonzepte in die Tätigkeit von Krankenschwestern auf Intensivstationen integriert, damit die Eltern möglichst früh entsprechend angeleitet werden. Viele Mütter von Frühgeborenen senden doppelte Botschaften an ihre Kinder aus, z. B. verbale Aufforderungen und Ermutigungen, aber gleichzeitig durch Mimik und Verhalten auch Ablehnung oder Überforderung. So entsteht in manchem Kind früh das Gefühl, etwas falsch zu machen, es kommt zu verzerrter Wahrnehmung und zu Verweigerungsverhalten (vulnerable-child-syndrome, Depression im Säuglingsalter). Eine **interaktionsorientierte, heilpädagogische Hilfe** als Teil eines Nachbetreuungskonzeptes von Frühgeborenen könnte folgendermaßen aussehen:

- Ermöglichung einer frühen Kontaktaufnahme zum Kind, Gesprächsangebote und Beratung der Mutter
- Gemeinsam mit Ärzten und anderen Therapeuten Beurteilung des Risikos einer Entwicklungsstörung aufgrund der Krankheit des Kindes, der Sicherheit und Stabilität der Mutter und der Stabilität der Familie
- Interaktionsorientierte Hilfen durch Unterstützung des elterlichen Selbstvertrauens, Beachtung der Selbstwahrnehmung und Kompetenz des Kindes, Förderung der spielerischen Aktivitäten des Kindes, Unterstützung harmonischer Kommunikationsformen zwischen Eltern und Kind und Ermutigung zur selbständigen Problemlösung.

Schon differenzierte entwicklungsdiagnostische Beobachtung und Dokumentation kann eine positive Wirkung auf das Eltern-Kind-Verhältnis haben. Hierbei können z. B. Beobachtungsräume mit Einwegscheibe, Videodokumentationen und Kontakte mit anderen betroffenen Eltern von Bedeutung sein. Darüber hinaus können vielfältige positive Anregungen durch Vorschläge zum primären Umgang mit dem Kind, z. B. beim Tragen, bei der Ernährung und bei den Alltagsverrichtungen, gegeben werden. Die Heilpädagogik vertritt dabei keine spezielle Methode, das Kind ist kein „Objekt spezialisierter Therapie- und Trainingsmethoden“; wesentlich ist vor allem die vertrauensvolle Kooperation mit den Eltern und die Vermittlung bei eventuellen Irritationen mit anderen Berufsgruppen. Die heilpädagogische Diagnostik dient dem Erkennen von Handlungsansätzen **(Förderdiagnostik)** und nicht der Feststellung von Defiziten und Störungen, d. h. es werden möglichst Methoden mit therapeutisch-pädagogischen Konsequenzen eingesetzt. Nach diesem Konzept arbeiten viele Heilpädagogen/innen in Frühförderstellen, Beratungsstellen für entwicklungsauffällige Kinder und sonderpädagogischen Einrichtungen [143, 144, 145, 146, 147, 150, 153, 154, 155, 156, 157].

16.2 Die MONTESSORI-Heilpädagogik

Daneben gibt es aber auch Beispiele für vorgegebene Konzepte, z. B. die ärztliche Heilpädagogik nach M. MONTESSORI in der Modifikation nach TH. HELLBRÜGGE 1967. Die Ursprünge hierzu liegen in Ideen, die von den Franzosen J. M. ITARD, P. SEGUIN und C. BERNARD auf den Grundlagen der Sinnesphysiologie zur Förderung von Menschen mit geistigen Behinderungen im 19. Jahrhundert entwickelt wurden (☞ auch 1.1.2). 1907 gründete die Ärztin Maria MONTESSORI das erste Kinderhaus, in dem durch kindgerechte Einrichtung und das Anbieten spezifischer, oft aus dem Alltagsleben entlehnter Materialien die Wahrnehmung, Motorik und Imitationsfähigkeit der Kinder gefördert wurde.

„Vom Greifen zum Begreifen, von der Wahrnehmung zur Entstehung der Idee". Nach MONTESSORIS Ansicht verläuft die Entwicklung nach pädagogischen Gesetzmäßigkeiten durch **Prägung in sensiblen Phasen**. Die frühe Kindheit ist die schöpferischste Periode im Leben; *jedes Kind ist ein kreatives Wesen*, das am besten aus sich heraus lernen kann, es braucht die **Freiheit zur aktiven Selbstverwirklichung**. „*Hilf mir, es selbst zu tun*" und „*der Weg, auf dem die Schwachen stärker werden, ist der gleiche, auf dem die Starken sich vervollkommnen*" sind einprägsame, oft aber auch mißverstandene Leitsätze. Je vollkommener die Umgebung dem Kind entspricht, um so mehr kann die Unterstützung durch Erwachsene zurücktreten. Die kognitiven Fähigkeiten des Kindes werden durch Unterstützung der sozialen Kompetenz, insbesondere der **Selbständigkeit** und der **Gruppenfähigkeit** zusätzlich verbessert. Deshalb soll die Selbständigkeit möglichst lebenspraktisch durch Training von Groß- und Feinmotorik, Aufbau von konzentriertem Spiel- und Arbeitsverhalten, Wahrnehmungsübungen, begleitende Sprache und Gruppenarbeit gefördert werden. Die Kinder erhalten Sicherheit durch bekannte Materialien, z. B. Steckbretter, den „rosa Turm", verschiedene Stäbe, Rahmen für Knöpfe, Schleifen und Haken usw. Die Einbeziehung verschiedener Gegenstände aus den Alltagserfahrungen erleichtert Übungen der Sinneswahrnehmung, der Konzentration, der motorischen Abläufe und der Kognition. Aus einfachen Strukturen können höhere kognitive Leistungen abgeleitet werden, z. B. durch Beschreiben, Zählen und Erklären von Zusammenhängen. Sowohl die Zerbrechlichkeit als auch die Schönheit unserer Welt sollen mitgeteilt werden; den Kindern soll Freude an Sauberkeit, Ordnung, Erkennung einfacher Funktionen und sinnvoller Zusammenhänge vermittelt werden. MONTESSORI spricht bewußt davon, daß Kinder mit angebotenen Materialien nicht spielen, sondern arbeiten. Sie unterscheidet die **einleitende Arbeit**, die **große Arbeit** und die **freie Arbeit**. Die Erfahrung zeigt, daß sich unter derart strukturierten Voraussetzungen die meisten Kinder freiwillig ruhig und konzentriert verhalten.

HELLBRÜGGE und Mitarbeiter haben die Grundideen der MONTESSORI-Pädagogik sowohl für Einzelbehandlungen als auch für die integrative Betreuung in Kindergarten und Schule modifiziert. Durch Anpassung des pädagogischen Materials an die Möglichkeiten und Bedürfnisse der Kinder mit Entwicklungsstörungen kann ganzheitliches Lernen in kleinsten Schritten und mit Übungen aus dem praktischen Leben stattfinden. Durch die gemeinsame Erziehung behinderter und nichtbehinderter Kinder kommt es so zum Aufbau wesentlicher sozialer Kompetenzen [16, 150, 155].

16.3 Konduktive Erziehung nach PETÖ

Von dem Arzt, Schriftsteller und Pädagogen A. PETÖ wurde ein ganzheitliches Betreuungssystem als **konduktive Erziehung** vor allem für Körperbehinderte mit spastischen und athetotischen Zerebralparesen (☞ 7.1) sowie Meningomyelozelen (☞ 7.2) entwickelt. Es handelt sich um ein integriertes Erziehungssystem, bei dem speziell ausgebildete Konduktoren ein auf das behinderte Kind abgestimmtes Erziehungsprogramm nach den Anforderungen der Regelschule ausarbeiten. Dabei wird die lernbehindernde Dysfunktion der als Ziel anzustrebenden Orthofunktion gegenübergestellt. Es handelt sich um eine *zielorientierte* und nicht um eine ursachenorientierte *Förderung*, die wesentlich über Wahrnehmung, Kognition und Motivation abläuft. Ziel sei die gesellschaftliche Integration von Körperbehinderten und nicht ihre Abgrenzung durch die Sonderpädagogik. Zur Vermeidung vieler Kompetenzen in verschiedenen Berufsgruppen wird ein(e) Konduktor(in) eingesetzt, der/die das Kind und seine Familie motorisch, intellektuell, sozial, emotional und lebenspraktisch fördern soll. Dabei sollen Phantasie, Kreativität und Motivation im Sinne des Entwicklungskonzeptes von PIAGET (☞ auch 12.2.1) zu einer Verinnerlichung des konkreten Handelns führen.

Hilfsmittel wie Krücken, andere Gehhilfen usw. werden abgelehnt, die Kinder werden in einer Gruppe zu möglichst viel Selbständigkeit angeleitet. Sie haben eine Holzpritsche und spezielle Übungsstühle zur Verfügung, und die jeweils vorgegebenen Ziele werden durch vielfältige verbale Ansprachen und rhythmische Aufforderungen unterstützt.

Das PETÖ-System wurde primär für Ungarn konzipiert, mittlerweile aber in vielen Ländern eingesetzt, u. a. auch im Rahmen mehrerer Projekte in Deutschland. Neben individuellen Erfolgsberichten von Eltern und positiven Erfahrungen in unterschiedlichen Einrichtungen gibt es hierzu Publikationen aus dem Mutterinstitut, die allerdings unkritisch, medizinisch schlecht dokumentiert und statistisch mangelhaft ausgewertet sind [108, 111].

16.4 Weitere Möglichkeiten von Heil- und Sonderpädagogik

Weitere heil- und sonderpädagogische Betreuungsmöglichkeiten werden in großem Umfang in vielfältigen Einrichtungen für Schwer- und Schwerstbehinderte eingesetzt. Hierzu gehören u. a.:

- Anleitungen und Unterstützungsmaßnahmen bei den *alltäglichen Versorgungen* z. B. beim Baden, Füttern, Tragen, bei der Körperpflege und dem Toilettentraining
- Der Einsatz von **Medien**, z. B. sinnvolle Spiele, Bücher, Werkstoffe
- Die vielfältigen Unterstützungsmöglichkeiten durch **Musik**, z. B. im Rahmen basaler Stimulationen mit großen Resonanzkörpern, bei Rhythmik, musikpädagogischen Behandlungen mit unterschiedlichen Instrumenten (z. B. nach C. Orff), therapeutischem Tanzen und in der Eurhythmie
- **Basale Stimulation für Schwerstbehinderte** nach A. Fröhlich zur Vermittlung angenehmer Empfindungen, z. B. Schaukeln in einer Hängematte, Bestreichen der Haut, sanftes Singen
- **Multisensorische Förderung** in speziell ausgestatteten Räumen, z. B. einem *Snoezel-Raum* mit vibrierenden, farbigen Geräten, Spielwand, Hängematte, Kugelbad, Wasserbett und Meditationsmusik.

Die **Waldorf-Pädagogik** nach R. Steiner, die sich selbst als „heilende Erziehung" versteht, hat große Anerkennung bei der Betreuung schwerbehinderter Menschen erlangt. Im Regelschulbereich bestehen z. T. strikte weltanschauliche Prinzipien, die nicht von allen Menschen akzeptiert werden.

Auch positive Erfahrungen mit speziell ausgebildeten **Clowns** bei der Betreuung chronisch kranker und behinderter Kinder können dem Bereich der Heilpädagogik zugeordnet werden.

Bei hyperkinetischen, aggressiven und konzentrationsgestörten Kindern, insbesondere auch solchen mit autistischen Verhaltensweisen, wird immer wieder die **Festhaltetherapie** nach N. Tinbergen und J. Prekop propagiert. Diese kann im Einzelfall und in besonderen Situationen evtl. eine positive Wirkung für das Kind und einen Elternteil, meist die Mutter, haben, dürfte als hauptsächliches Therapiekonzept aber problematisch sein [144, 146, 147, 149].

Alternative Therapiemethoden

17

H.-M. STRASSBURG

Inhalt

17.1	**Bedeutung wissenschaftlich nicht nachvollziehbarer Betreuung**	281
17.2	**Physikalische Therapiemethoden**	282
17.2.1	Atlastherapie	282
17.2.2	Manuelle Wirbelsäulentherapie und verwandte Entspannungstechniken	282
17.3	**Globale Behandlungskonzepte**	283
17.3.1	Programm nach DOMAN-DELACATO	283
17.3.2	Frankfurter Modell	283
17.3.3	Edukinästhetik	283
17.3.4	FELDENKRAIS-Konzept	284
17.3.5	Audio-Psycho-Phonologie nach TOMATIS	284
17.4	**Weitere Behandlungsmethoden**	285
17.4.1	Akupunktur und elektrische Reizungen	285
17.4.2	Homöopathie	285
17.4.3	Diäten	285
17.4.4	Sonstiges	285

17.1 Bedeutung wissenschaftlich nicht nachvollziehbarer Betreuung

Neben den besprochenen Konzepten werden zahlreiche alternativer Methoden entweder mit dem Anspruch auf Ganzheitlichkeit oder mit spezifischen Zielsetzungen bei entwicklungsauffälligen und behinderten Kindern eingesetzt. Oftmals werden große Erwartungen bei Eltern und Betreuern durch euphorische Berichte über Einzelerfahrungen geweckt, oder es stehen spirituell-metaphysische, z. T. fernöstliche, z. T. aber auch dogmatisch-ideologische Konzepte aus der Vergangenheit hinter den teilweise mit großem Aufwand propagierten Methoden. In aller Regel besteht keine Übereinstimmung mit naturwissenschaftlichen Prinzipien. Moderne, objektiv nachprüfbare Erkenntnisse werden nicht berücksichtigt, Gefahren nicht immer klar benannt, Wechselbeziehungen zwischen Maßnahmen und Wirkungen falsch bzw. irreführend gedeutet. Obwohl diese Methoden nach „schulmedizinischem Verständnis" nicht notwendig erscheinen, müssen sinnvolle Ansätze immer wieder überprüft und ggf. in modifizierter Form in anerkannte Behandlungsstrategien mit aufgenommen werden.

Unabhängig von einer kritischen Einstellung zu alternativen Therapiemethoden sollten alle, die Eltern von entwicklungsauffälligen und behinderten Kindern

betreuen, Verständnis dafür aufbringen, daß die Kinder immer wieder solchen Behandlungen zugeführt werden, die oft kostspielig, zeit- und personalintensiv sind.
Wenn sich Eltern nach einer alternativen Behandlungsmethode erkundigen, sollte man sich als Therapeut auch fragen
- ob sie umfassend und gut verständlich über die Diagnose, die zugrundeliegenden Ursachen, die bestehenden therapeutischen Möglichkeiten und die Prognose bei ihrem Kind informiert sind,
- ob die unserer Ansicht nach adäquate und etablierte Therapiemethode zum richtigen Zeitpunkt, in der richtigen Einrichtung und unter vertretbarem Aufwand eingesetzt wird,
- ob die betreuenden Therapeuten einen bestmöglichen Zugang zu den Eltern und den Patienten haben und
- ob die psycho-emotionale, soziale und/oder ökonomische Situation in der Familie eine Erklärung für das Interesse an einer alternativen Behandlungsmethode ist.

Hier ist es wichtig, entweder einen klaren Standpunkt zu vertreten oder die Eltern an eine andere, kompetente Stelle zu verweisen, u. a. auch um Auseinandersetzungen wegen Kostenübernahmen durch die Krankenkassen zuvorzukommen.
Unabhängig davon, ob solche alternativen Behandlungen befürwortet werden oder nicht, sollte von seiten der Therapeuten immer wieder versucht werden, objektive Daten über den Zustand des Kindes zu Beginn der Maßnahmen und in ausreichendem Abstand nach Einleitung der Maßnahmen in einer qualifizierten Einrichtung, z. B. einem Sozialpädiatrischen Zentrum, zu erhalten.
In den vergangenen Jahren haben die großen wissenschaftlichen Gesellschaften, z. B. die Gesellschaft für Neuropädiatrie, die Deutsche Gesellschaft für Sozialpädiatrie oder die Deutsche Gesellschaft für Manualtherapie ausführliche Stellungnahmen zu wesentlichen alternativen Therapiemethoden veröffentlicht.

17.2 Physikalische Therapiemethoden

17.2.1 Atlastherapie

Grundlage verschiedener Methoden und Techniken ist die Vorstellung, daß vielfältige funktionelle und anatomische Veränderungen im Bereich des kranio-zervikalen (Kopf-Hals-) Übergangs eine Erklärung für sehr unterschiedliche Entwicklungs- und Verhaltensauffälligkeiten sein können. So werden z. T. Röntgenaufnahmen des atlanto-occipitalen Übergangs (d. h. der Verbindung des 1. Halswirbels (Atlas) mit dem Hinterhauptsbein) nach eigenen Kriterien ausgewertet, z. B. beim Kiss-Syndrom (= Kopfgelenkinduzierte Symmetrie-Störung). Verschiedene Funktionsstörungen werden neu definiert und vorübergehende Haltungsanomalien im Säuglingsalter als definitive Entwicklungsstörung, z. B. Skoliose, bezeichnet.
Nach Arlen besteht die Therapie z. B. in wiederholten, kurzen Druckeinwirkungen auf den Atlasquerfortsatz; es werden jedoch auch andere Manualtherapien im Bereich des Schädels, des Wirbelsäule und des Beckens bei spastischen Zerebralparesen, neuromuskulären Erkrankungen, aber auch hyperkinetischen Verhaltensstörungen und allgemeinen motorischen Bewegungsstörungen angeboten. Meist wird empfohlen, zusätzliche Therapiemaßnahmen unverändert fortzuführen. Die bisher vorgelegten Ergebnisse sind wissenschaftlich nicht akzeptabel.

17.2.2 Manuelle Wirbelsäulentherapie und verwandte Entspannungstechniken

Die manuelle Wirbelsäulentherapie nach Kozijawkin soll zur allgemeinen Muskeltonusreduzierung, zu einem Wärmegefühl und einem vergrößerten Bewegungsausmaß sowie zur „Beruhigung" des Patienten führen. Durch zusätzlichen Einsatz von Ganzkörpermassage, Akupressur, Wärmepackungen, Elektrostimulation, Injektion von Bienengiften bei Fortsetzung der bisherigen krankengymnastischen Behandlung soll es zur Lösung von Funktionsblockaden der Zwischenwirbelgelenke, zur Auflösung von Myotendinosen (Muskelhartspann) und zur Verbesserung vegetativer Funktionen kommen. Dadurch soll die Voraussetzung für nachfolgende theapeutische Ansätze geschaffen werden. Ziel ist eine Reorganisation der Bewegungsformen vor allem bei spastischen und

hypotonen Zerebralparesen (z. B. durch langdauernden Schlaf nach der Therapie) mit besserer Wahrnehmung, größeren Bewegungsmöglichkeiten und größerer Kraftentfaltung. Die Behandlung wird in Form mehrstündiger Therapieeinheiten phasenweise für 14 Tage eingesetzt. In der Literatur werden bisher nur unkritische Angaben zu den „Behandlungserfolgen" gemacht, angeblich wurden keine Komplikationen beobachtet. Eine neurophysiologische Grundlage des Behandlungskonzeptes besteht nicht, und es ist oft nicht erkennbar, ob und wie die genannten Patienten vorbehandelt waren. Dennoch kann eine Lösung muskulärer Verspannungen unter bestimmten Umständen bei Patienten mit fixierter Zerebralparese sinnvoll sein. Zur Auswertung der Therapie erfolgen zur Zeit in Deutschland mehrere Studien.
Neuerdings wird bei weniger aufwendigen pragmatischen Ansätzen durch Kombination chiropraktischer Techniken mit Akupressur und Maßnahmen zur Muskelentspannung über einen ähnlichen Effekt berichtet.
Bei der NAZAROV-Methode wird mit Hilfe vibrierender Apparate eine Gewebe-Lockerung, z. B. bei Sklerodermie, angestrebt. Berichte über subjektive Befundbesserungen auch bei spastischer Muskulatur werden vor allem im Kindesalter bisher noch nicht durch kontrollierte Studien bestätigt.

17.3 Globale Behandlungskonzepte

17.3.1 Programm nach DOMAN-DELACATO

Das **Therapiekonzept nach DOMAN-DELACATO** – in Europa in den letzten Jahren überwiegend nur nach DELACATO – ist ein umfangreiches Behandlungsprogramm für „gehirnbehinderte Kinder". Einerseits handelt es sich um die Anwendung primärer Kriechmuster aus der Krankengymnastik, die je nach Ausprägung der Behinderung passiv oder aktiv zum Einsatz kommen. Darüber hinaus werden vielfältige, aufwendige, sensorische Stimulationen auch bei schwerer organischer Hirnschädigung empfohlen, um so relevante Funktionsverbesserungen zu schaffen. In einem Rhythmus von jeweils 8 Minuten Therapie in halbstündigen Abständen werden, (basierend auf einem veralteten Stufenkonzept der Hirnreifung und in Abhängigkeit vom aktuellen Entwicklungsstand), unterschiedliche Reize wie Lichtblitze, schrille Geräusche, aber auch komplexe Seh- und Hörreize angeboten, um ein „optimales physiologisches Milieu" zu schaffen. Darüber hinaus kommen Maßnahmen wie eine Reduktion der Flüssigkeitszufuhr, eine Anreicherung der Atemluft mit CO_2 und evtl. eine mehrminütige Hängelage des Kindes mit dem Kopf nach unten zur angeblichen Verbesserung der Hirndurchblutung zum Einsatz. Zur Durchführung des Programms sind z. T. mehrere Erwachsene notwendig. Auch hier stehen enthusiastische Einzelerfahrungsberichte einer durchgehend kritischen Grundeinstellung wissenschaftlich orientierter Mediziner gegenüber. Die Deutsche Gesellschaft für Neuropädiatrie hat sich in einer Stellungnahme eindeutig gegen die Anwendung dieser Methode bei Kindern mit Entwicklungsstörungen und Behinderungen ausgesprochen.

17.3.2 Frankfurter Modell

Das **Frankfurter Therapiemodell nach PFEIFFER** beinhaltet vor allem die Vorstellung, daß aus dem Tragen des Säuglings heraus kreisende Bewegungen des Kindes um den Körper der Mutter gemacht werden, wodurch die kindliche Bewegungsentwicklung positiv beeinflußt werden soll.
Unabhängig davon, daß ein gelegentliches Tragen des Säuglings auf der Hüfte der Mutter sinnvoll ist, kommt es mit der einseitigen Berücksichtigung nur eines Bewegungsablaufes zu unnötigen Verunsicherungen, mangelnder Variabilität und einer unnatürlichen Mutter-Kind-Fixierung, vor allem oftmals bei Säuglingen mit nur leichten, vorübergehenden Auffälligkeiten. Besonders problematisch ist die Loslösung eines so behandelten Kindes von der Mutter nach dem 1. Lebensjahr.

17.3.3 Edukinästhetik

Die **angewandte Kinesiologie** wird seit mehreren Jahren in zunehmendem Maße als „ganzheitliche Methode zum Sondieren und Ausgleichen oder Korrigieren des energetischen Zustandes des menschlichen Organismus" angeboten. Sie sollte nicht mit der Kinesiologie in den Sportwissenschaften und der Kinesiologie im physiotherapeutischen Konzept nach VOJTA verwechselt werden.
Grundlagen sind u. a.
- das „touch for health" (TFH)-Programm, d. h. die Entspannung durch besseres Körperbewußtsein,

- der Muskeltest nach G. GOODHEART, und die Vorstellung, daß „der Körper nie lüge", daß der Organismus selbst am besten wisse, was ihm gut tut und daß er mitteilen könne, was zur Behebung eines Problemes getan werden kann.

Als Erklärung werden Modelle der chinesischen Medizin herangezogen, die auch in der Akupunktur Anwendung finden und bei denen Energiebahnen im Körper eine wichtige Rolle spielen. Nach Ansicht ihrer Vertreter dient die angewandte Kinesiologie als „neue Kommunikationsform mit unbegrenzten Anwendungsmöglichkeiten bis hin zur Psychotherapie". In zunehmendem Umfang wird unter dem Begriff der **Edukinästhetik** Einfluß auf Pädagogen genommen. So sollen mit Hilfe bestimmter Übungen, z. B. mit Überkreuzen der Körpermitte und mit Darstellung der liegenden Acht, „neue Reizbahnen" im Gehirn entstehen; insbesondere soll die Funktion des Balkens als Verbindung zwischen den Großhirnhemisphären verbessert werden. Dies wird auch als „brain-gym" bezeichnet. Ähnliche Ansätze werden auch von der Osteopathie vertreten.
Kritik: Die angewandte Kinesiologie ist ein sich zur Zeit zunehmend verbreitendes, auf subjektiven Erfahrungen begründetes Konzept ohne wissenschaftliche Belege für eine spezifische Wirkung auf das zentrale Nervensystem. Es ist eine altbekannte Tatsache, daß bestimmte Körperbewegungen einen allgemein fördernden, evtl. auch beruhigenden Einfluß haben können. Bedenklich ist jedoch, daß völlig unhaltbare Vorstellungen über die Ursachen von Bewegungs-, Verhaltens- und Entwicklungsstörungen vorgegeben werden und daß stark vereinfachte und mißverständliche Vorstellungen über die Hirnfunktionen verbreitet werden. Gerade der Einfluß dieser Methode auf die Pädagogik unter Umgehung von Medizin und Psychologie muß als sehr problematisch angesehen werden.

17.3.4 FELDENKRAIS-Konzept

Basierend auf den Erfahrungen des israelischen Physikers M. FELDENKRAIS sind Methoden entwickelt worden, die eine Verbindung von Bewegung und Gefühl einerseits mit Wahrnehmung und Denken andererseits suchen. Unter dem Motto „Der Weg ist das Ziel" wird versucht, durch innere Anteilnahme an Bewegungen und Wahrnehmungen eine Bewußtseinserweiterung und die Schaffung neuer Verhaltensweisen zu ermöglichen. In Einzelfällen kann die FELDENKRAIS-Methode sowohl bei betroffenen Kindern, evtl. auch solchen mit schwersten Behinderungen, als auch bei belasteten Eltern eine Entspannung und Beruhigung herbeiführen („Relaxereise").
Auch das **autogene Training** nach I. H. SCHULTZ mit willentlicher Beeinflussung des Vegetativums kann sowohl bei Kindern mit chronischen Krankheiten und Verhaltensproblemen, z. B. Migräne, Asthma bronchiale, Colitis ulcerosa, als auch bei belasteten Eltern positive Wirkungen haben.

17.3.5 Audio-Psycho-Phonologie nach TOMATIS

Diese Methode beruht auf den Verbindungen von Hören, Sprechen und seelischem Empfinden. Nach Untersuchungen des französischen HNO-Arztes TOMATIS spielt die vorgeburtliche (intrauterine) Hör- bzw. Horch- und Kommunikationsfähigkeit auch für das weitere Leben eine wichtige Rolle. Veränderungen des Hörschemas führen zu Änderungen des stimmlichen und sprachlichen Ausdrucks und der Psyche. Zusätzlich wurde von TOMATIS das Konzept der Lateralität und des rechten „Leitohres" bis zur Hemisphärendominanz entwickelt. Die menschliche Stimme enthält demnach nur die Frequenzen, die das Ohr zu hören bereit ist.
Mit Hilfe eines „elektronischen Ohres" erfolgt eine Gehörschulung; notwendig sind dazu ein Kopfhörer für Luft- und Knochenleitung sowie ein Verstärker für hohe Frequenzen und ein Filter für tiefe Frequenzen in zwei Kanälen, die wechselweise das jeweilige Ohr stimulieren. Hierdurch kommt es zu einer „auditiven Mikrogymnastik", die der „kortikalen Aufladung" zur Versorgung der Hirnrinde mit Energie dient. Die Tonaufnahme soll vergleichbar mit dem intrauterinen Zustand sein, soll vorgeburtliche Wahrnehmungen aktivieren und damit psychische Systeme, die blockiert waren, befreien. Speziell für Patienten mit apoplektischem Insult („Schlaganfall") oder anderen komatösen Zuständen wird ein individuelles Hörprogramm mit viel harmonischer Streichermusik, meist von Mozart, zusammengestellt.
Grundsätzlich soll es durch diese Methode zu Auswirkungen auf das Verhalten, insbesondere auf Hyperaktivität und Autismus, auf Muskeltonus, Gleichgewicht und Koordination kommen; die Kommunikationsfähigkeit soll verbessert und das Vegetativum besonders bei psychosomatischen Störungen harmo-

nisiert werden. Die Methode könne auch zur Unterstützung verhaltenstherapeutischer und tiefenpsychologischer Behandlungen eingesetzt werden, aber auch zum besseren Erlernen von Fremdsprachen, die jeweils eigene Frequenzspektren besitzen.
Kritik: Die Erfahrung und zentrale Verarbeitung des Hörens ist sicher für die Entwicklung des Menschen von großer Wichtigkeit, das Ohr ist ein „Tor zur Seele", es kann beruhigen und stimulieren. In der TOMATIS-Methode scheint aber eine Überbetonung von z. T. unbewiesenen Vorstellungen über die zentrale Bedeutung des Hörens vorzuliegen. Sie ist außerdem in der propagierten Form sehr aufwendig und teuer.

17.4 Weitere Behandlungsmethoden

17.4.1 Akupunktur und elektrische Reizungen

Die vielfältigen Methoden der Akupunktur sind bei richtiger und kritischer Anwendung vor allem zur Schmerzbehandlung von nachweisbarer Bedeutung, evtl. auch zur muskulären Entspannung. Bei Verhaltens- und Entwicklungsstörungen können wir jedoch keine vernünftige Indikation hierfür erkennen. Die Interferenzstrom-Regulationstherapie scheint eine Reizstrom-Methode zu sein, die noch am ehesten einen nachvollziehbaren sinnvollen Therapieansatz bei Schmerzen eventuell auch zur Behandlung spastischer Symptome zeigt. Mit der transkutanen elektrischen Nervenstimulation (TENS) lassen sich lokale Schmerzen behandeln.

17.4.2 Homöopathie

Behandlungen mit homöopathischen Mitteln bei Kindern mit Entwicklungs- und Verhaltensstörungen sind ohne objektiv nachweisbare Wirkung. Auch bei der Gabe von Pflanzenstoffen, z. B. BACH-Blüten, handelt es sich um Vorstellungen der Erfahrungsmedizin. Dies gilt auch für die Anwendung verschiedener Steine.
Immer wieder wird eine **„Darmsanierung"** mit unterschiedlichen Methoden zur Verbesserung von Verhaltensproblemen, z. B. beim hyperkinetischen Syndrom, empfohlen, u. a. mit medikamentösen Maßnahmen gegen den Hefepilz Candida albicans. Objektiv ist dies schwer nachvollziehbar.

17.4.3 Diäten

Die **Feingolddiät** ist Grundlage einer Ernährungsbehandlung bei Kindern mit hyperkinetischem Syndrom und scheint in bezug auf die negative Wirkung von Farbstoffen begründet zu sein; ansonsten gehört sie ebenfalls in den Bereich der Erfahrungsmedizin.
Die **phosphatarme Ernährung** bei hyperkinetischen Kindern ist objektiv unwirksam und ernährungsphysiologisch aufgrund ihres hohen Fettgehaltes und des Mangels an verschiedenen Vitaminen unsinnig und nicht begründbar.
In Einzelfällen können **allergenarme Oligodiäten** bei Kindern mit meist hyperkinetischen Verhaltensstörungen und einer Allergiedisposition sinnvoll sein (EGGERT). Sie müssen aber sehr aufwendig ausgetestet werden und sind für das betroffene Kind und seine Eltern mit großem Aufwand verbunden. Eine weitere Verbreitung der Oligodiät gibt es noch nicht (8.16). Die ketogene Diät bei medikamentös schlecht behandelbaren Epilepsien erlebt zur Zeit eine Renaissance und verdient zunehmende Aufmerksamkeit.

17.4.4 Sonstiges

Eine **medikamentöse Behandlung** von mental-kognitiven Entwicklungsstörungen konnte sich bisher nicht durchsetzen, obwohl immer wieder auch in Doppelblind-Studien Effekte beschrieben wurden, z. B. mit Nootropika (Präparaten zur allgemeinen Verbesserung der Hirnleistungsfähigkeit) wie Piracetam. Auch die Vorstellung, daß **Umweltgifte**, z. B. chlorierte Kohlenwasserstoffe aus der Holzbearbeitung für nach der Geburt entstandene Entwicklungs- und Verhaltensstörungen verantwortlich seien, ist bis heute nicht zu belegen. Vorstellungen, durch Umbaumaßnahmen oder Umzug würden sich Symptome verbessern, können in der Regel nicht befürwortet werden. Das gleiche gilt für radioaktive Niedrigstrahlung und elektromagnetische Felder.
Die **Behandlungen mit Frischzellen**, meist von frisch geschlachteten Jungtieren (z. B. mit Thymusextrakten), die vor mehreren Jahren bei Chromosomen-Anomalien, Muskelerkrankungen und anderen Entwicklungsstörungen angepriesen wurden, sind nicht nur wissenschaftlich unbegründet und widerlegt, sondern z. T. auch wegen immunologischer Komplikationsmöglichkeiten bei Zufuhr durch Spritzen und wegen Infektionsrisiken sehr gefährlich. Die im Ausland angebotene Behandlung mit der Injektion fetaler

Hirnzellen bei Entwicklungsstörungen im Kindesalter ist medizinisch ebenfalls nicht begründbar, immunologisch gefährlich und ethisch verwerflich.
Behandlungen mit **„Bioresonanz-Stimulation“, Eigenblut-Injektionen** oder **Sauerstoffinsufflation** werden immer wieder durchgeführt. Auch hier liegen bei Entwicklungsstörungen keinerlei Beweise für ihre Wirksamkeit vor.

Auf eine große Zahl weiterer, z. T. auch spezieller alternativer Behandlungsmethoden kann hier nicht eingegangen werden. Bei der Zusammenstellung dieses Kapitels wurde eine Vielzahl verschiedener Berichte berücksichtigt. Bezüglich weiterführender Informationen muß auf Spezialliteratur verwiesen werden [158, 159, 160].

18 Rechts- und Sozialberatung

H.-M. STRASSBURG

Inhalt

18.1	Rechtsstellung des Kindes	287
18.2	Struktur des Krankenversicherungs- und Versorgungssystems	288
18.3	Pflegeversicherung	289
18.4	Betreuungsmöglichkeiten für Kinder mit Entwicklungsstörungen	291
18.5	Erziehungshilfen	292
18.6	Weitere Aufgaben der Sozialberatung	292

Viele Eltern von Kindern mit Entwicklungsstörungen benötigen eine Sozialberatung. Diese umfaßt primär die Weitergabe von Informationen über die rechtliche Situation, z. B. nach dem Schwerbehinderten-Gesetz, über verschiedene finanzielle Hilfsmaßnahmen, z. B. Steuererleichterung beim Finanzamt und Pflegegeld, sowie über vielfältige praktische Hilfen zur Bewältigungsstrategie.

Wichtige Grundlage für eine umfassende Beratung ist die **Sozialanamnese**, d. h. die Erfassung des sozialen Umfeldes. Hierzu gehören der Rechtsstand des Kindes zu seinen Eltern, die familiäre Situation (z. B. Geschwister), bisherige Kontakte mit Jugend- und Gesundheitsbehörden sowie beratende und betreuende Einrichtungen wie Frühförderstelle, Kindergarten und Schule. Häufig liegen bei Familien von Kindern mit Entwicklungsstörungen besondere Verhältnisse vor, die Lebensbedingungen sind primär schlechter, z. B. weil der sorgeberechtigte Elternteil alleinerziehend ist, wegen schlechter Wohnverhältnisse oder Arbeitslosigkeit. Oft besteht eine vermehrte Belastung besonders der Mütter durch nächtliche Schlafstörungen, längere Essenszeiten, häufige Termine bei Ärzten, Therapeuten und Behörden bzw. durch wiederholt durchzuführende Therapiemaßnahmen.

18.1 Rechtsstellung des Kindes

Nach dem Grundgesetz Art. 2, Abs. 2 ist das menschliche Leben ein Wert höchsten Ranges innerhalb unserer Rechts- und Sittenordnung. Sein Schutz ist staatliche Pflicht, seine Erhaltung vorrangige ärztliche Aufgabe. Ein Kind ist mit Vollendung der Geburt, d. h. mit der Abnabelung, nach dem Gesetz rechtsfähig. Kinder sind alle Personen, die jünger als 14 Jahre sind, Jugendliche solche zwischen 14 und 18 Jahren. Das Leben eines Neugeborenen und das eines Erwachsenen sind juristisch gleichwertig (Grundgesetz Art. 3, Abs. 1).

Jede Mutter hat einen Anspruch auf den Schutz und die Fürsorge des Staates. Besonders für in einem Arbeitsverhältnis stehende Frauen wird dies im Mutter-

schutzgesetz und im Bundeserziehungsgeldgesetz geregelt.
Nach Grundgesetz Art. 6, Abs. 2, sind „Pflege und Erziehung der Kinder das natürliche Recht der Eltern und die zuvörderst ihnen obliegende Pflicht". Nach seiner Geburt bis zur Volljährigkeit mit dem vollendeten 18. Lebensjahr steht das Kind unter dem Recht der elterlichen Sorge.
Das Kindeswohl und das Elternrecht sind im Grundgesetz nur prinzipiell geregelt. Es handelt sich um unbestimmte Rechtsbegriffe ohne eine allgemeingültige Festlegung. Die Begriffe müssen im Einzelfall präzisiert werden, wobei die Interessen von Eltern und Kindern kollidieren können.
In Absatz 3 von Artikel 3 des Grundgesetzes ist angefügt: „Niemand darf wegen seiner Behinderung benachteiligt werden." Demnach verstößt eine Abstufung des Lebens nach sozialer Wertigkeit, der Nützlichkeit, dem Lebensalter, dem körperlichen oder dem geistigen Zustand gegen Sittengesetz und Verfassung. Nichteheliche Kinder sind den ehelichen vor dem Gesetz gleichgestellt.

18.2 Struktur des Krankenversicherungs- und Versorgungssystems

Grundlage des deutschen **Sozialversicherungssystems** sind die **Gesundheitsgesetze**, insbesondere die **Reichsversicherungsordnung** von 1911 (RVO), das **soziale Gesetzbuch** von 1975 und das **Gesundheits-Reformgesetz** von 1988 und 1992.
Die §§ 182 ff. des sozialen Gesetzbuches geben den Rahmen für kurative Maßnahmen, d. h. die Erkennung und Behandlung von akuten und chronischen Erkrankungen. Für die Finanzierung der medizinischen Betreuung kranker Menschen ist primär die **Krankenversicherung** zuständig. Zu dieser Betreuung gehören die ambulante Behandlung, die stationäre Behandlung, die Durchführung von Vorsorgemaßnahmen, die Bezahlung von Medikamenten und Krankenkassenhilfsmitteln sowie ggf. die Rückerstattung von Fahrtkosten. Neben der Krankenversicherung über entweder gesetzliche oder private Krankenkassen erfolgt eine medizinische Versorgung ggf. über die **Pflegeversicherung**, die **Unfallversicherung**, die **Rentenversicherung** oder die **Sozialhilfe**.

Bei Maßnahmen der **Rehabilitation** chronisch Kranker und Behinderter können verschiedene Versicherungs- und Unterstützungssysteme als Kostenträger herangezogen werden. Besteht eine nur unzureichende oder fehlende Versicherung, ist bei medizinischer Indikation letztlich das zuständige Sozialamt verpflichtet, notwendige Maßnahmen zu finanzieren. Rechtliche Grundlage für die verschiedenen Eingliederungshilfen ist das **Bundessozialhilfegesetz (BSHG, § 39 ff.)**, wonach dem Empfänger der Hilfe „die Führung eines Lebens ermöglicht werden soll, das der Würde des Menschen entspricht". Die Hilfe soll ihn soweit wie möglich befähigen, unabhängig von ihr zu leben. Demnach ist eine Behinderung durch den Tatbestand der Hilfsbedürftigkeit bei allen Verrichtungen des täglichen Lebens definiert. Grundsätzlich ist das Sozialamt verpflichtet, jeden Antragsteller individuell zu beraten. Das Bundessozialhilfegesetz begründet einen Anspruch auf Hilfe auch in Notlagen. Es besteht das **Prinzip der Subsidiarität**, d. h. Sozialhilfe wird in der Regel nur als letztes Mittel nach Erschöpfung aller anderen Möglichkeiten gewährt, wobei ein Rechtsanspruch auf Sozialhilfe in Abhängigkeit vom Einzelfall besteht. Entsprechend dem Antragsprinzip muß zum Einsetzen einer Hilfe ein Antrag vorliegen.
Eingliederungshilfen nach § 39 BSHG werden wie folgt geregelt:

1. „Personen, die nicht nur vorübergehend körperlich, geistig oder seelisch wesentlich behindert sind, ist Eingliederungshilfe zu gewähren. Personen mit einer anderen körperlichen, geistigen oder seelischen Behinderung kann sie gewährt werden.
2. Den Behinderten stehen die von einer Behinderung Bedrohten gleich …
3. Aufgabe der Eingliederungshilfe ist es, eine drohende Behinderung zu verhüten oder eine vorhandene Behinderung oder deren Folgen zu beseitigen oder zu mildern und den Behinderten in die Gesellschaft einzugliedern …
4. Eingliederungshilfe wird gewährt, wenn und solange bei der Besonderheit des Einzelfalles, vor allem nach Art und Schwere der Behinderung, Aussicht besteht, daß die Aufgabe der Eingliederungshilfe erfüllt werden kann."

Zu den Eingliederungshilfen gehören

- ambulante und stationäre ärztliche Behandlungsmaßnahmen,
- die Versorgung mit orthopädischen Hilfsmitteln,

- heilpädagogische Maßnahmen für noch nicht schulpflichtige Kinder,
- Hilfen zur angemessenen Schulbildung,
- berufliche Ausbildung, Fortbildung und Umschulung,
- andere berufliche Eingliederungshilfen, z. B. beschützende Werkstätten,
- Beihilfe.

Nach der aktuellen Rechtslage ist für sozialpädagogische, sonderpädagogische und psychologische Hilfen bei seelisch behinderten Kindern und Jugendlichen nach § 35 KJHG das Jugendamt, für geistig und körperlich Behinderte hingegen weiterhin das Sozialamt zuständig. Hierdurch ergeben sich z. T. schwierige Betreuungssituationen, z. B. bei Kindern mit Teilleistungsstörungen im Rahmen einer Körperbehinderung oder bei Kindern mit Autismus. Es ist zu hoffen, daß möglichst bald eine einheitliche Regelung für alle entwicklungsgestörten Kinder gefunden wird, so daß die Begriffe „behindert" und „von Behinderung bedroht" möglichst wenig Verwendung finden müssen.

Eine Reihe von Maßnahmen für Behinderte unter 21 Jahren sind nicht oder nur z. T. an Einkommen und Vermögen gebunden. So richtet sich der Beitrag der Eltern bei der notwendigen Aufnahme ihres behinderten Kindes in einem Heim danach, was für den Lebensunterhalt zu Hause eingespart wird.

Es besteht weiterhin die Möglichkeit, **Pflegeleistungen nach dem Bundessozialhilfegesetz** zu beantragen. Darüber hinaus können andere Hilfen in besonderen Lebenslagen, z. B. als Krankenhilfe, Eingliederungshilfe, Hilfe zur Weiterführung des Haushaltes und Blindenhilfe gewährt werden.

Nach § 46 BSHG wird ein Gesamtplan für die Rehabilitation bzw. nach § 36 KJHG ein Hilfsplan für Erziehungshilfen vorgeschrieben.

Im **sozialen Entschädigungsrecht** und im **Schwerbehindertengesetz** sind die Anhaltspunkte für die Anerkennung einer Behinderung zusammengefaßt. Werden diese erfüllt, erfolgt die Ausstellung eines Behindertenausweises durch das zuständige Versorgungsamt. Dabei erfolgt eine Eingruppierung nach dem **Grad der Behinderung** zwischen 30 und 100% – ab 50% wird ein **Schwerbehindertenausweis** ausgestellt. Die Ausstellung des Ausweises ist unabhängig von Einkommen oder Besitz. Er ermöglicht u. a.

- die unentgeltliche Beförderung im öffentlichen Nahverkehr (auch für Begleitpersonen),
- einen steuerfreien Pauschalbetrag,
- einen Steuererlaß für das eigene Kraftfahrzeug,
- Parkerleichterungen,
- Ansprüche auf Wohngeld und Wohnungsbauförderung,
- die Befreiung von Rundfunkgebühren und
- Ermäßigungen beim Fernsprechhauptanschluß.

Die Gewährung dieser Erleichterungen ist u. a. auch abhängig von den Zusatzmerkmalen, die mit Großbuchstaben im Behindertenausweis eingetragen werden:

H = Hilflosigkeit, mit der Notwendigkeit einer ständigen Beaufsichtigung
B = Begleitperson erforderlich
G = gehbehindert
aG = außergewöhnlich gehbehindert
bl = blind.

Bei entsprechender Anerkennung kann über das Versorgungsamt **Blindenpflegegeld** beantragt werden. Bei besonderen familiären Belastungen kann u. a. die Landesstiftung „Mutter und Kind" unterstützen und z. B. durch die Familienkasse des Versorgungsamtes Zuschüsse gewähren, wenn frühzeitig auf die Notlage hingewiesen wurde.

18.3 Pflegeversicherung

In den Richtlinien zur Pflegeversicherung vom 7. 11. 1994 werden

- Merkmale der Pflegebedürftigkeit,
- verschiedene Pflegestufen und
- Verfahren zur Feststellung der Pflegebedürftigkeit festgelegt.

Sie sind für Pflegekassen und den Medizinischen Dienst der Krankenkassen verbindlich. Das Pflegeversicherungsgesetz gilt für alle pflegebedürftigen Menschen ab der Geburt. Es regelt überwiegend die Gewährung von Pflegesachleistungen und Pflegegeld, wofür bisher das Sozialamt und die Krankenkassen verantwortlich waren. Die jetzige Pflegeversicherung ist unabhängig von Einkommen und Vermögen.

Pflegebedürftigkeit ist kein unveränderbarer Zustand, sondern ein Prozeß, der durch präventive, therapeutische bzw. rehabilitative Maßnahmen und durch aktivierende Pflege beeinflußbar ist. Ziel ist es, trotz des Hilfsbedarfs eine möglichst weitgehende Selbständigkeit des Pflegebedürftigen im täglichen Leben zu fördern, sie zu erhalten oder wieder herzustellen.

Dazu gehören auch Verbesserungen in der Kommunikation sowie ein besseres Zurechtfinden von geistig und seelisch behinderten, psychisch kranken und geistig verwirrten Menschen.

Nach § 14 Sozialgesetzbuch XI sind Personen pflegebedürftig, die wegen einer körperlichen, geistigen oder seelischen Krankheit oder Behinderung für die gewöhnlichen und regelmäßig wiederkehrenden Verrichtungen im Ablauf des täglichen Lebens auf Dauer, voraussichtlich aber für **mindestens 6 Monate**, in erheblichem Maße der Hilfe bedürfen.

Krankheiten oder Behinderungen in diesem Sinne sind:

1. Verluste, Lähmungen und andere Funktionsstörungen am Stütz- und Bewegungsapparat
2. Funktionsstörungen der inneren Organe und Sinnesorgane
3. Störungen des zentralen Nervensystems wie Antriebs-, Gedächtnis- oder Orientierungsstörungen sowie endogene Psychosen, Neurosen und geistige Behinderungen.

Maßgeblich für die Beurteilung der Pflegebedürftigkeit ist ausschließlich die **Einschränkung der Fähigkeit, bestimmte Verrichtungen des täglichen Lebens auszuüben** und nicht Art und Schwere einer vorliegenden Erkrankung, z. B. die Diagnose von Krebs oder Aids oder einer Behinderung wie Taubheit oder Blindheit. Entscheidungen in einem anderen Sozialleistungsbereich über das Vorliegen einer Behinderung oder die Gewährung einer Rente haben keine bindende Wirkung für die Pflegekasse und sagen nichts über das Vorliegen von Pflegebedürftigkeit aus. Ein Hilfebedarf kann nicht allein deshalb verneint werden, weil sich der Pflegebedürftige tagsüber außerhalb der Wohnung aufhält.

Pflegebedürftigkeit ist auch dann gegeben, wenn der Pflegebedürftige die Verrichtungen zwar motorisch ausüben, jedoch deren Notwendigkeit nicht erkennen bzw. diese Einsicht nicht in sinnvolles, zweckgerichtetes Handeln umsetzen kann, z. B. bei geistiger Behinderung, verminderter Orientierung, Nichterkennen von Personen usw.

Regelmäßig wiederkehrende Verrichtungen im Ablauf des täglichen Lebens sind z. B.

- im Bereich der Körperpflege Waschen, Duschen, Zahnpflege, Kämmen, Rasieren, Darm- und Blasenentleerung,
- im Bereich der Ernährung das mundgerechte Zubereiten der Nahrung und die Aufnahme der Nahrung,
- im Bereich der Mobilität das Aufstehen und Zubettgehen, das An- und Auskleiden, Gehen, Treppensteigen, Verlassen und Wiederaufsuchen der Wohnung und
- im Bereich der hauswirtschaftlichen Versorgung das Einkaufen, Kochen, Reinigen der Wohnung, Spülen, Wechseln und Waschen der Kleider und das Beheizen.

Ziel der Pflegehilfe ist die möglichst eigenständige Übernahme der Verrichtungen durch die pflegebedürftige Person, wobei das häusliche und soziale Umfeld zu berücksichtigen ist. Zur Unterstützung gehören auch die Anleitung in der richtigen Nutzung von Hilfsmitteln sowie pflegeunterstützende Maßnahmen (wie beispielsweise das Abklopfen bei Mukoviszidose-Kindern). Maßnahmen der Krankenbehandlung und der medizinischen Rehabilitation oder der Behandlungspflege können bei der Feststellung des Pflegebedarfs nicht berücksichtigt werden.

Beaufsichtigung und Anleitung kommen insbesondere bei geistig und seelisch Behinderten in Betracht und richten sich darauf,

- körperliche, psychische und geistige Fähigkeiten zu fördern und zu erhalten,
- Eigen- und Fremdgefährdungen zu vermeiden (z. B. durch unsachgemäßen Umgang mit Strom, Wasser und offenem Feuer) sowie
- Ängste, Reizbarkeit und Aggressionen abzubauen.

Kriterien für die Zuordnung zu einer Pflegestufe sind neben den genannten Punkten die Häufigkeit des Hilfsbedarfs und ein zeitlicher Mindestaufwand.

Folgende Pflegestufen werden unterschieden:

Pflegestufe I = erhebliche Pflegebedürftigkeit
Diese liegt vor, wenn mindestens einmal täglich Hilfebedarf bei mindestens zwei Verrichtungen aus einem oder mehreren Bereichen besteht. Der Zeitaufwand muß im Tagesdurchschnitt mindestens $1\frac{1}{2}$ Stunden betragen.

Pflegestufe II = Schwerpflegebedürftigkeit
Hierbei müssen mindestens dreimal täglich zu verschiedenen Zeiten Pflegehilfen bei der Körperpflege, der Ernährung und der Mobilität benötigt werden. Der Aufwand muß im Tagesdurchschnitt mindestens drei Stunden betragen.

Pflegestufe III = Schwerstpflegebedürftigkeit
Sie liegt vor, wenn jederzeit bei Tag und Nacht konkreter Hilfsbedarf anfallen kann und der Tagesdurchschnitt mindestens fünf Stunden Pflegeaufwand beträgt.

Pflegebedürftige Kinder sind zur Feststellung des Hilfebedarfs mit einem gesunden Kind gleichen Alters zu vergleichen. Maßgebend für die Beurteilung des Hilfebedarfs bei einem Säugling oder Kleinkind ist nicht der natürliche, altersbedingte Pflegeaufwand, sondern nur der darüber hinausgehende Aufwand. Bei kranken und behinderten Kindern ist also der zusätzliche Hilfebedarf zu berücksichtigen, der sich z. B. als Folge einer angeborenen Erkrankung, einer intensiv-medizinischen Behandlung oder einer Operation im Bereich der Körperpflege, der Ernährung und der Mobilität ergibt und der u. a. in häufigen Mahlzeiten oder zusätzlicher Körperpflege bzw. Lagerungsmaßnahmen bestehen kann.
Im 1. Lebensjahr liegt Pflegebedürftigkeit im Sinne des Gesetzes nur ausnahmsweise vor, die Feststellung bedarf einer besonderen Begründung.
Die Leistungen bei Pflegebedürftigkeit sind bei der Pflegekasse zu beantragen. Diese trifft die Entscheidung unter maßgeblicher Berücksichtigung des Gutachtens des Medizinischen Dienstes der Krankenversicherung, aber auch der Aussagen von behandelnden Ärzten, insbesondere Hausärzten, und der Angaben verschiedener Personen, die den Betroffenen pflegen, ggf. auch externer Sachverständiger. In der Regel ist für die Überprüfung ein angekündigter Hausbesuch notwendig, dies gilt insbesondere auch im Widerspruchsverfahren.
Die Umsetzung des Pflegeversicherungsgesetzes stößt besonders bei der Beurteilung der Pflegebedürftigkeit von geistigbehinderten Kindern und Jugendlichen, aber auch bei der Durchführung spezieller Behandlungen, z. B. Diäten, auf Probleme. Dies gilt auch für die Kostenübernahme von bisher sonderpädagogisch geführten Institutionen durch Pflegeeinrichtungen. Es wird versucht, die Kriterien der altersbezogenen Pflegebedürftigkeit bzw. der Alltagsbewältigung in altersadaptierten, standardisierten Fragebögen, z. B. PEDI oder WeeFIM zu erfassen. Darüberhinaus bemühen sich verschiedene Arbeitsgruppen, objektive Kriterien für eine Beurteilung der Lebensqualität zu finden.
Über die Pflegeversicherung hinaus müssen bei der Pflege und Förderung vor allem schwer Mehrfachbehinderter weiterhin auch die Sozialhilfeträger zur Finanzierung herangezogen werden.
Das Arbeitsamt bzw. der Arbeitgeber sind für die Gewährung des Kindergeldes zuständig, die Rentenversicherung für die Anerkennung der Kindererziehungszeiten. Pflegende Personen, z. B. Mütter, die auf die Ausübung eines Berufes verzichten, können so weitergehende Rentenansprüche geltend machen [12, 17, 146, 147].

18.4 Betreuungsmöglichkeiten für Kinder mit Entwicklungsstörungen

Die Betreuung von Kindern mit Entwicklungsstörungen ist in Deutschland auf Landesebene sehr unterschiedlich geregelt.
Prinzipiell wird immer versucht, in den ersten drei Lebensjahren die Versorgung innerhalb der Familie, möglichst durch die Mutter, zu gewährleisten. Dies wird einerseits durch Verlängerung des Mutterschaftsurlaubs, andererseits durch verschiedene Therapie- und Betreuungsangebote, z. B. von Frühförderstellen mit einem Team verschiedener Therapeuten, durch Sozialpädiatrische Zentren oder durch spezielle Therapiepraxen unterstützt. In schwierigen Einzelsituationen können familienentlastende Dienste usw. eingesetzt werden.
Regelkindergärten nehmen üblicherweise ab dem vollendeten 3. Lebensjahr auf, hingegen Sonderkindergärten und schulvorbereitende Institutionen meist erst mit 4 Jahren. Letztere sind als schulische Einrichtung kostenlos, meist unterschiedlich spezialisierten Förderschulen angeschlossen und gewährleisten einen Fahrdienst zur Schulwegbeförderung. Für die Schulbetreuung ist primär die Grundschule am Wohnort des Kindes zuständig. Eine Zurückstellung vom Schulbesuch kann nur dann erfolgen, wenn im darauffolgenden Jahr voraussichtlich die Aufnahme in der Regelschule möglich sein wird.
Sonderschulen bzw. **schulvorbereitende Einrichtungen** gibt es in Deutschland für eine Vielzahl verschiedener Störungen, insbesondere für

- Störungen der Sprachentwicklung,
- Hörbehinderungen bzw. Taubheit,
- Sehbehinderungen bzw. Blindheit,
- andere Körperbehinderungen,
- geistige Behinderungen und
- Verhaltensstörungen bzw. Erziehungsschwierigkeiten.

Eine Sonderschule kann die Aufnahme eines Kindes ablehnen, wenn seine Störung nicht ihrem Konzept entspricht. Während die Sonderschulen einerseits einen zunehmend hohen Spezialisierungsgrad aufwei-

sen, wird andererseits versucht, die Spezialisierung der Einrichtungen zu überwinden und Kinder mit unterschiedlichen Entwicklungsstörungen gemeinsam zu betreuen. Dabei wird von unterschiedlicher Leitsymptomatik, z. B. in den o. g. Bereichen, ausgegangen.
Echte **integrative Schulen** mit Gesunden und Kindern mit unterschiedlichen Entwicklungsstörungen werden nur vereinzelt, meist im Rahmen eines Modells nach einer speziellen Pädagogik (z. B. nach Montessori, ☞ 16.2) betrieben. Oft ist dies nur in den ersten Schuljahren konsequent möglich. In einzelnen Bundesländern (z. B. Stadt-Staaten, Hessen, Saarland) wurde versucht, durch zusätzliche Betreuungsangebote möglichst viele Kinder mit Behinderungen und Entwicklungsstörungen in den Regelschulen zu integrieren. Andererseits wird aber auch versucht, in zunehmendem Maße nichtbehinderte Kinder in Sonderschulen aufzunehmen, was jedoch nur bei einer Lernzielgleichheit möglich ist (z. B. in Sehbehinderten- und Sprachheilschulen).
In Bayern z. B. hat man für die ersten drei Schuljahre anstelle der Schule für Lernbehinderte eine Eingangsstufe als **„Diagnose- und Förderklasse"** eingeführt. Hier wird Kindern mit Entwicklungsproblemen der Stoff der ersten zwei Grundschuljahre innerhalb von drei Jahren vermittelt, um im Anschluß daran die endgültige Schullaufbahn besser festlegen zu können.
In der Regel erfolgt in der Sonderschule eine Betreuung für zehn Jahre. Viele Sonderschulen bieten am Nachmittag eine Hortbetreuung an, die über Eingliederungshilfe nach BSHG finanziert werden kann (☞ 18.2). In dieser Zeit findet häufig auch eine medizinisch begründete Therapie statt. Über die Aufnahme in diese Einrichtung erfolgt ein Feststellungsbescheid, der in der Regel von der Beurteilung eines für die jeweilige Behinderung zuständigen Landesarztes abhängig ist.
Insgesamt wird die Zuordnung der Kinder mit Entwicklungsstörungen zu den verschiedenen Einrichtungen immer schwieriger.

18.5 Erziehungshilfen

Das Kinder- und Jugendhilfegesetz (KJHG) von 1990 regelt Hilfen zur Erziehung, wenn eine dem Wohl des Kindes entsprechende Erziehung ansonsten nicht gewährleistet ist. Nach § 1 KJHG gilt: „Jeder junge Mensch hat ein Recht auf Förderung seiner Entwicklung und auf Erziehung zu einer eigenverantwortlichen und gemeinschaftsfähigen Persönlichkeit."

Die Hilfen zur Erziehung können z. B. sein:
- Pädagogische und therapeutische Leistungen nach § 27 KJHG
- Eingliederungshilfen nach dem Bundessozialhilfegesetz (§ 39 BSHG)
- Erziehungsbeistandschaft, Betreuungshilfen (§ 30 KJHG)
- Betreuung und Versorgung des Kindes in Notsituationen (§ 20 KJHG)
- Tagesgruppen- und Heimerziehung (§ 32 und 34 KJHG)
- Sozialpädagogische Einzelbetreuung (§ 35 KJHG).

Ein Beispiel für eine durch das *Jugendamt* nach § 35a KJHG zu finanzierende Erziehungshilfe ist die Betreuung von Kindern mit der Teilleistungsstörung „Legasthenie". Diese muß in einem Zusammenhang mit einer „drohenden seelischen Behinderung" stehen. Ein entsprechendes Gutachten kann entweder von einem Kinder- und Jugendpsychiater oder interdisziplinär durch einen Kinderarzt und einen Psychologen z. B. in einem Sozialpädiatrischen Zentrum erstellt werden. Die für das Gutachten notwendige Diagnostik sollte sich an dem multiaxialen Klassifikationsschema der ICD 10 (☞ 1.4.7) orientieren und darf nicht von dem Therapeuten vorgenommen werden.
Die Finanzierung einer Legasthenie-Behandlung durch die *Krankenkasse* ist in der Regel nur über ein kinder- und jugendpsychiatrisches oder ärztlich-psychologisches Gutachten zu erlangen, in dem der Begriff „Legasthenie" nicht erwähnt wird.

18.6 Weitere Aufgaben der Sozialberatung

In der Sozialberatung, die an amtlichen Stellen (z. B. Sozial- und Jugendamt) sowie an vielen anderen Stellen (z. B. Kliniken, Sozialpädiatrischen Zentren usw.) stattfindet, können vielfältige weitere Aufgaben anstehen, z. B.
- die Vermittlung behinderter Kinder in geeignete **Ferienstätten** oder **Kurzzeitinternate**,
- die Beantragung von **Mutter-Kind- und Kind-Mutter-Kuren**,
- sozialpädagogische Familienhilfen.

Zur Haushalts-, Betreuungs- und Pflegeentlastung können entweder eine **Familienpflegerin, Haushaltshilfen** oder **familienentlastende Dienste** beispielsweise bei karitativen Einrichtungen wie der Lebenshilfe und dem Kinderschutzbund beantragt werden. Verschiedene Wohlfahrtsverbände bieten spezielle Mutter-Kind-Dienste an. Nach einer Entbindung können Hausbesuche durch die Hebamme beantragt und finanziert werden.

Die Sozialberatung kann die Betreuung durch eine ambulante Sozialstation oder Haus- und Familienpflegestationen vermitteln. Hierfür sind überwiegend Wohlfahrts- und Behindertenverbände zuständig; die Finanzierung kann u. a. über Krankenkasse und Jugendamt veranlaßt werden. Ambulante Dienste von Kinderkrankenschwestern sind zur Vermeidung langfristiger Krankenhausaufenthalte bei chronischen Erkrankungen wie Heimbeatmung, Heimdialyse, Mukoviszidose-Behandlung usw. eingerichtet worden. Die Kosten werden von den Krankenkassen übernommen.

Der Sozialdienst kann bei der Suche nach geeigneten Kindergärten, schulvorbereitenden Einrichtungen, Regel- und Sonderschulen, Tagesstätten, heilpädagogischen Kinderheimen usw. unterstützend tätig sein. Er kann Hilfestellung bei der Formulierung von Anträgen, bei der Beratung über finanzielle und rechtliche Probleme bieten und Kontakte mit Heimen, Jugendämtern und Sozialhilfeverwaltungen aufnehmen.

Vorsorgekuren für Mütter, **Familienerholung** und behindertengerechte Ferienmöglichkeiten werden von verschiedenen Wohlfahrtsverbänden angeboten; Kostenträger für Mutter-Kind-Kuren und Kind-Mutter-Kuren sind die Krankenkassen nach entsprechender Beantragung und Genehmigung. Der Aufenthalt in speziellen Rehabilitationskliniken oder Sozialpädiatrischen Kliniken wird ebenfalls von den Krankenkassen aufgrund einer Überweisung durch den Hausarzt übernommen.

Am **Arbeitsplatz** kann der Anspruch auf Sonderurlaub oder unbezahlte Freistellung wegen der Versorgung des kranken Kindes und auf Kinderpflegekrankengeld geltend gemacht werden. Den Lohnausfall trägt zu 80% die Krankenkasse.

Zur Verbesserung der **Wohnsituation** werden vom Wohnungsamt Wohngeld und eine Sozialwohnungsberechtigung gewährt. Außerdem können Dringlichkeitsschreiben zur Vorlage bei Wohnungsgesellschaften ausgestellt werden. Es gibt daneben vielfältige Beratungen für behindertengerechten Wohnungsbau, verschiedene Möglichkeiten der Wohnungsbauförderung und der Gewährung von Baudarlehen und Beihilfen.

Nicht zuletzt ist es Aufgabe der Sozialberatung, Eltern von behinderten bzw. chronisch kranken Kindern auf Wunsch die Adressen anderer betroffener Eltern zu vermitteln. Dies geschieht überregional, z. B. durch das **Kindernetzwerk e.V.** Aschaffenburg, sowie durch **regionale Selbsthilfegruppen**, die u. a. in der Deutschen Arbeitsgemeinschaft Selbsthilfegruppen (DAG-SHG) zusammengefaßt sind (Adressen ☞ Anhang).

Über das Jugendamt können **Tages- und Wochenpflegen** in Pflegefamilien, Dauerpflegen und ggf. eine **Adoption** vermittelt werden. Auch bei schwerbehinderten Kindern kann zur Vermeidung einer bleibenden Heimbetreuung eine Familienadoption veranlaßt werden. Hierbei ist eine besonders intensive Vor- und Nachbetreuung durch den Sozialdienst notwendig.

Von besonderer Bedeutung ist die **„Lebenshilfe für Geistigbehinderte“**, die bundesweit in verschiedenen Einrichtungen mehr als 25000 Mitarbeiter mit überwiegend pädagogischer Ausbildung zur Betreuung Geistigbehinderter beschäftigt. Gerade hierbei schließen sich heilpädagogische Förderung und medizinische Pflege nicht aus, sondern ergänzen sich gegenseitig.

Sehr wichtig sind auch die Betreuung behinderter Jugendlicher und Erwachsener bei der **Berufswahl** und bei der Vermittlung spezieller Berufsbildungszentren sowie der Ausbau behindertengerechter Arbeitsplätze und von Behindertenwerkstätten. Für viele Menschen mit Entwicklungsstörungen und Behinderungen ist das **beschützte Wohnen** in entsprechenden Einrichtungen, ggf. auch die Ermöglichung von Partnerschaft und Sexualität, eine wesentliche Erweiterung der Lebensqualität, die, wenn irgend möglich, erreicht werden sollte.

Nach § 36 KJHG muß für den Fall, daß Erziehungshilfen notwendig sind, ein **Hilfeplan** erstellt werden. Dies gilt besonders für seelisch behinderte junge Menschen und erfolgt in Kooperation durch den behandelnden Arzt, das Gesundheitsamt, den Landesarzt nach § 126a BSHG für die jeweilige Behinderung, den Träger der Sozialhilfe und die Bundesanstalt für Arbeit [70, 162, 163, 165, 166].

Ethische und rechtliche Probleme

19

H.-M. Strassburg

Inhalt

19.1 Grenzen des ärztlichen Handelns 295
19.2 Aufklärungspflicht 296
19.3 Gutachterliche Probleme 296
19.4 Zukünftige Konzepte zur Prävention und Akzeptanz von Behinderungen 297

19.1 Grenzen ärztlichen Handelns

Nach Art. 1 des Grundgesetzes sind alle Menschen rechtlich gleich gestellt, für alle Menschen besteht ein Recht auf Leben. Das Ende des Lebens wird vom wissenschaftlichen Beirat der Bundesärztekammer nach den Kriterien des Hirntodes definiert. Ebenso wie die Tötung des Menschen in den ersten Gestationswochen (§ 218 StGB) werden die Grenzen medizinischer Maßnahmen bei intensivmedizinisch betreuten Patienten, unheilbar Kranken und Neugeborenen mit schwersten Behinderungen, immer wieder intensiv diskutiert. Dabei besteht weitgehend Übereinstimmung darin, daß aktive Tötungsmaßnahmen von ärztlicher Seite nicht vertreten werden können, daß jedoch lebensverlängernde Maßnahmen, z. B. maschinelle Beatmung, antibiotische Behandlung oder nur vorübergehend wirksame Operationen nach gründlicher Abwägung abgelehnt werden können. Kein Arzt hat das Recht oder die Verpflichtung, Medikamente zu geben, wenn sie dem Patienten nicht mehr nützen. Situationen, in denen der Arzt die medizinischen Behandlungsmöglichkeiten, insbesondere solche zur Herstellung und Aufrechterhaltung der Vitalfunktionen und/oder schwerwiegende operative Eingriffe nicht ausschöpfen muß, wurden z. B. für das Neugeborene in den **Einbecker Empfehlungen** von 1987 zusammengefaßt. Diese Empfehlungen wurden 1992 dahingehend revidiert, daß definierte Diagnosen nicht mehr genannt werden und die Bedeutung einer gemeinsamen Entscheidungsfindung aller Beteiligten (Eltern, Ärzte, Pflegepersonal u. a.) unterstrichen wird.

In Akutsituationen liegt die Entscheidung über lebenserhaltende Maßnahmen immer beim Arzt; juristisch können nur äußere Maßstäbe gesetzt werden, an denen der Arzt sein Ermessen orientiert. Hilfen können bei planbaren Entscheidungen sog. **Ethikkommissionen** darstellen, die sich z. B. in größeren Krankenanstalten aus verschiedenen Vertretern des ärztlichen und evtl. auch des pflegerischen Personals zusammensetzen, möglichst unter Hinzuziehung juristischer oder theologischer Berater. Diese bilden sozusagen eine stellvertretende Öffentlichkeit, um im Einzelfall gemeinsame Entscheidungen zu finden. Diese Kommissionen überprüfen auch alle Anträge auf Forschungsvorhaben danach, ob ethische Grundprinzipien, z. B. die Deklaration von Helsinki, gewährleistet sind.

Medizinische Grenzen müssen immer wieder neu definiert werden. So werden bei Patienten mit fortschreitenden muskulären Erkrankungen, z. B. der bösartigen Muskeldystrophie Duchenne (☞ 7.3.1), Indikationen für Formen einer Langzeitbeatmung,

aber auch für Organtransplantationen z. B. des Herzens, nebenwirkungsreiche medikamentöse Behandlungen und zukünftigen, manipulierten Gentransfer in menschliche Körperzellen diskutiert.
Der Umgang mit menschlichen Embryonen bei In-vitro-Fertilisation (künstlicher Befruchtung außerhalb des mütterlichen Körpers) und die Behandlung mit experimentellen gentechnologischen Methoden an behinderten und beschränkt urteilsfähigen Menschen wird zur Zeit in verschiedenen Ländern kontrovers gehandhabt und muß für die Zukunft noch geregelt werden.
In breiter Übereinstimmung werden direkte Eingriffe in die körperliche Integrität eines chronisch kranken und behinderten Menschen ohne medizinische Notwendigkeit abgelehnt. Dies gilt z. B. für die operative Sterilisation Geistigbehinderter, obwohl dies, vor allem von Angehörigen, immer wieder gefordert wird.

19.2 Aufklärungspflicht

Der Arzt hat die Pflicht zur Aufklärung über Indikation, Anlaß, Umfang, Risiko, Folgen und Nebenwirkungen einer jeden von ihm veranlaßten Maßnahme. Er muß aber nicht alle möglichen Folgen erörtern, sondern so vorgehen, daß der Patient bzw. seine sorgeberechtigten Vertreter die Tragweite einer Entscheidung erkennen können. Auch schwerwiegende Befunde, z. B. das Vorliegen einer unheilbaren Erkrankung, müssen in der Regel mitgeteilt werden.
Bei allen nicht allgemein anerkannten Verfahren, z. B. der Abgabe von nicht offiziell zugelassenen Medikamenten an Kinder, bedarf es einer genauen Prüfung, wie diese vom BfArM oder von den Ethikkommissionen in großen Krankenanstalten vorgenommen werden, sowie eines schriftlichen Einverständnisses des Sorgeberechtigten bzw. des Betroffenen selbst.
Der Arzt muß sich immer ein Bild über die Einsichts- und Urteilsfähigkeit des Patienten bzw. seines gesetzlichen Vertreters machen. Sollte es trotz ausführlicher Belehrung zu einer Verweigerung eines als notwendig erachteten ärztlichen Eingriffes kommen, kann wegen mißbräuchlicher Ausübung des Sorgerechts über eine evtl. einstweilige vormundschaftliche Regelung im Sinne eines begrenzten Sorgerechtsentzugs eine Zustimmung erlangt werden. Beispiele hierfür sind angeborene, durch eine Operation wesentlich zu verbessernde Fehlbildungen bei Neugeborenen und die intensiv-medizinische Behandlung bei Frühgeborenen. Nicht mehr rückgängig zu machende ärztliche Eingriffe, z. B. eine Dauerbeatmung bei einer fortschreitenden Muskelerkrankung, sind abhängig von der Dringlichkeit und prinzipiell nicht ohne die Zustimmung des Patienten bzw. seiner gesetzlichen Vertreter vorzunehmen.

19.3 Gutachterliche Probleme

Immer häufiger werden bei Kindern mit Entwicklungsstörungen gutachterliche Stellungnahmen in außergerichtlichen und zivilrechtlichen Verfahren verlangt. Diese können sehr aufwendig und kontrovers sein, wobei Motivation und Veranlassung der Initiatoren, meist der Eltern, äußerst unterschiedlich sind. Oft geht es dabei um Schuldzuweisungen bei mangelnder Verarbeitung und Akzeptanz der Behinderung des Kindes. Im Vorfeld des Entscheidungsprozesses darüber, ob ein Gerichtsverfahren angestrebt werden soll, kann der Hinweis auf die **Schiedsstelle** zur Bearbeitung ärztlicher Kunstfehler der zuständigen Ärztekammer sinnvoll sein.
Immer wieder wird die *Geburt* als Ursache von bleibenden Entwicklungsstörungen angesehen: Der Geburtsvorgang selbst, Komplikationen bei der Mutter und kurzfristige Zyanosen des Säuglings nach der Geburt sind heute praktisch nie ein Grund, einen ursächlichen Zusammenhang zu postulieren. Immer wieder läßt sich nachweisen, daß bei vielen Kindern mit Entwicklungsstörungen schon präpartal Probleme bestanden haben, die entweder anlagebedingt oder durch nicht erkennbare Versorgungsstörungen erklärt werden können. Oft wird von den Klägern vergessen, daß Kinder, die bereits intrauterin keine normale Entwicklung hatten, unter der Geburt zwangsläufig zusätzlich belastet sind. Möglicherweise werden in Zukunft immer häufiger Fragen nach der Richtigkeit einer Reanimation und intensivmedizinischen Betreuung gestellt werden, wobei das rasche Voranschreiten technischer und therapeutischer Möglichkeiten berücksichtigt werden muß. Die hohen Qualitätsansprüche an ein perinatales Zentrum werden eine Betreuung von Problempatienten in kleineren Einrichtungen oft nicht mehr zulassen, wodurch aber auch regionale Versorgungslücken entstehen können.

Von großer Bedeutung für derartige Begutachtungen ist eine sehr exakte Dokumentation aller Maßnahmen (z. B. unter der Geburt, bei der Reanimation, beim Transport, auf der Intensivstation und auf der allgemeinen Säuglingsstation), insbesondere auch von Ultraschall- und Röntgenbefunden.
Gutachten über die Frage eines Zusammenhangs von Entwicklungsstörungen mit einer *Impfung* spielen eine immer geringere Rolle, können u. U. aber auch heute noch schwierig sein.
Es muß dringend gefordert werden, daß in die Begutachtung der Ursache einer Entwicklungsstörung immer ein neuropädiatrisch erfahrener Kinderarzt mit einbezogen wird, der oft auch eine persönliche Nachuntersuchung des Kindes vorzunehmen hat. Immer wieder wird so erst nach vielen Jahren eine Anlagestörung, eine neurodegenerative Erkrankung oder ein Syndrom als Ursache diagnostiziert. Dabei muß sich der Gutachter bewußt sein, daß er keinen therapeutischen Auftrag hat.
Probleme können sich auch bei einer *späten Diagnosestellung* ergeben, da z. T. angenommen wird, eine frühere Diagnose und Therapie hätten z. B. das Krankheitsbild einer spastischen Zerebralparese verhindert. Während dies in bezug auf die Grundkrankheit in der Regel verneint werden kann, muß die Frage nach der Vermeidbarkeit sekundärer Komplikationen, z. B. einer Hüftluxation oder von Kontrakturen, differenziert betrachtet werden.
Auch in der *Pränataldiagnostik* werden sich aller Voraussicht nach in der Zukunft besondere gutachterliche Probleme ergeben.
Zunehmend werden gutachterliche Stellungnahmen zum *Einsatz alternativer Behandlungsmethoden* gefordert, die nach Ansicht ihrer Vertreter und einiger Eltern von den öffentlichen Krankenkassen finanziert werden sollten. Auch hier sind in der Regel exakte Dokumentationen vor und nach einer solchen Therapiemaßnahme notwendig, um fundierte Aussagen zu ihrem Erfolg machen zu können. Grundsätzliche Bewertungen durch Fachgremien und wissenschaftliche Gesellschaften können im Einzelfall dabei helfen, solche Anträge entweder zu befürworten, oder – was meist der Fall ist – abzulehnen.
Es muß davor gewarnt werden, unkritische Parteigutachten gerade in dem so heiklen Gebiet der Entwicklungsstörungen zu erstellen. Es ist immer sinnvoll, sich nach Möglichkeit von einer unparteiischen Institution genaue Fragen vorlegen zu lassen, die möglichst klar und nachvollziehbar beantwortet werden sollten [161, 164, 167, 168, 169].

19.4 Zukünftige Konzepte zur Prävention und Akzeptanz von Behinderungen

Eine offene Diskussion ist beispielsweise auch bei Fragen der **Prävention von Behinderungen** durch eine humangenetische Beratung der Schwangeren notwendig. Es muß versucht werden, neue Kategorien für die Einschätzung einer Behinderung zu finden. Jedem Menschen muß bewußt sein, daß er selbst strukturelle Abweichungen in seinem Gensystem besitzt und daß nicht jede genetische Erkrankung ein großes Leid mit sich bringt. Auch Kurzsichtigkeit oder Farbenblindheit sind erblich. So ist zu fragen, ob jede invasive Pränataldiagnostik im positiven Fall den Schwangerschaftsabbruch nach sich ziehen muß. Deshalb wird auch vom „Paradigmenwechsel in der Humangenetik" gesprochen, wobei die Zielvorstellung vor allem die Beratung der Eltern **vor** einer Schwangerschaft ist und nicht die Ausbildung spezialisierter Fachkräfte zur Verhinderung der Geburt von behindertem Leben. O. Speck hat hierzu ausgeführt: „Einerseits ist die Vermeidung einer Schädigung plausibel. Aber das, was vermieden werden soll, ist etwas, was den Lebenswert des Betroffenen, aber auch anderer, von der gleichen Schädigung Betroffener herabsetzt und so ihre Lebensqualität beeinträchtigen kann. Wenn etwas verhindert werden soll, gilt es als etwas, das weniger wert ist, als Übel, als Nichtwert. Es besteht das Dilemma: Prävention von Behinderung und Verteidigung der Lebensrechte aller bilden einen Widerspruch."
Entwicklungsstörungen und Behinderungen sollten durch Maßnahmen der Schwangerenvorsorge und der Perinatalmedizin vermieden bzw. sinnvoll behandelt werden. Dies darf aber nicht zu einer Verunsicherung der Bevölkerung durch Überbetonung vorbeugender bzw. verhütender Maßnahmen führen, sondern sollte im Gegenteil eine wachsende Integration und normale Behandlung aller Menschen mit Entwicklungsstörungen bewirken. Von daher können Investitionen in Projekte zur pränatalen Diagnostik nur dann akzeptabel sein, wenn sie freiwillig sind und Eltern das Recht zugestehen, auch ein Kind mit Entwicklungsstörung und Behinderung anzunehmen bzw. diesem Kind sein Lebensrecht zuzubilligen. Darüber hinaus sollten in vergleichbarem finanziellem Umfang Verbesserungen bei der Betreuung entwicklungsauffälliger und behinderter Kinder ausgebaut werden.

Es besteht ansonsten die zunehmende Gefahr, vom „Recht auf Gesundheit“ zur „Pflicht zur Gesundheit“ zu kommen, z. B. in dem Fall, in dem intrauterin eine Krankheit mit möglicherweise zukünftiger Behinderung festgestellt wird. Hierbei muß auch die Rolle der Krankenkassen und der Sozialhilfe geregelt werden. Sonst wächst die Tendenz, daß gerade von Geburtshelfern aus Absicherungsgründen immer mehr Diagnostik zur Vermeidung einer Behinderung angeboten wird, damit sie nicht später zur Rechenschaft gezogen werden. Es müssen klare und vergleichbare Richtlinien für haftungsrechtliche und zivilrechtliche Verfahren, z. B. bei der Zuerkennung von Schmerzensgeld und Ausgleichszahlungen gefunden werden.

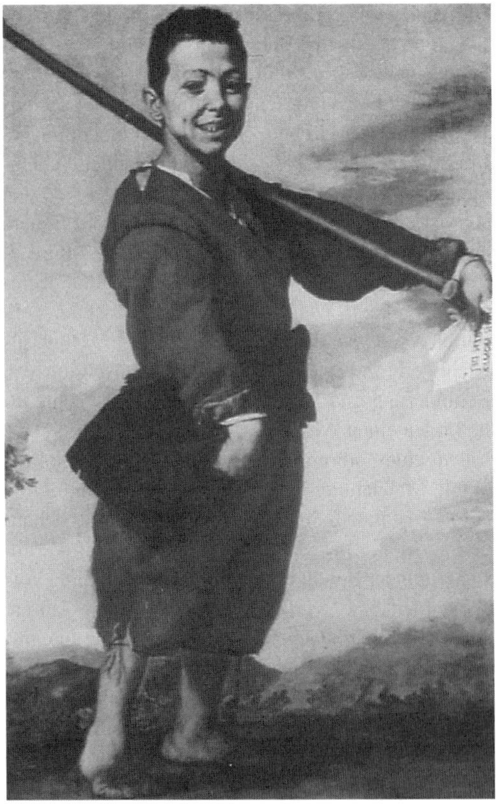

Abb. 19.1: *J. de Ribera (1591–1652) – Der Junge mit dem Klumpfuß – medizinisch genauer: mit der rechts-seitigen spastischen Hemiparese [Louvre, Paris].*
Die Inschrift des Zettels lautet:
„Da mihi elimosinam propter amorem dei“ –
„Gib mir aus Liebe zu Gott ein Almosen“.

Mit den Thesen des Utilitarismus (☞ 1.1.5) sollte eine offene und sachliche Auseinandersetzung stattfinden, da Verheimlichung und Verdrängung nur zu einer zunehmenden Verunsicherung führen.

Ebensowenig wie es eine einseitige „Pädagogisierung“ oder eine „Psychotherapeutisierung“ bei Entwicklungsstörungen und Behinderungen geben darf, soll in Zukunft eine „Medizinisierung“ entstehen. Entscheidend sind interdisziplinäre Kontakte zwischen Hausärzten, Fachärzten, Therapeuten, Frühförderstellen, Kindergärten und Schulen, so daß ein **Netzwerk im gleichberechtigten Dialog** aufgebaut wird. Thimm plädiert dabei für dezentrale praktische Hilfen in den Familien, z. B. durch einen weiteren Aufbau familienentlastender Dienste. Dies soll gemeindeorientiert zu einem „Leben in Nachbarschaften“ zwischen Behinderten und Nichtbehinderten führen.

Jeder Mensch hat ein Recht darauf, so angenommen zu werden wie er ist und in seinem Selbstvertrauen gefördert zu werden. Menschen mit geistiger Behinderung sind auf dem Weg zu mehr Selbstbestimmung für ihren Alltag – alle sollen das Recht haben, am Leben in der Gemeinschaft teilzunehmen, d. h. vor allem in den Familien, aber auch in Kindergärten, Schulen und öffentlichen Einrichtungen.

Nach A. Schopenhauer ist **Mitleid der Mittelpunkt aller Ethik**. Die wichtigste Aufgabe im Umgang mit entwicklungsgestörten und behinderten Kindern sowie ihren Angehörigen ist für den Arzt und alle anderen Berufsgruppen, genau wie bei Schwerkranken, die **Einfühlungsbereitschaft** oder **Empathie**. H. G. Schlack hat dazu ausgeführt, daß Entscheidungen über den Umgang mit chronischen Krankheiten und Behinderungen gegenüber unseren Mitmenschen begründet und nachvollziehbar gemacht werden müssen.

Dabei sind Grundnormen wie das Recht auf Leben eines jeden Menschen und das Handeln zum Wohl des Kranken nie in Frage zu stellen. Diese ethische Grundhaltung setzt Verantwortungsgefühl, Verschwiegenheit und Wahrhaftigkeit voraus. Gerade auch den entwicklungsgestörten und behinderten Kindern und ihren Eltern gegenüber sollten wir so handeln, wie wir erwarten, daß uns gegenüber gehandelt würde. Dies wurde von H. Jonas so ausgedrückt: „Handle so, daß die Wirkungen deiner Handlungen verträglich sind mit der Permanenz echten Lebens auf Erden bzw. handle so, daß die Wirkungen deiner Handlungen nicht zerstörerisch sind für die künftigen Möglichkeiten des Lebens auf der Erde.“ Vielleicht läßt sich mit dieser Einstellung auch eine Neubestimmung des sozialen Ehrenamtes erreichen, das nicht nur den bezahlten Einsatz für die Schwächeren in unserer Gesellschaft vorsieht.

Menschen mit Entwicklungsstörungen und Behinderungen benötigen gerade heute keine „Almosen", sondern menschliche Zuwendung, umfassende Förderung ihrer Fähigkeiten und eine allgemeine Akzeptanz. Der Umgang mit ihnen ist ein wesentliches Qualitätskriterium unserer Gesellschaft [14, 31, 42, 152, 161].

Anhang 20

Adressen der Sozialpädiatrischen Zentren und ihrer ärztlichen Leiter in Deutschland

Sozialpädiatrisches Zentrum an der Kinderklinik der Medizinischen Fakultät der RWTH Aachen, Prof. Dr. F. KOTLAREK, Kullenhofstraße 50, 52074 Aachen, Tel. 02 41/80 89-666 oder 665

Sozialpädiatrisches Zentrum Inn-Salzach, Prof. Dr. R. SCHMID, Vinzenz-von-Paul-Straße 10, 84503 Altötting, Tel. 08671/509-481

Sozialpädiatrisches Zentrum Diakonie-Anstalten, Bad Kreuznach, Dr. GERTRUD WEIERMANN, Ringstraße 58–60, 55541 Bad Kreuznach, Tel. 06 71/605-23 65

Sozialpädiatrisches Zentrum Medizinische Fakultät (Charité) der Humboldt-Universität zu Berlin, Dr. K. DROSSEL, Schumannstraße 20/21, 10098 Berlin, Tel. 030/28 02 32 05

Sozialpädiatrisches Zentrum im Krankenhaus Friedrichshain, Kinderklinik „Martin Luther King", Prof. Dr. B. SCHNEEWEISS, Landsberger Allee 49, 10249 Berlin

Sozialpädiatrisches Zentrum Kinderklinik Lindenhof, Prof. Dr. V. HESSE, Gotlindestraße 2–20, 10365 Berlin

Sozialpädiatrisches Zentrum, Therapeutisches Arbeitskollektiv Kreuzberg e.V., Dr. S. SAFAVI, Oranienstraße 42, 10969 Berlin, Tel. 030/6 14 77 93

Kinderhaus Friedenau e.V., Dr. G. JACOBSEN, Hedwigstraße 13, 12159 Berlin, Tel. 030/8 52 40 88

Sozialpädiatrisches Zentrum der Betriebsgenossenschaft der Spastikerhilfe e.G., Dr. BARBARA REINBOTH, Prettauer Pfad 23–33, 12207 Berlin, Tel. 030/8 10 72-0

Sozialpädiatrisches Zentrum der Lebenshilfe e.V., Dr. BRIGITTE KNECHT, Helene-Weigel-Platz 10, 12681 Berlin, Tel. 030/5 41 40 75 oder 5 42 90 37

Sozialpädiatrisches Zentrum Kinder- und Jugendambulanz Weissensee, Dr. JUTTA MÄRTEN, Langhansstraße 64, 13086 Berlin, Tel. 030/4 71 51-89 oder -90

Sozialpädiatrisches Zentrum Klinikum Berlin-Buch, PD Dr. MONIKA SCHÖNTUBE, Wiltbergstraße 50, 13125 Berlin-Buch, Tel. 030/94 01-23 43 oder 23 45

Sozialpädiatrisches Zentrum, Universitätsklinikum Rudolf-Virchow, Kinderklinik, TH. MICHAEL, Augustenburger Platz 1, 13353 Berlin, Tel. 030/450-6 61 88 oder -6 64 08

Max Burger Zentrum, Abt. Diagnose- und Behandlungszentrum für Kinder, Dr. P. KELLER, Plantanenallee 23–25, 14050 Berlin, Tel. 030/3 00 62-5

Sozialpädiatrisches Zentrum Klinikum Gilead, Dr. ANNETTE ROHLMANN, Grenzweg 10, 33617 Bielefeld, Tel. 05 21/144-27 31

Rheinisches Kinderneurologisches Zentrum, Prof. Dr. H. G. SCHLACK, Waldenburger Ring 46, 53119 Bonn, Tel. 02 28/6 68 31 30

Sozialpädiatrisches Zentrum der Kinderklinik Braunschweig, Dr. U. FRANK, Holwedestraße 14–16, 38118 Braunschweig, Tel. 05 31/5 95 12 36

Kinderzentrum St. Jürgen-Straße, Zentralkrankenhaus, Dr. P. LAUBER, 28205 Bremen, Tel. 04 21/497-33 68

Sozialpädiatrisches Zentrum Erftkreis, Dr. H. HOLLMANN, Dr. H. KRAHÉ, Kaiserstraße 6, 50321 Brühl, Tel. 0 22 32/70 73-41 oder -42

Sozialpädiatrisches Zentrum Chemnitz, MR Dr. J. MARTIN, Weststraße 8, 09112 Chemnitz, Tel. 03 71/30 58 50

Sozialpädiatrisches Zentrum Coburg, Dr. S. JAWAD, Elsässer Straße 9, 96450 Coburg, Tel. 0 95 61/82 68-0

Sozialpädiatrisches Zentrum am Carl-Thiem-Klinikum, Landeszentrum Brandenburg, Kinderklinik, Dr. VERA JACOB, Thiemstraße 111, 03048 Cottbus, Tel. 03 55/46-22 52

Sozialpädiatrisches Zentrum der Städt. Kinderkliniken Prinzessin Margaret, Dr. G. GOLLA, Dieburger Straße 31, 64287 Darmstadt, Tel. 0 61 51/402-271 oder -272

Vestische Kinderklinik, Abteilung Sozialpädiatrie, N. N., Lloydstraße 5, 45711 Datteln

Neuropädiatrie Dortmund, Städtische Kinderklinik, Dr. H. STREHL, Beurhausstraße 40, 44137 Dortmund, Tel. 02 31/5 02 09-60 oder -61

Sozialpädiatrisches Zentrum Dresden-Neustadt, Dr. C. KRETZSCHMAR, Industriestraße 40, 01129 Dresden, Tel. 03 51/8 56 25 60

Sozialpädiatrisches Zentrum St.-Marien-Hospital, Dr. K.-J. ESSER, Hospitalstraße 44, 52353 Düren, Tel. 0 24 21/805-0

Sozialpädiatrisches Zentrum am Zentrum für Kinderheilkunde, PD Dr. ANTJE SCHUSTER, Moorenstraße 5, 40225 Düsseldorf, Tel. 02 11/811-64 31/85 91

Kinderneurologisches Zentrum der Kliniken der Landeshauptstadt Düsseldorf – Krankenhaus Gerresheim, Prof. Dr. G. GROSS-SELBECK, Gräulinger Straße 120, 40625 Düsseldorf, Tel. 02 11/28 00-555

Sozialpädiatrisches Zentrum der Kinderklinik Erfurt, Dr. F. SCHULZE, Hermann-Brill-Straße 19, 99099 Erfurt, Tel. 03 61/4 20 00-0

Sozialpädiatrisches Zentrum der Klinik für Kinder und Jugendliche der Universität, Dr. ELISABETH STREHL, Loschgestraße 15, 91054 Erlangen, Tel. 0 91 31/85 31 18

Sozialpädiatrisches Zentrum Gesundheitsamt Essen, Dr. GERBURG SCHEITHAUER, Helen-Keller-Straße 8–10, 45141 Essen, Tel. 02 01/88-53-600 oder -601

Sozialpädiatrisches Zentrum am Zentrum für Neuropädiatrie und interdisziplinäre Frühförderung, Dr. KARLA HELLER, Karlsruher Str. 9, 60329 Frankfurt, Tel. 069/2 72 16-222

Sozialpädiatrisches Zentrum der Kinderklinik Höchst, Dr. RENATE KOEBERICH, Gotenstraße 6–8, 65929 Frankfurt a. M., Tel. 069/31 06-20 70

Sozialpädiatrisches Zentrum am Klinikum Frankfurt/Oder, Dipl.-Med. P. BERNDT, Seelower Kehre 2/3, 15234 Frankfurt/Oder, Tel. 03 35/54 80

Sozialpädiatrisches Zentrum an der Universitäts-Kinderklinik Freiburg, Prof. Dr. R. KORINTHENBERG, Mathildenstraße 1, 79106 Freiburg, Tel. 07 61/270-43 47

Städtische Kinderklinik Gelsenkirchen, Neuropädiatrie – Sozialpädiatrie, Dr. H. MEYER-DIETRICH, Westerholter Straße 142, 45892 Gelsenkirchen, Tel. 02 09/369-285

Sozialpädiatrisches Zentrum a. d. Abt. Neuropädiatrie und Sozialpädiatrie, Zentrum für Kinderheilkunde der JLU, Prof. Dr. G. NEUHÄUSER, Feulgenstraße 12, 35392 Gießen, Tel. 06 41/99-4 34 81

Heilpädagogisch-Therapeutisches Kinderzentrum, Frau Dr. KATHARINA ENNS, Jahnstraße 2, 67307 Göllheim, Tel. 0 63 51/64 00

Sozialpädiatrisches Zentrum der Klinik am Eichert, Dr. A. OBERLE, Eicherstraße 3, 73035 Göppingen, Tel. 0 71 61/64-1

Sozialpädiatrisches Zentrum an der Kinderklinik des Städt. Klinikums Görlitz, Dr. EVA MARIA RAUTENBACH, Girbigsdorfer Str. 1/3, 02828 Görlitz, Tel. 0 35 81/36 04 27

Sozialpädiatrisches Zentrum Vorpommern der Aktion Sonnenschein, PD Dr. INGRID WEINKE, Makarenkostraße 8, 17491 Greifswald, Tel. 0 38 84/81 11 92

Sozialpädiatrisches Zentrum am St. Barbara-Krankenhaus, Dr. E. FUKALA, Barbarastraße 2a, 06110 Halle, Tel. 03 45/48 25-54 01

Zentrum für Kindesentwicklung, Frau Dr. INGE FLEHMIG, Rümkerstraße 15–17, 22307 Hamburg, Tel. 040/6 31 52 18

Werner Otto Institut, Dr. C. FRICKE, Bodelschwinghstraße 23, 22337 Hamburg

Sozialpädiatrisches Zentrum Hannover, Dr. med. H. SCHULZ, Janusz-Korczak-Allee 8, 30173 Hannover, Tel. 05 11/81 15-702

Sozialpädiatrisches Zentrum, Abteilung für Pädiatrische Neurologie, Universitätskinderklinik, Prof. Dr. D. RATING, Im Neuenheimer Feld 150, 69120 Heidelberg, Tel. 0 62 21/56 23 37

Sozialpädiatrisches Zentrum, Klinik für Kinder- und Jugendmedizin Jena, Dr. G. SKIRL, Kochstraße 2, 07745 Jena

Sozialpädiatrisches Zentrum, Abt. für Neuropädiatrie am Städtischen Klinikum Kassel, Dr. K.-P. HERBERG, Mönchebergstraße 41–43, 34125 Kassel, Tel. 05 61/980-35 90

Sozialpädiatrisches Zentrum im Klinikum der Christian-Albrechts-Universität, Prof. Dr. U. STEPHANI, Schwanenweg 20, 24105 Kiel, Tel. 04 31/597-16 53

Sozialpädiatrisches Zentrum, Kinderkrankenhaus, Dr. K. KELLERMANN, Amsterdamer Straße 59, 50735 Köln, Tel. 02 21/77 74-567

Sozialpädiatrisches Zentrum, Klinik und Poliklinik für Kinderheilkunde der Universität Köln, PD Dr. ULRIKE SCHAUSEIL-ZIPF, Joseph-Stelzmann-Straße 9, 50924 Köln, Tel. 02 21/478-59 00

Sozialpädiatrisches Zentrum Konstanz, Dr. W. KRATZER, Luisenstraße 7, 78464 Konstanz, Tel. 0 75 31/80 10

Sozialpädiatrisches Zentrum an der Städtischen Kinderklinik, Prof. Dr. H. SCHULTE-WISSERMANN, Lutherplatz 40, 47805 Krefeld, Tel. 0 21 51/32 23 03

Sozialpädiatrisches Zentrum St. Paulusstift, Dr. K.-H. SPÖRKMANN, Hauptstraße 235, 76829 Landau/Pf., Tel. 0 63 41/59 91 24

Sozialpädiatrisches Zentrum am Kinderkrankenhaus St. Marien, PD Dr. W. IHLE, Grillparzerstraße 9, 84036 Landshut, Tel. 08 71/85 21 86

Sozialpädiatrisches Zentrum Reha Westpfalz, Dr. D. MUNDT, Am Rothenborn, 66849 Landstuhl, Tel. 0 63 71/934-0

Sozialpädiatrisches Zentrum Leipzig, Frau Dr. Siegrun von Loh, Leibnizstraße 27, 04105 Leipzig, Tel. 03 41/9 80 03 51

Sozialpädiatrisches Zentrum, Städtische Kinderklinik Lörrach, Dr. A. Seidler, Spitalstraße 25, 79539 Lörrach, Tel. 0 76 21/416-0

Zentrum für Kinder- und Jugendmedizin, Prof. Dr. H.-P. Weber, Hohfuhrstraße 25, 58505 Lüdenscheid, Tel. 0 23 51/46-0

Sozialpädiatrisches Zentrum an den Krankenanstalten des Landkreises Ludwigsburg, Dr. H. Rosenkötter, Hegelstraße 10, 71640 Ludwigsburg, Tel. 0 71 41/99 71 62

Sozialpädiatrisches Zentrum im Kinderzentrum Ludwigshafen, Dr. Birgit Fritzweiler, Karl-Lochner-Straße 8, 67071 Ludwigshafen, Tel. 06 21/67 00 50

Sozialpädiatrisches Zentrum an der Universitäts-Kinderklinik Magdeburg, Prof. Dr. J. Gedschold, Adolf-Jentzen-Straße 2, 39116 Magdeburg, Tel. 03 91/6 34 50 78

Kinderneurologisches Zentrum, Dr. H. Peters, Hartmühlenweg 2–4, 55122 Mainz, Tel. 0 61 31/378-0

Klinik für Kinderneurologie und Sozialpädiatrie, Kinderzentrum Maulbronn, Prof. Dr. D. Karch, Knittlinger Steige 21, 75433 Maulbronn, Tel. 0 70 43/160

Sozialpädiatrisches Zentrum an der Kinderklinik, Dr. R. Weitz, Bismarckstraße 23, 87700 Memmingen, Tel. 0 83 31/700

Frühförderzentrum der Johannes-Anstalten Mosbach, Dr. M. Schulz, Heidelberger Straße 20, 74821 Mosbach-Neckarelz, Tel. 0 62 61/97 15-0

Kinderzentrum München, Prof. Dr. Dr. h.c. H. von Voss, Heiglhofstraße 63, 81377 München, Tel. 089/7 10 09-0

Sozialpädiatrisches Zentrum an der Westfälischen Wilhelms-Universität, Dr. M. Frosch, Dr. P. Weber, Albert-Schweitzer-Str. 33, 48149 Münster, Tel. 02 51/83-4 85 18

Rehabilitationszentrum für Kinder und Jugendliche, Sozialpädiatrisches Zentrum, Dr. C. Lipinski, Dr. J. Weisser, Im Spitzerfeld 25, 69142 Neckargemünd

Sozialpädiatrisches Zentrum in der Kinderklinik Neunkirchen-Kohlhof, Dr. H. Penner, Klinikweg 1–5, 66539 Neunkirchen-Kohlhof, Tel. 0 68 21/36 32 00

Sozialpädiatrisches Zentrum am Ruppiner Klinikum, Dipl.-Med. Gisela Kalz, Fehrbelliner Straße 38, 16816 Neuruppin, Tel. 0 33 91/39-37 33 oder 39-0

Kinderzentrum Pelzerhagen, Dr. U. Kalbe, Wiesenstraße 30, 23730 Neustadt, Tel. 0 45 61/71 09-0

Heilpädagogisch-Therapeutisches Zentrum Neuwied, Dr. G. Fischbach, Beverwijker Ring 2, 56564 Neuwied, Tel. 0 26 31/9 65 60

Sozialpädiatrisches Zentrum an der Klinik für Kinder- und Jugendmedizin am Evangelischen Krankenhaus Oberhausen, Dr. R. Pothmann, Virchowstraße 20, 46047 Oberhausen, Tel. 02 08/8 81 00 oder 88 11 41 11

Sozialpädiatrisches Zentrum an den Städtischen Kliniken, Dr. F. J. Bienefeld, Starkenburgring 66, 63069 Offenbach, Tel. 069/84 05-43 22

Sozialpädiatrisches Zentrum Oldenburg, Dr. M. Wagner, Cloppenburger Straße 361, 26133 Oldenburg, Tel. 04 41/4 20 22

Sozialpädiatrisches Zentrum der Kinderklinik Dritter Orden, Prof. Dr. F. Staudt, Bischof-Altmann-Straße 9, 94032 Passau, Tel. 08 51/72 05-0

Sozialpädiatrisches Zentrum am Klinikum Ernst von Bergmann, Dr. C. Herrmann, Hubertusdamm 50, 14480 Potsdam, Tel. 03 31/2 41 59 71

Sozialpädiatrisches Zentrum, Kinderzentrum St. Marien, Dr. B. Ostertag, Wieshuberstraße 4, 93059 Regensburg, Tel. 09 41/46 50 20

Sozialpädiatrisches Zentrum, Kinderzentrum im Eichsfeld, PD Dr. R. Eulitz, Klosterstraße 7, 37355 Reifenstein/Eichsfeld, Tel. 03 60 76/9 93 80

Sozialpädiatrisches Zentrum am Krankenhaus Riesa-Großenhain, Dr. H.-G. Heduschke, Weinbergstraße 8, 01589 Riesa, Tel. 0 35 25/75 40

Sozialpädiatrisches Zentrum der Kinderklinik Aue, Dr. Christa Brandhoff, Dr. Semmelweis-Siedlung, 08301 Schlema, Tel. 0 37 71/29 90

Sozialpädiatrisches Zentrum, Kinderzentrum Schwerin, PD Dr. P. Ch. Clemens, Wismarsche Straße 397, 19055 Schwerin, Tel. 03 85/58 11-488

Sozialpädiatrisches Zentrum DRK-Kinderklinik, Dr. J. Pelster, Wellersbergstraße 60, 57072 Siegen, Tel. 02 71/595-347

Sozialpädiatrisches Zentrum des Olgahospitals, Dr. Christel Schweizer, Bismarckstraße 8, 70176 Stuttgart, Tel. 07 11/99 20

Sozialpädiatrisches Zentrum an der Kinderklinik Suhl, Dr. C. Wurst, Albert-Schweitzer-Straße 2, 98503 Suhl, Tel. 0 36 81/35 63 91

Körperbehinderten-Kinderklinik, Dr. D. Hauf, Römerweg, 75328 Schömberg

Kinderfrühförderung und Elternberatung, Sozialpädiatrisches Zentrum, Dr. Marie-Luise Ipach, Luxemburger Straße 144, 54294 Trier, Tel. 06 51/8 28 61-0

Sozialpädiatrisches Zentrum der Abteilung Entwicklungsneurologie, Universitäts-Kinderklinik, Prof. Dr. Ingeborg Krägeloh-Mann, Frondsbergstraße 23, 72071 Tübingen, Tel. 0 70 71/29-8 47 34

Sozialpädiatrisches Zentrum der Universitäts-Kinderklinik, Prof. Dr. H. Bode, Schillerstraße 15, 89077 Ulm, Tel. 07 31/5 02 17 31

Klinik für Kinderneurologie und Sozialpädiatrie der Kinderklinik Königsborn, Dr. H. H. Richardt, Zimmerplatz 1, 59425 Unna-Königsborn, Tel. 0 23 03/9 67 00

Sozialpädiatrisches Zentrum am Marien-Hospital, Dr. U. Raupp, Pastor-Janßen-Straße 8–38, 46483 Wesel, Tel. 02 81/1 04 16 70

Sozialpädiatrisches Zentrum Dr.-Horst-Schmidt-Kliniken, Dr. Margret Petermöller, Ludwig-Erhard-Straße 100, 65199 Wiesbaden, Tel. 06 11/43 29 18

Zentrum für Entwicklungsdiagnostik und Sozialpädiatrie Wolfsburg, Dr. K. Amirpour, Sauerbruchstraße 7, 38440 Wolfsburg, Tel. 05 36 1/801-389 oder -390

Frühdiagnosezentrum an der Universitäts-Kinderklinik, Prof. Dr. H. M. Strassburg, Josef-Schneider-Straße 2, 97080 Würzburg, Tel. 09 31/201-37 09

Adressen wichtiger Selbsthilfegruppen und zentraler Kontaktstellen

Arbeitsgemeinschaft Spina bifida und Hydrozephalus (ASBH) e.V., Bundesverband, Münsterstraße 13, 44145 Dortmund, Tel. 02 31/86 10 50-0

Arbeitskreis überaktives Kind, Dietrichstraße 9, 30159 Hannover, Tel. 05 11/3 63 27 29

Deutsche Rheuma-Liga, Bundesverband, Maximilianstraße 14, 53111 Bonn, Tel. 02 28/7 66 06-15

Bundesarbeitsgemeinschaft Teilleistungsstörungen, Postfach 450246, 50788 Köln, Tel. 02 21/4 99 59 98

Bundesgeschäftsstelle Bundesverband Selbsthilfe Körperbehinderter, 74238 Krautheim/Jagst, Tel. 0 62 94/6 81 10

Bundesverband für Körper- und Mehrfachbehinderte, Brehmstraße 5–7, 40239 Düsseldorf, Tel. 02 11/6 40 04-0

Bundesverband kleinwüchsige Menschen und ihre Familien, Westerstraße 98–104, Tel. 04 21/50 21 22

Bundesgeschäftsstelle Hilfe für das autistische Kind, Bebelallee 141, 22297 Hamburg, Tel. 040/5 11 56 04

Bundesgeschäftsstelle Lernen fördern – Verband zur Förderung Lernbehinderter, Rolandstraße 61, 50677 Köln, Tel. 02 21/38 06 66

Bundesverband behinderter Pflegekinder, Große Straße 100, 26871 Papenburg, Tel. 0 49 61/10 33-62 23

Bundesverband „Das frühgeborene Kind“, von der Tann-Straße 7, 69126 Heidelberg, Tel. 0 62 21/31 50 65

Bundesverband Legasthenie, Königstraße 32, 30175 Hannover, Tel. 05 11/31 87 38

Lebenshilfe für Menschen mit geistiger Behinderung, Raiffeisenstraße 18, 35043 Marburg, Tel. 0 64 21/49 10

Bundesvereinigung Stotterer Selbsthilfe, Gereonswall 112, 50670 Köln, Tel. 02 21/1 39 11 06

Arbeitskreis Down-Syndrom, Gadderbaumer Straße 28, 33602 Bielefeld, Tel. 05 21/44 29 98

Deutsche Gesellschaft für Muskelkranke, Im Moos 4, 79112 Freiburg, Tel. 0 76 65/9 44 70

Bundesverband der Elterninitiativen zur Förderung hyperaktiver Kinder, Postfach 60, 91291 Forchheim, Tel. 0 91 91/3 48 74

Interessengemeinschaft Fragiles X, Goethering 42, 24576 Bad Bramstedt, Tel. 0 41 92/40 53

Deutsche Epilepsie-Vereinigung, Zillestraße 102, 10585 Berlin, Tel. 030/3 42 44 14

Libero – Hilfe für das Kind mit Krankheiten des Nervensystems, Tischlerweg 15, 38126 Braunschweig, Tel. 05 31/69 75 70

Informationszentrum Epilepsie, Herforder Straße 5–7, 33602 Bielefeld, Tel. 05 21/12 41 17

Deutscher Blindenverband, Bismarckallee 30, 53173 Bonn, Tel. 02 28/35 40 37

Elternhilfe für Kinder mit Rett-Syndrom, Tulpenweg 9, 27637 Nordholz, Tel. 0 47 41/98 00 26

Gesellschaft zur Erforschung des plötzlichen Säuglingstods (GEPS), Rheinstraße 26, 30519 Hannover, Tel. 05 11/8 38 62 02

Kindernetzwerk für kranke und behinderte Kinder und Jugendliche in der Gesellschaft e.V., Hanauer Straße 15, 63739 Aschaffenburg, Tel. 0 60 21/1 20 30 oder 01 80/5 21 37 39

Nationale Kontakt- und Informationsstelle zur Anregung und Unterstützung von Selbsthilfegruppen (NAKOS), Albrecht-Achilles-Straße 65, 10709 Berlin, Tel. 030/8 91 40 19

Von Recklinghausen-Gesellschaft, Langenhorner Chaussee 560, 22419 Hamburg, Tel. 040/52 71 28 22

Abbildungsnachweis

Unter allen Abbildungen im Buch wird am Ende des Legendentextes in eckigen Klammern auf die Abbildungsquelle verwiesen. Für die Abdruckgenehmigungen sein an dieser Stelle herzlich gedankt; wurden Abbildungen gegenüber dem Original verändert, ist dies nicht besonders gekennzeichnet.

B 216: Olbing, H. W., Rascher, W., Lettgen, B. (1993): Kursbuch Pädiatrie (Abb. 4.1). Jungjohann Verlag, Neckarsulm, Stuttgart.

E 124: Simon, C.: Pädiatrie. Stuttgart, New York: Schattauer 1995.

E 125: Kaufmann-ABC-Test, deutsche Bearbeitung von P. Melchers und U. Preuss © 1991, dritte Auflage 1997, Swets & Zeitlinger B.V., Swets Test Services, Frankfurt/M.

E 126: Gahr, M. (1994): Pädiatrie. (Abb. 20.9, 20.24–20.27). Walter de Gruyter, Berlin, New York.

E 127: Copyright 1973. Novartis. Reprinted with permission from The Ciba Collection of Medical Illustrations, illustrated by Frank H. Netter, M. D. All rights reserved.

E 128: Pongratz, Klinische Neurologie (1992) (Abb. 1-1). Urban & Schwarzenberg, München, Wien, Baltimore.

E 129: Michel, L. (1971): Allgemeine Grundlagen psychologischer Tests; S. 29 in: Heiss, R. (Hrsg.): Handbuch der Psychologie, Bd. 6. Hogrefe Verlag, Göttingen, Bern, Toronto, Seattle.

E 130: Hellbrügge, Th. et al. (1978): Münchener Funktionelle Entwicklungsdiagnostik (Abb. 15). Hansisches Verlagskontor, Lübeck.

E 131: Griffith, R. (1983): Skalen (GES) zur Beurteilung der kindlichen Entwicklung. Beltz Test GmbH, Göttingen, Weinheim.

E 132: Cattell, R. B., Weiss, R. H. (1978): Grundintelligenztest CFT 20. Hogrefe-Verlag, Göttingen, Bern, Toronto, Seattle.

E 136: Reprinted with permission of J. C. Raven Ltd, Edinburgh.

E 137: Lockowandt, O. (1993): Frostigs Entwicklungstest der visuellen Wahrnehmung (FEW). Beltz Test GmbH, Göttingen, Weinheim.

E 138: Wendlandt, W. (1995): Sprachstörungen im Kindesalter (Abb. 1). Georg Thieme Verlag, Stuttgart, New York.

E 144: Moore, K. L. (1993): Before we are born: Basic embryology and birth defects. W. B. Saunders Company, Philadelphia.

E 152: Tigges-Zuzok, C., Kohns, U. (1995): Sprachdiagnostik und Therapieindikationen in der pädiatrischen Praxis. Der Kinderarzt 26, S. 358. Hansisches Verlagskontor, Lübeck.

F 114: Ohrt, B., Schlack, H.-G., Largo, R. H. et al. (1993/94): Erfassen von Entwicklungsauffälligkeiten bei Fünfjährigen – ein normierter Fragebogen. Pädiat. Praxis 46, 11–19.

F 120: R. Largo (1993): Verhaltens- und Entwicklungsauffälligkeiten: Störungen oder Normvarianten. Monatsschrift für Kinderheilkunde 141, 698–703 (Abb. 6 und 7). Springer-Verlag, Berlin, Heidelberg, New York.

F 122: Sozialpädiatrie in Praxis und Klinik. Kirchheim Verlag, Mainz.

F 125: Pädiatrische Praxis. H. Marseille Verlag, München.

L 157: S. Adler, Lübeck.

L 190: G. Raichle, Ulm.

M 143: Prof. Dr. H.-M. Strassburg, Würzburg.

M 144: Dr. W. Kress, Würzburg.

M 145: W. Dacheneder, Würzburg.

M 146: Privatfoto.

T 147: Abteilung für Neuroradiologie der Universität Würzburg (Ärztlicher Leiter: Prof. Dr. Solymosi).

T 148: Institut für Radiologie der Universität Würzburg (Ärztlicher Direktor: Prof. Dr. D. Hahn).

T 149: Universitäts-Kinderklinik Freiburg (Ärztlicher Direktor: Prof. Dr. M. Brandis).

T 150: Universitäts-Kinderklinik Würzburg (Ärztlicher Direktor: Prof. Dr. H. Bartels).

T 152: Privatfoto.

V 229: SRP Lübeck (DTP und Werbedienstleistungen).

Literatur

A Bücher und Aufsätze

Medizin

(1) Aicardi, J. (1994): Epilepsy in children. International review of child neurology. Raven Press, New York.

(2) Aicardi, J. (1998): The diseases of the nervous system in childhood. Developmental Medicine, No 115/118. Mac Keith Press, London.

(3) Baraitser, M. (1990): The genetics of neurological disorders, University Press, Oxford.

(4) Behrman, R. E., Kliegman, R. M., Arvin, A. M. (1999): Nelson's textbook of pediatrics. W. B. Saunders Company, Philadelphia.

(5) Doose, H. (1998): Epilepsien im Kindes- und Jugendalter. Desitin-Verlag, Hamburg.

(6) Dubowitz, V. (1995): Muscle disorders in childhood. W. B. Saunders Company, London.

(7) Eggers, C., Bilke, O. (1995): Oligophrenien und Demenzprozesse im Kindes- und Jugendalter. Georg Thieme Verlag, Stuttgart.

(8) Fenichel, G. M. (1993): Clinical pediatric neurolgy – A science and symptoms approach. W. B. Saunders Company, Philadelphia.

(9) Frankenburg, W. K., Thornton, S. M., Cohrs, M. E. (1992): Entwicklungsdiagnostik bei Kindern – Trainingsprogramm zur Früherkennung von Entwicklungsstörungen. Georg Thieme Verlag, Stuttgart.

(10) Friede, R. L. (1989): Developmental neuropathology. Springer-Verlag, Berlin.

(11) Gérard, C., Lipinski, C. G., Decker, W. (1996): Schädel-Hirn-Verletzungen bei Kindern und Jugendlichen. Trias Verlag, Stuttgart.

(12) Grandin, T. (1997): Ich bin die Anthropologin auf dem Mars – mein Leben als Autistin. Knaur Verlag, München.

(13) Greenspan, S. J., Greenspan, N. T. (1988): Das Erwachen der Gefühle – die emotionale Entwicklung des Kindes. Piper-Verlag, München.

(14) Häussler, M. (1995): Mehrfachbehindert – sehgeschädigte Kinder – Behinderungsursachen, ärztliche Diagnosen und Prävention. Edition Bentheim, Würzburg.

(15) Hefti, F. (1997): Kinderorthopädie in der Praxis. Springer-Verlag, Berlin.

(16) Hellbrügge, Th. (1981): Klinische Sozialpädiatrie – ein Lehrbuch der Entwicklungs-Rehabilitation im Kindesalter. Springer-Verlag, Berlin.

(17) Hertl, M. (1994): Die Welt des ungeborenen Kindes. Unser Leben vor der Geburt – Entwicklung, Verhalten, Gefühle. Piper-Verlag, München.

(18) Hoffmann, G. F., Köhler, M., Wagner, L. (1996): Diagnostik angeborener Stoffwechselerkrankungen. Monatsschr Kinderheilkd 144, 1376–1394.

(19) Illingworth, R. S. (1991): The normal child – some problems in the early years and their treatment. Churchill-Livingstone, Edinburgh.

(20) Karch, D. (1994): Risikofaktoren der kindlichen Entwicklung – Klinik und Perspektiven. D. Steinkopff-Verlag, Darmstadt.

(21) Kurz, R., Muntean, W. (1990): Präventive Pädiatrie. Georg Thieme Verlag, Stuttgart.

(22) Largo, R. H. (1993): Babyjahre – die frühkindliche Entwicklung aus biologischer Sicht – das andere Erziehungsbuch. Carlsen-Verlag, Hamburg.

(23) Largo, R. H. (1999): Kinderjahre – die Individualität des Kindes als erzieherische Herausforderung. Piper-Verlag, München.

(24) Largo, R., von Siebental, K. (1997): Prognostische Aussagekraft von Entwicklungsuntersuchungen im 1. Lebensjahr, Kinderärztl. Praxis 4, 201–207.

(25) Lösslein, H. (1998): Hirnfunktionsstörungen bei Kindern und Jugendlichen, Deutscher Ärzteverlag, Köln.

(26) Lust, F., Pfaundler, M. (1997): Pädiatrische Diagnostik und Therapie. 29. Auflage, hrsg. v. H. Bartels, Urban & Schwarzenberg, München.

(27) Matthes, A., Schneble, H. J. (1999): Epilepsien – Diagnostik und Therapie für Klinik und Praxis. Georg Thieme Verlag, Stuttgart.

(28) Michaelis, R., Niemann, G. (1998): Entwicklungsneurologie und Neuropädiatrie – Grundlagen und diagnostische Strategien. Hippokrates-Verlag, Stuttgart.

(29) Millner, M. (1998): Neuropädiatrie – Ursachen und Formen der Behinderung. Uni-Taschenbücher 1673. F. K. Schattauer Verlag, Stuttgart.

(30) Mortier, W. (1994): Muskelerkrankungen im Kindesalter. Georg Thieme Verlag, Stuttgart.

(31) Neuhäuser G., Steinhausen, H. C. (1999): Geistige Behinderung – Grundlagen, klinische Syndrome, Behandlung und Rehabilitation. W. Kohlhammer-Verlag, Stuttgart.

(32) NIEDERHOFF, H. (1996): Kinderkrankheiten von A–Z – Schnell erkennen, richtig reagieren – umfassend vorbeugen. Herder Spektrum, Freiburg.
(33) NIOKIKTJIEN, CH. (1988): Pediatric behavioral neurology. Volume 1–3. Suyi Publicaties, Amsterdam.
(34) PACHLER, M. J., STRASSBURG, H. M. (1989): Der unruhige Säugling. Hansisches Verlagskontor, Lübeck.
(35) PALISANO, R., ROSENBAUM, T., WALTER, S. et al. (1997): Gross motor function classification system for cerebral palsy. Dev. Med. Child Neurol 39, 214–223.
(36) PALITZSCH, D. (1999): Jugendmedizin. Urban & Fischer, München.
(37) PEIPER, A. (1963): Die Eigenart der kindlichen Hirntätigkeit. Edition Leipzig.
(38) REMSCHMIDT, H., SCHMIDT, M. (1986): Multiaxiales Klassifikationssystem für psychiatrische Erkrankungen des Kindes- und Jugendalters. H. Huber-Verlag, Bern.
(39) REMSCHMIDT, H. (1992): Adoleszenz, Entwicklung und Entwicklungskrisen im Jugendalter. Georg Thieme Verlag, Stuttgart.
(40) RIEGEL, K., OHRT, B., WOLKE, D. (1995): Die Entwicklung gefährdet geborener Kinder bis zum fünften Lebensjahr – die Arvo Ylppö-Neugeborenen-Nachfolge-Studie in Südbayern und Südfinnland. Ferdinand Enke Verlag, Stuttgart.
(41) RUF-BAECHTIGER, L. (1998): Das frühkindliche psycho-organische Syndrom. Georg Thieme Verlag, Stuttgart.
(42) SCHLACK, H. G. (1995): Sozialpädiatrie – Gesundheit, Krankheit, Lebenswelten. Gustav Fischer Verlag, Stuttgart.
(43) SCRIVER, C. R., BEAUDET, A. L. (1995): The metabolic and molecular bases of inherited disease. Mc Graw-Hill, New York.
(44) SPITZ, R. A. (1987): Vom Säugling zum Kleinkind – Naturgeschichte der Mutter-Kind-Beziehungen im 1. Lebensjahr. Klett-Cotta-Verlag, Stuttgart.
(45) STEINHAUSEN, H. C. (1995): Hyperkinetische Störungen im Kindes- und Jugendalter. Kohlhammer-Verlag, Stuttgart.
(46) STEINHAUSEN, H. C. (1996): Psychische Störungen bei Kindern und Jugendlichen – Lehrbuch der Kinder- und Jugendpsychiatrie. Urban & Schwarzenberg, München.
(47) STORM, W. (1995): Das Down-Syndrom – Medizinische Betreuung vom Kindes- bis zum Erwachsenenalter. Wissenschaftliche Verlagsgesellschaft, Stuttgart.
(48) SWAIMAN, K. (1999): Pediatric neurology. Mosby, St. Louis.
(49) TOLKSDORF, M. (1994): Das Down-Syndrom. Ein Leitfaden für Eltern. Gustav Fischer Verlag, Stuttgart.
(50) TRAUPE, H., HAMM, H. (1999): Pädiatrische Dermatologie, Springer Verlag, Berlin.
(51) VOLPE, J. J. (1995): Neurology of the newborn. W. B. Saunders Company, Philadelphia.
(52) WALLACE, S. (1996): Epilepsy in children. Chapman and Hall Medical, London.
(53) WEIDTMANN, V. (1996): Diagnoseschlüssel für die Pädiatrie – ICD-10. Springer-Verlag, Berlin.
(54) WHITMORE, K., HART, H. (1999): A neurodevelopmental approach to specific learning disorders. Mac Keith Press, London.

Humangenetik

(55) BECKER, R. et al. (1995): Pränatale Diagnostik und Therapie. Wissenschaftliche Verlagsgesellschaft, Stuttgart.
(56) DONNAI, D., WINTER, R. M. (1995): Congenital malformation syndromes. Chapman and Hall Medical, Londons.
(57) GREENSWAG, L. R., ALEXANDER, R. C. (1995): Management of Prader-Willi-Syndrome. Springer-Verlag, New York.
(58) LEIBER, B. (1996): Die klinischen Syndrome, Sequenzen und Symptomkomplexe. Urban & Schwarzenberg, München.
(59) MURKEN, J., CLEVE, H. (1996): Humangenetik. Ferdinand Enke Verlag, Stuttgart.
(60) O'BRIEN, G., YULE, W. (1995): Behavioral phenotypes. Mac Keith Press, London.
(61) PASSARGE, E. (1994): Taschenatlas der Genetik. Georg Thieme Verlag, Stuttgart.
(62) SCHINZEL, A. (1983): Catalogue of unbalanced chromosome aberrations in man. Walter de Gruyter, Berlin.
(63) STRACHAN, T. (1994): Das menschliche Genom. Spektrum Akademischer Verlag, Heidelberg.
(64) STRACHAN, T., READ, A. P. (1996): Molekulare Humangenetik. Spektrum Akademischer Verlag, Heidelberg.
(65) TARIVERDIAN, G. (1999): Bildtafeln für die genetische Beratung. Springer-Verlag, Berlin.
(66) TRENT, J. (1994): Molekulare Medizin – eine Einführung. Spektrum Akademischer Verlag, Heidelberg.
(67) WIEDEMANN, H.-R., KUNZE, J. (1995): Atlas der klinischen Syndrome. F. K. Schattauer Verlag, Stuttgart.
(68) Wissenschaftlicher Beirat der Bundesärztekammer (1998): Richtlinien zur pränatalen Diagnostik von Krankheiten und Krankheitsdispositionen. Deutsches Ärzteblatt 95, 2512–2517.
(69) WITTKOWSKI, R., PROKOP, O., ULLRICH, E. (1995): Lexikon der Syndrome und Fehlbildungen. Springer-Verlag, Berlin.
(70) ZERRES, K., RÜDEL, R. (1993): Selbsthilfegruppen und Humangenetik im Dialog. Ferdinand Enke Verlag, Stuttgart.

Psychologie

(71) ANDERSON, J. R. (1996): Kognitive Psychologie. Spektrum Verlag, Heidelberg.
(72) BARTZ, A. (1986): Untersuchungsverfahren zur Feststellung von Sonderschulbedürftigkeit an den Hamburger Schulen für Lernbehinderte im Schuljahr 1984/85. Zeitschr. Heilpädagogik 37, 259–276.
(73) BIRBAUMER, N., SCHMIDT, R. F. (1999): Biologische Psychologie. Springer-Verlag, Berlin.

(74) Brack, U. B. (Hrsg.) (1993): Frühdiagnostik und Frühtherapie. Psychologische Behandlung von entwicklungs- und verhaltensgestörten Kindern. PVU, München.
(75) Deegener, G. (1995): Anamnese und Biographie im Kindes- und Jugendalter. Hogrefe-Verlag, Göttingen.
(76) Ellis, A. W., Young, A. W. (1991): Einführung in die kognitive Neuropsychologie. Huber-Verlag, Bern.
(77) Gaddes, W. H. (1991): Lernstörungen und Hirnfunktion. Eine neuropsychologische Betrachtung. Springer-Verlag, Berlin.
(78) Ginsburg, H. S., Oppen, S. (1989): Piaget's Theorie der geistigen Entwicklung. Klett-Cotta-Verlag, Stuttgart.
(79) Griffith, R. (1983): Skalen (GES) zur Beurteilung der kindlichen Entwicklung. Beltz Test GmbH, Göttingen.
(80) Grimm, H., Schöler, H. (1991): Heidelberger Sprachentwicklungstest, H-S-E-T. Beltz Test GmbH, Göttingen.
(81) Hammill, D. D., Pearson, N. A., Voress, J. K. (1993): Developmental test of visual perception. DTVP-2. Examiner's Manuel. Pro-ed, Austin.
(82) Heigel-Evers, A., Heigel, F., Ott, J. (1994): Lehrbuch der Psychotherapie. Gustav Fischer Verlag, Stuttgart.
(83) Kaufman, A. S. (1979): Intelligence testing with the WISC-R. Wiley & Sons, New York.
(84) Kolb, B., Whishaw, I. Q. (1996): Neuropsychologie. Spektrum Verlag, Heidelberg.
(85) Kornadt, H. J., Grabowski, J., Mangold-Allwinn, R. (1997): Sprache und Kognition – Perspektiven moderner Sprachpsychologie. Spektrum Verlag, Heidelberg.
(86) Lambeck, S. (1992): Diagnoseeröffnung bei Eltern behinderter Kinder. Verlag für Angewandte Psychologie, Göttingen.
(87) Lempp, R. (Hrsg.) (1979): Teilleistungsstörungen im Kindesalter. H. Huber Verlag, Bern.
(88) Lienert, G. A., Raatz, U. (1994): Testaufbau und Testanalyse. PVU, Weinheim.
(89) Lockowandt, O. (1996): Frostigs Entwicklungstest der visuellen Wahrnehmung. Manual. Beltz Test GmbH, Göttingen.
(90) Lurija, A. R. (1992): Gehirn in Aktion. Rowohlt-Verlag, Reinbeck.
(91) Meichenbaum, D. W. (1994): Kognitive Verhaltensmodifikation. Beltz-Verlag, PVU, Weinheim.
(92) Melchers, P., Preuss, U. (1991): K-ABC, Durchführungs- und Interpretationshandbuch. Swets & Zeitlinger, Amsterdam.
(93) Oerter, K., von Hagen, C., Röper, G., Noam, G. (1999): Klinische Entwicklungspsychologie – ein Lehrbuch. Beltz-Psychologie Verlags-Union, Weinheim.
(94) Petermann, F. (Hrsg.) (1999): Lehrbuch der Klinischen Kinderpsychologie. Hogrefe-Verlag, Göttingen.
(95) Puschel, S. M. et al. (1991): Kinder mit Down-Syndrom – Wachsen und Lernen. Große Schriftenreihe, Marburg.
(96) Rapin, I. (1983): Children with Brain Dysfunction. Neurology, cognition, language and behavior. Raven Press, New York.
(97) Rennen-Allhoff, B., Allhoff, P. (1987): Entwicklungsteste für das Säuglings-, Kleinkind- und Vorschulalter. Springer-Verlag, Berlin.
(98) Sarimski, K. (1997): Entwicklungspsychologie genetischer Syndrome. Hogrefe-Verlag, Göttingen.
(99) Schmidt, L. R., Kessler, B. H. (1976): Anamnese. Methodische Probleme, Erhebungsstrategien und Schemata. Beltz Test GmbH, Göttingen.
(100) Springer, S., Deutsch, G. (1995): Linkes – Rechtes Gehirn. Spektrum Verlag, Heidelberg.
(101) Stieglitz, R.-D., Baumann, U. (Hrsg.) (1994): Psychodiagnostik psychischer Störungen. Ferdinand Enke Verlag, Stuttgart.
(102) Titze, I., Tewes, U. (1987): Messung der Intelligenz bei Kindern mit dem HAWIK-R. H. Huber-Verlag, Bern.
(103) Willi, J. (1995): Die Zweierbeziehung. Spannungsursachen, Störungsmuster, Klärungsprozesse, Lösungsmodell. Rowohlt-Verlag, Reinbeck.
(104) Wygotsky, L. S. (1993): Denken und Sprechen. Fischer-Verlag, Frankfurt.

Physiotherapie

(105) Aly, M., Aly, G., Tummler, M. (1991): Kopfkorrektur – oder der Zwang gesund zu sein. Ein behindertes Kind zwischen Therapie und Alltag. Rotbuch-Verlag, Berlin.
(106) Aly, M. (1999): Das Sorgenkind im ersten Lebensjahr – ein Ratgeber für Eltern. Springer-Verlag, Berlin.
(107) Bobath, B., Bobath, K. (1977): Die motorische Entwicklung bei Cerebralparese. Georg Thieme Verlag, Stuttgart.
(108) Feldkamp, M. et al. (1989): Krankengymnastische Behandlung der infantilen Cerebralparese. Pflaum-Verlag, München.
(109) Ferrari, A., Cioni, C. (1998): Infantile Zerebralparese – Spontaner Verlauf und Orientierungshilfen für die Rehabilitation. Springer-Verlag, Berlin.
(110) Flehmig, I. (1987): Normale Entwicklung des Säuglings und ihre Abweichungen – Früherkennung und Frühbehandlung. Georg Thieme Verlag, Stuttgart.
(111) Hartmannsgruber, R., Wenzel, D. (1999): Physiotherapie – Pädiatrie. Georg Thieme Verlag, Stuttgart.
(112) Holtz, R. (1997): Therapie- und Alltagshilfen für zerebralparetische Kinder. Pflaum-Verlag, München.
(113) Kalbe, U. (1993): Cerebral-Parese im Kindesalter. Kurzer Leitfaden für ärztlich, therapeutisch, pädagogisch und sozialberatend Tätige. Gustav Fischer Verlag, Stuttgart.
(114) Kalbe, U. (1995): Hilfsmittelversorgung bei Kindern mit Körperbehinderungen. Gustav Fischer Verlag, Stuttgart.

(115) NIETHARDT, T., CARSTENS, C., DÖDERLEIN, L. (1994): Die Behandlung der infantilen Zerebralparese. Georg Thieme Verlag, Stuttgart.
(116) PALMER, F. T., SHAPIRO, B. K. et al. (1988): The effect of physical therapy on cerebral palsy – controlled trial in infants with spastic diplegia. N. Engl. J. Med. 318, 803–808.
(117) PIKLER, E. (1988): Laß mir Zeit – die selbständige Bewegungsentwicklung des Kindes bis zum freien Gehen. Pflaum-Verlag, München.
(118) TIROSH, E., RABINO, S. (1989): Physiotherapy for children with cerebral palsy – evidence for its efficiency. AJDC 142, 552–555.
(119) VOJTA, V. (1999): Die cerebralen Bewegungsstörungen im Säuglingsalter – Frühdiagnose und Frühtherapie. Ferdinand Enke Verlag, Stuttgart.
(120) VOJTA, V., PETERS, A. (1992): Das Vojta-Prinzip – Muskelspiele in Reflexfortbewegung und motorischer Ontogenese. Springer-Verlag, Berlin.

Logopädie

(121) BÖHME, G. (1996): Klinik der Sprach-, Sprech-, Stimm- und Schluckstörungen. Gustav Fischer Verlag, Stuttgart.
(122) CASTILLO-MORALES, R. (1991): Die orofaziale Regulationstherapie. Pflaum-Verlag, München
(123) DICKMANN, C., FLOSSMANN, I., KLASEN, R. et al. (1994): Logopädische Diagnostik von Sprachentwicklungsstörungen – sprachsystematisch konzipierte Prüfverfahren. Forum Logopädie. Georg Thieme Verlag, Stuttgart.
(124) GRIMM, H. (1999): Störungen der Sprachentwicklung – Grundlagen, Ursache, Diagnose, Intervention, Prävention. Hogrefe Verlag, Göttingen.
(125) GRIMM, H., WEINERT, S. (1994): Intervention bei sprachgestörten Kindern. Voraussetzungen, Möglichkeiten und Grenzen. Gustav Fischer Verlag, Stuttgart.
(126) PAPOUSEK, M. (1994): Vom ersten Schrei zum ersten Wort – Anfänge der Sprachentwicklung in der vorsprachlichen Kommunikation. H. Huber-Verlag, Bern.
(127) RAPIN, I. (1996): Preschool children with inadequate communication – developmental language disorder, autism, low IQ. Mac Keith Press, London.
(128) SCHÖLER, H., FROMM, W., KANY, W. (1998): Spezifische Sprachentwicklungsstörung und Sprachlernen – Erscheinungsformen, Verlauf, Folgerungen für Diagnostik und Therapie. Edition Schindele, Heidelberg.
(129) TIGGES-ZUZOK, C., KOHNS, U. (1995): Sprachdiagnostik und Therapieindikationen in der pädiatrischen Praxis. Kinderarzt 26, 358–366.
(130) WENDLANDT, W. (1998): Sprachstörungen im Kindesalter – Materialien zur Früherkennung und Beratung. Georg Thieme Verlag, Stuttgart.
(131) WIRTH, G. (1990): Sprachstörungen, Sprechstörungen, kindliche Hörstörungen. Lehrbuch für Ärzte, Logopäden und Sprachheilpädagogen. Deutscher Ärzteverlag, Köln.
(132) WIRTH, G. (1991): Stimmstörungen – Lehrbuch für Ärzte, Logopäden, Sprachheilpädagogen und Sprecherzieher. Deutscher Ärzteverlag, Köln.
(133) ZOLLINGER, B. (1994): Spracherwerbsstörungen – Grundlagen zur Früherfassung und Frühtherapie. Haupt-Verlag, Bern.

Ergotherapie

(134) AFFOLTER, F. (1992): Wahrnehmung, Wirklichkeit und Sprache. Neckar-Verlag, Villingen-Schwenningen.
(135) AYRES, A. J. (1979): Lernstörungen – sensorisch-integrative Dysfunktionen. Springer-Verlag, Berlin.
(136) AYRES, A. J. (1992): Bausteine der kindlichen Entwicklung – Die Bedeutung der Integration der Sinne für die Entwicklung des Kindes. Springer-Verlag, Berlin.
(137) FROSTIG, M., MÜLLER, H. (1981): Teilleistungsstörungen – ihre Erkennung und Behandlung bei Kindern. Urban & Schwarzenberg, München.
(138) KIPHARD, E. J. (1984): Motopädagogik. Verlag Modernes Lernen, Dortmund.
(139) KIPHARD, E. J. (1983): Mototherapie Teil I und Teil II. Verlag Modernes Lernen, Dortmund.
(140) KIPHARD, E. J., OLBRICH, J. (1995): Psychomotorik und Familie. Verlag Modernes Lernen, Dortmund.
(141) MERTENS, K. (1994): Körperwahrnehmung und Körpergeschick. Verlag Modernes Lernen, Dortmund.

Heilpädagogik

(142) BEUYS, B. (1984): Am Anfang war nur Verzweiflung – wie Eltern behinderter Kinder neu leben lernen. Rowohlt-Verlag, Reinbeck.
(143) BUNDSCHUH, K. (1995): Heilpädagogische Psychologie. UTB Reinhardt, München.
(144) DANK, S. (1992): Individuelle Förderung Schwerstbehinderter – konkrete Beispiele, Prognose, Übertragungsmöglichkeiten. Verlag Modernes Lernen, Dortmund.
(145) DICK, A., WEITBRECHT, W. U., LINDROTH, M. (1999): Prävention von Entwicklungsstörungen bei Frühgeborenen. Pflaum-Verlag, München.
(146) FRÖHLICH, A.: Basale Stimulation. Verlag Selbstbestimmtes Leben, Düsseldorf.
(147) HAUG-SCHNABEL, G., BENSEL, J., KIRKILIONIS, E. (1997): Mein Kind in guten Händen – wie Kinderbetreuung gelingen kann. Herder-Verlag, Freiburg.
(148) KAPUSTIN, T. (1981): Familie und Sport – Spiel – Spaß – Gemeinschaft. Meyer u. Meyer-Verlag, Aachen.
(149) MILLER, N. B. (1997): Mein Kind ist fast ganz normal – Leben mit einem behinderten oder verhaltensauffälligen Kind: Wie Familien gemeinsam den Alltag meistern lernen. Trias-Verlag, Stuttgart.

(150) Oy, C. M. von, Sagi, A. (1992): Lehrbuch der heilpädagogischen Übungsbehandlung – Hilfe für das behinderte und entwicklungsgestörte Kind. Edition Schindele, Heidelberg.
(151) Pikler, E. (1994): Miteinander vertraut werden – Erfahrungen und Gedanken zur Pflege von Säuglingen und Kleinkindern. Arbor-Verlag, Freiamt.
(152) Rohr, M. (1998): Freiheit lassen – Grenzen setzen. Wie Eltern Sicherheit gewinnen und ihren Kindern Halt geben – Empfehlungen eines Kinderarztes. Herder-Verlag, Freiburg.
(153) Speck, O. (1990): Menschen mit geistiger Behinderung und ihre Erziehung. Ein heilpädagogisches Lehrbuch. E. Reinhardt-Verlag, München.
(154) Speck, O. (1991): System Heilpädagogik – eine ökologisch reflexive Grundlegung. E. Reinhardt-Verlag, München.
(155) Tietze-Fritz, P. (1993): Elternarbeit in der Frühförderung – Begegnungen mit Müttern in einer besonderen Lebenssituation. Borgmann-Verlag, Dortmund.
(156) Tietze-Fritz, P. (1994): Handbuch der heilpädagogischen Diagnostik – Konzepte zum Erkennen senso- und psychomotorischer Auffälligkeiten in der interdisziplinären Frühförderung. Verlag Modernes Lernen, Dortmund.
(157) Trost, R. von, Walthes, R. (1991): Frühe Hilfe für entwicklungsgefährdete Kinder – Wege und Möglichkeiten der Frühförderung entwicklungsgefährdeter Kinder aus interdisziplinärer Sicht. Campus-Verlag, Tübingen.

Alternative Therapiemethoden

(158) Dorsch, W., Sitzmann, S. C. (1998): Naturheilverfahren in der Kinderheilkunde. Hippokrates-Verlag, Stuttgart.
(159) Jütte, R. (1996): Wege der alternativen Medizin. Verlag C. H. Beck, München.
(160) Stiftung Warentest (1996): Die andere Medizin – Nutzen und Risiken sanfter Heilmethoden. Selbstverlag, Berlin.

Sozial- und Rechtsberatung, Ethik

(161) Eser, A. M., Lutterrotti, P. von (1992): Lexikon Medizin, Ethik, Recht – Darf die Medizin machen was sie kann? Herder-Verlag, Freiburg.
(162) Jung, K., Preuss, B. (1992): Rechtsgrundlagen der Rehabilitation – Sammlung des gesamten Rehabilitationsrechts, Bd. 1 u. 2. Verlag R. S. Schultz, Starnberg.
(163) Krug, H., Grüner, H., Dalichau, G. (1992): Kinder- und Jugendhilfe-Sozialgesetzbuch (SGB VIII), Kommentar sowie Bundesrecht, internationales Recht und Landesrecht mit Hinweisen auf den Einigungsvertrag. Verlag R. S. Schultz, Starnberg.
(164) Marx, H. H. (1992): Medizinische Begutachtung – Grundlagen und Praxis. Georg Thieme Verlag, Stuttgart.
(165) Schmid, R., Engelmohr, I., Maithof-Schmid, K. (1999): Kindernetzwerk für kranke und behinderte Kinder und Jugendliche in der Gesellschaft. Band I, Elternselbsthilfegruppen – wer hilft weiter?, Band III Sexuelle Gewalt gegen Kinder und Jugendlich – wer hilft weiter? Verlag Schmidt-Römhild, Lübeck.
(166) Ritter, G. (1992): Handbuch für Behinderte und Helfer. Asgard-Verlag Dr. W. Hippe, St. Augustin.
(167) Warnke, A., Trott, G. E., Remschmidt, H. (1997): Forensische Kinder- und Jugendpsychiatrie, H. Huber-Verlag, Bern.
(168) Welt-Ärztebund (1998): Deklaration des Welt-Ärztebundes von Ottawa zu den Rechten des Kindes auf gesundheitliche Versorgung. Der Kinderarzt 29, 1333–1336.
(169) Wissenschaftlicher Beirat der Bundesärztekammer (1998): Richtlinien zur Feststellung des Hirntodes. Deutsches Ärzteblatt 95, 1509–1516.

B Auswahl von Zeitschriften mit aktuellen Beiträgen zur normalen und gestörten Entwicklung bei Kindern und Jugendlichen

Aktuelle Neuropädiatrie – Jahrbuch mit den wichtigsten Beiträgen der Tagungen der Gesellschaft für Neuropädiatrie
Developmental Medicine and Child Neurolgy. Mac Keith Press, London.
Die Rehabilitation – Zeitschrift für alle Fragen der medizinischen, schulisch-beruflichen und sozialen Eingliederung. Georg Thieme Verlag, Stuttgart.
European Journal of Pediatrics. Springer-Verlag, Berlin.
European Journal of Child Neurology, Springer-Verlag, Berlin.
Frühförderung interdisziplinär – Zeitschrift für Praxis und Theorie der frühen Hilfe für behinderte und entwicklungsauffällige Kinder. E. Reinhardt-Verlag, München.
Kinderärztliche Praxis – Zeitschrift für soziale Pädiatrie und Jugendmedizin – hrsg. von der Deutschen Gesellschaft für Sozialpädiatrie und Jugendmedizin. Kirchheim-Verlag, Mainz.
Kindheit und Entwicklung – Zeitschrift für Verhaltensmedizin und Entwicklungspsychologie. Quintessenz-Verlag, Ifenpfad.
Krankengymnastik – Zeitschrift für Physiotherapeuten. Pflaum-Verlag, München.
Medizinische Genetik. Zeitschrift des Berufsverbandes Medizinische Genetik e. V. und der Gesellschaft für Humangenetik e. V. (enthält Listen molekulargenetischer Labors). Selbstverlag.

Molecular Medicine Today. Elsevier Science Ltd., New York.
Monatsschrift für Kinderheilkunde – Organ der Deutschen Gesellschaft für Kinderheilkunde. Springer-Verlag, Berlin.
Nature Medicine (enthält Beiträge zur Humangenetik). Macmillan Magazines Ltd., London.
Neuropediatrics – Journal of Pediatric Neurobiology, Neurology and Neurosurgery. Hippokrates-Verlag, Stuttgart.
Pädiatrische Praxis – Zeitschrift für Kinder- und Jugendmedizin. H. Marseille Verlag, München.
Praxis der Kinderpsychologie und Kinderpsychiatrie. Vandenhoeck und Ruprecht-Verlag, Göttingen.
Sozialpädiatrie – Kinder- und Jugendheilkunde. Verlag Neue Merkur, München.
Sprache – Stimme – Gehör, Zeitschrift für Kommunikationsstörungen. Georg Thieme Verlag, Stuttgart.
Zeitschrift für Kinder- und Jugendpsychiatrie und Psychotherapie. H. Huber-Verlag, Bern.

C Internet-Adressen

World Health Organization (WHO)
http://www.who.int/

Bundesverband für Körper- und Mehrfachbehinderte
http:///www.bvkm.de/

Lebenshilfe für Menschen mit geistiger Behinderung
http://www.lebenshilfe.de/

Leitlinien der Gesellschaft für Neuropädiatrie
http://www.uni-duesseldorf.de/WWW/AWMF/

Sachregister

A

Absencen 126
–, atypische 125
Abweichungsquotienten 178
Acetylcholin 35
Acetylcholinrezeptor, nikotinischer 35
Achillotenotomie 260
Adaptation 178
Adduktorenteno-Myotomie 260
Adenoide, hyperplastische 141
Adipositas 81
Adoleszenz 5
Adoption 293
Adrenalin 35
Adrenoleukodystrophie 106
Affektsynkope 128
AFFOLTER, F. 273
Aganglionose 146
Agnosie 133, 181, 231
Ahornsirup-Erkankung 104
AICARDI-Syndrom 108
Akkommodation 178
Aktionspotential 35
Aktivitätsgrad 45
Akupressur 282
Akupunktur 285
Akzeptanz 18
Albinismus 138
Alexie 133, 231
Alopezie 53
ALPERS-Syndrom 106
ALPORT-Syndrom 140, 149
ALTE-Syndrom 120
Alternative Behandlungsmethoden 281
ALZHEIMERsche Erkrankung 98, 106
Amaurose 138
Amniozentese 17
Anamnese 52
– Eigenanamnese 184
– Familienanamnese 184
– Fremdanamnese 184
ANDERMANN-Syndrom 108
Anfälle
– atonisch-astatisch 125
– fokale 125
– generalisiert 125
– myoklonisch 125
– nicht-epileptisch 128
– primär generalisiert 125
– psychogen 128
– tonisch 125
– tonisch-klonisch 125
Anfallsbereitschaft 66
ANGELMANN-Syndrom 100, 164
Antiphospholipid-Antikörper-Syndrom 85
Antizipation 134, 168
APERT-Syndrom 141, 149, 269, 276
APGAR-Index 42, 115
Aphasie 47, 133, 181, 231, 267
Apnoe 120
Apoptose 40
Apraxie 47, 102, 133, 181, 231
Armplexusparese 117
Arthrogrypose 259
Artikulation 264
Artikulationsstörungen 266
Asphyxie 115
Assimilation 178
Assoziation 15
Astrozytom 122
asymmetrisch-tonischer Nackenreflex (ATNR) 251
Ataxia teleangiectatica 102
Ataxie 86, 254
Athetose 85
Ätiologie 10
Atlanto-axiale Luxation 98
Atlastherapie 282
Audio-Psycho-Phonologie 284
Audiometrie 70
Aufklärungspflicht 296
Aufmerksamkeitsstörung 239
Autismus 129, 187, 239, 269
– diagnostische Kriterien 129
– frühinfantile Form KANNER 129
– Psychopathie ASPERGER 129
– Ursachen 129
Autogene Training 284
Autoritätskrise 61
AV-Kanal, offener 97
Axon 33
AYRES, J. 268, 272

B

BACH-Blüten 285
Balkenmangel (Corpus-callosum-Agenesie) 108
BARANY-Zeigeversuch 61
BARDET-BIEDL-Syndrom 82, 102
Basale elektrische Reflexaudiometrie (BERA) 140
Basale Stimulation 280
Basentriplett 157
Bauchliegekeil 259
Baum-Test 226
BAYLEY-Scales of Infant Development 57, 192
BECKER-KIENER Muskeldystrophie 92, 168
Behaviorismus 243
Behinderung
– Definition 11
– drohende 12
– drohende seelische 135
– geistige 12, 29, 96, 170, 229
– manifeste 12
Beidhändigkeit 223
Beinahe-Kindstod 120
Beobachtungsbogen für aggressives Verhalten 187
Berliner-LURIJA-Neuropsychologisches Verfahren für Kinder (BLN-K) 224
Berufswahl 293
Beschäftigungstherapie 271
Bewußtsein 39
BINET-Test 177
Bio-feedback-Methode 129
Biopsie 71
Bioresonanz-Stimulation 286
Blei 122
Blepharophimose 139
Blickkontakt 239
Blindenpflegegeld 289

Blindheit 138, 276
Bliss C. 268
Bobath, B. u. K. 23, 135, 251, 268
Botulinum-Toxin 86, 258, 261
Bourneville-Pringle Syndrom 101
Bronchitis, chronische 148
Bronchopulmonale Dysplasie 148
Brückner-Test 138
Bruxismus 103
Bundeserziehungsgeld 288
Bundessozialhilfegesetz 288

C

Carbohydrate-Deficiency-Glycoprotein (CDG)-Syndrom 86, 107
Castillo-Morales, R. 267
Charge-Assoziation 139
Chemotherapie 123
Central Core Myopathie 92
Chiari-II-Malformation 82, 88, 108, 110
Childrens Apperception Test (CAT) 226
Chorea Huntington 86, 168
Chorea minor 86
Chorionzottenbiopsie 17
Chromatide 157
Chromatin 157
Chromosomen, homologe 156
Chromosomen 156
Chromosomenanomalie
- klinische Hinweise 97
- numerisch 97, 159, 161
- strukturell 99, 159
Chronische Krankheit 29
Clown 280
Co-Therapeuten 22
Cockayne-Syndrom 102, 142
Cocktail-Party-Syndrom 232
Codon 158
Coffin-Lowry-Syndrom 102
Columbia Mental Maturity Scale 212
Conners-Skala 187
Continuous Performance-Test 225
Coping-Strategien 27
Cornelia-de-Lange-Syndrom 102
Corpus callosum 37
Crouzon-Syndrom 141, 150, 269
Culture Fair Intelligence Test (CFT 20) 205

D

Dandy-Walker-Syndrom 108, 110
Darmsanierung 285
Demenz 47, 230
Dendriten 33
Denver-Entwicklungs-Screening (DES) 195
Deprivation 9
Desoxyribonukleinsäure (DNA) 157
Developmental Test of Visual Perception (DTVP) 217
Diabetes insipidus 144
Diabetes mellitus 144
Diabetes mellitus der Mutter 112
Diadochokinese 61
Diagnose- und Förderklasse 292
Diagnoseklassifikation 15
Diagnosestellung 14
Diagnosevermittlung 25, 227
Diastematomyelie 149
Dichotisches Hören 265
Disability 11
Diskurs 264
Disruption 15
Dissoziative Störungen 152
Distanzlosigkeit 232
Di George-Sequenz CATCH 22, 164
DNA-Polymorphismen 158
DNA-Sequenzierung 159
Doman-Delacato-Konzept 283
Dominanz 182
Doose, H. 66
Dopamin 35
Dopplersonographie
- transkraniell 70
Down-Syndrom
- Trisomie 21, 148, 236, 267
Drogen 111
Durchgangssyndrom
- neurologisches 74
Dysarthrie 267
Dysgrammatismus 267
Dyslalie 266
Dysmelie 276
Dysplasie 15
- kortikale 108
Dysplasiesyndrome
- kraniofaziale 141
Dyspraxie 234, 272
Dyston-dyskinetische Zerebralparesen (Athetose, Chorea) 84
Dystrophie 79
Dystrophin 91
Dystrophin-Gen 168

E

Echolalie 99, 232
Edukinästhetik 283
EEG-Langzeitregistrierungen 70
Effizienz 18, 255
Eigenblut-Injektionen 286
Einbecker Empfehlungen 295
Einlagen 258
einzelheitliches Denken 204
Ehlers-Danlos-Syndrom 90
Elektroenzephalographie (EEG) 66
Elektromyographie (EMG) 68
Eltern-Kind-Beziehung 43, 255
Elternfragebogen 50
Embryo 31
Embryofetales Alkoholsyndrom 110
- Schweregrade 111
EMG-Syndrom (Beckwith-Wiedemann-Syndrom) 80
Emotionalität 48
Empathie 298
Endorphine 129
Entblähungsmittel 174
Entwicklung
- frühkindliche 48
- Grenzsteine 48, 58
- normale 4
- Variationen 50
Entwicklungsauffälligkeit 12
- vorübergehend 73
Entwicklungsbedürfnisse 239
Entwicklungsdysfunktionen 231
Entwicklungsdysphasie 266
Entwicklungsgefährdung 12
Entwicklungsgeschwindigkeit 229
Entwicklungsquotient (EQ) 178, 192
Entwicklungsstörung
- global 12
- mental 96
- umschrieben 12, 231
Entwicklungsverzögerung 12
Enuresis 144
- Harninkontinenz bei Miktionsaufschub 145
- idiopathische Dranginkontinenz 145
- primär isoliert nocturna 145
- sekundär nocturna 145
- Sphinkter-Detrusor-Dyssynergie 145
Enzephalopathie
- akute hypoxische 115
- Ätiopathologie 115
- Diagnose 115
- Symptome 115
Enzephalozele 108
Epidemiologie 28
Epilepsien 124
- Einteilung 124
- idiopathische 125
- kryptogene 125
- symptomatische 125
- Therapie 128
Erbgang
- autosomal 156
- autosomal rezessiv 156
- dominant 156
- X-chromosomal dominant 157
- X-chromosomal rezessiv 156

Erbgesundheitsgesetze 3
Ergotherapie 135, 271
Erhebungsbogen
– perinatal 29
Erziehung
– konduktive 279
Erziehungsberatungsstelle 239
ESES-Syndrom 127, 128
Ethikkommission 296
Eurhythmie 280
Evozierte Potentiale
– akustisch (AEP) 69
– somatosensibel 69
– visuell (VEP) 69
Exon 157
Expressive Sprachstörung 134, 267
Extrapyramidales System 38

F

Fähigkeiten 205
Fahrradergometer 251
Fahrradfahren 257
FALLOTsche-Tetralogie 148
Familie 27
Familie-in-Tieren 226
Familienentlastende Dienste 292
Familienhilfen 28
Familientherapie 245
Fazialisparesen 118
Fehlbildung 29
– isoliert 15
– multiple 15
– primäre 15
Fehlbildungsregister 29
Fehldiagnose 14
Fehleranalyse 209, 229
Feingolddiät 285
FELDENKRAIS-Konzept 284
Fertigkeiten 205
Festhaltetherapie 280
Fettsucht 81
Fetus 33
Fieberkrämpfe 125, 126
Fluoreszenz-in situ-Hybridisierung (FISH) 161, 164
Folsäure 87
Förderdiagnostik 278
Fördermaßnahmen 229
Förderpotentiale 204
Fragiles X-Syndrom 80, 82, 99, 129, 168, 238
Frankfurter Therapiemodell nach PFEIFFER 283
French-Bilder-Intelligenz-Test (FBIT) 210
Frequenzauflösung 265
Frischzellen 285
FROSTIG, M. 275
FROSTIGS Entwicklungstest der visuellen Wahrnehmung (FEW) 190
FROSTIGS Test der motorischen Entwicklung (FTM) 221
FRÖHLICH-Syndrom 82
Frühdiagnose-Zentrum Würzburg 20
– Diagnose im 21
Frühförderstellen 19, 291
Frühförderung 240
Frühgeborenes 42
– extrem unreifes 118
– Komplikationen 119
– Prognose 119
Frühgeburt 17
Funktionsstörung
– Blase und Mastdarm 88

G

Galaktosämie 104
GALANT-Reaktion 54
Gamma-Aminobuttersäure 35
Ganganalyse 250
Gangliosidose 105
Ganzheitliches Denken 203
Gastritis, chronische 144
GAUSSsche Glockenkurve 176
Geburt 42
– sanfte 17, 42
Geburtsgewicht 5
Gedächtnis 39
– auditives 265
Gehirnerschütterung (Commotio) 121
Gehirnkompression (Compressio) 121
Gehirnquetschung (Contusio) 121
Gelegenheitsanfälle 124
Gene 157
Genklon 166
Genom 157
Genomic Imprinting 165
Genotyp-Diagnostik
– direkte 167
– indirekt 169
Gentherapie
– somatische 171
Geschlechtsentwicklung
– Störungen 82
Geschlechtsorgane 149
GESELL, A. 253
Gestalterfassung 181
Gestaltschließung 181, 234
Gestaltzerfall 181
Gesundheit
– Definition 10
Gesundheits-Reformgesetz 19
Gesundheitsgesetze 288
Gesundheitssystem
– deutsches 9
Glasgow-Coma Skala 225
Gleichgewichtsreaktionen 252
Glia 37
Glukose-Transport-Protein-Mangel 107
Glutamat 35
Glyzin 35
Gonosomen 156
GOWERS-Zeichen 91
Grad der Behinderung 289
Grammatik 264
GREGG-Syndrom 112
Greiffähigkeit 53
Grenzzoneninfarkt 85, 114
GRIFFITHS Entwicklungsskalen (GES) 57, 193
Grippeschutzimpfung 173
Großhirn 36
Großhirn-Funktionen 39
Gross-Motor-Function-Measure-Test
Großwuchs 77, 80
Grundgesetz 287
Grundrhythmus 66
Gruppensport 257
GUTHRIE-Test 104

H

HALLERMANN-STREIFF-Syndrom 102, 142
HALLERVORDERN-SPATZ-Erkrankung 122
Haltetonus 252
Hamburg-Wechsler-Intelligenztest für Kinder (HAWIK, HAWIK-R) 200
Hand-Dominanz-Test (H-D-T) 222
Handicap 11
handling 252
Hängematte 259
Haplotyp 159
Harnwegsinfekte
– rezidivierende 174
Hautfaltendicke 81
HAWIK 191, 200, 235, 236
HAWIK-R 189, 191, 232, 233, 236
Heidelberger Sprachentwicklungstest (H-S-E-T) 215
Heilpädagogik 2, 277
Heime 241
HELLBRÜGGE, Th. 193, 279
Hemimegalenzephaliesyndrom 102
Hemiparese
– spastische 84
Hemisphäre 37
Hemisphärektomie
– funktionelle 101
Heroin 111
Herzfehler, angeborene 148
Heterotopien 108

Heterozygoter Zustand 156
Hiatushernie 142
Hilfeplan 293
HIPPEL-LINDAU-Syndrom 102
Hippokampus 37
Hippokampus-Sklerose 126, 127
Hippotherapie (Reittherapie) 257
Hirnblutung
– Stadieneinteilung 117
– subependymal 114
Hirnfehlanlagen 107
Hirngewicht 33
Hirnhautentzündung
– bakteriell 121
Hirninfarkt 116
Hirnschaden
– intranatal 113
– neonatal 113
– perinatal 113
– postpartal 113
– pränatal 113
– teratogen 110
Hirnstamm 37
Hirnstamm-Potentiale, evozierte 140
Hirntod 295
Hirnzysten 110
HIV-Infektion 112
Hochbegabung 13, 154
HOFFMANN-DAIMLER-Schiene 147
Holoprosenzephalie 108
Homozygoter Zustand 156
Homozystinurie 80
Homöopathie 285
Hornhautanomalie 139
Hospitalismusforschung 277
Hörbehinderung 140, 264
Hörfähigkeit 55, 263
Hörverarbeitung
– zentrale 264
Hörversorgung 268
Hüftgelenksluxation 147, 260
Hüftgelenksdysplasie 147
Humangenom-Projekt 166
Hydranenzephalie 109
Hydrozephalus 88, 232
– internus 109
– hypersekretorisch 109
– kommunizierend 109
– obstruktiv 109
– Schweregrad 109
HYLTON-Orthesen 258
Hyperkinetisches Syndrom 131, 132
Hyperphenylalaninämie 109
Hyperpnoe 103
Hypersynchrone Aktivität 67, 124
Hypothalamus 37
Hypothyreose 123
Hypoxie 113
Hypsarrhythmie 127

I

ICD-10 189
Ichthyosen 150
Identitätskrise 61
Imitationslernen 245
Impairment 11
Impfung 18, 122, 173, 297
Infantizid 2
Infektanfälligkeit 150
Innenohrschädigung 140
Innenschuh 259
Integrative Einrichtungen 241, 292
Intelligenz, sensomotorische 179
Intelligenzalter 177
Intelligenzminderung 12, 229
– leichte 229
– mittelgradige 229
– schwere 229
– schwerste 229
Intelligenzquotient (IQ) 178
Interaktion 49
Interferenzstrom-Regulationstherapie 285
Intermodale Funktion 271
Intermodale Störung 135
Intermodale Stufen 273
Internate 241
Intron 157
Inzidenz 29
Ionenkanäle, neuronale 35, 127
Irisanomalie 139
Ischämischer Infarkt 85, 113
Item 177

J

Jaktationen 153
Jugendalter 61
Jugendamt 292

K

Kampfsportarten 257
Kardiotokographie (CTG) 113
KARNOWSKY-Index 123
Karnitin-Mangel-Krankheiten 92
Karyogramm 160
Karyotyp 156
Katarakte 139
Katzenschrei-Syndrom 162
KAUFMAN-Assessment-Battery for Children (K-ABC) 203, 234, 238
KEARNS-SAYRE-Syndrom 106
Kind-Mutter-Kuren 292
Kinder- und Jugendhilfegesetz (KJHG) 292
Kindergartenalter 57
Kindernetzwerk e.V. 293
Kinderwunsch 28
Kindesmißhandlung 151
Kindling 124
Kinesiologie 283
KISS-Syndrom 282
Klassifikationsschema
– multiaxial 15
Kleinhirn 37
Kleinkindalter 5
Kleinwuchs 78
– dysproportioniert 78
– physiologisch, familiär 78
– primär 78
– proportioniert 78
– psychosozial 79
– sekundär 78
– Syndrome 78
KLINEFELTER-Syndrom 80, 82, 149, 161,162
Klonierung
Knochenalter 71, 78
Knochenreifung 5
Kochleaimplantat 141
Kodiersystem 186
KOHLSCHÜTTER-Syndrom 102, 142
Kommunikation, paradoxe 245
Kommunikationsfähigkeit 266
Kompensation der Behinderung 22
Komplementäre Interaktion 245
Konditionierung
– instrumentelle 244
– klassische 243
– operante 244
Konfidenzintervall 188
Konservierungsstoffe 173
Konstitutionelle Wachstumsverzögerung 79
Kontrakturen 250, 256
Koordinationsstörung
– zentral 74
Kopfkontrolle 53
Kopfschiefhaltung (Torticollis) 118
Kopfumfang 5
Kopplungsanalyse 159, 166
Korrelationskoeffizient 188
Korsett 259
Kosten-Nutzen-Analysen 4
Körpergewicht 5
Körperkoordinationstest für Kinder (KTK) 220
Körperlänge 5
Körperproportionen 5
Körperwahrnehmung 272
Kraniofaziale Fehlbildungssyndrome 149
Kraniopharyngeom 79, 122
Kraniostenose-Syndrom 138
Krankenversicherung 288

Krankheit
- Definition 10
Kretinimus 123
Kwashiorkor 80

L

Lagereaktionen 253
- COLLIS I 253
- COLLIS II 253
- LANDAU 253
- PEIPER-ISBERT 253
Laktat 106
LANDAU-KLEFFNER-Syndrom 127, 129, 269
LANDAU-Reaktion 54
Landauer Sprachentwicklungstest für Vorschulkinder (LSV) 214
LANGER-GIEDION-Syndrom 164
Längsschnittuntersuchung 7
Langzeit-pH-Metrie 70
Lateralität 182
Latex-Allergie 174
Lebenshilfe für Geistigbehinderte 293
Legasthenie 134, 231
LEIGHsche Erkrankung 106
Leistungsgrenze 205
LENNOX-GASTAUT-Syndrom 107
Leptin 81
Lernbehinderung 230
Lernen 39
LESCH-NYHAN-Syndrom 106
Lese- und Rechtschreibstörung 134, 232
Letalität 29
Leukodystrophie
- metachromatisch 105
Leukomalazie
- periventrikulär 85, 114, 116, 138, 256
Lexikon 264
Limbisches System 37
LINCOLN-OSERETZKY-Skala (LOS KF 18) 217
Linkshändigkeit 153, 223
Lipomeningozele 88
Lippen-Kiefer-Gaumenspalte 141, 269
Liquoruntersuchung 71
Lissenzephalie 108
Lösungsmittel, organische 122
Lokomotionsprinzip 253
London Dysmorphology Database 163
Lorenzos Öl 106
LOWE-Syndrom 139
Lues (Syphilis) 113, 142
LURIJA, A. R. 181, 224, 231
Luxation
- atlanto-occipital 98
Lysosomen 34

M

Magnet-Resonanz-Tomographie (MRT) 67
Magnetstimulation
- kortikal 69
Makrokranie 109
Maldescensus testis 149
Mangelernährung 79
Mangelgeborenes 42
Mann-Zeichen-Test 226
Manualtherapien 282
Manuelle Wirbelsäulentherapie 282
Marasmus 80
MARFAN-Syndrom 80
Marklagerinfarkt 114
MARTIN-BELL-Syndrom = FRA-X-Syndrom 99, 167
Masturbation 153
MCCARTHY-Scales of Childrens's Abilities 193
Medikamentöse Behandlung 285
Medulloblastom 122
Megalenzephalie 109, 110
Mehrfachbehinderung 24, 83
Meilensteine 7
Meiose 157
MELAS-Syndrom 106
MENDELsche Regeln 156, 168
Meningomyelozele 255
- Höhenlokalisation 87
- lumbale 87
- sakrale 87
Meningoradiculozele 87
MENKES-Syndrom 107
mental deficiency 229
mental retardation 229
MERRF = Myoklonusepilepsie 106
Meßfehler 176
Metaphase 160
Migräne 128, 269
Migration 33
Mikrogyrie 108
Mikropenis 149
Mikrozephalie
- primär 108
- sekundär 109
MILANI COMPARETTI, A. 23, 27
Minimale cerebrale Dysfunktion (MCD) 131
Mischkost 174
Mißhandlung
- körperliche 151
- seelische 151
- sexueller Mißbrauch 151
- Vernachlässigung 151
Mitochondrien 34, 158
Mitochondriopathien 106, 269
Mitose 157
Mittelohrfunktionsstörung 140
Modale Stufen 273
Module 39
Monosomie 161
MONTESSORI, M. 279
MONTESSORI-Pädagogik 135, 279
Morbidität 29
Morbus ADDISON 106
Morbus GAUCHER 105
Morbus HIRSCHSPRUNG 97, 146, 148
Morbus KRABBE 105
Morbus PFAUNDLER-HURLER 105
Morbus WILSON 107, 171
MORO-Reaktion 54
Morpheme 264
Mosaikform 97
Motopädie 256
Motorik 46
Motorik-Test 217
Motorikquotienten 178
Motorische Endplatte 37
Motorische Koordinationsstörung 134
Mukopolysaccharidosen 105
Mukotympanon 140
Mukoviszidose 170, 172
Münchener Funktionelle Entwicklungsdiagnositik (MFED) 57, 193
MÜNCHHAUSEN-Syndrom (MEADOWS-Syndrom) 152
Mundschluß 267
Musik 280
Muskelatrophie, spinale 92
Muskelbiopsie 71
Muskeldystrohie DUCHENNE 82, 91, 165, 168, 234, 261, 295
Muskelhypotonie 76, 89
Muskeltonus 55
Muskeltonusregulation 256
Mutation 158
Mutismus, 269
Mutismus, elektiver 131
Mutterschutzgesetz 288
Myelinisierung 36
Myoklonien 86, 126
Myotone Muskeldystrophie CURSCHMANN-STEINERT 92, 171, 269
Myotubuläre Myopathie 92

N

Nachtliegeschale 259
Nahrungsallergie 173
NAZAROV-Methode 283

Nemaline-Myopathie 92
Nervenbiopsie 72
Nervenleitgeschwindigkeit 68
Nervensystem
- peripheres 33
- zentrales 33
Nervenwachstumsfaktor 40
Nervenzelle 34
Neugeborenenkrämpfe 126
Neugeborenenperiode 5
Neuralrohr 31, 87
Neurodermitis 150
Neurofibromatose Typ I von Recklinghausen 100, 123
Neurofibromatose Typ II 101
Neurokutane Syndrome 150
Neuropsychologie 181
Neuropsychologische Tests 223
Neurotransmitter 35
Nikotin 111
Nomenklatur 26
NOONAN-Syndrom 102
Nootropika 285
Noradrenalin 35
Normierung 177, 190
Nukleosom 158
Nützlichkeit 192
Nystagmus 139

O

Objektivität 188
Objektpermanenz 196
Obstipation 145
- chronische 174
Obstruktive Apnoen 143
Ökonomie 192
Otoakustische Emissionen 140
Oligodiäten, allergenarme 285
Ophthalmoskopie 70
Opisthotonus 56
Optimalität 8
Ordinalskalen zur sensomotorischen Entwicklung 196
Orofaziales Therapiekonzept 267
Orthesen 88
Orthopädische Operationen 260
ORTOLANI Phänomen 147
Osteogenesis imperfecta 170
Osteopathie 284
Otoskopie 70

P

Pachygyrie 108
PADOVAN, B. 268
Parachute-Reaktion 54
Paraphasie 267
Parese 84
Partialanfälle, komplexe 126
Partnerersatz 246
Pathogenese 10
PAVLIK-Bandage 147
PELIZAEUS-MERZBACHER-Syndrom 139
PENDERED-Syndrom 140
Periventrikuläre Leukomalazie s. Leukomalazie
Perkutane endoskopische Gastrotomie (PEG) 144, 174, 261
Peroxisomen 34
PERTRA (Perzeptions-Training)-Spielsatz 275
Perverse Allianz 272
Perzentilenkurven 195
PETÖ, A. 279
Pfannendachwinkel 147
PFEIFFER-Syndrom 141, 269
Pflegeversicherung 288, 289
Phakomatosen 100
Phänotyp 156
Phenylketonurie 104
Phoneme 264
Phosphatarme Ernährung 285
Physiotherapie 249
PIAGET, J. 178, 196, 211, 273, 279
PIERRE-ROBIN-Syndrom 148, 269
PIKLER, E. 251
Plastizität 40, 101
Plegie 84
Plexusparese 117
Poltern 267
polygene Erkrankung 169
Polygraphie 69
Polygyrie 108
Polymeraseketten-Reaktion (PCR) 168
Polymorphismus 166
Polypen 141
Polyploidie 161
Pons 37
Pons-Gliom 123
Posttraumatische Anfälle 126
Posturalen Ontogenese 253
PRADER-WILLI-Syndrom 82, 100, 149, 164
Präferenz-Dominanz-Test (P-D-T) 222
Pragmatik 264
Prägung 40
- sensible Phasen 279
Pränataldiagnostik 171, 297
Präoperationales Stadium 179
Prävalenz 29
Prävention 16
- primäre 17
- sekundäre 17
- tertiäre 17
Prävention von Behinderungen 297
Primitiv neuroektodermaler Tumor (PNET) 122
Primitivreflexe 253
Prionen 122
Prognose 229
Projektive Tests 225
Prosodie 264
Pseudotumor cerebri 139
Psychoanalyse 241
Psycholinguistischer Entwicklungstest (PET) 212
- Integrationsstufe 213
- Repräsentationsstufe 213
Psychologische Tests 187
Psychologische Testtheorie
- klassische 187
- probabilistische 187
Psychomotorik 256, 274
Psychoorganisches Syndrom 131
Psychotherapie 241
Ptose 139
Pubertät 5, 61
Pulsoxymetrie 70
Punktiertest für Kinder (PTK) 223
Purinstoffwechselstörung 106

Q

Querschnittuntersuchung 7

R

Rating-Skalen 186
RAVEN-Matrizentests 208
Reaktion 38, 53
Rechenschwäche = Dyskalkulie 134
Rechtshändigkeit 223
Redefluß 264
Reflex 38, 53
- monosynaptischer Eigenreflex 39
- polysynaptischer Fremdreflex 39
Reflexkriechen 254
Reflexumdrehen 254
Reflux
- gastro-ösophageal 142, 143, 261
- stiller 143
Refraktärphase 35
Refraktion 70
Regelkindergarten 240
Regelschule 240
Rehabilitation 11
Reifebestimmung 118
Reifezeichen 42
Reliabilität 176, 188
RENNPENNIG-Syndrom 102
Rentenversicherung 288
Repolarisation 35
Restriktionsenzyme 159

Retardierung 12
Retinopathia praematurorum 138
RETT-Syndrom 102
– Stadien 103
Rezeptive Sprachstörung 134, 267
Rhizotomie 86
Ribosomen 34, 158
Richtungshören 265
RIDEAU, Operation nach 92
Risikofaktoren 7
ROGERS, C. 242
ROLANDO-Epilepsie 127
ROLANDO-Fokus 67, 132
Rollator 259
Rollbrett 259
Rollstuhl 259
RORSCHACH-Test 188, 190, 226, 246
Rötelnembryopathie 112
RUBINSTEIN-TAYBI-Syndrom 102, 164
Ruhepotential 34

S

SABIN-FELDMANN-Test 113
Satzergänzungstest 226
Sauerstoffinsufflation 286
Säuglingsalter 5
Säuglingskrämpfe, benigne 125
Säuglingstod
– plötzlicher (SIDS) 120
SCARMD (Severe Childhood Autosmal Recessive Muscular Dystrophy) 165
Sceno-test von STAABS 226
Schädelwachstum 5
Schiedsstelle 296
Schielen (Strabismus) 41, 139
SCHINZEL-Katalog 163
Schizenzephalie 108
Schizophrenie, kindliche 131
Schlaf 173
Schlaf-Wach-Rhytmus 41
Schlafspindel 66
Schlafstörungen 143, 146
Schlüsselpunkte 251
Schmerzen 150
Schreiender Säugling 74
Schulalter 5
Schulangst-Test (SAT) 226
Schulfähigkeit 58
Schulpflicht 58
–, allgemeine 18, 58
Schulreife 58
Schütteltrauma 151
Schwangerschaftsabbruch 17
Schwangerschaftsbetreuung 16
Schwerbehinderten-Gesetz 287
Schwerbehindertenausweis 289
Screening-Test 18
seborrhoische Dermatitis 150
SECKEL-Syndrom 102
SEGUIN, E. 2, 176, 278
Sehbehinderung 138
Selbständigkeit 279
Selbstgespräch
– kindliches 233, 245
Selbsthilfegruppen 293
Selbstkontrollmechanismen 245
Selektivität 265
Semantik 264
semantisch-pragmatisches Syndrom 233
Semiologie 124
SENEAR-USHER-Syndrom 140
Senkfüße 258
Sensitivität 18
Sensomotorik 38, 47
Sensoric Integration Praxis Test (SIPT) 272
Sensorische Integration 135
Sensorische Integrationsbehandlung (SI-Therapie) 272
Sequenz 15
Serotympanon 140
Setting 185
Sexualverhalten 152
SHPRINZEN-Syndrom 148
Shunt-Operation 110
Sichelfüße 258
Sigmatismus 267
Sitzschale 259
SJÖGREN-LARSSON-Syndrom 102
Skelettanomalien 149
Skifahren 257
Sklerose BOURNEVILLE-PRINGLE
– tuberöse 101
Skoliose 259, 261
Skolioseentwicklung 258
SMITH-LEMLI-OPITZ-Syndrom 107, 148, 163
Snoezel-Raum 280
Sondereinrichtungen 240
Sonderschulen 291
Sonderschulwesen 240
Sonnenuntergangsphänomen 56
SOTOS-Syndrom (zerebraler Gigantismus) 80
Southern California Sensory Integration Test (SCSIT) 272
Southernblot 159
Sozialanamnese 287
Sozialberatung 287
Sozialdarwinismus 3
Sozialhilfe 288
Sozialpädiatrie 19
Sozialpädiatrische Zentren 19, 240, 291
Spastische Zerebralparesen 269
SPECK, O. 277
Spiel
– therapeutisch 242, 271
Spielaudiometrie 140
Spinale Muskelatrophie 165, 258
Spinalparese, Spastische 85
Spitzfüßigkeit 258
Spleißen 158
Spontanmotorik 47, 53
Sportarten für Körperbehinderte 257
Sportbefreiungen 174
Sprache 48
Sprachentwicklung 263
– verzögerte 239
Sprachentwicklungs-Störungs-Syndrom 266
Spreizhosenbehandlung 147
Stammbaum 156
Stammeln 266
Stehbrett 259
Sterben 235
Sterilisierung 153
Stillen 173
Stottern 267
Strahlenexpositon 112
Streß 41
Stufe der formalen Operationen 179
Stufe der konkreten Operationen 179
STURGE-WEBER-SYNDROM 101
Subakut sklerosizierende Panenzephalitis (SSPE) 122
Subsidiarität 288
SUTCLIFF-SANDIFER-Syndrom 86, 144
Symbolsprache 242
symmetrisch-tonischer-Nackenreflex (STNR) 251
Synapsen 33, 34
Syndaktylie 149, 276
Syndrom 15
– neurokutane 100
Synophrys 139
Syntax 264
System Familie 245

T

Tagesbetreuung 241
Taktil-kinästhetische Störung 134
Tandem-Massenspektrometrie 18
tapping 252
Taubheit 264, 276
TAY-SACHSsche Erkrankung (GM2-Gangliosidose) 105
Teilleistungsschwäche/Teilleistungsstörung 67, 133, 230, 231
Teilleistungsstärken 230

Teilleistungsstörung
– Einteilung 134
– Prognose 135
– therapeutische Prinzipien 135
– Ursachen 134
Testbatterie für geistig behinderte Kinder (TBGB) 212
Testbatterie zur Erfassung kognitiver Operationen (TEKO) 211
Testgütekritierien 188
Tethered-cord-Syndrom 88, 144, 149
Tetraparese
– spastische 84
Thalamus 37
Thalidomid (Contergan®) 112
Thematischer Apperzeptions-Test (TAT) 226
Tics 86
Time-out 244
TOMATIS-Methode 284
Torsionsdystonie, SEGAWA 85, 144
Toxoplasmose 112
Traktion 53, 253
Trampolintest (TKT) 250
Transkription 158
Translation 158
Translokation 162
Tremor 86
Tripel-X-Frauen 162
Tripletest 16
Trisomie 13, PÄTAU-Syndrom 162
Trisomie 18, EDWARDS-Syndrom 162
Trisomie 21 = DOWN-Syndrom 97, 161, 162
Trotzphase 237
Tübinger LURIJA-CHRISTENSEN Neuropsychologische Untersuchungsreihe für Kinder (TÜKI) 223
TURNER-Syndrom 82, 162
Tympanometrie 70, 140

U

Übergewicht 81
Übertherapie 27
Übertragung 242
Ulegyrie 108
ULLRICH-TURNER-Syndrom 82, 162
Ultraschall
– Abdomen 66
– Hüftgelenk 65
– Muskel 64
– zerebral 64
Ultraschalldiagnostik 64
Umweltgifte 285
Unfallverhütung 18
Unfallversicherung 288
UNTERBERGER-Tretversuch 60
Untersuchung
– kinderärztliche 53
Utilitarismus 4, 298

V

Validität 189
Validitätsprüfung 185
Vasovagale Synkope 128
Verarbeitungsmöglichkeiten 26
Verhaltensauffälligkeit 13
Verhaltensbeobachtung 185
Verhaltensexzesse 244
Verhaltenstherapie 243
Verstärkung 244
Verunsicherung der Eltern 76
Videoaufnahme 69
Videokamera 250
Vigorimeter 251
Virusenzephalitis 121
Visuomotorische Störung 134
Visus 70
VOJTA-Konzept 253
Vorbildfunktion der Eltern 173
Vorderhornzelle 37
Vorsorgeuntersuchung 17
Vorsorgeuntersuchungsprogramm 19
Vulnerable-child-syndrome 278

W

WAARDENBURG-Syndrom 140
Wachstum
– Störungen 77
Wachstumsdiagramme 5
Wachstumshormonmangel
– isolierter 79
WADA-Test 154, 183
WAGR-Komplex 164
Wahrnehmung 39
Wahrnehmungsquotient 178
Wahrnehmungsstörungen 133, 271, 274
– zentral-auditive 267
Waldorf-Pädagogik 280
Waschbewegungen 102
Wassertherapie 257
Werkzeugstörungen 231
WEST-Syndrom = BNS-Anfälle 127
Westernblot 159
Wiener Entwicklungstest 197
WILLIAMS-BEUREN-Syndrom 100, 142, 148, 164
WILSONsche Erkrankung 107
WOLF-HIRSCHHORN-Syndrom 100, 163
WOOD-Lampe 101

X

XYY-Männer 162

Z

Zähneknirschen 142
Zeichnungen 243
Zellkern 34
Zellklon 157
Zellmembran 34
Zellmosaik 161
ZELLWEGER-Syndrom 105
Zentren, sozialpädiatrisch 19
Zerebralparese, infantile
–, dystone 254
– Einteilung 83
– Schweregrad 84, 254
–, spastische 253, 269, 279
– Therapie 86, 254
Zeroidlipofuszinosen 107
Zielgröße 77
Zwillingsforschung 7, 165
Zygote 4, 31
Zytomegalieinfektion 112

✎ NOTIZEN

✎ NOTIZEN

✎ NOTIZEN

✎ NOTIZEN

✎ NOTIZEN

✎ NOTIZEN